JN189560

坂井建雄［編］

医学教育の歴史

古今と東西

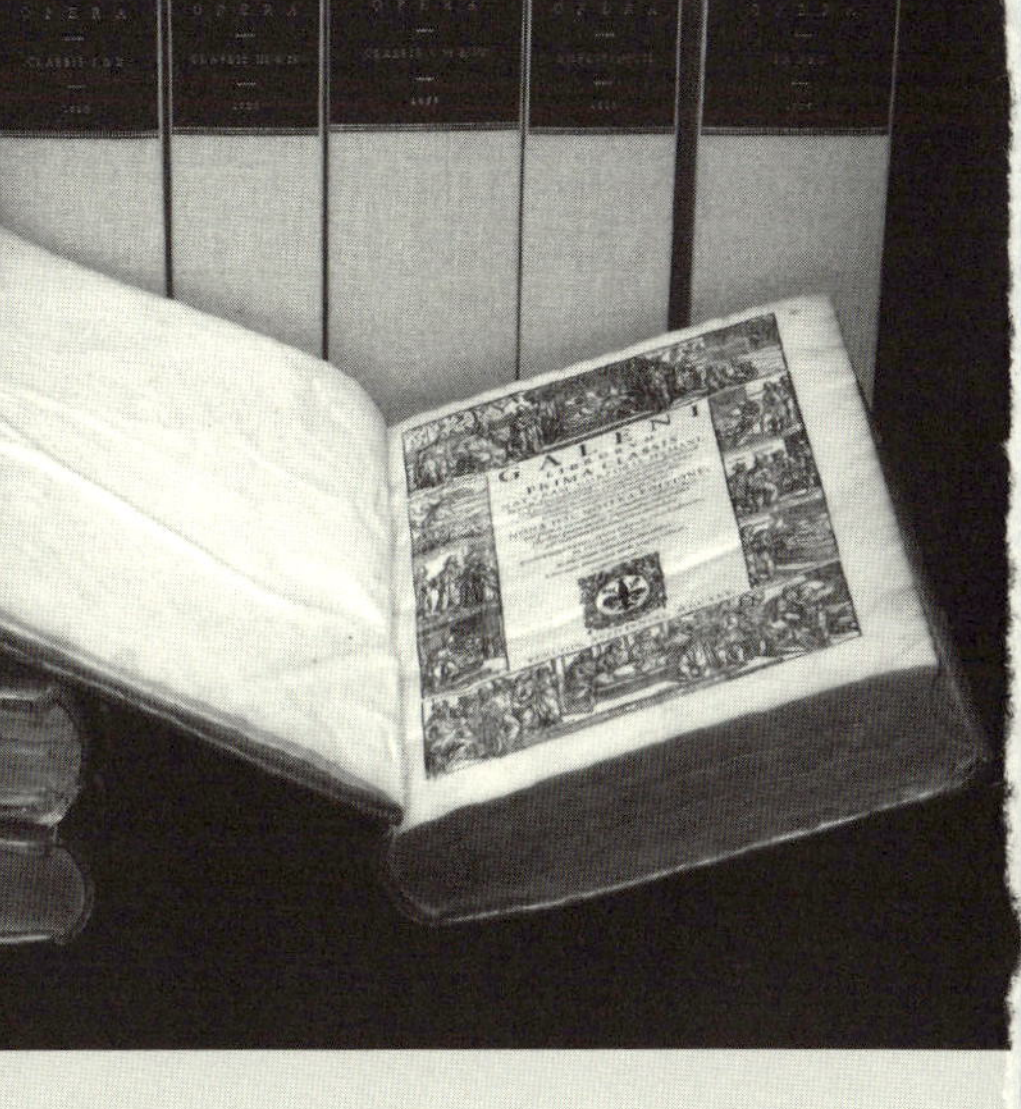

永島　剛
町泉寿郎
海原　亮
青木歳幸
相川忠臣
H・ボイケルス
澤井　直
逢見憲一
渡部幹夫
勝井恵子

法政大学出版局

まえがき

坂井建雄

本書『医学教育の歴史——古今と東西』は、表題から類推されるような「医学教育」というものの単なる歴史ではなく、また医学における「教育史」というようなものでもない。医学の歴史における重要かつ本質的な問題を掘り下げる著作である。本書を編纂するにあたっての根本的な問いは、現在にまで至る歴史上の医学において医師たちがどのような医学をどのように学んでいたか、医学の内容と構造は歴史的にどのように変遷・発展してきたかというものである。

医学教育史に関する著作や論考は欧米でもこれまでにもいくつかある。古くはドイツのプッシュマンが『医学教育の歴史』[1]（一八八九）を著して、古代・中世・近世・現代の医学教育を概観している。医学教育の歴史についての国際シンポジウムが開かれて論文集が刊行され、アメリカのオマリーによるもの[2]（一九七〇）や日本の小川鼎三によるもの[3]（一九八三）では、各地域や時代による医学教育の特徴が紹介されている。最近では医学教育の改革が求められるようになり、とくに十九世紀から現代に至る医学教育の歴史が論文で扱われる。[4]

医学教育の歴史には、実は医史学における重要かつ本質的な問題が潜んでいる。医学には、病気を治療して健康を回復するという明確な目的がある。医学の理論や技術は地域により様々であり、時代により変遷する。医師になろうとする者が医学を学ぶ方法も、医学の内容によって異なりまた変化する。すなわち医学教育の歴史は、医学そのものの歴史と不可分に結びついているのである。

本書の第Ⅰ部では、西洋医学の歴史における、十八世紀以前の西洋伝統医学と十九世紀以後の西洋近代医学の違いが大きなテーマになっている。西洋医学の歴史では近年の研究から、十九世紀に大きな変革が生じたこと、その後の医学の発展によって現代の高度な医学が生み出されことが明らかになった。しかし十八世紀までの医学がどのような内容と構造を持つかは明らかにされていなかった。第1章（坂井建雄）では、十八世紀以前の西洋伝統医学教育の内容が現代の医学とまったく異なり、医学理論・医学実地・解剖学／外科学・植物学／薬剤学の四教科で教えられていたこと、またいくつかの大学の事例を取り上げて、時代と地域により差異があったことも合わせて示す。第2章（坂井建雄）では、ハイデルベルク大学での資料をもとに、現代の基礎・臨床医学の各科の起源と変遷、西洋伝統医学から十九世紀の西洋近代医学への変化と継承の過程を明らかにする。第3章（永島剛）では、ロンドンの病院医学校での事例と、イギリスでの医師資格制度について述べている。

第Ⅱ部と第Ⅲ部は、日本の医学史における、江戸時代の伝統医学と明治時代以後の近代医学の違いを大きなテーマとし、既刊の『日本医学教育史』[5]（二〇一二）をさらに発展させたものである。

第Ⅱ部は、江戸時代の医学教育がテーマであり、漢方を中心とした医学における医学教育のあり方、また蘭学をレパートリーに加えて折衷的な医学へと変化していく過程を、各地域における事例をもとに紹介する。第4章（海原亮）は東北地方の米沢藩での事例、第5章（町泉寿郎）は瀬戸内地方の事例を中心に、第6章（青木歳幸）は九州の佐賀藩での事例を紹介する。これらの論考から、江戸時代の医師たちが盛んに遊学を行って医学の知識と技術を向上させていたこと、漢方医学であれ西洋医学であれ有用なものを積極的に取り入れていたことなど、江戸時代の医師の知識の豊富さと技術の高さが見えてくるであろう。

第Ⅲ部は、日本の近現代の医学教育が明治以後に発展してくる過程と諸相を扱う。第7章（坂井建雄）では、明治から現代までの医師養成制度の変遷と、医学校の発展の過程を概観する。第8章（相川忠臣）では、幕末に西洋医学を初めて体系的に教授したポンペによる医学教育の内容を、使用された教科書をもとに明らかにする。第9章（澤井直）では、明治以後の医学教育の法的な基盤と医師構造の変化を述べる。第10章（逢見憲一）では、ドイツを模範とした戦前の大学とアメリカを手本とした戦後の大学における臨床医学教育の実情を紹介する。第11章（渡部幹夫）では、とくに戦後における医療の進歩を背景に疾病構造が急速に変化したこと、および臨床医学教育との関連について論じる。第12章（勝井恵子）では、昭和期における医療倫理教育の実情について事例をもとに紹介する。

数多くの論考を収載したこと、また当初の予定よりも頁数が大幅に増えたこともあり、本書では医学教育史の年表は作成せず、また資料や文献は各論考に引用される限りにした。近刊の『図説 医学の歴史』[6]（二〇一九）では、年表、図版、資料・文献リストを整備したので、そちらも参照していただきたい。

本書に収められた数々の論考は、西洋伝統医学に内在する解剖学による人体の科学的探究という要素が、十九世紀以後の西洋近代医学の発展の基礎となったこと、江戸時代の漢方医学が基礎となって、明治以後に近代医学を取り入れて形成された日本の医学・医療が固有の特徴をもつことなど、医学の歴史について、さらに現代の医学のあり方について、読者により深い洞察と示唆を与えてくれるものと期待している。

注

（1） Puschmann, T.: *Geschichte des medicinischen Unterrichts von den ältesten Zeiten bis zur Gegenwart*. Leipzig, Veit, 1889.（英訳：Puschmann, T.: *A History of Medical Education from the Most Remote to the Most Recent Times*, by Dr. Theodor Puschmann ... tr. and ed. by Evan H. Hare. London: H. K. Lewis, 1891.）

（2） O'Malley, C. D.: The History of Medical Education; an international symposium held February 5–9, 1968. Sponsored by the UCLA Department of Medical History, School of Medicine. Supported by the Josiah Macy, Jr. Foundation. Editor: C. D. O'Malley. Berkeley: University of California Press, 1970.

（3） Ogawa, T.: *History of Medical Education – Proceedings of the 6th international symposium on the comparative history of medicine – East and West*. Tokyo, Saikon Publishing, 1983.

（4） Custers, E. J. F. M; Cate, O. T.: The history of medical education in Europe and the United States, with respect to time and proficiency. *Academic Medicine*. 2018; 93: S. 49–54.

Onishi, H.: History of Japanese medical education. *Korean Journal of Medical Education*. 2018; 30: 283–294.

（5） 坂井建雄編『日本医学教育史』東北大学出版会、二〇一二年。

（6） 坂井建雄『図説 医学の歴史』医学書院、二〇一九年。

医学教育の歴史——古今と東西／目次

まえがき　iii

第Ⅰ部　西洋の医学教育

第1章　ヨーロッパの医学教育史〈1〉

十八世紀以前の西洋伝統医学教育　坂井建雄　5

1　中世～十五世紀──古典文献の注解、理論と実地への分離　6
2　十六世紀以後──包括的教科書による授業、主要四教科の成立と変遷　14
3　十六～十八世紀の諸大学の事例──パドヴァ、ヴィッテンベルク、ライデン　36
4　十八世紀以前ヨーロッパの西洋伝統医学教育──総括と概観　48

第2章　ヨーロッパの医学教育史〈2〉

十九世紀以後の西洋近代医学の成立と特徴　坂井建雄　55

1　十六世紀から現代まで、ハイデルベルク大学での医学教育　56
2　解剖学の起源と変遷　83
3　生理学の起源と変遷　86
4　薬剤学から薬理学へ　94
5　病理学の起源と変遷　96
6　生化学の起源と変遷　111
7　衛生学の起源と変遷　113
8　細菌学の起源と変遷　115

9　内科学の起源と変遷　116
10　外科学の起源と変遷　122
11　十八世紀以前の西洋伝統医学から十九世紀以後の近代医学へ　124
12　西洋伝統医学から西洋近代医学へ、ヨーロッパの医学教育の変化と継承　134

第3章　近代ロンドンの病院医学校と医師資格制度
セント・トマス病院医学校を中心として　永島 剛　141
1　高木兼寛の留学　141
2　近代移行期の医学教育におけるロンドンの台頭　143
3　十九世紀ロンドンの篤志病院医学校　150
4　病院医学校と医師資格　159
5　「臨床」と「科学」と　169

第II部　日本近世の医学教育

第4章　江戸時代の医学教育〈1〉
瀬戸内地方の事例を中心に　町 泉寿郎　179
1　前史――曲直瀬道三にみる十六世紀後半における医学知識の伝達　179
2　江戸初期における初級医薬知識の習得　182
3　江戸前期における出版文化と医学知識の普及　184
4　江戸中期における古方派の盛行とその後の展開　187

5 徳川幕府における官立学校の形成 189
6 十六世紀後半の瀬戸内地域における医学知識の伝播 191
7 讃岐尾池家と備中赤木家の事例にみる古方派医学の伝播 192
8 備前中島家二代の京都遊学 201
9 備後福山藩における考証学と医学教育 210
10 結　語 211

第5章 江戸時代の医学教育〈2〉 米沢藩の事例から　海原　亮 217
はじめに 217
1 有壁家「当門下之法則」 218
2 上杉鷹山時代の医制整備 222
3 医学教育機関「好生堂」の教育 227
4 水野家文書「杏陰日録」にみる江戸遊学 235
5 幕末期有壁家の江戸詰御用と学問修業 244
おわりに 253

第6章 江戸時代の医学教育〈3〉 佐賀藩医学教育史　青木歳幸 259
1 江戸時代前期佐賀藩医の医学教育 259
2 佐賀藩医師の医学稽古 264

3 西洋医学との出会い 270
4 西洋医学教育の普及 277
5 種痘の導入と民衆 289
6 近代医学と佐賀藩 292

第Ⅲ部 日本近現代の医学教育

第7章 近現代の医学教育の概観 坂井建雄 303
明治以後の医師養成制度と医学校の変遷

第8章 近現代の医学教育の諸相〈1〉 相川忠臣 ハルメン・ボイケルス 319
十九世紀のオランダ語基礎医学教科書と蘭人教師たちの影響
1 西洋式近代医学教育の創始 319
2 ポンペの解剖学、生理学、病理学総論と化学のオランダ語講義ノートとその原典 322
A 解剖学 324
B 生理学 329
C 化 学 332
D 病理学総論 337
3 考 察 341
〈十九世紀のオランダ語基礎医学教科書 資料編〉 351

第9章　近現代の医学教育の諸相〈2〉

明治・大正・昭和初期の医師資格制度と医学教育機関

澤井　直　393

1　はじめに――医師資格規定と医学教育　393
2　明治初年の医学教育の状況――「医制」制定まで　394
3　「医制」制定　398
4　「医制」制定後の医学教育機関師免許制度　403
5　医術開業試験の実施と医師資格の確定　409
6　医学教育機関の変化　414
7　医師法制定　417
8　大学の伸長　419
9　明治後期から昭和初期にかけての医師構造の変化　420
10　結　び　427

第10章　臨床医学教育における医師と医学の原像と「執拗低音」

「ドイツ医学」と「アメリカ医学」の変容に関する一試論

逢見憲一　435

はじめに　435
1　開国、いわゆる「ドイツ医学」の導入　437
2　第二次大戦前のわが国の医学教育システムの成立　454
3　第二次大戦後のわが国の医学教育システムの成立　467
4　むすび――歴史から未来に向けて　479

第11章　臨床医学教育と疾病構造の変化　渡部幹夫　483
日本の結核史と結核教育史
はじめに　483
1　医学教育――世界的視点から見た日本の臨床医学教育史　487
2　疾病構造の変化――世界と日本の結核について　494
3　日本の結核史　500
4　内科学教科書の結核記述の変遷　504
5　疾病構造の変化と日本の臨床医学教育の課題　520
おわりに　525

第12章　昭和期における医療倫理教育　勝井恵子　531
「医」の思想から「医学の哲学」へ
はじめに　531
1　橋田邦彦とは――「葬られた思想家」の生涯　532
2　橋田邦彦における「医」の三要素――「医学」・「医術」・「医道」　538
3　「医行」・「格医」・「医人」――「医」の思想の実践と教育　545
4　「医」の思想から「医学哲学」へ――澤瀉久敬の「医学概論」　556
おわりに　564

あとがき　571
人名索引　(1)

医学教育の歴史——古今と東西

凡例

一、注は、行間に注番号（1）、（2）……を付け、各章末にまとめた。

一、本文中に参照文献の略号（著者名、刊行年）がある場合は、章末の「文献」に対応している。

一、引用文中のポイントを落とした〔 〕は、引用者による補記・補足を示す。

一、引用文を中略する場合は、〔…〕で示した。

第Ⅰ部　西洋の医学教育

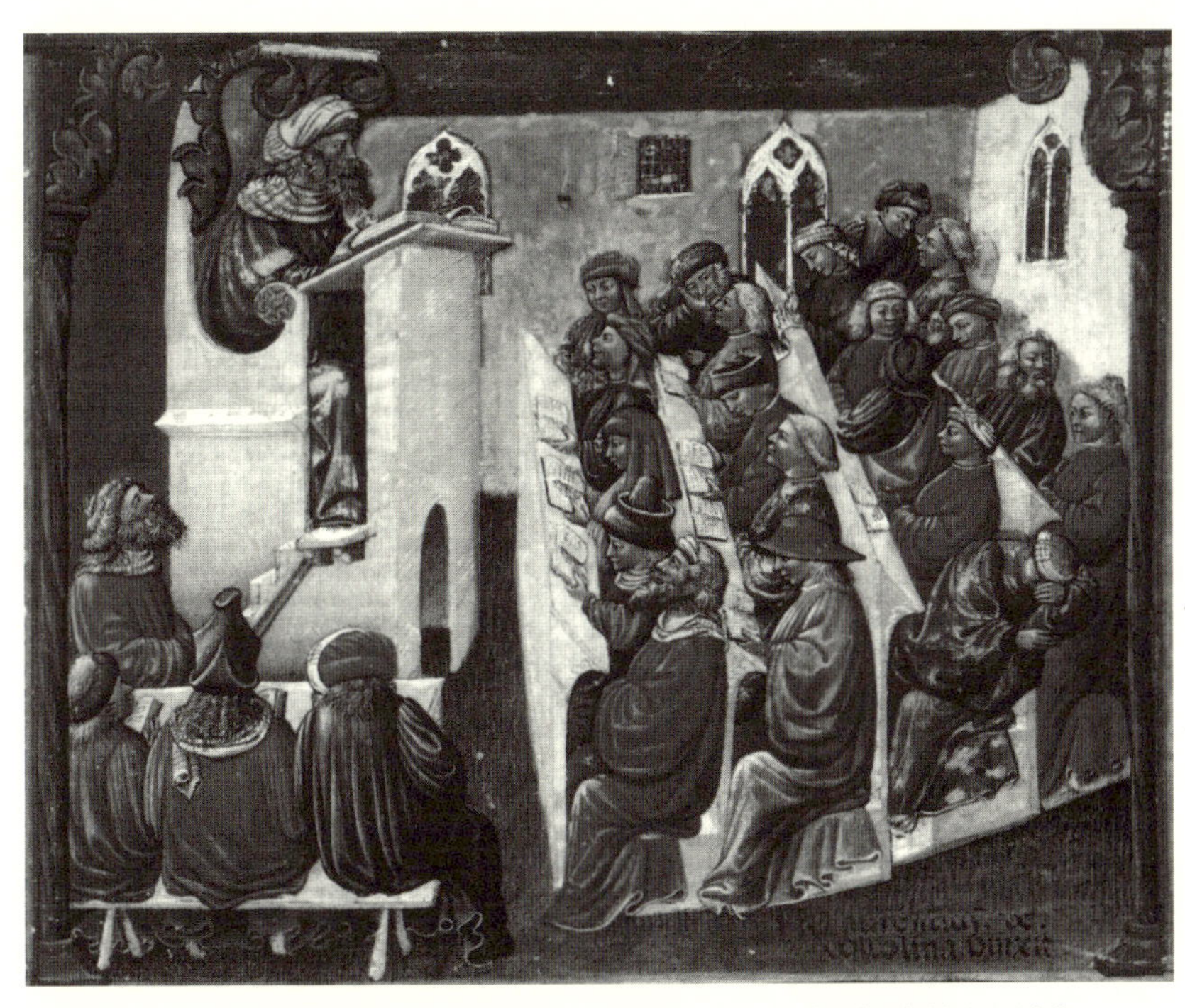

中世のボローニャ大学での講義風景，14 世紀後半の細密画。ベルリン美術館・銅版画展示室蔵

第1章

ヨーロッパの医学教育史〈1〉

十八世紀以前の西洋伝統医学教育

坂井建雄

十九世紀は医学の歴史における大きな転換点である。アメリカの医史学者アッカークネヒト（Ackerknecht, Erwin Heinz, 1906–1988）は『医学小史』（1955）のなかで十九世紀以前の医学を病宅医学 bedside medicine と名付け、十九世紀以後の病院医学 hospital medicine、実験室医学 laboratory medicine から区別している。フランスの哲学者フーコー（Foucault, Michel, 1926–1984）は『臨床医学の誕生』（1963）を著し、十九世紀に入って病理解剖学を通して臨床医学が生まれ、医学へのまなざしが変わったと論じた。ドイツの生理学者ロートシュー（Rothschuh, Karl Eduard, 1908–1984）は『生理学の歴史 *Geschichte der Physiologie*』（1953）で、十九世紀中葉以後の実験生理学の興隆を明らかにした。現在の医学の高度な医療水準は、十九世紀以後に始まった医学の発展・進化がもたらしたものである。

十八世紀までの西洋医学の一般的な状況としては、医師が患者宅に出向いて診察をしていたこと、患者の生活状況と主観的な病状に加えて尿の視診や脈により診断が行われたこと、植物性の薬剤と瀉血が標準的な治療法であったこと、そして病気が体液の不均衡により生じると考えられていたことがよく知られている。このような十八世紀以前の西洋伝統医学 Western traditional medicine は、十九世紀以後に西洋近代医学 Western modern medicine へと変化し、そこから始まった着実そして急速な進歩が現代の高水準の医学をもたらしてきたのである。しかしその母体となった十八世紀以前の医学は現在とは明らかに異質なものであった。十八世紀以前の医学校でどのような医学がどのように教えられていたか、すなわち西洋伝統医学の構造と内容が分からなければ、基礎医学と臨床医学からなる現代医学の成り立ちを理解することは不可能であろう。

現代医学とは異質な西洋伝統医学における医学教育を正しく理解し評価すること、さらに中世・ルネサンス期から十八世紀までの時間的な広がりと、イタリア、フランス、ドイツ、ネーデルラント、イギリスさらに周辺諸国まで含む地域的な広がりのなかで、その全貌を俯瞰し総括することはあまりにも巨大でありかつ困難をきわめる課題であることはいうまでもない。(1) とはいえこれまで西洋伝統医学のさまざまな時代について、さまざまな地域について、さまざまな教科について数多くの優れた研究が積み重ねられその成果が利用できること、インターネットを通して世界の有数の図書館の目録や画像化された厖大な原典資料を利用できること、こういった総合的な医史学研究を可能にする状況のもとで、筆者はこれまでに西洋伝統医学の歴史と医学教育の歴史のいくつかの側面についての研究に取り組んできた。(2) その研究成果と経験をもとにして、第1章では中世から十八世紀までのヨーロッパの西洋伝統医学教育の内容と状況について述べて、西洋伝統医学とその医学教育の歴史的な特徴と構造を明らかにする。これに続く第2章ではその西洋伝統医学から、現代の高度な医学へとつながる西洋近代医学が十九世紀以後にどのように生み出されたのかを述べ、なぜ西洋医学だけがそのような変貌を遂げることができたのかについて考察する。

1　中世〜十五世紀——古典文献の注解、理論と実地への分離

西洋医学は、古代ギリシャ・ローマの医学から始まる。ヒポクラテス（Hippocrates of Cos, BC460–BC370）とガレノス（Galen of Pergamon, 129–216）をはじめとする古代の医学は、ローマ帝国の崩壊とともにヨーロッパから一時見失

われたが、中東に伝わってアラビア医学として結実した。中世のヨーロッパにおける医学の再興は十世紀後半頃のサレルノで、伝存した古代の医学文書の再発見とアラビア医学の流入により始まった。

サレルノ医学校の医学教育

サレルノを含む南イタリアは、九世紀にアラビア人により征服され、ユダヤ人も数多く移住して、国際的な文化の交流があった。そのような異文化の交錯のなかでサレルノに医師たちが集まり、十世紀後半には弟子を育てながら緩やかな共同体を作るようになった。これがサレルノ医学校 Schola Medica Salernitana と呼ばれるものである。その活動状況は早期（十一世紀末まで）、盛期（十二世紀末まで）、晩期（十三世紀中葉まで）の三期に分けられる。十三世紀中葉以後からサレルノ医学校では学校組織が次第に形成されたが、この頃にはヨーロッパ各地に大学医学部が作られてサレルノでの医学教育は低調になっていた[3]。

サレルノ医学校では、古代から伝存した医学文書をもとに、さまざまな医学書が書かれていた。早期のガリオポントゥス（Gariopontus, fl. c. 1035–1050）による『受難録 *Passionarius*』は個別の疾患について診断・治療法を扱う医学実地書の最初期のものであり、中期のアルキマタエウス（Archimatthaeus, 12th century）とバルトロマエウス（Bartholomaeus of Salerno, ?–1192）も同様の医学実地書を著している。薬剤書としては『ニコラウスの解毒薬 *Antidotarium Nicolai*』やプラテアリウス（Platearius, Matthaeus, fl. middle 12th century）によるとされる『単純医薬書 *Liber de simplici medicina*』がよく知られている。

また十一世紀後半から、コンスタンティヌス・アフリカヌス（Constantinus Africanus, ?–1098/99）はモンテカッシーノ修道院でアラビア語の医学書を多数ラテン語に翻訳した。ハリー・アッバス（Haly Abbas）による医学百科全書の理論的な部分を中心に訳出した『全医術 *Pantegni*』は広く読まれた。またヨハニティウスの『医学入門 *Isagoge*』とヒポクラテスの文書は、教材集『アルティセラ *Articella*』の中核に組み込まれている。

『アルティセラ』は医学の理論的教育のための教材集で、サレルノ医学校で編まれてヨーロッパの医学教育によく用いられた。十二世紀末から十三世紀にかけてパリ、モンペリエをはじめヨーロッパ各地の大学に広まり、後にはウィーン、エアフルト、チュービンゲンなどドイツ語圏の大学でも用いられた。『アルティセラ』の中核となるのは、アラビアのヨハニティウスの『医学入門』、ビザンツのフィラルトゥスの『脈について』とテオフィロス・プロトスパタリオスの『尿について』、さらにヒポクラテスの『箴言』、『予後』、『急性病の摂生法』、ガレノスの『医術』の七編である。サレルノ医学校の盛期の医師たちやパリ大学の医師たちによって注釈が加えられ、さらにヒポクラテスの他の著作やアヴィケンナの『医学典範 *Canon*』の一部が加えられて内容が豊富になっていった(4)。

大学医学部の成立

大学という制度は中世のヨーロッパで生まれ、十三世紀の初頭に一定の形をもつようになった。ボローニャ大学は法律学校として出発し(一〇八八年に遡るとされる)、名声を高めて一一五八年に皇帝バルバロッサの庇護を受けていた。十二世紀末には学生たちが出身地ごとにナチオ natio(同郷会)と呼ばれる自律的な団体を組織して自分たちの権利を守り、たがいに結集してウニヴェルシタス universitas(組合)を形成した。ウニヴェルシタスは教皇からの認可を得て、一二三〇年頃には確かな組織(大学)として発足し、当初は法学部が中心であった。十三世紀後半以後に医学部が独立した。

パリ大学はノートルダム大聖堂学校の学生と教師の共同体として出発し(一一五〇年に遡るとされる)、十三世紀初頭にまず自由学芸と神学の教師たちが結集して組織を作り、学生も加わったウニヴェルシタスになった。一二一五年に教皇特使から規約を与えられ、一二三一年の教皇大勅書で正式に承認され、神学部を中心とする大学になった。十三世紀後半以後に医学部が独立した(5)。

モンペリエ大学は医学校として出発し(一一三七年に遡るとされる)、一二二〇年に教皇特使から規約を与えられて大学となり、医学部が中心になった。アルナルドゥス・ドゥ・ヴィラノヴァ（Arnaldus de Villanova, c. 1235–1311）、ベルナール・ド・ゴルドン（Bernard de Gordon, c. 1258–before 1330）などの著名な医師、アンリ・ド・モンドヴィル（Henri de Mondeville, 1260–1320）、ギ・ド・ショーリアク（Guy de Chauliac, c. 1290–1367）などの著名な外科医を輩出したが、十四世紀中葉以後に黒死病や百年戦争の影響で衰退した(6)。

大学医学部での授業は、スコラ的方法により行われた。原典を講読し討論によって理解を深めるという方法である。原典としてはおもにヒポクラテスとガレノスの著作、およびアヴィケンナの『医学典範』が用いられた。講読 lectio ではまず導入のための説明 accesus が行われ、続いて該当部分のテキストが朗読され、注釈 commentaria が加えられる。討論 disputatio では教授の指導のもとに学生が聴衆の前で議論を戦わせる。提案者 proponens が討論すべき問題を提示し、論駁者 opponens が反論を提示し、最後に教授が下す結論により締めくくられる(7)。

医学はもともと経験的に学ばれる手技であったが、中世の大学でこれを知的な学問へと高めたのは、ボローニャ大学のアルデロッティ（Alderotti, Taddeo, 1206/15–1295）である。アルデロッティとその弟子たちは『アルティセラ』に含まれるヒポクラテスやガレノスの文書、アヴィケンナの『医学典範』を用いて医学教育を行い、それらについて詳細な注釈を著した。またアルデロッティは医学が自律的な学問であり、アリストテレス哲学の方法によって論理的に学ぶべきであることを強調し、ヒポクラテスとガレノスの医学をアリストテレス（Aristotle, BC384–BC322）の自然哲学と関連づけた。アルデロッティによって医学は法学と並ぶ学問となり、人文学部に対する上位の学部の位置を獲得するようになった(8)。

医学は本来、人体と病気の観察を重視し、結果から原因を推測するという帰納的な性格をもっている。ヒポクラテスの医学は、患者の病状の観察を重視し、理論としては素朴であった。ガレノスの医学では人体と病気についての理論を展開し、健康と病気の成り立ちについて、対立する二組四種類の性質（熱／冷、湿／乾）とその性質を分け持つ四種類の体液（血液＝熱・湿、黄胆汁＝熱・乾、粘液＝冷・湿、黒胆汁＝冷・乾）の均衡と不均衡により説明していた。

これに対して哲学は普遍的な原理を重視し、基本的な原理から個別の現象を説明する演繹的な性質をもっている。アリストテレスの哲学は古代以来の医学を学問体系として構築するために援用され、とくに『自然学』と『分析論後書』がよく用いられた。中世の大学医学部では、医学と哲学を総合して医学の学問体系を作り上げることが大きな課題であった。パドヴァ大学のピエトロ・ダバーノ（Pietro d'Abano, 1257–1315）は哲学に基づいて医学を体系化するために多数の著作を著し、とくに『哲学者と医者の相違の調停者 *Conciliator differentiarum philosophorum et medicorum*』（一三〇三、改訂一三一〇）は哲学者と医師の意見の相違二一〇点について論じて、広く読まれた。(9)

アヴィケンナの『医学典範』

十四〜十五世紀の医学校では、アヴィケンナの『医学典範 *Canon*』が教科書として広く用いられた。アヴィケンナの医学は、ガレノスの医学に基づいており、その内容が体系的に整理されている。ガレノスの著作は膨大な数に上り、医学に関するさまざまなテーマについて書かれている。医学一般、自然学、解剖学、生理学、養生法、疾患学、徴候学、治療学といったテーマに区分され、さらにヒポクラテスの著作への注解や他人の著作に対する反論も数多くある。ガレノスの著作は医学の学習者にとって使いやすいものではなかった(10)（**表1**）。

アヴィケンナの『医学典範』は五書からなり、第一書は医学の総論で、四つの教説からなる。第一教説は医学の総論と自然学を扱い、六論からなる。第一論では医学の定義と主題を扱い、医学が理論と実地に分かれること、アリストテレス哲学に基づいて病気に四つの原因（質量因、起動因、形相因、目的因）があることを述べる。第二論ではガレノスの自然学・生理学に基づいて、四つの元素（土、水、空気、火）について、第三論では基本的な気質（熱、冷、湿、乾）とその混合、諸器官の気質、年齢と性別による気質について、第四論では体液の区分とその生成の仕組みについて述べる。第五論では人体の器官（骨、筋、神経、動脈、静脈）を扱う。第六論は身体の能力に三種類（自然的、生命的、神経的）を区別する。第二教説は病気の原因と診断を、第三教説は健康を保持する方法を、第四教説は治療法を

表1　ガレノスの主要な著作（現存するもの）*

1）医学一般

医学の勧め，最良の教えについて，最良の医師は哲学者でもあること，初心者のために諸学派について，最良の学派について，医術，経験学派の概要，医学の経験について，直接的原因について

2）自然学

ヒポクラテスによる元素について（2巻），混合について（3巻），自然の諸能力について（3巻）

3）解剖学

解剖手技（15巻），初心者のために骨について，静脈と動脈の解剖について，神経の解剖について，嗅覚器について，子宮の解剖について，初心者のために筋の解剖について，身体諸部分の用途について（17巻）

4）生理学

筋の運動について，呼吸の原因について，呼吸の役割について，胚種について（2巻），胚の形成について，自然状態において動脈に血液は含まれているか，われわれの身体の最良の構成，良好な体調，霊魂の能力は身体の混合に依存すること，各人の霊魂に固有な情念と過ちの診断について（2巻），黒胆汁について，脈の用途について，ヒポクラテスとプラトンの教説について（9巻）

5）養生法

小球を使う運動，養生法について（6巻），食物の諸力について（3巻），痩せる食餌について

6）疾患学

疾患の差異について，疾患の原因について，症状の差異について，症状の原因について（3巻），熱病の差異について（2巻），病気における時期について，震え，引きつり，悪寒，痙攣について，衰弱について，反自然的な腫瘤について，不規則で悪い混合，呼吸困難について（3巻），疾患部位について（6巻）

7）徴候学

初心者のために脈について，脈の差異について（4巻），脈の診断について（4巻），脈の原因について（4巻），脈による予後について，分利について（3巻），分利の日について（3巻），予後について

8）治療学

治療の方法（14巻），グラウコン宛の治療法について（2巻），瀉血についてエラシストラトスへの反論，瀉血についてローマのエラシストラトス派への反論，瀉血による治療法

9）薬剤学

単純医薬の混合と能力について（11巻），部位による複合医薬について（10巻），種類による複合医薬について（7巻），解毒剤について（2巻）

10）注解・反論

ヒポクラテスの『人間の自然性について』注解，ヒポクラテスの『急性病の食餌法について』注解（4巻），ヒポクラテスの『予言について』注解（3巻），ヒポクラテスの『流行病』第1巻注解（3巻），ヒポクラテスの『流行病』第3巻注解（3巻），ヒポクラテスの『流行病』第6巻注解（6巻），ヒポクラテスの『箴言』注解（7巻），リュコスへの反論，ユリアヌスへの反論，ヒポクラテスの『関節について』注解（4巻），ヒポクラテスの『予後』注解（3巻），ヒポクラテスの『骨折について』注解（3巻），ヒポクラテスの『診療所において』注解（3巻）

11）自伝

自著について，自著の順序について，自分の意見について

＊坂井建雄の調査による

扱う。

第二書では、医薬についての総論に続いて、約八〇〇種の単純医薬を、語音順に扱う。第三書は局所性の疾患についての各論で、身体の各器官を冒す疾患を頭から足へと順に扱う。第四書は部位を特定できない疾患についての各論で、熱病とその経過、腫脹、外傷、中毒、外貌を扱う。第五書は複合治療薬を扱い、総論に続いてさまざまな形状の複合薬を一二種に分けて扱う[11]（**表2**）。

理論と実地の分離

中世の大学での医学の授業は、十四世紀頃から理論 theoria と実地 practica に分かれるようになった。医学理論では自然と人間に関する普遍的な原理を教え、医学実地では健康を保持し回復するための手段を教えた。北イタリアの大学では早い時期から医学理論と医学実地が分離しており、ボローニャ大学では一三二〇年代に、パドヴァ大学では十四世紀末に二つの教授職が分離していた。医学の教授はもともと理論と実地の両方を担当したが、実地を担当する教授に「実地」という呼称がまず用いられ、「理論」の呼称が遅れて用いられるようになった[12]。

十五世紀初頭にボローニャ大学医学部で用いられた医学理論と医学実地の教材が、当時の規約文書から明らかにされている[13]。医学理論の授業で用いられた教材としては、アヴィケンナ『医学典範』の第一書（医科学の一般的な事物）、第二書（単純医薬）、第四書の第二教説（予後と分離の判断）が用いられ、また『アルティセラ』に含まれるヒポクラテスの『箴言』、『予後』、『急性病の摂生法』とガレノスの『医術』の他に、さらにガレノスのさまざまな著作も用いられた。診断と治療に関する『治療の方法』一四書、『単純医薬の混合と能力について』一一書、『養生法について』六書、『分利について』三書、『分利の日について』三書、自然学についての『自然の能力について』三書、『呼吸の役割について』などが含まれている。医学実地の授業には、アヴィケンナ『医学典範』の第三書（疾患の各論）が教材として用いられた。

表2　アヴィケンナ『医学典範』*の内容

第1書　医科学の一般的な事物
第1教説　医学の定義と主題，自然の事物
　第1論　医学の定義と主題
　第2論　元素
　第3論　混合
　第4論　体液
　第5論　器官（1. 骨，2. 筋，3. 神経，4. 動脈，5. 静脈）
　第6論　身体の能力（自然的，生命的，神経的）
第2教説　疾患の分類，原因と症状
　第1論　疾患
　第2論　疾患の原因
　第3論　徴候と症状（総論，脈，尿）
第3教説　健康の保持と養生法（小児期，成人期，高齢期，病弱期，気候変化）
第4教説　治療法の分類（疾患，不調，浄化，腫脹，切開，鎮痛）

第2書　単純医薬
序論
　第1論　医学において必要な処置と医薬の価値の知識について一般的典範
　　第1章　個別の医薬の混合
　　第2章　実験により個別の医薬の混合を知る
　　第3章　理性により個別の医薬の混合を知る
　　第4章　個別の医薬の作用と能力を知る
　　第5章　自然の医薬の性質と用途を決める規則と例
　　第6章　医薬の収集と保管
　第2論　個別の医薬の力の認識
個別の医薬の列挙（語音順）

第3書　疾患の各論，人体の器官を冒す疾患，頭から足へ，現れたものと隠れたもの
第1～9教説　頭頸部の疾患
第10～12教説　胸部の疾患
第13～17教説　腹部消化器の疾患
第18・19教説　泌尿器の疾患
第20・21教説　生殖器の疾患
第22教説　体肢の器官の病態

第4書　全身の病気
第1教説　熱病
第2教説　予後と分離の判断
第3教説　腫脹と膿疱
第4教説　連続性の破断，骨折と副木に関わるもの以外に
第5教説　整復
第6教説　毒
第7教説　容貌

第5書　複合薬の処方，解毒薬
序論　複合医薬の必要性
第1教説　重要な複合薬
　第1論　解毒薬，重要な練り薬
　第2論　緩下薬
　第3論　緩下性と非緩下性の練り薬
　第4論　小児用の粉薬，口用粉薬，口中滴下薬
　第5論　嘗薬
　第6論　飲料，濃縮液
　第7論　ジャムと蜂蜜
　第8論　錠剤
　第9論　煎じ薬と丸薬
　第10論　油薬
　第11論　軟膏と膏薬
　第12論　各部位に適した軟膏，粉剤などの複合薬
第2教説　薬局方（頭から足へ各部位）

*Avicenna: *Liber Canonis, De medicinis cordialibus, et Cantica*. Basileae, Per Joannes Hervagios, 1556.

医学理論と医学実地は、中世ヨーロッパの大学医学部だけでなく、十八世紀までのヨーロッパの医学教育において明確に区別されていた。十八世紀までの医学教科書においては、医学理論と医学実地のどちらかの内容で書かれるのが原則であり、両者の内容を合わせ持つものもあったが例外的であった。また後に述べるようにいくつかの大学での医学教育の実例からも、理論と実地が明確に区別されていたことが裏付けられる。

医学における理論と実地の区別がいつからどのように始まったかについては、議論がある。少なくともヒポクラテスとガレノスの著作の中には、理論と実地を区別するような記述は見当たらない。[14] アラビアの医学著作の中には、理論（学知）と実地（手段）の区分が見出される。[15] フナイン・イブン・イスハーク（Hunayn ibn Ishaq ヨハニティウス Johannitius, 809–873）の『医学問答集』の冒頭では「医学はいくつの部分に分かれるか？——二つの部分に。それは何か？——⑴理論と⑵実践。」と述べられており、アリー・イブン・アッバース・マジュースィー（'Alī ibn al-'Abbās Majūsī ハリー・アッバス Haly Abbas, ?–994）の『王の書 *Liber regius*』では、「医学は二部に分けられる、第一は学知 scientia で第二は手段 actio である」と述べられ、本の内容も第一部の理論と第二部の実地に分かれている。しかし中世ヨーロッパにおける理論と実地の区別は、アラビアの医学とは独立に自然発生的に成立した可能性がある。医学実地の最初の著作はサレルノのガリオポントゥスによる『受難録』であり、アラビア医学がもたらされる以前に著されたことが知られているからである。医学理論の教材としての『アルティセラ』はそれより遅れて、アラビア語医学書からの翻訳を利用して編まれている。[16]

2　十六世紀以後——包括的教科書による授業、主要四教科の成立と変遷

活版印刷は十五世紀中葉に発明されたが、当初は豪華な手写本をまねて少部数が印刷され、揺籃印刷本 incunabula と呼ばれている。十五世紀末頃からは簡素な本やパンフレット類が多量に印刷・出版されるようになり、書物は役割

を大きく変えた。十五世紀までの手写本や揺籃印刷本が情報の貯蔵庫であったとすれば、十六世紀以後の印刷本は情報の伝達装置になった。印刷技術は十六世紀に情報革命を引き起こし、社会にも医学にも大きな影響をもたらした。

十六世紀以後の医学教育では、医学理論と医学実地は相変わらず主要な授業科目であったが、これに加えて解剖学／外科学と薬剤学／植物学も授業科目に加えられて、四教科が教えられるようになった。四教科の枠組みは十八世紀までほぼ継承されたが、その内容は時代とともに変遷していった。

表3 『アルティセラ』の出版状況＊

- パドヴァ：1476
- ヴェネチア：1483, 1487, 1491, 1493, 1500, 1502, 1507, 1513, 1523
- リヨン：1505, 1515, 1519, 1525, 1527, 1534
- パヴィア：1506, 1510

＊坂井建雄の調査による

表4 『医学典範』の出版状況＊

- ストラスブール：1473
- ミラノ：1473
- パドヴァ：1476, 1479
- ヴェネチア：1483, 1486, 1490, 1495, 1500, 1505, 1507, 1522, 1527, 1544, 1555, 1562, 1564, 1580, 1582, 1595, 1608
- リヨン：1498, 1522
- パヴィア：1512
- バーゼル：1556
- ルーヴァン：1658

＊坂井建雄の調査による

医学書と授業方法の変化

十五世紀末頃から、さまざまな医学書が印刷・出版されるようになった。『アルティセラ』は一四七六年から一五三四年まで、四都市から一八版が確認される（**表3**）。アヴィケンナの『医学典範』は一四七三年から一六〇八年まで、七都市から二五版（および一六五八年に一版）が確認される（**表4**）。この他に『アルティセラ』に含まれるヒポクラテスとガレノスの諸著作についての注釈、『医学典範』の特定の部分についての注釈が数多く出版されている。

『アルティセラ』に含まれるヒポクラテスとガレノスの諸著作は、単独の著作として、また全集の形でも出版されるようになった。ヒポクラテス集典は十八世紀までの範囲で、ギリシャ語原典が一五二六年から一六六五年まで五都市で八版が、ラテン語訳が一五二五年から一七八四年まで八都市で二六版が確認される（**表5**）。ガレノス全集は十八世紀までの範囲で、ギリシャ語原典が一五二五年にヴェネチアで、一五三八年にバーゼルで出版され、ラテン語訳が一四九〇年から一六二五年までヴェネチアで一五版、他の三都市で六版が出版されている（**表6**）。ヒポクラテスとガレノスの全集が出版され始めるとともに、『アルティセラ』の形での教材集は不要になったようで、一五三四年を最後に出版されなくなった。

十六世紀前半に出版された主要な医学書は、ヒポクラテス、ガレノスの著作や『医学典範』などの古典の医学書およびその注釈書であったが、十六世紀中葉以降には新たに包括的な医学書が執筆され出版されるようになった。その

表5　ヒポクラテス集典の出版状況（18世紀以前）*

〔ギリシャ語原典〕
- ヴェネチア：1526，1588（付ラテン語訳）
- バーゼル：1538
- フランクフルト：1595，1621，1624
- ジュネーヴ：1657–62（付ラテン語訳）
- ライデン：1665

〔ラテン語訳〕
- ローマ：1525
- バーゼル：1526，1546，1554，1558
- リヨン：1535，1553，1554，1555，1562，1564，1567，1576
- ヴェネチア：1546，1575，1619，1679，1737–39
- パリ：1546，1639，1679
- フランクフルト：1595，1596，1624
- ナポリ：1757
- ローザンヌ：1769，1784

〔フランス語訳〕
- パリ：1697，1786

〔ドイツ語訳〕
- アルテンブルク：1781–92

＊坂井建雄の調査による

表6　ガレノス全集の出版状況（18世紀以前）*

〔ギリシャ語原典〕
- ヴェネチア：1525
- バーゼル：1538

〔ラテン語訳〕
- ヴェネチア：1490，1502，1513–14，1522，1528–33，1541–42，1541–45，1556，1562–63，1656，1576–77，1586，1596–97，1609，1625
- パヴィア：1515–16
- リヨン：1528，1549–51
- バーゼル：1542，1549，1561–62

＊坂井建雄の調査による

代表的なものとして、ブリュッセル生まれでパドヴァ大学のヴェサリウスによる解剖学書『ファブリカ』（一五四三）と『エピトメー』（一五四三）、およびパリのフェルネルによる総合的医学書『普遍医学』（初版一五五四、一五六七年に改題）がある。こういった包括的な医学書は通読することが可能であり、授業のスタイルを大きく変えることにつながる。ギリシャ語から訳されたヒポクラテスとガレノスの著作にしても、アラビア語から訳された『医学典範』にしても、当時の医学生・医師が本文を一読して内容を明晰に理解できるものではなく、教師による説明や注釈さらに討論を通して理解を深めていくものであった。これに対して新たに書き下ろされた医学書は、古典の医学書を引用・参照することはあっても、本文（および解剖学書の場合には解剖図）を通読することで内容を理解できるように書かれており、スコラ的な講読・討論による授業スタイルは必要ではない。十六世紀後半から十七世紀にかけて、スコラ的な授業方法は廃れて、単純な講義による授業が広まるようになった[17]。

医学理論から生理学へ

医学理論の教材としては当初、サレルノ医学校で編まれた『アルティセラ』、アラビアのアヴィケンナの『医学典範』のラテン語訳がよく用いられた。十六世紀中葉以後には、さまざまな医師たちが独自の医学理論書を著すようになった。

最初の医学理論書としばしばみなされるのは、パリ大学のフェルネル（Fernel, Jean, 1497–1558）が著した『医学 *Medicina*』（一五五四）であるが、一五六七年『普遍医学 *Universa medicina*』と改題されたことからも分かるように、純粋な医学理論書ではなく医学実地の要素も含んだ総合的な医学書である。この書物は三部からなり、末尾に「隠れた事物の原因」が付属している。第一部は生理学で、解剖学（第一書）、ガレノス由来の体液生理学（第二〜六書）、発生学（第七書）を含んでいる。第二部は病理学で、疾患の原因（第一書）、診断のための徴候（第二・三書）に加えて、医学実地で扱われるべき疾患の各論（第四〜七書）を含んでいる。第三部は治療学で、治療法の種類（第一〜三書）、

表7　フェルネル『普遍医学』（初版 1554，改題 1567）*の内容

第1部　生理学について，7書
- 第1書　人体の部分の記述
- 第2書　元素
- 第3書　体質
- 第4書　精気と内在熱
- 第5書　霊魂の役割
- 第6書　体液の機能
- 第7書　人の生殖と子種

第2部　病理学について，7書
- 第1書　疾患とその原因
- 第2書　症状と徴候
- 第3書　脈と尿
- 第4書　熱病
- 第5書　各部の疾患と症状
- 第6書　横隔膜より下の部分の疾患
- 第7書　身体の外的な病気

第3部　治療薬一般，すなわち治療の方法，7書
- 第1書　自然の法則は医薬の法則に適う
- 第2書　瀉血
- 第3書　浄化の方法
- 第4書　薬品の種類と効能のまとめ
- 第5書　内用薬の通常の材料
- 第6書　外用薬
- 第7書　複合薬

事物の隠れた原因

*Fernel, J. F.: *Medicina. Lutetiae Parisiorum: Apud Andream Wechelum...*, 1554.

医薬（第四～七書）を扱っている（**表7**）。

チュービンゲン大学のフックスによる『医学教程 *Institutionum medicinae*』（一五五五）は、副題が「ヒポクラテス、ガレノスその他の古代人による文書を驚くほどに正しく解するために有用な五書」となって五つの部門に分かれており、医学理論と医学実地を含む総合的な医学書である。五書のそれぞれに表題は付けられていないが、内容的には第一書が生理学で、医学の総論（第一節）、解剖学（第五節）、ガレノスの体液理論（第二―四、六―八節）であり、第二書が病因学で健康と病気の原因となりうる要因、第三書は病理学で、疾患の総論と各論、第四書は徴候学で診断の手がかりとなる症状や徴候、第五書は治療学で治療の方法を扱っている。第三書の病理学では、前半の第一～九章が疾患の総論を扱うが、後半の第一〇～二六章では医学実地で扱うべき個別の疾患について、全身の熱病（第九章）と各部の疾患（第一一～二五章）、体表の疾患（第二六章）を扱っている。フックスはこの他に疾患の各論を扱う医学実地書『人体各部の病気の治療 *De medendis singularum humani corporis partium*』（一五三九）を著している（**表8**）。

ライデン大学のヘウルニウス（Heurnius, Johannes, 1543-1601）による『医学教程 *Institutiones medicinae*』（一五九二）は、医学理論の内容のみを含み疾患の各論を含まない医学書で、一二書に分かれている。内容的には医学理論の四部門を含んでおり、第一～五書が生理学、第六～八書が

表8　フックス『医学教程』(1555)*の内容，全体（左）と第3書（右）

第1書〔生理学〕
　第1節　医学一般（11章）
　第2節　元素（4章）
　第3節　混合（8章）
　第4節　体液（6章）
　第5節　人体の部分（15章）
　第6節　能力（5章）
　第7節　作用（6章）
　第8節　精気（3章）
第2書〔病因学〕
　第1節　空気（2章）
　第2節　食物と飲物（11章）
　第3節　運動と安静（7章）
　第4節　睡眠と覚醒（7章）
　第5節　充満と空虚（38章）
　第6節　霊魂の混乱
第3書〔病理学〕
　第1節　反自然的事物（26章）
第4書〔徴候学〕
　第1節　症状（7章）
　第2節　判断（12章）
　第3節　尿（21章）
　第4節　脈拍（3章）
第5書〔治療学〕
　第1節　治療の方法（10章）

*Fuchs, L.: *Institutionum medicinae, ad Hippocratis, Galeni, aliorumque veterum scripta recte intelligenda mire utiles libri quinque*. Lugduni, Apud Thomam Guerinum, 1555.

第3書　第1節　反自然的な事物
　第1章　反自然的な3つの疾患
　第2章　疾患の原因
　第3章　疾患の定義
　第4章　等質部分の疾患の総論と差異
　第5章　道具的部分の疾患の総論と差異
　第6章　連続性の破断，等質と道具的に共通する疾患
　第7章　疾患の相違総論
　第8章　症状の定義
　第9章　症状の総論と差異
　第10章　熱病
　第11章　頭部の瑕疵
　第12章　眼の瑕疵
　第13章　耳の瑕疵
　第14章　鼻の瑕疵
　第15章　顔の瑕疵
　第16章　歯の瑕疵
　第17章　口の瑕疵
　第18章　胸部の瑕疵
　第19章　胃の瑕疵
　第20章　腸の瑕疵
　第21章　肝臓の瑕疵
　第22章　腎臓と膀胱の瑕疵
　第23章　生殖部の瑕疵
　第24章　子宮の瑕疵
　第25章　関節に生じる瑕疵
　第26章　反自然的な腫瘤と潰瘍

病理学、第九～一一書が徴候学、第一二書が治療学に相当する（**表9**）。ヘウルニウスは『医学教程』に先立って、『医学実地の新理論 *Praxis medicinae nova ratio*』（一五八七）という医学実地書を著している。

ヴィッテンベルク大学のゼンネルト（Sennert, Daniel, 1572-1637）は医学の理論および実地の両面にわたって長大な著作を著すなど当時の医学および哲学に少なからぬ影響を与えて、「ドイツのガレノス」と呼ばれている。[18]『医学教程五書 *Institutionum medicinae libri V*』（一六一一）は古代以来の医学理論を継承した最も整備された医学理論書である。その内容は五書に分かれ、第一書の生理学はガレ

ノスの体液理論に基づいており、第二書の病理学では疾患と症状を扱い、第三書の徴候学では診断に役立つ徴候とくに尿と脈拍を扱い、第四書の健康学では健康を維持する方法、第五書の治療学では治療薬と外科、治療の方法、薬剤について扱っている（**表10**）。

表9　ヘウルニウス『医学教程』(1592)＊の内容

書	内容	分類
第1書	元素	〔生理学〕
第2書	混合	
第3書	能力と機能，精気と内在熱	
第4書	体液	
第5書	人の生殖	
第6書	疾病の相違	〔病理学〕
第7書	疾病の原因	
第8書	症状	
第9書	尿	〔徴候学〕
第10書	脈拍と呼吸	
第11書	予後	
第12書	治療法	〔治療学〕

＊Heurnius, J.: *Institutiones medicinae, exceptae è dictantis ejus ore*. Lugduni Batavorum, Ex officina Plantiniana, apud Franciscum Raphelengium, 1592.

十七世紀中葉にデカルト（Descartes, René du Perron, 1596–1650）は、古代のアリストテレスの自然学に基づく自然観を否定して、機械論に基づく新たな自然学を打ち立てることを企てた。さらにガリレオ（Galilei, Galileo, 1564–1642）により始まった力学の研究が、ニュートン（Newton, Isaac, 1642–1727）の『自然哲学の数学的諸原理（プリンキピア）*Philosophiae naturalis principia mathematica*』（一六八七）による万有引力の法則の発見と、運動方程式を用いた古典力学として結実して、機械論的自然観が広く受け入れられた[19]。

十八世紀初頭にライデン大学のブールハーフェ（Boerhaave, Herman, 1668–1738）は、伝統的な医学教育を少なからず変革し、ヨーロッパ各国から多くの学生を集めて育て、「ヨーロッパ全体の教師 commnis Europae praeceptor」と呼ばれた[20]。その医学理論書の『医学教程 *Institutiones medicae*』（一七〇八）は、①生理学、②病理学、③徴候学、④健康学、⑤治療学からなる伝統的な五部構成であるが、生理学の内容が大きく変更されていた。それまでの生理学では、元素や体液といったガレノスの体液説がおもに論じられていたが、ブールハーフェの生理学では人体の器官を一つずつ取り上げてその機能を説明していく。また生理学の部分が大幅に拡張され全体の半分近くを占めるようになった。

表 10　ゼンネルト『医学教程 5 書』(1611)* の内容

- 第 1 書　生理学
  - 第 1 章　医学の本性
  - 第 2 章　医学の区分
  - 第 3 章　健康
  - 第 4 章　混合
  - 第 5 章　内在熱と湿気
  - 第 6 章　精気
  - 第 7 章　器官的諸部分の自然的構成について，および異質部分ならびに等質部分が共有する統合について
  - 第 8 章　霊魂の能力と作用一般
  - 第 9 章　栄養と成長
  - 第 10 章　発生
  - 第 11 章　生命能力
  - 第 12 章　外的感覚
  - 第 13 章　内的感覚
  - 第 14 章　知的能力
  - 第 15 章　欲求と運動能力
- 第 2 書　病理学
  - 第 1 部　疾病
  - 第 2 部　疾病の原因
  - 第 3 部　症状
    - 第 1 節　症状の相違
    - 第 2 節　症状の原因
- 第 3 書　徴候学
  - 第 1 部　徴候全般
    - 第 1 節　徴候の相違と起源
    - 第 2 節　人体とその単一部分の認識
    - 第 3 節　尿
    - 第 4 節　脈拍
  - 第 2 部　診断的徴候
  - 第 3 部　予後的徴候
- 第 4 書　健康学
  - 第 1 部　健康学に必要な事柄
  - 第 2 部　健康学の方法
- 第 5 書　治療学
  - 第 1 部　補助的物質
    - 第 1 節　治療薬
    - 第 2 節　外科
  - 第 2 部　治療の方法
    - 第 1 節　保護の指示
    - 第 2 節　治療の指示
    - 第 3 節　生活の指示
  - 第 3 部　薬剤の調製
    - 第 1 節　薬物学全般
    - 第 2 節　薬物学に必要な作業
    - 第 3 節　薬剤の形状

* Sennert, D.: *Institutionum medicinae libri V*. Witebergae: Apud Zachariam Schurerum, typis Wolfgangi Meisneri, 1611.

医学実地から疾病分類学へ

十八世紀以前のヨーロッパには「医学実地 practica medicinae」という書物のジャンルがある。これらは多数の個別の疾患を取り上げ、それぞれの疾患ごとに診断や治療方法を説明する。医学実地書は医療マニュアルとしての性格をもち、個別の疾患を取り上げて、診断をする方法と特徴的な臨床像が述べられ、それに続いて治療の方法、とくに医薬の処方が扱われる。十八世紀後半には疾患を症状・病態によって植物の種のように分類する「疾病分類学」が生まれ、一世を風靡した[21]。

最も古い医学実地書は、サレルノ医学校の教師ガリオポントゥスによる『受難録 *Passionarius*』である。この著作は七書からなり、各書は一〇〜七二章に分かれている。書には表題がないが、章には表題がつけられていて内

表11　ガリオポントゥス『受難録』*の内容

（括弧内は筆者による注記）

第1書（頭部の疾患，24章）
　（第1–14章：頭と脳の疾患）
　（第15–24章：顔面の疾患）
第2書（肺，胃，肝臓の疾患，66章）
　（第1–13章：肺の疾患）
　（第14–51章：胃の疾患）
　（第52–66章：肝臓の疾患）
第3書（腹部の疾患，72章）
　（第1–4章：脾臓の疾患）
　（第5–13章：腹の疾患）
　（第14–31章：腸の疾患）
　（第32–43章：腎臓の疾患）
　（第44–49章：膀胱の疾患）
　（第50–64章：尿の疾患）
　（第65–72章：生殖器の疾患）
第4書（体肢の疾患，18章）
　（第1–18章：四肢の疾患）
第5書（その他の疾患，45章）
　（痙攣，皮膚疾患，卒中，麻痺，横痃，瘰疽，腫瘤など）
第6書（熱病，30章）
　（第1–24章：熱病総論）
　（第25–30：熱病の型）
熱病の型論文（10章）
第7書：熱病の症状（10章）

* Gariopontus: *Ad totius corporis aegritudines remediorum praxeon libri V*. Basileae: Excudebat Henricus Petrus, 1531.

容が分かる。第一書から第四書は部位別の疾患を扱い、第一書（二四章）は頭部の疾患、第二書（六六章）は胸部の肺と腹部の胃・肝臓の疾患、第三書（七二章）は腹部内臓（胃と肝臓を除く）と骨盤内臓の疾患、第四書（一八章）は体肢の疾患である。第五書（四五書）はその他の雑多な疾患、第六書（三〇章）と第七章（一〇章）で全身性の熱病を扱う（**表11**）。

ガリオポントゥスの『受難録』では、部位別の疾患を頭から足まで（a capite ad calcem）配列し、それに加えて全身性の熱病を取り上げた。この形式が医学実地書の基本形となり、その後に執筆された医学実地書の大多数はこの形式を踏襲していた。医学書が印刷・出版されるようになる十六世紀以後には、局所性疾患と熱病を基本として女性の疾患や小児の疾患などを加えるもの、まったく別の形式として機能別の区分やABC順の配列を採用するものも現れた。

十六世紀以後の医学実地書の例として、モンペリエ大学のロンドレ（Rondelet, Guillaume, 1507–1566）による『人体全疾患治療法 *Methodus curandorum omnium morborum corporis humani*』（一五六七）を紹介する。この著作は二巻に分かれ、基本形の形式で書かれている。第一巻は三書からなり、頭から足へ部位別の疾患を扱う。第一書（七六章）

は頭部の疾患、第二書（二八章）は胸部の疾患、第三書（八七章）は腹部と四肢の疾患を扱う。第二巻にはいくつかの著作が含まれ、病気の診断法、熱病の治療、イタリア病、さまざまな医薬が扱われている（表12）。

十七世紀のヴィッテンベルク大学のゼンネルトによる医学実地書は、最も内容の充実した浩瀚なものであり、『熱病について四書 *De febribus libri IV*』（一六二八）と『医学実地 *Practicae medicinae*』全六書（一六二八―一六三五）に分けて出版されている。『医学実地』の第一～三書は頭から足へ部位別の疾患を扱い、第四書は女性と小児の疾患、第五書は外科的疾患、第六書は熱病以外の全身性の疾患を扱う（表13）。

十八世紀初頭にライデン大学のブールハーフェは『箴言 *Aphorismi*』（一七〇九）という医学実地書を著した。この著作は疾患を分類することをやめて、九六の疾患を列挙するに留めたが、配列されている疾患を詳しく見ると、六群に区分されることが分かる。第一群（一三項）は軽微な体質性の疾患、第二群（一九項）は外傷性・体表性の疾患、第三群（二二項）は全身的な熱性疾患、第四群（二二項）は局所的な急性疾患、第五群（一三項）は慢性疾患、第六群

表12　ロンドレ『人体全疾患治療法』(1567)*の内容

第1巻
第1書（頭部の疾患：76章）
（第1–13章：頭の疾患）
（第14–45章：脳の疾患）
（第46–62章：眼の疾患）
（第63–65章：鼻の疾患）
（第66–69章：耳の疾患）
（第70–76章：口の疾患）
第2書（胸部の疾患：28章）
（第1–7章：咽喉の疾患）
（第8–15章：肺の疾患）
（第16–17章：心臓の疾患）
（第18–24章：乳房の疾患）
（第25–28章：その他の疾患）
第3書（腹部と四肢の疾患：87章）
（第1–17章：胃の疾患）
（第18–28章：腸の疾患）
（第29–38章：肝臓と脾臓の疾患）
（第39–53章：腎臓，膀胱，尿の疾患）
（第54–80章：生殖器の疾患）
（第81–87章：四肢の疾患）

第2巻
疾患の認識について（24章）
熱病の治療について（20項）
イタリア病について（6項）
内用薬
外用薬
薬局方

＊Rondelet, G.: *Methodus curandorum omnium morborum corporis humani*. Parisiis, Apud Jacobum Maceum, 1567.

表 13　ゼンネルト『熱病について 4 書』(1628)* と『医学実地』全 6 書（1629–1635）＊＊の内容

（括弧内は本章筆者による注記）

『熱病について 4 書』
第 1 書　熱病一般，一過性熱病（7 章）
第 2 書　腐敗熱病（21 章）
第 3 書　消耗熱病（3 章）
第 4 書　疫病，疫患性で悪疾性の熱病（18 章）

『医学実地』第 1 書
第 1 部　頭部の疾患（28 章）
第 2 部　内部感覚と脳に生じる症状（34 章）
第 3 部
　第 1 節　触覚の傷害（3 章）
　第 2 節　眼の疾患と症状（46 章）
　第 3 節　耳の不健康（9 章）
　第 4 節　鼻の疾患と症状（10 章）
　第 5 節　舌の疾患と症状（7 章）

『医学実地』第 2 書
第 1 部　口とノド，その部分の病気（25 章）
第 2 部　気管，肺，縦隔，横隔膜，胸部の反自然的疾患（26 章）
第 3 部　肺と胸部に生じる症状（7 章）
第 4 部　心臓の疾患と症状（6 章）

『医学実地』第 3 書
第 1 部
　第 1 節　食道と胃の疾患（17 章）
　第 2 節　胃の症状（17 章）
第 2 部
　第 1 節　腸の疾患（10 章）
　第 2 節　腸に生じる症状（13 章）
第 3 部　腸間膜，膵臓，大網の疾患（8 章）
第 4 部　脾臓の反自然的疾患（11 章）
第 5 部
　第 1 節　下肋疾患（6 章）
　第 2 節　壊血病（9 章）
第 6 部
　第 1 節　肝臓疾患（9 章）
　第 2 節　肝臓に生じる症状（7 章）
第 7 部
　第 1 節　腎臓と尿管の疾患（12 章）
　第 2 節　腎臓の症状（3 章）
第 8 部
　第 1 節　膀胱の疾患（9 章）
　第 2 節　膀胱の症状（9 章）
第 9 部
　第 1 節　男性の生殖器部分の疾患（13 章）
　第 2 節　男性の外陰部と生殖器あたりに生じる症状（8 章）
第 10 部　臍と腹壁の疾患（11 章）

『医学実地』第 4 書
第 1 部
　第 1 節　女性の陰部と子宮頸部の疾患（11 章）
　第 2 節　子宮の疾患（20 章）
第 2 部
　第 1 節　女性の子宮に生じる症状（4 章）
　第 2 節　月経流出に生じる症状と，他の子宮からの反自然的流出（14 章）
　第 3 節　思春期以後のほぼすべての処女と女性の子宮に生じる症状（12 章）
　第 4 節　妊娠に関して生じる症状（11 章）
　第 5 節　妊娠の処方と妊娠に生じる反自然的疾患（8 章）
　第 6 節　分娩の頃に生じる症状（8 章）
　第 7 節　産褥の処方と，分娩後に生じる反自然的症状（11 章）
第 3 部　乳房の反自然的疾患
　第 1 節　乳房の疾患（11 章）
　第 2 節　乳房の症状（6 章）
幼児の疾患論文
第 1 部　幼児の食餌と処方（7 章）
第 2 部　幼児の疾患と症状（32 章）

『医学実地』第 5 書
第 1 部　腫瘤（46 章）
第 2 部　潰瘍（19 章）
第 3 部　皮膚，毛髪，爪の瑕疵
　第 1 節　皮膚の瑕疵（9 章）
　第 2 節　毛髪と爪の瑕疵（10 章）
第 4 部　外傷（24 章）
第 5 部　骨折（22 章）
第 6 部　脱臼（13 章）

『医学実地』第6書

第1部　隠れた性質の疾患一般（9章）

第2部　内部の体液の欠陥から生じる悪性で隠れた毒性の疾患（7章）

第3部　水，空気，伝染から起こる隠れた疾患と伝染疾患一般（4章）

第4部　梅毒（23章）

第5部　外部の毒一般（8章）

第6部　鉱物と金属の毒（28章）

第7部　植物の毒（22章）

第8部　動物からの毒（45章）

第9部　魔術，呪文，魔法薬による疾患（10章）

＊Sennert, D.: *De febribus libri IV*. Wittebergae, Apud Zachariam Schurerum [impressum typis haeredum Johannis Richteri] 1619.

＊＊Sennert, D.: *Practicae medicinae liber primus-sextus*. Wittebergae: Sumtibus viduae et haered. Zachariae Schureri senioris, Typis haeredum Salomonis Auerbach, 1628–1635.

（九項）はその他の疾患であり、症状ないし病態によって疾患が区分されている。ブールハーフェは疾患を症状・病態によって分類するという新しい方法を提示した。十八世紀には基本形の医学実地書が減って、疾患を症状・病態別に配列する医学書が広まった（**表14・表15**）。

十八世紀後半にモンペリエ大学のソヴァージュ（Sauvages, François Boissier de Lacroix de, 1706–1767）は『方式的疾病分類学 *Nosologia methodica*』（一七六三）を著し、症状・病態による疾患の分類を極限にまで推し進めて疾病分類学を創始した。この著作では疾患を植物と同様に系統的に分類し、疾患を一〇綱、四三目、二九五属に分類し、二三〇八種という膨大な数の疾患を列挙したが、そこで疾患とされたものは今日では症状と見なされるものであり、特定の原因・病態を有する今日の疾患とは異なる。ソヴァージュおよびその後の疾病分類学書で取り上げられる疾患でも、そして十八世紀までの医学実地書で取り上げられる疾患でも、体液の異状によって疾患を引き起こすという古代以来の疾病観が継承されていた[22]（**表16**）。

解剖学／外科学

現存する世界最古の解剖学書は、古代ローマの医師ガレノスによるものである。サルなどの動物を自ら解剖して『身体諸部分の用途 *De usu partium*』一七巻を著し、身体の器官の機能を構造に基づいて推論した。『解剖手技 *De anatomicis administrationibus*』一五巻では全身の解剖の方法を論述し、骨・筋肉・神経・血管についての各論的な解剖学書も著した。中世ヨーロッパで最初に知られるようになったガ

表 14　ブールハーフェ『箴言』(1709)*　　（括弧内は本章筆者による注記）

序論
（第 1 群：第 1–13 項，軽微な体質性の疾患）
単純で堅い線維の病気
弱く緩い線維の病気
丈夫で弾性の線維の病気
最小および最大の脈管の病気
弱く緩い内臓の病気
強く丈夫な内臓の病気
体液の単純で自生的な瑕疵
酸性体液による自生的な病気
自生的な膠による病気
自生的なアルカリによる病気
循環運動の過剰のみによる病気
循環の欠陥と体液過剰による病気
閉塞，外傷のようなきわめて単純な病気
（第 2 群：第 14–32 項，外傷性・体表性の疾患）
外傷一般
出血
疼痛
痙攣
頭部の外傷
胸部の外傷
腹部の外傷
挫傷
骨折
脱臼
炎症
膿瘍
瘻孔
壊疽
壊死
熱傷
硬性腫瘍
癌
骨の病気
（第 3 群：第 33–53 項，全身的な熱性疾患）
内部の病気，および熱一般
熱における悪寒
熱性振戦
熱性不穏
熱性脱水
熱性悪心
げっぷと放屁
熱性嘔吐
熱性虚弱
発熱
熱性譫妄
熱性昏睡
熱性不眠
熱性痙攣
熱性発汗
熱性下痢
熱性発疹
持続熱
腐敗性持続熱
灼熱性熱
間欠熱
（第 4 群：第 54–74 項，局所的な急性疾患）
急性熱性病
フレニティス
アンギナ
水性アンギナ
硬性アンギナ
炎症性アンギナ
化膿性アンギナ
壊疽性アンギナ
痙攣性アンギナ
真性肺炎
偽性肺炎
胸膜炎
パラフレニティス
肝炎と種々の黄疸
胃の炎症
腸の炎症
アフタ
腎炎
卒中
カタレプシー
昏睡
（第 5 群：第 75–87 項，慢性疾患）
慢性病
麻痺
癲癇
憂鬱
狂気
狂犬病
壊血病
悪液質
膿胸
肺癆瘵
他の癆瘵
水腫
痛風
（第 6 群：第 88–96 項，その他の疾患）
処女の病気
妊婦の病気
難産
産褥の病気
子供の病気
天然痘
流行病
結石
性病

*Boerhaave, H.: *Aphorismi de cognoscendis et curandis morbis in usum doctrinae domesticae digesti*. Lugduni: Johannem vander Linden, 1709.

表 15　医学実地書における基本型（部位別＋熱病）と症状・病態別の割合

	総数	部位別	熱病	基本型	症状・病態別
第 1 期（1500 年以前）	11	10	10	9	0
第 2 期（1500 ～ 1630 年頃）	33	28	18	17	1
第 3 期（1630 ～ 1710 年頃）	28	19	16	14	0
第 4 期（1710 年頃以後）	29	14	21	10	7
計	101	71	65	50	8

表 16　ソヴァージュ『方式的疾病分類学』(1763)＊の概観

	綱	説明	目	属	種
1）	瑕疵 Vitia	ほとんど重要性のない皮膚症候で，外科医の治療を放棄する。	6	62	294
2）	熱 Febres	頻繁で強い脈，体肢の虚弱を伴う。	3	12	141
3）	炎症 Phlegmasiae	持続性ないし弛張性の熱による病気で，内部に炎症があり，発疹の噴出を伴う。	3	25	169
4）	痙攣 Spasmi	不随意性で不断ないし継続性の筋収縮，局所運動を行う筋の収縮であり生命のための筋の収縮ではない。	4	22	167
5）	呼吸病 Anhelationes	胸の筋の不随意で疲れる激しい動き，困難で頻繁な呼吸を繰り返し，急性熱はない。	2	14	156
6）	衰弱 Debilitates	習慣的な力を伴う活動の不能。力を分配する能力の数は 3 つ；認知，欲求，運動の能力。	5	30	262
7）	疼痛 Dolores	定義を与えるよりも自分自身の経験からの方がよく分かる。	5	33	317
8）	狂妄 Vesaniae	その特徴は，想像力，判断力，意志などの頽廃である。	4	23	130
9）	流出 Fluxus	これらの病気の特徴は液体および含まれる物質の排出であり，その量，その質，その新鮮さが注目される。	4	35	353
10）	悪液質 Cachexiae	色，顔貌，身体の習性の量の頽廃。	7	39	319
		計	43	295	2308

＊ Sauvages, F. B.: *Nosologia methodica, sistens morborum classes, genera et species juxta Sydenhami mentem et botanicorum ordinem*. Amstelodami: sumptibus fratrum de Tournes, 1763.

レノスの解剖学書は『体部の用途 *De juvamentis membrorum*』で、これは『身体諸部分の用途』一七巻のうち最初の一二巻を一〇巻にまとめた簡略版で、十二世紀頃にアラビア語からラテン語に翻訳された。ボローニャ大学のモンディーノ・デ・ルッツィ（Mondino de'Luzzi, 1275–1326）は自ら人体を解剖して『解剖学 *Anathomia*』（一三一六）を著し、『体部の用途』に言及している。これは腹・胸・頭・四肢の順に人体を解剖する手順を述べた著作である。(23)

ガレノスの『身体諸部分の用途』は一三一七年にニコロ・ダ・レッジョ（Niccolò da Reggio, c. 1280–c. 1350）によってギリシャ語原典からラテン語に訳された。十六世紀になってガレノスの重要な解剖学文書がいくつも再発見されラテン語に訳されて、解剖学が重視されるようになった。一五二六年にはフォルトルス（Fortolus, Antonius, fl. 1526）による『神経の解剖について *De nervorum dissectione*』と『静脈と動脈の解剖について *De venarum arteriarumque dissectione*』の訳が、一五三一年にはギュンター（Guinter, Johannes of Andernach, 1505–1574）による『解剖手技』第九巻途中までの訳が、一五三五年にはバラミオ（Balamio, Ferdinando, fl. 1515–1536）による『骨について初心者のために *De ossibus ad tirones*』の訳が、そしてやや遅れて一五五〇年にはガダルディヌス（Gadaldinus, Augustinus, 1515–1575）による『筋の解剖について初心者のために *De dissection musculorum ad tirones*』の訳が出版されている。これらガレノスの解剖学書の再発見は、解剖学に対する関心を大いに高めた。(24)

ブリュッセル生まれでパドヴァ大学のヴェサリウス（Vesalius, Andreas, 1514–1564）は、ガレノスの解剖学を研究し自ら人体解剖を行って、『人体構造論七巻（ファブリカ）*De humani corporis fabrica libri septem*』（一五四三）を著した。ここにはガレノスの解剖学に基づく記述に加えて、自身の解剖所見と観察に基づく多数の精細な解剖図が収録され、当時の医師たちに大きな衝撃を与えた。この著作はガレノスの著作にも誤りがあること、人体そのものが探究すべき対象であることを示しており、ここから人体解剖による人体の探究が始まって数々の発見がもたらされた。また『ファブリカ』の精細な解剖図は外科学にも大きな影響を与えた。(25)

十六世紀のフランスの外科医パレ（Paré, Ambroise, 1510–1590）は、理髪師の徒弟をして外科医となり、従軍して火器による銃創に対する温和な治療法や血管の結紮術を開発し、フランス王に仕えて外科医の地位を向上させた。ヴェサリウスの解剖学を取り入れてフランス語で数々の外科学書を著した。『著作集 *Les Œuvres*』第二版（一五七九）はパレの外科学の集大成であり、数多く版を重ねてラテン語、ドイツ語、オランダ語、英語にも訳された。『著作集』の第二〜五書は解剖学を扱っており、巻末の図版として『ファブリカ』の解剖図を多数転用している（**表17**）。

十八世紀初頭にパリの王立植物園のディオニス（Dionis, Pierre E., 1650–1718）はフランス語の外科学書『外科手術講義 *Cours d'operations de chirurgie*』（一七〇七）を著した。その内容は一〇示説からなり、第一示説では外科手術の道具を扱い、第二〜九示説で部位別に外科手術の説明を説明する。またフランス語の解剖学書『人体解剖学 *L'anatomie de l'homme*』（一六九〇）を著している。ヘルムシュテット大学のハイスター（Heister, Lorenz, 1683–1758）はドイツ語の外科学書『外科学 *Chirurgie*』（一七一九）を著した。その内容は三部からなり、第一部は外科的治療法を総論的に扱い、第二部は各論的に部位別に手術の方法を述べ、第三部では包帯法を扱っている。またラテン語

表 17　パレ『著作集』(1579)＊の内容

序論，外科の真の認識に達するための導入
第 1 書　動物論
第 2 書　解剖学，自然と生殖部分を含む
第 3 書　（解剖学）生命部分を含む
第 4 書　（解剖学）頭部にある動物部分を含む
第 5 書　（解剖学）身体の筋と骨，および体肢の他のすべての部分の記述を含む
第 6 書　反自然的な腫瘤，総論
第 7 書　反自然的な腫瘤，各論
第 8 書　新鮮で出血性の外傷，総論
第 9 書　新鮮で出血性の外傷，各論
第 10 書　火縄銃と他の火器の弾の外傷，その症候
第 11 書　焼傷，挫傷，壊疽
第 12 書　潰瘍，瘻孔，痔
第 13 書　包帯
第 14 書　骨の骨折
第 15 書　脱臼
第 16 書　外科医がとくに行ういくつかの治療と手術
第 17 書　痛風と一般に呼ばれる関節病
第 18 書　性病と呼ばれる大痘瘡とその症候
第 19 書　天然痘，麻疹，幼児の虫，癩病
第 20 書　毒，狂犬の咬傷，他の毒動物の咬傷と刺傷
第 21 書　疫病
第 22 書　自然のまたは偶発的な欠損を修復する方法と技術
第 23 書　人間の発生
第 24 書　怪物と驚異
第 25 書　単純医薬の能力と効力，複合の調和とその使用
第 26 書　蒸留
第 27 書　報告と死体を保存する方法

＊Paré, A.: *Les Œuvres d'Ambroise Paré*. 2nd ed., Paris: Gabriel Buon, 1579.

の解剖学書『解剖学提要 *Compendium anatomicum*』（一七一七）を著している。

ヴェサリウスの『ファブリカ』の影響を受けて、人体の機能を推論することを目的に人体解剖の研究が活発に行われた。十六世紀後半から十七世紀にかけて数多くの研究成果が報告されたが、その最大のものはイギリスのハーヴィー（Harvey, William, 1578–1657）による血液循環論（一六二八）であり、心臓が血液を拍出し、血液が動脈と静脈を通して循環することを論証した。これによりガレノスに由来する三大内臓（肝臓・心臓・脳）と脈管（静脈・動脈・神経）の学説が否定された。さらに人体の重要臓器についてグリソン（Glisson, Francis, 1597–1677）は『肝臓の解剖学 *Anatomia hepatis*』（一六五四）、ウィリス（Willis, Thomas, 1621–1675）は『脳の解剖学 *Cerebri anatome*』（一六六四）を発表した。またバルトリン（Bartholin, Thomas, 1616–1680）は『リンパ管 *Vasa lymphatica*』（一六五三）でリンパ系の役割を見出し、ワルトン（Wharton, Thomas, 1614–1673）は『腺学 *Adenographia*』（一六五六）で多くの腺が導管をもつことを見出し、液を分泌することを明らかにした[26]。

十七世紀末頃までの解剖学書では、人体の構造を記述するだけでなく、人体の機能についての推論が述べられていた。ユトレヒト大学のディーメルブリュック（Diemerbroeck, Ijsbrand van, 1609–1674）は『人体解剖学 *Anatome corporis humani*』（一六七二）の冒頭で、解剖学と人体について以下のように述べている。

> 解剖学は人体の諸部分の人為的な解体を教える技芸であり、その内部のものが感覚によって知られるということは真に明らかである。
>
> 人体は総論的・各論的に考察される。
>
> 総論的ないし全体として考えると、主な差異は形状、大きさ、色について観察される。
>
> 人体を各論的すなわち各部分について考えると、各部分のきちんとした姿、最も便利な関係、称賛すべき構造、必要な作用、最後にすべての各機能と用途の調和のとれた多様性を考察することができる。

人体は結合して連続的な全体となる人体物質であり、固有の範囲をもち、他の部分とともに全体を作り、ある機能ないし用途に適っている。これは絶妙な定義である。

第一に人体の部分は体物質でなければならない、全体と連続しているのであり、隣接しているのではない。

第二に部分は他の部分とともに全体を作らなければならない。

第三に部分はある機能ないし用途のためにできていなければならない。

機能すなわち作用は、器官により作られるある種の有効な運動であり、それに固有の配置により作られる。

部分の用途は、自然のある固有の意図、才覚に対するある種の適性である。

したがって人体は全体として存在し、その部分の中に血液、霊魂、精気はない。しかしそれらなしに作用し生きることはできない。(27)


機能的推論について述べるこの時期の解剖学書には、ディオニスとディーメルブリュックの解剖学書の他に、コペンハーゲン大学のバルトリンによる『改新解剖学 *Anatomia reformata*』（一六五一）、アムステルダムの医師ブランカールト（Blankaart, Steven, 1650–1702）による『改新解剖学 *De nieuw hervormde anatomie*』（一六七八）、ルーヴァン大学のフェアハイエン（Verheyen, Philippe, 1648–1710）による『人体解剖学 *Corporis humani anatomia*』（一六九三）などがある。(28)

十八世紀に入ると、解剖学は機能を推論するための手段から解き放たれて、人体の構造を正確に記述する傾向が明確になった。パリ王立植物園のウィンスロー（Winslow, Jacob, 1669–1760）による『人体構造の解剖示説 *Exposition anatomique de la structure du corps humain*』（一七三二）では人体構造の記述に徹して機能についての説明を排除しており、ライデン大学のアルビヌス（Albinus, Bernhard Siegfried, 1697–1770）は理想の人体を表現する解剖図譜として『人体骨格筋肉図 *Tabulae sceleti et musculorum corporis humani*』（一七四七）を作成した。(29)

表 18　クルムス『解剖学表』(1725)*の内容

第 1 表	解剖学について，解説	第 15 表	心臓
第 2 表	体表の区分	第 16 表	大動脈
第 3 表	からだの本質的な部分	第 17 表	大静脈
第 4 表	骨と骨そのものの連結，概説	第 18 表	門脈
第 5 表	骨，各論	第 19 表	腹，ハラ
第 6 表	頭と頭そのものの外被	第 20 表	食道，胃および腸
第 7 表	口の各部	第 21 表	腸間膜とそれに附属する乳ビ管
第 8 表	脳と神経	第 22 表	膵臓
第 9 表	眼	第 23 表	脾臓
第 10 表	耳	第 24 表	肝臓と胆嚢
第 11 表	鼻	第 25 表	腎臓と膀胱
第 12 表	舌	第 26 表	両性の生殖器
第 13 表	胸	第 27 表	胎児
第 14 表	肺	第 28 表	筋

*Kulmus J. A.: *Anatomische Tabellen: nebst dazu gehörigen Anmerckungen und Kupffern: daraus des gantzen menschlichen Körpers Beschaffenheit und Nutzen deutlich zu ersehen: welche den Anfängern der Anatomie zu bequemer Anleitung in dieser andern Aufflage*. Dantzig: Zu finden bey Cornelius von Beughem: Gedruckt, von Thomas Johann Schreiber…, 1725.

十八世紀の解剖学は、医学と外科学の学習の基礎として位置づけられ、学習者向けの簡明な解剖学書が出版されて人気を博した。ロンドンの外科医チェセルデン（Cheselden, William, 1688–1752）は私的な解剖学講座を開き、その教材として『人体解剖学 *The anatomy of the human body*』（一七一三）を英語で著した。ロンドンで第一三版（一七九二）まで改訂され、アメリカ版とドイツ語版も出されている。ダンチヒの教師クルムス（Kulmus, Johann Adam, 1689–1745）は『解剖学表 *Anatomische Tabellen*』（一七二二）をドイツ語で著した。この著作は無許可版も含めてドイツ語で一八一四年まで版を重ね、ラテン語訳、フランス語訳、オランダ語訳が刊行された。そのオランダ語版（一七三四）が日本にもたらされ、前野良沢と杉田玄白らによって訳されて『解体新書』（一七七四）となった。『解剖学表』は学習者向けの簡便な解剖学書である。その内容は二八の表からなり、おおむね頭部から下へと部位別に配列されている。各表は一葉の解剖図と一頁ほどの箇条書きの要点に続いて、数頁にわたり説明が付けられている（**表18**）。

薬剤学／植物学

古代以来の伝統的な西洋医学の治療では、おもに植物薬が用いられていた。古代ローマのディオスコリデス（Dioscorides, Pedanios, fl. 50–70）の『薬物誌 *Materia medica*』全五書は権威ある医薬書として広く流布し、十五世紀以後にラテン語訳が繰り返し出版された。アヴィケンナの『医学典範』のラテン語訳は大学の医学教育に広く用いられ、第二書で単純医薬を扱い、第五書で複合医薬を扱っている。

十六世紀からアルプス以北のヨーロッパでは図入りの薬草書が次々に出版されるようになり、チュービンゲンのレオンハルト・フックスによる『薬草誌 *De historia stirpium*』（一五四二）やネーデルラントのドドエンス（Dodoens, Rembert, 1517–1585）による『薬草書 *Cruijde boeck*』（一五五四）などがある。

十六世紀からヨーロッパの各地に薬草園が作られるようになった。薬草園はしばしば大学に付属して植物学の教授によって監督されていた。その多くは現在でも植物園として残されている。イタリアのピサ大学植物園（一五四四）が最も初期のもので、ドイツではライプツィヒ大学植物園（一五八〇）、スイスではバーゼル大学植物園（一五八九）、オランダではライデン大学植物園（一五八九）、フランスではモンペリエ植物園（一五九三）が古い（表19）。

医薬の処方の仕方を記した処方集は古くから書かれているが、公的な機関が作成したものは薬局方（英 pharmacopoeia、独 Arzneibuch、仏 Pharmacopée）と呼ばれる。ヨーロッパでは十六世紀あたりから都市による薬局方が作られるようになり、その最初期のものにフィレンツェ医師協会 Collegio dei Dottori di Firenze による『新複合処方 *Ricettario nuovo composto*』（一四九八）がある。各都市で処方集が作られる大きな契機となったのは、ドイツの医師コルドゥス（Cordus, Valerius, 1515–1544）による『薬品注解 *Dispensatorium*』である。コルドゥスはニュルンベルク市から報酬を得て著作を提供し、イタリア旅行中に病死したが、市はこれを一五四六年に出版した。ドイツの医師オッコ（Occo, Adolf, 1524–1606）がアウクスブルク医師協会のための薬局方『必携 *Enchiridion*』（一五六四）を出版（一五七三年から『薬局方すなわちアウクスブルク協会のための医薬 *Pharmacopoeia, seu medicamentarium pro. Rep. Augustana*』と改題）して版を重ねた。オッコの没後にはアウクスブルク医師協会 Collegium Medicum Augsburg が『アウクスブルク薬局方 *Pharmacopoeia augustana*』として一六一三年に出版し版を重ねた。その後ドイツ・オーストリアだけでなく、イ

表 19　ヨーロッパの薬草園・植物園*

名称	国	開設年
ピサ大学植物園	イタリア	1544
パドヴァ植物園	イタリア	1545
フィレンツェ植物園	イタリア	1545
バレンシア植物園	スペイン	1567
ボローニャ大学植物園	イタリア	1568
ライプツィヒ大学植物園	ドイツ	1580
イェナ植物園	ドイツ	1586
シエナ大学植物園	イタリア	1588
バーゼル大学植物園	スイス	1589
ライデン植物園	オランダ	1590
ハイデルベルク植物園	ドイツ	1593
モンペリエ植物園	フランス	1593
コペンハーゲン植物園	デンマーク	1600
ギーセン植物園	ドイツ	1609
フライブルク植物園	ドイツ	1620
オックスフォード大学植物園	イギリス	1621
王立薬用植物園，パリ	フランス	1635
アムステルダム植物園	オランダ	1638
ユトレヒト大学植物園	オランダ	1639
ボン大学植物園	ドイツ	1650
ウプサラ植物園	スウェーデン	1655
チュービンゲン旧植物園	ドイツ	1663
キール旧植物園	ドイツ	1669
エジンバラ王立植物園	イギリス	1670
チェルシー薬草園，ロンドン	イギリス	1673
カイサニエミ植物園，ヘルシンキ	フィンランド	1678
ベルリン植物園	ドイツ	1679
ルント植物園	スウェーデン	1690
ヴュルツブルク大学植物園	ドイツ	1696
ハレ植物園	ドイツ	1698
サンクトペテルブルク植物園	ロシア	1714
トリノ大学植物園	イタリア	1729
ゲッチンゲン大学旧植物園	ドイツ	1736
ルーヴァン植物園	ベルギー	1738
マドリード王立植物園	スペイン	1755
ブダペスト薬草園	ハンガリー	1771
プラハ大学理学部植物園	チェコ	1775
キュー王立植物園，ロンドン	イギリス	1759
ウォーケリアン植物園，ケンブリッジ	イギリス	1760–63
フランクフルト大学植物園	ドイツ	1763
コインブラ大学植物園	ポルトガル	1772
ミラノ大学ブレラ植物園	イタリア	1777
パレルモ植物園	イタリア	1779
ヤギェウォ大学植物園，クラクフ	ポーランド	1783
マールブルク旧植物園	ドイツ	1786
ストックホルム植物園	スウェーデン	1791
ダブリン植物園	アイルランド	1795
ケーニヒスベルク植物園，カリーニングラード	ロシア（旧プロイセン）	1809
ミュンヘン旧植物園	ドイツ	1812
グラスゴー植物園	イギリス	1817
バスチオン植物園，ジュネーブ	スイス	1817
チューリヒ旧植物園	スイス	1837

*坂井建雄の調査による

タリア、フランス、ネーデルラント、イギリスなどヨーロッパ各地の都市から薬局方が出されている。十八世紀に入る頃から、国の薬局方が作られるようになった。その最初期のものはドイツの領邦であるブランデンブルク選帝侯国（一六九八）とヴュルテンベルク公国（一七四一）のものである。十八世紀後半にはデンマーク（一七七二）とスペイン（一七九四）、十九世紀初頭にはアイルランド（一八〇七）、オーストリア（一八一二）、ポーランド（一八一七）の薬局方がある（**表20・表21**）。

表 20　主要な都市薬局方*

著者・監修者	書名	国	発行年
フィレンツェ医師協会	新処方	イタリア	1498
バルセロナ薬剤師協会	バルセロナ医薬目録	スペイン	1535
ニュルンベルク医師協会	全医薬	ドイツ	1546
マントヴァ医師	解毒薬	イタリア	1559
アウクスブルク医師協会	薬品注解	ドイツ	1564
ケルン医師協会	薬品注解	ドイツ	1565
ベルガモ医師協会	薬局方	イタリア	1580
ローマ医師協会	ローマ解毒薬	イタリア	1583
バレンシア	医薬著作	スペイン	1601
ボローニャ大学医師協会	ボローニャ解毒薬	イタリア	1615
ロンドン王立医師協会	ロンドン薬局方	イギリス	1618
リヨン医師協会	リヨン薬局方	フランス	1628
メッシーナ	薬局方，メッシーナ解毒薬	イタリア	1629
アムステルダム医師協会	アムステルダム薬局方	オランダ	1636
パリ大学医学部	パリ薬局方	フランス	1638
ブリュッセル医師協会	ブリュッセル薬局方	ベルギー	1641
トゥールーズ大学医学部	トゥールーズ薬局方	フランス	1648
コペンハーゲン	コペンハーゲン薬局方	デンマーク	1658
ハーグ医師協会	ハーグ薬局方	オランダ	1659
アントウェルペン	アントウェルペン医薬	ベルギー	1660
ストックホルム医師協会	ストックホルム薬局方	スウェーデン	1686
ブルージュ	ブルージュ薬局方	ベルギー	1697
エジンバラ王立医師協会	エジンバラ王立医師協会薬局方	イギリス	1699
ロッテルダム	ロッテルダム薬局方	オランダ	1709
ライデン	ライデン薬局方	オランダ	1718
ストラスブール	ストラスブール薬局方	フランス	1725
レーゲンスブルク	レーゲンスブルク薬品注解	ドイツ	1727
ウィーン医薬協会	オーストリア－ウィーン薬品注解	オーストリア	1729
トリノ	トリノ薬局方	イタリア	1736
マドリード	マドリード薬局方	スペイン	1739
バーゼル医師協会	スイス薬局方	スイス	1771
ジュネーブ	ジュネーヴ薬局方	スイス	1780
ベルリン医師協会	ベルリン薬局方	ドイツ	1799

*坂井建雄の調査による

表21　主要な国定薬局方*

編者，国	書名	発行年
ブランデンブルク	ブランデンブルク薬品注解	1698
ヴュルテンベルク	ヴュルテンベルク薬局方	1741
デンマーク	デンマーク薬局方	1772
スペイン宮廷侍医	スペイン薬局方	1794
アイルランド王立医師協会	アイルランド王立医師協会薬局方	1807
オーストリア	オーストリア薬局方	1812
ポーランド	ポーランド国薬局方	1817
フランス	フランス薬局方	1818
フィンランド	フィンランド薬局方	1819
アメリカ合衆国	アメリカ合衆国薬局方	1820
ベルギー	ベルギー薬局方	1823
オランダ	オランダ薬局方	1826
メキシコ医学学会	メキシコ薬局方	1846
ノルウェイ	ノルウェイ薬局方	1854
ルーマニア	ルーマニア薬局方	1862
イギリス	英国薬局方	1864
ドイツ	ドイツ薬局方	1865
スイス医薬協会	スイス薬局方	1865
ロシア	ロシア連邦国家薬局方	1866
ハンガリー	ハンガリー薬局方	1871
ポルトガル	ポルトガル薬局方	1876
内務省，日本	日本薬局方	1886
イタリア公衆衛生総局	イタリア国公式薬局方	1892
アルゼンチン	アルゼンチン国民薬局方	1898

*坂井建雄の調査による

3　十六〜十八世紀の諸大学の事例 ——パドヴァ、ヴィッテンベルク、ライデン

十六世紀から十八世紀までの医学教育は全体的に見ると、医学理論、医学実地、解剖学／外科学、薬剤学／植物学の四教科から成り立っていた。しかし時代によりまた地域により、その実状や内容はさまざまである。ここでは、十六世紀イタリアのパドヴァ大学、十七世紀前半ドイツのヴィッテンベルク大学、十八世紀前半ネーデルラントのライデン大学を取り上げて、医学部の教授・授業の状況を述べる。

十六世紀のイタリア、パドヴァ大学の医学教育

十六世紀は活版印刷によって多種多様な書物が数多く出版されるようになり、それまで情報を貯蔵し伝承するため

に用いられてきた書物は、情報を社会に広く伝達するという新しい役割を担うようになった。この情報革命の時代に、古典の文献を伝承し解釈するだけでなく、新たな医学書の著述・編纂も活発に行われるようになった。この十六世紀において、北イタリアの大学医学部は規模が大きく、また教育水準も高かった。とくにパドヴァ大学とボローニャ大学の人気が高かった。パドヴァは北イタリアでヴェネチア近郊にあり、人口二〇万人ほどの大学都市であり、ボローニャはヴェネチアから南に一〇〇キロほどでポー平原がアペニン山脈に面する位置にある人口四〇万人弱の大学都市である。

パドヴァ大学医学部はきわめて人気が高く、ヨーロッパ各国から数多くの学生を集めていた。パドヴァ大学医学部の教授は、五人が理論 Theorica、五人が実地 Practica、五人が哲学 Philosophia を担当していたことが知られている。ボローニャ大学医学部はさらに規模が大きく五〇人ほどの教授がいて、一〇人が理論、一〇人が実地、六—七人が哲学、数人が外科学、また数人が医学天文学を担当していた(30)。

パドヴァ大学医学部では、理論、実地、哲学の各教科に五人の教授がいた。第一と第二の正教授 ordinaria は同じ日の同じ時間に並行して講義を行った。第一と第二の員外教授 extraordinaria がいて正教授から一年遅れて同じ時間に並行して講義を行った。第三員外教授は他の教授が休みの日に講義を行った。パドヴァ大学はヴェネチア政庁の支配下にあり、大学の水準と名声を高めるために、第一正教授はパドヴァ以外の出身者で有能な者を外の大学から採用する方針がとられていた。パドヴァの出身者はたとえ有能であっても下位の教授職に任じられた。公式の授業は、公開講義とその注釈の形で行われ、それ以外に特定のテーマについて私的な授業も行われた。またパドヴァでは小規模な病院での臨床実地教育が行われ、それが多くの学生を集める理由の一つになっていた。

医学理論の授業では、ヒポクラテスの『箴言』とガレノスの『医術』が教材として用いられた。これらはともにサレルノ医学校で編まれた教材集『アルティセラ』の中核的な文書に含まれており、医学教育の伝統的な教材としてよく用いられてきたものである。またアラビアのアヴィケンナの『医学典範』のラテン語訳の第一教説が医学理論の教

表22　16世紀パドヴァ大学の医学理論の第一正教授＊

氏名	在職
コルチ（1475–1542） Corti, Matteo	1524–1532
ヴェットーリ（1481–1561） Vettori, Benedetto	1532–1539
カッシアヌス（?–1541） Cassianus, Franciscus	1539–1541
モンティ（?–1553） Monti, Pamphilio	1541–1543
モンタヌス（1498–1551） Montanus, Johannes Baptista	1543–1559
ランディ（?–1563） Landi, Bassiano	1559–1563
パテルノ（1500–1592） Paterno, Bernardino	1563–1592
アウゲニウス（1527–1603） Augenius, Horatius	1592–1603
サントーリオ（1561–1636） Santorio, Santorio	1611–1624

＊ Tamasini, J.P.: *Gymnasium Patavinum*. Utini: Nicolai Schiratti, 1654 から坂井建雄作成

表23　16世紀パドヴァ大学の医学実地の第一正教授＊

氏名	在職
スペロニウス（?–?） Speronius, Bernardinus	1506–1521
アレティヌス（?–?） Aretinus, Christophorus	1521–1527
アッコランボニ（1469–1537） Accoramboni, Girolamo	1527–1535
カレンツィオ（1453?–1539） Carenzio, Ludovico	1535–1539
モンタヌス（1498–1551） Montanus, Johannes Baptista	1539–1543 1546–1549
モンティ（?–1553） Monti, Pamphilio	1544–1546
トリンカヴェリウス（1496–1568） Trincavellius, Victor	1551–1564
フラカンティアヌス（?–1569） Fracantianus, Antonius	1564–1569
メルクリアーレ（1530–1606） Mercuriale, Girolamo	1569–1587
マッサリア（1510–1598） Massaria, Alessandro	1587–1598
ルディオ（1525–1611） Rudio, Eustachio	1599–1611

＊ Tamasini, J. P.: *Gymnasium Patavinum*. Utini: Nicolai Schiratti, 1654 から坂井建雄作成

材として用いられ、パドヴァ大学の医学理論教授たち、コルチ、モンタヌス、パテルノ、サントーリオがその注釈書を著している（**表22**）。

医学実地の授業では、アヴィケンナ『医学典範』の第一巻第四教説（治療法の分類）、第三巻（局所性の疾患）、第四巻第一教説（熱病）がよく用いられた。この部分についての注釈書をトリンカヴェリウス、医学実地の員外教授のカポディヴァッカ（Capodivacca, Girolamo, ?–1589）が著している。またパドヴァ大学教授による独自の医学実地書として、マッサリアによる『医学実地 *Practica medica*』（一六〇一）とメルクリアーレによる『医学実地 *Medicina practica*』（一六〇一）が出版されている（**表23**）。

解剖学は中世以来、あまり重要な学科ではなかった。十五世紀の学則では人体解剖を行う恒久的な職が置かれるのではなく、人体解剖が授業に合わせて毎年冬に臨時に

人を採用して行われ、三種類の人が関与した。第一はモンディーノの・デ・ルッツィ『解剖学』の本文を単純に読む役で、若手の員外教授から選ばれる。第二はモンディーノの『解剖学』の本文を説明し解剖体の構造を説明する役で、医学理論もしくは実地の四人の正教授から選ばれる。第三は実際に解剖を行う役で、外科学の講師あるいは外科医などから選ばれる。

一五三〇年代のパリではガレノスの解剖学文書の研究が進み、シルヴィウス（Sylvius, Jacobus, 1478–1555）はガレノスの文書に基づいて動物解剖を行い、ギュンターはガレノスの『解剖学教程』をラテン語に訳し、ブリュッセル生まれの若いヴェサリウスの手に人体解剖を委ねた。しかしヴェサリウスはフランスと神聖ローマ帝国の間の戦争のために勉学を中断してパリを去り、学位を得るためにパドヴァ大学に留学した。パドヴァ大学ではヴェサリウスの才能を高く評価し、外科学の講師に採用して人体解剖を全面的に任せ、こうしてパドヴァ大学の解剖学教授が事実上誕生した。ヴェサリウスは五年間の人体解剖の研究をもとに多数の精細な解剖図を作り上げて『人体構造論七巻（ファブリカ）』（一五四三）を刊行して人体解剖の地位を高め、その後に解剖学の研究が発展するようになった（**表24**）。

パドヴァ大学には正式な学科としての薬剤学は十六世紀初頭までなかったが、一五三三年に単純医薬（薬剤の原料としての薬草）の講師としてボナフェデ（Bonafede, Francesco, 1474–1558）が初めて任命され、薬剤学が誕生した。また一五四五年に薬草を育てるための植物園の設置が決められ、アングィッララ（Anguillara, Luigi, 1512–1570）が園長となって一五四六年に開園した。一五九四年にアルピーニ（Alpini, Prospero, 1553–1617）が最初の薬剤学教授に任じられた。

表24　16世紀パドヴァ大学の解剖学／外科学の正教授＊

氏名	在職
ヴェサリウス（1514–1564） Vesalius, Andreas	1537–1543
ファロピオ（1523–1562） Fallopio, Gabriele	1551–1562
ファブリキウス（1533–1619） Fabricius ab Aquapendente	1565–1619

＊ Tamasini, J. P.: *Gymnasium Patavinum*. Utini: Nicolai Schiratti, 1654から坂井建雄作成

十七世紀前半のドイツ、ヴィッテンベルク大学の医学教育

ヴィッテンベルクはドイツ東部でエルベ川沿いにある人口五万人ほどの小都市である。ザクセン選帝侯がこの地に宮廷を置き、一五〇二年に大学が設立された。マルティン・ルター（Luther, Martin, 1563-1613）がこの大学の神学教授として一五一七年に「九五箇条の提題」を掲げ、ヴィッテンベルクを宗教改革の中心にするとともに、大学に多くの学生を集めて発展させた。十七世紀初頭に名声を高めて多くの学生を集めたが、三十年戦争（一六一八―一六四八）と数度にわたる疫病の流行により、大学と都市は衰退した。

ヴィッテンベルク大学医学部は十七世紀初頭にゼンネルトが医学教授を務めて名声を高めた。一五九〇年代から一六三七―三八年に疫病によって教授が次々と死亡するまでの五〇年ほどの期間に、常に三名ほどの教授がおり、二名が医学を、一名が解剖学・植物学を担当していた。解剖学・植物学の教授から医学の教授へと昇進することが多かった。この期間に合計一二名の教授が在職したが、いずれもヴィッテンベルク大学の卒業生である(31)（**表25**）。

一五九〇年の時点では二名の教授がいた。解剖学を担当したアルベルティはヴィッテンベルク大学で哲学と医学を修め、自然学教授（一五七五）と解剖学担当教授（一五七七）になり、静脈弁、涙器、回盲弁、蝸牛、腎乳頭などの解剖学研究を行った。大学を辞してドレスデン侯の侍医になった（一五九二）。医学を担当したファーベルは、ヴィッテンベルク大学で哲学と医学を学び、パドヴァ大学に留学（一五六八）して医学の学位を得た。ハイデルベルク大学に立ち寄り（一五七〇）、各地で医業を行い、ヴィッテンベルク大学の教授になり医学を担当した（一五八一）。

アルベルティの辞職（一五九一）に伴い、ファーベルが解剖学担当となり、新たにシャトが教授に就任し（一五九二）医学を担当した。シャトはイェナ大学とヴィッテンベルク大学で学んで哲学修士の学位を得て（一五六二）、ヴィッテンベルクで自然学と医学を学んで医師の免許を得て（一五七八）、自然学の教授（一五八一）と医学の教授（一五九二）になった。ファーベルが死去すると（一五九三）、二名の教授が就任してヘッテンバッハは医学を、ニュンマンは解剖学を担当し、教授は三名となった。しかしニュンマンが翌年に死去して後任にイェセンが就任し解剖学を担当

した。こうしてしばらく三名の教授で教育を担当した。ヘッテンバッハはヴィッテンベルク大学で哲学を学んで修士の学位を得て（一五七六）、医学部の奨学金を得て医学博士となり（一五九一）、自然学教授（一五九二）、医学教授（一五九三）になった。ニュンマンはライプツィヒ大学とヴィッテンベルク大学で学んで哲学を修め（一五七七）、医学に転じて医学博士となり、解剖学・植物学教授になった（一五九三）。イェセンはヴィッテンベルク、ライプツィヒ、パドヴァで医学を学んで学位を得て（一五九一）、郷里のブレスラウで開業、ザクセン選帝侯の侍医を経てヴィッテンベルク大学の解剖学教授となった（一五九四）。

表25　17世紀初頭ヴィッテンベルク大学医学部の教授*

	医学	解剖学,植物学
アルベルティ（1540–1600）Alberti, Salomon		1577–1591
ファーベル（1542–1593）Faber, Franziskus	1581–1591	1591–1593
シャト（1539–1603）Schato, Andreas	1592–1603	
ヘッテンバッハ（1552–1616）Hettenbach, Ernestus	1593–1616	
ニュンマン（1554–1594）Nymmann, Hieronymus		1593–1594
イェセン（1566–1621）Jessen, Johann von		1594–1601
ゼンネルト（1572–1637）Sennert, Daniel	1603–1637	1602–1603
コクス（?–? fl. 1603–1606）Cocus, Jacobus [Jakob]		1603–1606
タンドラー（1571–1617）Tandler, Tobias	1616–1617	1607–1616
シャラー（1582–1626）Schaller, Wolfgang	1617–1626	1616–1617
ニュンマン（1592–1638）Nymmann, Gregor	1626–1638	1618–1626
ペルスホーファー（1599–1637）Pelshofer, Johann Georg		1627–1637

* Friedensburg, W.: *Geschichte der Universität Wittenberg*. Halle: Max Niemeyer, 1917から坂井建雄作成

イェセンはシレジアの出身でチョコと縁が深く、神聖ローマ皇帝に招かれてプラハに移った（一六〇一）。その後任として卒業間もないゼンネルトが就任して解剖学を担当したが（一六〇二）、その翌年にはシャトが亡くなってゼンネルトが医学を担当し、コクスが就任して解剖学を担当した。その後ゼンネルトは長年にわたり医学を担当したが、もう一名の医学担当教授と解剖学担当教授はしばしば交代した。

ゼンネルトはヴィッテンベルク大学医学部の教授を、卒業後間もない一六〇二年から死去する一六三七年まで務

めた。化学を推進して薬学の発展に寄与し、理論および実地の両面にわたって長大な著作を著すなど医学の多くの領域で先駆的な業績を挙げて、当時の医学および哲学に少なからぬ影響を与えた。代表的な著作に、医学理論書の『医学教程五書』（一六一一）、医学実地書の『熱病について四書』と『医学実地』全六書（一六二八―一六三五）があり、これらは十八世紀以前で最も充実し体系的に整備された医学書である。その他に自然学についての『自然科学要略 *Epitome naturalis scientiae*』（一六一八）、化学についての『化学についてアリストテレスとガレノスの一致と不一致 *De chymicorum cum Aristotelicis et Galenicis consensu ac dissensu*』（一六一九）などがある。

コクスはイェナ大学とヴィッテンベルク大学で哲学を学んで修士となり（一五九四）、医学の学位を得て（一五九七）、解剖学教授になったが（一六〇三）、選帝侯の侍医になり辞任した（一六〇六）。タンドラーはヴィッテンベルク大学（および短期間ヘルムシュテット大学）で学んで哲学の学位を得て（一五九九）、医師の免許と医学の学位を得た（一六〇〇）。数学教授（一六〇六）、医学部の教授となり（一六〇七）、解剖学・植物学、次いで医学を担当した。シャラーはヴィッテンベルク大学で学んで哲学修士となり（一六〇六）、医学を学んで免許と学位を得た（一六一二）。しばらく医業を営んで、教授となって（一六一六）解剖学、次いで医学を担当した。ニュンマンは父がヴィッテンベルク大学医学部教授で、ヴィッテンベルク大学で幅広く学問を学び、哲学修士となり（一六一四）、ヘッテンバッハの死去（一六一六）の後に医学の講義を担当し、免許と学位を得て（一六一八）、教授に就任して（一六一八）、解剖学・植物学、次いで医学を担当した。ペルスホーファーはヴィッテンベルク大学とバーゼル大学で医学を学び学位を得て（一六二四）、スイス、フランスに留学し、シレジアで医業を営み、ヴィッテンベルク大学の教授となって（一六二七）、解剖学・植物学を担当した。

一六二七年以後はゼンネルト、ニュンマン、ペルスホーファーの三人で授業を担当していたが、一六三七年に疫病が流行してヴィッテンベルクでは多くの人びとが罹患し、三人の教授も次々と亡くなって医学部は壊滅状態となった。

十八世紀初頭ネーデルラント、ライデン大学の医学教育

ライデンはアムステルダムの南西四〇キロ弱に位置する人口一二万人ほどの大学都市である。ライデン大学は一五七五年に設立されオランダ国内で最古の大学であり、その医学部は十八世紀初頭に名教授ブールハーフェによって名声を高め、ヨーロッパ各国から多くの学生を集めて教育し、ヨーロッパの医学教育に大きな影響を与えた。

ブールハーフェは十八世紀初頭に四〇年弱の長きにわたって医学教育を担当したが、一六九〇年代から一七三八年にブールハーフェが退任するまでの五〇年ほどの期間に、常に五名までの教授がおり、医学理論、医学実地、解剖学／外科学、植物学、化学を担当していた。また医学部の二名の教授が、聖セシリア病院 St. Cecilia Hospital での医学実地講座 Collegium medico-practicum での教育を担当した。この期間に合計一五名の教授が在職しており、外国出身者が三名、ネーデルラント出身でライデン大学以外卒が三名、ライデン大学卒が九名であった[32]（**表26**）。

一六九〇年頃のライデン大学医学部には毎年六〇人ほどの学生が入学していたが、それを教育する教授陣は弱体であった。医学実地担当のドレリンクルティウス、解剖学／外科学担当のヌック、植物学担当のヘルマヌスの三名の教授がいたが、空席の二名を埋めることができず、医学実地講座もヘルマヌス一名で担当していた。講師のモルトが化学を担当した。スコットランド出身のピトケルンを医学理論の教授に任命したが（一六九一）、翌年の夏期休暇にスコットランドに帰りライデンには戻らずに辞職した。一六九四年にはこの状況を改善するためにデッカースを医学実地教授、ビドローを解剖学／外科学教授に任命し、ビドローは医学実地講座も兼任した。一六九五年には死去したヘルマヌスの後任としてホットンが植物学教授になった。一六九七年にデッカースが医学実地講座兼任となった。

ドレリンクルティウスはプロテスタント聖職者の子としてパリに生まれ、パリとモンペリエで医学を学んで医学の学位を得た（一六五四）。パリで医業を営みながら研究と著作を行い、ライデン大学の医学実地教授（一六六八）、次いで解剖学／外科学教授（一六七〇）になった。ヌックはハルデルウェイク大学で哲学、ライデン大学で医学を学び医学の学位を得た（一六七七）。デン・ハーグ大学の解剖学教授（一六八三）を経て、ドレリンクルティウスの後任と

表 26　18 世紀初頭ライデン大学医学部の教授 *

	医学理論	医学実地	解剖学／外科学	植物学	化学	医学実地講座
ドレリンクルティウス（1633–1697）Drelincurtius, Charles		1668–1694	1670–1687[*1]			
ヘルマヌス（1646–1695）Hermannus, Paulus				1678–1695		1686–1695
ヌック（1650–1692）Nuck, Anton			1687–1692			
ピトケルン（1652–1713）Pitcairn, Archibald	1691–1692					1691–1692
デッカース（1644–1720）Dekkers, Frederick		1694–1719				1697–1719
ビドロー（1649–1713）Bidloo, Govert			1694–1713			1694–1713[*2]
ホットン（1648–1709）Hotton, Petrus				1672–1678 1695–1709		
アルビヌス（父 1653–1721）Albinus, Bernhard	1702–1721					
モルト（1650–1718）Mort, Jakob le					1690–1702[*3] 1702–1718	
ブールハーフェ（1668–1738）Boerhaave, Herman		1701–1734[*4]		1709–1729	1718–1731	1714–1738
ラウ（1658–1719）Rau, Johannes Jacobus			1713–1719			
オーステルダイク・シャハト（1672–1744）Oosterdijk Schacht, Hermannus	1721–1744	1719–1721				1719–1744
アルビヌス（子 1697–1770）Albinus, Bernhard Siegfried			1721–1770			
ローエン（1704–1779）Royen, Adriaan van				1732–1775		1738–1775
ガウプ（1705–1780）Gaub, Hieronymus David		1734–1775			1731–1764	1744–1780

＊Lindeboom, G. A.: *Herman Boerhaave: the Man and his Work*. 2nd ed., Rotterdam: Erasmus Publishing, 2007 をもとに坂井建雄作成

＊1　解剖学教授　＊2　途中一時中断　＊3　化学講師　＊4　講師／兼担

して解剖学／外科学教授になった（一六八七）。ヘルマヌスはヴィッテンベルク大学で神学を学んだが、医学に進路を変えてライデンおよびドイツとイタリアの諸大学で学び、植物学にも関心をもち、パドヴァ大学で医学と哲学の学位を得た（一六七〇）。東インド会社の仕事でセイロンに赴いて植物を採取し（一六七二）、ライデン大学医学部の植物学教授に招かれ（一六七八）、帰国後に着任した（一六八〇）。ピトケルンはエジンバラ大学で医学と法学を学び、パリに留学してランス大学で医学の学位を得た（一六八〇）。エジンバラ医師協会の設立に関わり（一六八一）、エジンバラ大学医学部教授になり（一六八五）、ライデン大学の医学理論教授に招かれたが（一六九二）、短期間で辞職した。デッカースはライデン大学で学んで医学博士になり（一六六八）、ライデンで医業を営んで多数の著述を行い、ライデン大学の医学実地教授になり（一六九四）、医学実地講座を兼任した（一六九七）。ビドローはアムステルダムで外科医の徒弟として修業し（一六七〇）、フラネカー大学で学んで医学博士になった（一六八二）。『人体解剖学一〇五図』（一六八五）という精細な解剖学図譜により著名になり、デン・ハーグ大学解剖学講師（一六八八）、ネーデルラント軍事病院長（一六九二）、ライデン大学の解剖学／外科学教授になり医学実地講座を兼任した（一六九四）。ホットンはライデン大学で学んで医学博士となり（一六七二）、アムステルダムで医業を営み、ライデン大学医学部で植物学教授を一時務めた（一六七二—一六七八）。ヘルマヌスが着任して教授職を辞したが、その死後に再び植物学教授になった（一六九五）。

ブールハーフェは一七〇一年に医学部の講師に採用された。このとき二つの教授職が空いていたが、ブールハーフェは経験不足ということで教授にはなれなかった。一七〇二年にフランクフルト大学教授でプロイセン王の侍医アルビヌス（父）が医学理論の教授に就任し、化学講師のモルトが教授に昇任して教授職の空きがなくなった。ブールハーフェの授業の人気が高かったことと、一七〇三年にグローニンゲン大学から教授職の申し出があったことから、ライデン大学では教授職のどれかが空いたときに最優先で任用することを約束してブールハーフェを引き留めた。ブールハーフェはホットンが亡くなって後任の植物学教授になり（一七〇九）、ビドローの後任として医学実地講座を兼任し（一七一四）、モルトの死後に化学教授を兼任し（一七一八）、医学の講義も受け持った。この間にラウがビドローの後任の解剖学／外科学教授に就任した（一七一三）。

アルビヌス（父）はドイツ出身でブレーメン大学とライデン大学で医学を学んで学位を得て（一六七六）、ネーデルラントとフランスの大学に留学して数学を学び、ブランデンブルクのフランクフルト大学の医学教授になり（一六八〇）、プロイセン王の侍医も務めたが、ライデン大学の医学理論教授を引き受けた（一七〇二）。モルトはライデン大学で哲学と神学を学んだが、進路を変えてライデンで薬剤師になり（一六六七）、化学実験室を作り（一六七二）、ユトレヒト大学で医学博士の学位を得た（一六七八）。ライデン大学で化学の講師（一六九〇）になり教授に昇進したが（一七〇二）、モルトは化学を薬剤学の基礎と位置づけた。ブールハーフェはライデン大学で哲学の学位をとり、続いて医学を学んでハルデルウェイク大学で医学の学位を得た（一六九三）。ライデンで医業を営み、ライデン大学の医学講師に採用され（一七〇一）、医学理論と医学実地を教えて学生からの人気を集めた。医学理論書の『医学教程 *Institutiones medicae*』（一七〇八）と医学実地書の『病気の認識と治療に関する箴言 *Aphorismi de cognoscendis et curandis morbis*』（一七〇九、『箴言』と略記）は、医学理論と医学実地の内容を革新する著作であり、人気を集めて繰り返し出版され、各国語に訳されて広まり、弟子による注釈書も出版された。ブールハーフェの化学講義の学生による筆記をもとにした著作がフランス（一七二四）とイギリス（一七二七）に出版され、ブールハーフェはこれを懸念して『化学要論 *Elementa chemiae*』（一七三二）を出版した。ラウはドイツ出身でストラスブールで外科医として修業し、ドイツ、ノルウェー、ネーデルラント、パリに遊学し、ライデン大学で医学と外科学を学んで医学博士になった（一六九四）。アムステルダムで医業を営みながら解剖学を学び、ライデン大学の解剖学教授になった（一七一三）。

一七一九年に死去したデッカースの後任として同年にオーステルダイク・シャハトが医学実地教授に就任し医学実地講座を兼任したが、一七二一年にアルビヌス（父）が亡くなると医学理論教授に代わった。一七一九年に死去したラウの後任には、同年にアルビヌス（子）が解剖学／外科学の講師になり、父の死後に教授に昇任した（一七二一）。

ブールハーフェは年齢による体力の衰えに加えて二度にわたる大病（一七二二、一七二七）をして、過大な教育業務を縮小するようになり、一七二九年には植物学教授を辞し、ローエンが後任として講師になり（一七二九）、教授に昇任した（一七三二）。また一七三一年には化学教授を辞し、ガウプが化学教授になり、さらに医学実地教授を兼任し（一七三四）、医学実地講座も兼任した（一七四四）。

オーステルダイク・シャハトはヴィッテンベルク大学医学教授シャハト（Schacht, Lucas, 1634-1689）の継子で、ライデン大学で哲学と医学を学び、哲学修士と医学博士になった（一六九三）。ライデンで医業を営んだが、ライデン大学の医学実地教授になり医学実地講座を兼任し（一七一九）、次いで医学理論教授になった（一七二一）。アルビヌス（子）はフランクフルト大学医学教授アルビヌス（父）の子として生まれ、父とともにライデンに移り、ライデン大学で医学を学び、パリで解剖学と外科学を学んだ（一七一八—一九）。ライデン大学で解剖学／外科学の講師、医学博士となり（一七一九）、父の死後に教授に昇任した（一七二一）。『人体骨格筋肉図 *Tabulae sceleti et musculorum corporis humani*』（一七四七）は、理想の人体を表現して大きな反響を呼んだ。ローエンはライデン大学で医学を学んで医学博士となり（一七二八）、ライデンで医業を営んでライデン大学の植物学講師になり（一七二九）、教授に昇任し（一七三二）、医学実地講座を兼任した（一七三八）。ガウプはハルデルウェイク大学とライデン大学で医学を学び医学博士となり（一七二五）、フランスに遊学した後にアムステルダムで医業を営んだ（一七二七）。ライデン大学でブールハーフェを引き継いで化学教授になり（一七三一）、医学実地教授を兼担し（一七三四）、医学実地講座も兼任した（一七四四）。『医学病理学教程 *Institutiones pathologiae medicinalis*』（一七五八）は疾患の原因を論じた病理学書であり、版を重ねてドイツ語、フランス語、英語にも訳されて広く読まれた。

4　十八世紀以前ヨーロッパの西洋伝統医学教育――総括と概観

十八世紀以前のヨーロッパでは、古代ギリシャ・ローマに由来する医学を引き継いで医学教育が行われた。その西洋伝統医学教育は、三期に分けることができる。

第一期のスコラ期 scholastic period の医学教育は、十一世紀にサレルノ医学校で始まり、各地の大学で次第に形作られた。古代ギリシャ・ローマのヒポクラテスとガレノス医学書のラテン語訳、およびアラビアのアヴィケンナの『医学典範』が教科書として用いられ、北イタリアの大学を中心に医学文書の学問的研究が進み、原典を講読し討論によって理解を深めるスコラ的方法で授業が行われた。また医学が理論と実地に分かれ、医学理論では自然と人間についての普遍的な原理が教えられ、医学実地では個別の疾患について診断・治療の方法が教えられた。

第二期の成熟期 mature period は十六世紀中葉に始まった。この頃から多数の医学書が印刷・出版され、網羅的で通読のできる医学書が新たに執筆・刊行され、授業の形式がスコラ的方法から講義主体へと変わっていった。医学理論と医学実地の他に解剖学／外科学と植物学／薬剤学が加わった。十八世紀以前の大学の医学教育では、教授の人数や授業の内容は、時代によりまた大学により著しい差異があるものの、医学理論、医学実地、解剖学／外科学、植物学／薬剤学は主要な教科として広く教えられていた。医学理論では五部門（①生理学、②病理学、③徴候学、④健康学、⑤治療学）からなる医学理論書が数多く書かれた。医学実地では部位別の疾患（頭から足まで）と全身性の熱病を扱う基本形の医学実地書が数多く書かれた。解剖学では十六世紀に精細な解剖図が登場し、外科学の技術向上に寄与した。十六―十七世紀の解剖学では機能の推論が大きな目的であった。薬剤学では、植物薬がおもな薬剤であり、十六世紀から薬草を同定するための図入りの薬草書が出版され、各地の大学・都市に薬草園／植物園が作られた。また各都市で薬局方が編纂された。

第三期の変容期 transforming period は十八世紀初頭から始まり、西洋伝統医学の枠組みは少しずつ変化し始めた。ブールハーフェは『医学教程』（一七〇八）を著し、古代以来の体液説に基づく生理学を否定して機械論に基づいた生理学を展開した。これ以後に五部門からなる医学理論書の形式が廃れて、生理学が独立した教科となっていった。ブールハーフェの医学実地書『箴言』（一七〇九）は、部位別と全身性を組み合わせた枠組みをやめて、症状病態別に疾患を配置した。症状・病態に基づく疾患の分類は広まり、十八世紀後半には症状・病態別に体系的に分類する疾病分類学が登場した。また十八世紀には人体構造を正確に記述することが目指され、学習者向けの簡明な解剖学書が書かれるようになった。

注

（1）医学教育の歴史をめぐる、ドイツの医史学者プッシュマン（Puschmann, Theodor, 1844–1899）による『医学教育の歴史』（1889）の古典的な研究は、十九世紀における医学の変革と十八世紀以前の医学の異質性が前提とされていない。アメリカの医史学者オマリー（O'Malley, Charles Donald, 1907–1970）編の『医学教育の歴史』（1970）は、一九六八年に開催した医学教育についてのシンポジウムの論文集であり、俯瞰的な医学教育史ではない。

（2）解剖学の歴史については『人体観の歴史』（坂井 2008）、わが国の医学教育の歴史については『日本医学教育史』（坂井 2012）がある。十八世紀以前の西洋伝統医学については、サレルノ医学校についての総説（坂井 2015b）、十七世紀初頭ヴィッテンベルト大学のゼンネルト（坂井・澤井 2013）、十七世紀末イギリスの医師シデナム（坂井 2013）、十八世紀初頭ライデン大学のブールハーフェ（坂井・澤井 2012）、十八世紀後半の医師ソヴァージュ（坂井 2010）についての論文、さらに個別の疾患を扱う医学書についての調査分析（坂井 2011, 2015a）を発表している。

（3）サレルノ医学校の歴史と西洋医学教育における意義については、坂井による総説（坂井 2015b）を参照。

（4）『アルティセラ』の内容については、Arrizabalaga（1998）と『中世の科学・技術・医学』のオボイルによる該当の項（O'Boyle, 2005b）を参照。

（5）初期の大学についてはシャルルらによる『大学の歴史』（Charle and Verger, 2007）を参照。

（6）中世のモンペリエ大学医学部については、ラシュドールの『中世ヨーロッパの大学』の該当の項（Rashdall, 1895, vol. 2, part 1, pp. 115–124）とデュリュー編の『モンペリエ大学 十二—二十世紀』の該当の項（Dulieu, 1990a, b）を参照。

（7）中世大学の授業におけるスコラ的方法については、シャルルらによる『大学の歴史』（Charle and Verger, 2007）と児玉善仁の『〈病気〉の誕生』（児玉 1998）を参照。

（8）アルデロッティはフィレンツェで生まれて修道院で基礎的な教育を受け、一二六〇年代中頃にボローニャに移り公開で医学を教えた。その医学教育によって優秀な教師として評価を高め、多くの弟子を教えた。アルデロッティとその医学教育については、シライシによる『タッデオ・アルデロッティとその弟子』（Siraisi, 1981）、『中世の科学・技術・医学』の該当の項（O'Boyle, 2005a）を参照。

（9）ピエトロ・ダバーノはパドヴァの近郊で生まれ、パリ大学で学んで哲学と自然学の博士になった。パドヴァに戻って医業を営み、教皇の侍医になった。多くの著述を行い、パドヴァ大学でも教えた。ピエトロとその医学教育については、『中世の科学・技術・医学』の該当の項（Klemm and Leemans, 2005）を参照。

（10）ガレノスの標準的な著作集として、キューン版（Kühn, 1821–1833）がよく用いられる。

（11）アヴィケンナ『医学典範』には英語訳（Bakhtiar, 1999–2014）がある。

（12）北イタリアの大学における理論と実地の分離については、シライシの『医学とイタリアの大学 1250–1600』（Siraisi, 2001, pp. 203–225）を参照。

（13）前掲児玉（1998）、一三六—一四一頁。

（14）Ottoson（1984）pp. 88–98.

（15）Cunningham（1986）.

（16）坂井（2015b）.

（17）スコラ的な古典文献についての注釈から、通読可能な教科書への授業方法の変化については、Siraisi（2001）p. 293 と Schmitt（1988）を参照。

（18）ゼンネルトはシレジアのブレスラウ（現在のポーランド、ヴロツワフ）に生まれ、ヴィッテンベルク大学で学んで哲学修士（一五九八）と医師免許と医学博士の学位（一六〇一）を得て、辞職したイェセンの後任として教授に就任し（一六〇二）、当初は解剖学を、次いで医学を担当した。医学理論についての『医学教程五書 *Institutonum medicinae libri V*』（一六一一）、自然学についての『自然科学要略 *Epitome naturalis scientiae*』（一六一八）、化学についての『化学についてアリストテレスとガレノスの一致と不一致*De chymicorum cum Aristotelicis et Galenicis consensus ac dissensu liber*』（一六一九）、医学実地についての『熱病について四書*De febribus libri IV*』（一六一九）、『医学実地*Practicae medicinae*』全六書（一六二八—一六三五）など、医学教育のための浩瀚な教科書を出版した。ゼンネルトの伝記と業績については坂井・澤井（2013）を参照。

（19）デカルトと医学の関わりについては山田他（2017）を参照。ガリレオとニュートンの力学研究についてはWeinberg（2015）を参照。

（20）ブールハーフェはライデン近郊で牧師の子として生まれ、ライデン大学で学んで哲学の学位を得て（一六九〇）、ハルデルウェイク大学で医学博士となり（一六九三）、ライデンで医業を営んだ。ライデン大学で医学の講師に採用された（一七〇一）。医学理論と医学実地を教えて学生から高い人気を得て、他大学への就任を断り、ライデン大学での昇任の約束を得て（一七〇三）、植物学教授（一七〇九）、化学教授（一七一八）になった。医学理論について『医学教程*Institutiones medicae*』（一七〇八）、医学実地について『病気の認識と治療に関する箴言*Aphorismi de cognoscendis et curandis morbis*』（一七〇九）、化学について『化学要論*Elementa chemiae*』（一七三二）を著している。ブールハーフェの伝記と業績については、Lindeboom（2007）、坂井・澤井（2012）を参照。

（21）坂井（2015a）は、十一世紀から十八世紀末までの九五人の著者による一〇一編の医学実地書を収集し、その内容を分析した。

（22）ソヴァージュはモンペリエ大学で学んで医師の免許（一七二五）と医学博士（一七二六）を得て、疾患の分類についてパリで研究し、モンペリエに戻って困窮者のための医療職に就き（一七三四）、植物園の管理者（一七四〇）を経てモンペリエ大学の植物学教授になった（一七五二）。スウェーデンのリンネと交流し、『方式的疾病分類学』（一七六三）を著し、疾患を症状と病態によって体系的に分類する疾病分類学を創始した。ソヴァージュの伝記と業績については坂井（2010）、疾病分類学の広がりについては坂井（2011）を参照。

（23）ガレノスの解剖学については坂井他（2011, 2016）を参照。古代の解剖学については坂井（2008）、一九—四一頁、ヴェサリウス以前の解剖学については同書、四四—六二頁を参照。

（24）ガレノス医学書のラテン語訳の出版状況については、Durling（1961）を参照。

（25）ヴェサリウスはブリュッセルで生まれてパリで医学を学び、政治情勢のために中断してパドヴァに留学し、医学博士となり解剖学／外科学の教授に任用された（一五三七）。ガレノスの解剖学書を研究し、自ら人体解剖示説を行い、精細な解剖図を多数作成して『人体構造論七巻（ファブリカ）』（一五四三）を刊行して大きな衝撃を与えた。ヴェサリウスの伝記と業績については O'Malley（1964）を参照。

（26）ヴェサリウス以後の解剖学研究については、坂井（2008）、七八―一二八頁を参照。

（27）Diemerbroeck, I (1679), pp. 2–8 から抜粋、坂井建雄訳。

（28）十七世紀の解剖学については、坂井（2008）、一〇〇―一一六頁を参照。

（29）十八世紀の解剖学については、坂井（2008）、一三六―一四四頁を参照。

（30）十六世紀のパドヴァ大学の医学教育については、Bylebyl（1979）を参照。

（31）十七世紀のヴィッテンベルク大学の医学教育については、Friedensburg（1917）、坂井・澤井（2013）を参照。

（32）十八世紀のライデン大学の医学教育については、Lindeboom（2007）、坂井・澤井（2012）を参照。

文献

Ackerknecht, E. H.（1955）*A Short History of Medicine*. New York, Ronald Press.（『世界医療史――魔法医学から科学的医学へ』井上清恒・田中満智子訳、内田老鶴圃、一九八三年）

Arrizabalaga, J.（1998）*The Articella in the Early Press, c. 1476–1534*. Cambridge: Cambridge Wellcome Unit for the History of Medicine.

Bakhtiar, L.（1999–2014）*The Canon of Medicine*. In 5 vols. Chicago: KAZI Publications.

Boerhaave, H.（1708）*Institutiones medicae: in usus annuæ exercitationis domesticos*. Lugduni Batavorum: Apud Johannem vander Linden.

Bylebyl, J.（1979）The School of Padua: Humanistic Medicine in the Sixteenth Century. In: *Health, Medicine and Mortality in the Sixteenth Century*（Webster, C ed）. Cambridge: Cambridge University Press, pp. 335–370.

Charle, C., Verger, J.（2007）*Histoire des universités*. Paris: Presses Universitaires de France.（『大学の歴史』岡山茂・谷口清彦訳、白水社、二〇〇九年）

Cunningham, A.（1986）The Theory/Practice Division of Medicine: Two Late-Alexandrian Legacies. In: *History of Traditional Medicine: Proceedings of the 1st and 2nd International Symposia on the Comparative History of Medicine – East and West*（Ogawa, T. ed）. Osaka: Taniguchi Foundation, pp. 303–324.

Diemerbroeck, I. (1679) *Anatome corporis humani; plurimis novis inventis instructa variisque observationibus & paradoxis, cùm medicis, tum physiologicis adornata. editio nova cum multis figuris*. Lugduni, Sumpt. Joan Antonii Huguetan, & soc.

Dulieu, L. (1990a) Les origines de la médecine à Montpellier. In: *La médecine à Montpellier du XIIe au XXe siècle*. (Dulier, L ed). Paris: Hervas, pp. 13–20.

Dulieu, L. (1990b) La mèdecine au moyen age. In: *La médecine à Montpellier du XIIe au XXe siècle*. (Dulier, L. ed). Paris: Hervas, pp. 21–29.

Durling, R. J. (1961) A Chronological Census of Renaissance Editions and Translations of Galen. *J. Warburg Courtauld Inst*. 24: 230–305.

Foucault, M. (1963) *Naissance de la clinique; une archéologie du regard médical*. Paris, Presses universitaires de France. (『臨床医学の誕生――医学的まなざしの考古学』神谷美恵子訳, みすず書房, 一九六九年)

Friedensburg, W. (1917) *Geschichte der Universität Wittenberg*. Halle: Max Niemeyer.

Klemm, M., De Leemans, P. (2005) Pietro d'Abano. In: *Medieval Science, Technology, and Medicine: An Encyclopedia* (Glick, TF; Livesey, S. J.; Wallis, F. eds). Routledge, pp. 405–405.

Kühn, K. G. (1821–1833) *Klaudiou Galenou hapanta Claudii Galeni opera omnia*. Lipsiae: Cnoblochii.

Lindeboom, G. A. (2007) *Hermann Boerhaave: the Man and his Work*. 2nd edition. Rotterdam: Erasmus Publishing.

O'Boyle, C. (2005a) Alderotti, Taddeo. In: *Medieval Science, Technology, and Medicine: An Encyclopedia* (Glick, TF; Livesey, SJ; Wallis, F. eds). Routledge, pp. 22–23.

O'Boyle, C. (2005b) Articella. In: *Medieval Science, Technology, and Medicine: An Encyclopedia* (Glick, TF; Livesey, SJ; Wallis, F. eds). New York: Routledge, pp. 53–54.

O'Malley, C. D. (1964) *Andreas Vesalius of Brussels 1514–1564*. Berkley: University of California Press. (『ブリュッセルのアンドレアス・ヴェサリウス 1514–1564』坂井建雄訳, エルゼビア・サイエンス・ミクス, 二〇〇一年)

O'Malley, C. D. (1970) *The History of Medical Education; an International Symposium held February 5–9, 1968*. Berkeley: Univ. of Calif. Press.

Ottoson, P. (1984) *Scholastic Medicine and Philosophy*. Napoli: Bibliopolis.

Puschmann, T. (1889) *Geschichte des medicinischen Unterrichts von den ältesten Zeiten bis zur Gegenwart*. Leipzig: Veit. (Hare,

E. H.（tr.）*A History of Medical Education from the Most Remote to the Most Recent Times*. London: H. K. Lewis, 1891）

Rashdall, H.（1895）*The Universities of Europe in the Middle Ages*. In 2 vols. Oxford: Clarendon Press.

Rothschuh, K. E.（1953）*Geschichte der Physiologie*. Berlin: Springer.（英訳：Risse, GB（tr.）*History of Physiology*. Huntington: Robert E. Lroeger, 1973）

Schmitt, C. B.（1988）The Rise of the Philosophical Textbook. In: *The Cambridge History of Renaissance Philosophy*.（Schmitt, CB. ed). Cambridge: Cambridge University Press, pp. 792–804.

Siraisi, N. G.（1981）*Taddeo Alderotti and his Pupils: Two Generations of Italian Medical Learning*. Princeton: Princeton University Press.

Siraisi, N. G.（2001）*Medicine and the Italian Universities, 1250–1600*. Leiden: Brill.

Weinberg, S.（2015）*To Explain the World: the Discovery of Modern Science*. Harper.（『科学の発見』赤根洋子訳、文藝春秋、二〇一六年

児玉善仁（1998）『〈病気〉の誕生――近代医療の起源』平凡社

坂井建雄（2008）『人体観の歴史』岩波書店

坂井建雄（2010）「ソヴァージュ（一七〇六～一七六七）の疾病分類学」『医譚』第91号、一〇九―一二三頁

坂井建雄（2011）「十九世紀における臨床医学書の進化」『日本医史学雑誌』第57巻第1号、一九―三七頁

坂井建雄編（2012）『日本医学教育史』東北大学出版会

坂井建雄（2013）「トマス・シデナム（一六二四～一六八九）の『処方集約』」『医譚』第97号、一六―三七頁

坂井建雄（2015a）「十八世紀前ヨーロッパにおける医学実地書の系譜」『日本医史学雑誌』第61巻第3号、二三五―二五三頁

坂井建雄（2015b）「サレルノ医学校――その歴史とヨーロッパの医学教育における意義」『日本医史学雑誌』第61巻第4号、三九三―四〇七頁

坂井建雄・池田黎太郎・澤井直訳、ガレノス（2011）『解剖学論集』京都大学学術出版会

坂井建雄・池田黎太郎・澤井直訳、ガレノス（2016）『身体諸部分の用途についてI』京都大学学術出版会

坂井建雄・澤井直（2012）「ブールハーフェ（1668–1738）の『医学教程』」『日本医史学雑誌』第58巻第3号、三五七―三七二頁

坂井建雄・澤井直（2013）「ゼンネルト（1572–1637）の生涯と業績」『日本医史学雑誌』第59巻第4号、四八七―五〇二頁

山田弘明・安西なつめ・澤井直・坂井建雄・香川千晶・竹田扇訳（2017）『デカルト医学論集』法政大学出版局

第2章

ヨーロッパの医学教育史〈2〉

十九世紀以後の西洋近代医学の成立と特徴

坂井建雄

十八世紀までの西洋伝統医学では、基礎医学と臨床医学に分かれた現代医学とは異なり、おもに①医学理論、②医学実地、③解剖学／外科学、④薬剤学／植物学の四つの教科が教えられていた。授業の方法も、中世から十六世紀中葉ころまでは古代ギリシャ・ローマの医学文書やアヴィケンナの『医学典範』のラテン語訳などを教材にして、講読と討論によるスコラ的な授業が行われ、十六世紀後半からは通読の可能な医学書が新たに書かれ、講義を中心とした授業が行われるようになった。

こうした十八世紀までの西洋伝統医学が、十九世紀以後に急速に発展する近代医学へとどのように接続し、どのように変化したかは医史学における最大級の関心事である。しかし中世・ルネサンス期から現代に至るまでの長大な時間にわたる適切な歴史資料が得られないために、西洋医学の変遷を客観的に評価することはきわめて困難なことであった。幸いにも近年、ハイデルベルク大学創立六〇〇周年を記念して『ハイデルベルク教師辞典』が編纂・刊行された。これは大学創立以来の全教員・教授を網羅した貴重な史料であり、本章ではこれを分析して十八世紀前の西洋伝統医学から十九世紀以後の西洋近代医学への接続と変化、さらに現代までの医学教育の変化の道筋を明らかにする。

また西洋近代医学の基礎医学と臨床医学における主要な教科それぞれについて、ルーツにまで遡って歴史を述べ、西洋伝統医学と西洋近代医学との関係を明らかにする。基礎医学では解剖学、生理学、生化学、薬理学、病理学、衛生学、細菌学、また臨床医学では内科学と外科学が含まれる。

十八世紀以前の西洋伝統医学は、中国伝統医学やインド伝統医学など世界の他の伝統医学と同様に、経験に基づいて診断・治療を行い（A 経験的医療）、また科学的根拠の明らかでない理論体系を作りあげていたが（B 推論的考察）、ただし解剖学によって人体の構造を詳細に観察・記述していた（C 科学的探究）という点では独特であった。これら三つの要素が、十八世紀以前の西洋伝統医学の四教科とどのように対応するか、また十九世紀以後の西洋近代医学の基礎医学と臨床医学にどのように接続するか、さらに現代の高度な医学を生み出した西洋医学の特徴についても考察する。

1 十六世紀から現代まで、ハイデルベルク大学での医学教育

ハイデルベルクはドイツ南西部で、フランクフルトの南七五キロメートルほどのところにある人口一五万人ほどの都市である。ライン川に注ぐネッカー川がシュヴァルツヴァルトの山地から平野に出る場所に位置し、プファルツ選帝侯の宮廷であった古城に多くの旅行者が訪れる観光都市であり、ドイツ国内最古でかつ第一位にランクされるルプレヒト・カールス大学（ハイデルベルク大学）のある大学都市でもある。

ハイデルベルク大学は現在四分野に分かれ、自然科学・数学・コンピュータ科学系で四学部、人文科学・神学系で二学部、法学・経済学・社会科学系で二学部、医学系でハイデルベルクとマンハイムに二学部、計一二学部を有し、三万人の学生が学ぶ大規模な大学である。一三八六年に設立された当初の大学は神学部、法学部、医学部、哲学部の四学部を有しており、ハイデルベルクでの医学教育には六三〇年以上の長い歴史がある。

ハイデルベルク大学の歴史についてはハイデルベルク大学教授のハウツ（Hautz, Johann Friedrich, 1797–1862）が広範な調査を行って『ハイデルベルク大学の歴史 *Geschichte der Universität Heidelberg*』全二巻（1862–64）を著している。さらに創立六〇〇年を記念する事業としてハイデルベルク大学文書館のドリュル（Drüll, Dagmar）による『ハイデルベルク教師辞典 *Heidelberger Gelehrtenlexikon*』全四巻（1986–2009）が刊行され、ここには創立した一三八六年から一九八六年までに在職したハイデルベルク大学の全教師についての情報が網羅されている。ここに含まれる情報をもとに、十四世紀から二十世紀末までのヨーロッパの医学教育の変遷・発展の過程を、ハイデルベルク大学医学部での事例をもとにたどっていくことにする。

ハイデルベルク大学の設立

ライン宮中伯のルプレヒト一世（Ruprecht I, 1309–1390; 在位 1353–1390）は一三五六年に金印勅書によってプファルツ選帝侯になった。ハイデルベルクには選帝侯の宮廷が置かれ、選帝侯領の首都になった。一三七八年に教皇グレゴリウス十一世が亡くなり、後継者が二人選ばれてアヴィニョンとローマに分かれ、教会大分裂（一三七八―一四一七）が始まった。これがハイデルベルク大学設立の契機となった。

教会大分裂の際にドイツの教会はローマの教皇を支持した。そのためドイツ人の学生と教師はフランスの大学、とくにパリ大学で学ぶことが困難になった。そこで選帝侯はハイデルベルクに大学を創設するために、ローマ教皇との交渉を行った。ローマ教皇ウルバヌス六世（Urbanus VI, 1318–1389; 在位 1378–1389）によるハイデルベルクに大学設置を認める教書は、一三八五年十月二十三日付で書かれている。選帝侯は一三八六年十月一日付で「愛する娘」である大学宛にラテン語で五通の免許状を書いている(1)。

・第一通は、パリ大学にならって神学部、法学部、医学部、哲学部の四学部をおき、学長の選挙を四半期ごとに行うことについて。

・第二通は、大学構成員の保護と自由について。
・第三通は、大学構成員の裁判管轄について。
・第四通は、大学構成員の関税と税の免除について。
・第五通は、教師と学生の適正な家賃の監視について。

十月十八日には、市街中心部の聖霊教会 Heiliggeistkirche で大学開設を祝うミサが行われ、翌一九日に最初の講義が行われ、当初の教師は哲学部に二名と神学部に一名であった。十一月に哲学部に一名、十二月に法学部一名の教師が加わった。ハイデルベルク大学では設立当初から、教師は聖職者であることが原則とされていた。この頃のハイデルベルクの住民は三五〇〇人以下であり、設立時の大学には六〇〇人が在籍していた。神聖ローマ帝国内では、プラハ大学（一三四八設立）とウィーン大学（一三六五設立）に次ぐ三番目の大学になった。

ハイデルベルク大学医学部の歴史を、七期に区分する。第一期は最初の教授が就任した一三九〇年から一五五二年まで、医学は単一の教科として教えられていた。第二期は一五五三年以後に医学が三教科（生理学、病理学、治療学）に分かれて教えられた時期で、三〇年戦争で大学が閉鎖されていた一六五一年までの時期である。第三期は大学が再開された一六五二年以後に五教科（生理学、病理学、医学実地、解剖学／外科学、植物学／薬剤学／化学）がさまざまな組合せで教えられた時期で、プファルツ継承戦争による大学の一時的な閉鎖を挟み、一七四七年までである。第四期は一七四八年のオーベルカンプの教授着任以後で、大学全体は低迷し、医学部では解剖学／外科学が強化され、法医学が始まり、医学実地がなくなった一八〇二年までの時期である。第五期は大学がバーデン公国により再建された一八〇三年から一八五三年までの時期で、基礎医学と臨床医学の教授職が分離した。第六期は一八五四年以後に基礎医学と臨床医学の新しい教科・診療科が加わった一九三二年までの時期である。第七期は一九三三年にナチスによる第三帝国が成立して多くの教員・学生が大学を辞めて以後、大学創立六〇〇周年となる一九八六年を経て現在までの時期である。

医学部第一期：一三九〇―一五五二年

医学部で最初の教授になったのは、ヘクスター出身のヘルマン（Hermann von Höxter, ?–1396）で、一三九〇年初めに任用された。ヘルマンはプラハ大学で学んで学士（一三七六年九月二十八日）、哲学修士（一三七九年六月六日）になり、哲学部で修士として在職し（一三七九―八六）、その間に医学士（一三八二）、医学博士（一三八六）になった。ハイデルベルク大学には一三九〇年初頭に任用され、医学部の主任教授になった。

ハイデルベルク大学での授業は、スコラ的な講読と討論により行われた。神学部では聖書、法学部では教会法と市民法、医学部では、アヴィケンナ、ヒポクラテス、ガレノスの著作、哲学部ではアリストテレス、ポルピュリオス、

表１　ハイデルベルク大学医学部の教授（1390–1552）＊

	医学
Hermann von Höxter	1390–1396
Jacobus de Armenia	1390
Nikolaus Borrel	1396
Peter von Brieg	1396/97–1400
Hermann von Wien	1399–1401
Lambert von Arnheim	1401 (?)
Heinrich von Ulm	1402–1405
Wilhelm von Deventer	1403/04–1419
Gerhard von Hohenkirchen	1420–1448
Andreas von Konstanz	1425 (?)
Heinrich (von) Münsingen	1425 (?)
Johann (von) Tübingen	1425 (?)
Dietrich von Wesel d. J.	1430–1432 (?)
Johann von Rottenburg	1441 (?)
Dietrich von Büderich	1449–1450
Johann von Schwend(en)	1450–1464
Erhard von Zwiefalten	1464–1480
Konrad von Heidelberg	1465
Martin von Wiesensteig	1480–1503
Jodocus (von) Giengen	1482–1504
Johann (Hasch) von Heidelberg	1501–1506 (?)
Johann von Lindau	1503/04–1508
Koutenbruer, Hermann	1505–1527
Linck, Simon	1509–1513/14
Alarius, Theobald	1514–1516
Rautagker, Stephan [d. Ä.]	–1515, 1516–1552
Diel, Peter	(1515–1516)
Textoris, Kaspar	1527–1531
Pleninger, Johann d. Ä.	1529–1544
Wolf, Johann	1531–1534, 1534–1541
Wagenmann, Johann	1544–1557

＊ Drüll, D.: *Heidelberger Gelehrtenlexikon 1386–1651* (2002) から坂井建雄作成

プリスキアヌスの著作が教材として用いられた。[2]

ハイデルベルク大学の教授は聖職者であることが原則であったが、一四七五年の教皇シクストゥス四世（Sixtus IV, 1414–1484; 在位 1471–1484）の勅許状により、既婚の俗人が医学部の教授になり、教会録から給料を払うことが可能になった。

医学部では長らく一名の教授が医学を教えていたが、一四八二年にギーンゲン出身のヨドクス（Jodocus (von) Giengen, ?–1504）が第二教授になり、かつ俗人として初めての医学部教授になった。ヨドクスはハイデルベルク大学に入学して（一四六五）学士（一四六七）、哲学修士（一四六八）、哲学部評議員（一四七〇）になった。その後に医学を学んで医学博士となり、医学部第二教授となった（一四八二）。医学部の第三講座は、ルートヴィヒ五世（Ludwig V, 1478–1544; 在位 1508–1544）により作られたとされるが、[3] 三人目の医学教授が確認できるのは一五二九年にプレニンガー（Pleninger, Johann d. Ä., ?–1563）が就任して以降である。この時期の医学部の授業は一～三名の教授が担当し、その平均人数は教授不在の三年間を除いて一・六三人であった（**表1**）。

医学部第二期：一五五三—一六五一年

ハイデルベルク大学医学部の第二期では、それまでの医学という単一科目を、生理学、病理学、治療学の三つの科目に分けて三人の教授で授業を担当するようになった。ヴァーゲンマン（Wagenmann, Johann, ?–1557）が一五四四年から第一教授を務めていたが治療学を担当するようになり、一五五三年に第二教授になったクリオ（Curio, Jakob, 1497–1572）が病理学を担当した。クリオはハイデルベルク大学に入学して（一五一四）学士（一五一五）、哲学修士（一五一八）になり、貴族の教育係を務めた後、哲学部評議員（一五二二）になった。その後インゴルシュタット大学に入学して（一五二六）医学を学び、マインツ大学の医学教授（一五四二—四七）を務め、ハイデルベルク大学で哲学部の数学教授（一五四七）を経て医学部で病理学担当の第二教授（一五五三）になり、ヴァーゲンマンの死亡退任後に治療学担当の第一教授（一五五八）に昇進した。第三医学教授にはグルントラー（Grundtler, Andreas, c. 1516–1555）が一五五四年に就任したが、翌年に死亡した。その後一五五七年にはロティキウス（Lotichius, Petrus Secundus［Lotz, Peter］, 1528–1560）が生理学と植物学担当の第三教授に就任した。ロティキウスはマールブルク大学に入学し（一五四四）、ライプツィヒ大学でも学び、ヴィッテンベルク大学で哲学修士になった（一五四九）。モンペリエ大学で医学と植物学を学び、パドヴァ大学で医学の学位を得た（一五五五）。ドイツに帰ってハイデルベルク大学の生理学と植物学担当の第三教授になった。多数の詩作を発表し、詩人としても名声が高い。

この時期のハイデルベルク大学で最も著名な医学教授は、エラストゥス（Erastus, Thomas［Erast, Thomas］, 1524–1583）で、一五五八年に第二教授として病理学を担当し、クリオの死亡退任後の一五七三年に第一教授に昇進して治療学を担当し、一五八〇年にハイデルベルクを辞してバーゼルに移った。エラストゥスはスイスのバーデンの貧しい両親の子として生まれ、バーゼル大学で神学と哲学を（一五四〇―四四）、ボローニャ大学とパドヴァ大学で医学を学び（一五四四―五五）、医学の学位を得た（一五五二）。ドイツ中部のマイニンゲンでヘンネブルク家のウィリアム四世の侍医（一五五七）、翌一五五八年にプファルツ選帝侯の侍医とハイデルベルク大学の医学教授になった。エラストゥスは、当時の医学で流行していた占星術と自然魔術、とくにパラケルススと医用化学を容赦なく過激に批判した。古代以来の体液説と伝統的な治療法を支持したが、ガレノスの著作に対しては批判も加えた。人血や人体の一部を治療に用いるような迷信や、てんかんの治療のための魔除けを非難したが、その一方で悪魔や魔女の存在は信じており、魔女を擁護する者たちに対して、薬物による幻覚の犠牲者であるとか悪魔と共生していると非難した。エラストゥスは教会政治家としても活躍し、聖餐論を議論するマウルブロンの教会会議に出席した。カルヴァン派に反対して国家権力が教会権力よりも上位にあるとし、この主張により選帝侯の庇護を失って一五八〇年にハイデルベルクを去り、バーゼル大学の倫理学教授になった。

第二期の十六世紀中葉以降には、ヴェサリウスの『ファブリカ』（一五四三）やフェルネルの『普遍医学』（初版『医

表 2 ハイデルベルク大学医学部の教授（1553–1651）*

	生理学	病理学	治療学	医学
Wagenmann, Johann			1553–1557*1	
Curio, Jakob		1553–1558	1558–1572	
Grundtler, Andreas	1554–1555*2			
Lotz, Peter	1557–1560*3			
Erast, Thomas		1558–1573	1573–1580	
Marius, Georg	1561–1562			
Melanchthon, Sigismund	(1562 ?) 1566–1573	1573		
Blaurer, Albert	1573	1573–1579		
Graff, Ludwig jun.	1573–1580/82	1580/82–1583	1583–1615	
Stahel, Johann Georg		1580/82–1585		
Mögelin, Daniel	1583–1585			
Smetius, Heinrich	1585–1589	1589–1614		
Mader, Theophil		1588–1589		
Opsopoeus, Johann	1589–1596			
Esthius, Lubrecht	1598–1606			
Lutz, Johann Jodocus	1606–1613			
Opsopoeus, Simon	1614–1619	1619		
Loss, Wolfgang		1616–1618		
Spina, Peter de d. Ä.			1616–1622	
Bachendorff, Nikolaus Matthias	1619–1620	1620–1621		
Froelich, Johann	1620–?			
Spina, Peter de d. J.				1624–1626 1633–1635
Reid, Balthasar			1629–1630	
Jungnitz, Christoph		1629–1631		
Kraushaar, Johann			1640–1641	

* Drüll, D.: *Heidelberger Gelehrtenlexikon 1386–1651*（2002）から坂井建雄作成
*1 第1医学教授　*2 第3医学教授　*3 植物学を兼担

学』一五五四）といった通読の可能な医学書が出版され、古典医学書の講読・討論によるスコラ的な授業が廃れて教科書を用いた講義による授業が広まっていった。ハイデルベルクでは人体解剖、病院での診察、薬草の観察といった実際的な授業も行われるようになった。大学は一五六一年にブッセマーガッセ Bussemer-gasse の家屋を購入して病院を設置し、一六〇〇年にはこの病院を医学部に取り

込んで医学生の実地教育に用いるようになった。一五六九年には人体骨格標本を五〇グルデンで購入している。また一五九三年には薬草を育てるための植物園がハイデルベルク城の近くで旧市街のプレックに、医学部第二教授のスメティウス（Smetius, Heinrich, 1537–1614）により設置されている。

十七世紀に入るとカトリックとプロテスタントの対立が深まり、一六一八年からはドイツ各地を戦場に三〇年戦争が始まった。一六二二年にバイエルンの軍勢によりハイデルベルクが襲撃されて以後、医学部の授業は低調になり、シュピナ（Spina, Peter de d. J., 1592–1655）がただ一人の教授（一六二四—一六二六、一六三三—一六三五）を務めたり、また他の三人の教授がごく短期間務めた時期を除いて、医学での授業がほとんど行われない時期が一六五一年まで続いた。この時期の医学部の授業は一～三名の教授が担当し、その平均人数は教授不在の二五年間を除いて二・四四人であった（**表2**）。

医学部第三期：一六五二—一七四七年

ドイツ全土と周辺諸国を戦場とした三〇年戦争（一六一八—一六四八）によりハイデルベルクも戦場となり、一六三〇年代から長らく大学は閉鎖状態であったが、一六五二年には法学部と医学部の教授が任用され、授業が再開された。プファルツ継承戦争（一六八八—一六九七）が勃発してハイデルベルクは一六八九年と一六九三年の二度にわたって侵攻を受けて大学の建物が焼失し、大学関係者はフランクフルトに移って一六九八年頃まではそこで授業を続けた。この第三期前期の医学部では、二名の教授が就任し、一名が生理学、解剖学／外科学の二教科を担当し、もう一名が病理学、医学実地、薬剤学／植物学の三教科を担当していた。

この時期の医学部の著名な教授として、ブルンネル（Brunner, Johann Conrad, 1653–1727）がいる。スイスのシャフハウゼン近郊に生まれ、ストラスブール大学に入学して（一六六九）医学を学び、パリ、ロンドン、オックスフォード、ライデンに留学してストラスブール大学で医学の学位を得た（一六七五）。故郷で医業を営んだのち、プファル

表3　ハイデルベルク大学医学部の教授（1652–1747）*

	在任期間	医学	生理学	病理学	医学実地	解剖学	外科学	薬剤学	植物学	化学
Faus(ius), Johannes Caspar	1652–1671			○	○			○		
Israel, Jacob	1652–1672		○			○	○			
	1672–1674			○	○			○		
Franck, Johannes Georg	1672–1674		○			○			○	
	1674–1678		○		○	○		○	○	
	1678–1686		○			○			○	
	1686–1689				○			○		
Winckler, Friedrich Christian	1678–1685			○	○			○		
Lucas, Johannes Matthias	1686–1687			○						
Brunner, Johannes Conrad	1686–1688		○			○			○	
Nebel, Daniel	1688–1693	○	①	①	①					
	1708–1728				○				○	○
Spina, David de	1710– ?	○	①	①	①					
Tholläus, Johannes Joseph Anton	1715–1719		○	○						
Brunner, Erhard	c. 1717–1719	○	①	①	①					
Hose, Johannes Gerhard	1718–1730					○				
Beusser, Caspar Wilhelm	1719–1732		○	○		○				○
Besenella, Franz	1728–1732	○	①	①	①					
	1733–1741				○				○	○
Nebel, Wilhelm Bernhard	1728–1731		②			○				
	1731–1741		②			○			○	○
	1741–1748				○				○	○
Hartmann, Friedrich	1732–1733				○				○	○
Molitor, Franz Georg Joseph	1734–1737		○	○			○			
Luchini von Spiessendorf, Karl Bugen	1736–1746	○	①	①	①					
Beringer, Johannes Christoph Ludwig	1738–1739		○	○						
	1739–1746		○	○					○	○
Schmedes, Johannes Matthias	1738–1748	○	①	①	①					
Möller, Johannes Conrad	1746–1748		○	○						
	1748–1750				○				○	

* Drüll, D.: *Heidelberger Gelehrtenlexikon 1652–1802*（1991）から坂井建雄作成
①医学理論と医学実地は医学に含まれる
②実験物理学を含む

ツ選帝侯カール二世の侍医とハイデルベルク大学医学部教授（一六八六）になったが、戦争でハイデルベルクを離れて故郷に戻り、選帝侯の侍医を務めながら各地を転々とした。ブルンネルの主要な業績は、十二指腸の粘膜下にある十二指腸腺の発見であり、ブルンネル腺の名でよく知られている。ヒトとイヌの腸を取り出して煮たり、内腔に湯を注いだりしてこの腺を発見し、一六八八年にハイデルベルクで論文を発表した。

医学部ではネーベル（Nebel, Daniel, 1664–1733）が一七〇八年に教授に再任されて授業が再開した。ここから一七四七年頃までは、医学理論と医学実地が分離し、一名の教授が医学理論（生理学と病理学）を担当し、もう一名の教授が医学実地と薬剤に関係する植物学と化学を担当した。解剖学の授業は低調で、行われない時期（一七〇八—一七一七、一七四二—一七四七）もあった。

この頃から親子で世襲する教授が現れるようになった。ブルンネル（Brunner, Erhard, 1682–1721）とネーベル（Nebel, Wilhelm Bernhard, 1699–1748）はともに、父親がハイデルベルク大学医学部教授である。この時期の医学部の授業は一～五名の教授が担当し、その平均人数は教授不在の一六年間を除いて二・四〇人であった（**表3**）。

医学部第四期：一七四八—一八〇二年

一七四八年にライデン大学のブールハーフェのもとで学んだオーベルカンプ（Oberkamp, Franz Joseph von, 1710–1767）が教授に就任して、医学部の授業の組み立てが大きく変化した。オーベルカンプはヴュルツブルク大学に入学し（一七三二）、さらにライデンとパリでも学び、ヴュルツブルク大学で医学博士となった（一七三六）。イタリアに留学し、シュパイヤー大司教の侍医、ヴュルツブルク大学教授とユリウス病院長（一七四二）などを務め、ハイデルベルク大学教授（一七四八）および選帝侯妃の侍医（一七五〇）になった。

この時期の医学部の授業では、解剖学／外科学が強化され、新たに法医学が始まった。また一七七三年からは助産学も始まった。授業は四つの教科群すなわち（A）生理学＋病理学、（B）解剖学／外科学、（C）薬剤学／植物学／

表4 ハイデルベルク大学医学部の教授（1748–1802）*

	在任期間	医学	生理学	病理学	医学実地	解剖学	外科学	薬剤学	植物学	化学	法医学	助産学
Möller, Johannes Conrad	1748–1750				○				○			
Oberkamp, Franz Joseph von	1748–1750					○	○				○	
	1750–1767		○	○		○	○				○	
Mörs, Theodor Ernst Joseph	1749–1750					○	○				○	
	1750–1758		○	○		○	○				○	
Gattenhof, Georg Matthaeus	1750–1767		○	○		○						
	1767–1785				○			○	○			
	1785–1788							○	○			
Schoenmezel, Franz Innozenz Gabriel	1757–1758	○	①	①	①							
	1758–1783		○	②		○	○					
	1783–1785		○	②		○	○					○
Nebel, Daniel Wilhelm	1758–1805					○	○	○		○		
Harrer, Hubert	1762–1778										○	
Haupt, Johannes Gottlob	1769– ?	○	①	①	①							
Oberkamp, Franz Philipp von	1771–1785					○	○			○		
	1785–1788		○	○		○	○	○		○	○	
	1788–1793		○	○				○			○	
Mai, Franz Anton	1773–1807		○	○								○
Schwarz, Franz Jacob	1780–1782										③	
Zuc(c)arini, Franz Karl	1788–1809					○	○		○			
Leveling, Peter Theodor	1789–1792					○	○					○
	1793–1798		○	○		○	○				○	
Becker, Georg Philipp	1792–1793					○	○				○	
Moser, Franz Xaver	1794–1821					○	○					
Mai, Joannis Wilhelm	1798–1822							④		○		
Loos, Johann Jacob	1802–1810							○				

* Drüll, D.: *Heidelberger Gelehrtenlexikon 1652–1802*（1991）から坂井建雄作成
①生理学，病理学，医学実地は医学に含まれる
②治療学を含む
③公衆衛生学を含む
④薬理学

化学、（D）法医学、がさまざまな組合せで教えられた。

この時期のハイデルベルク大学医学部は入学する学生が少なく、不人気で低調であった。その原因としては大学の財政状態の悪化、および世襲の教授が多く外からの優秀な人材を招くことができなかったということが指摘されている。ネーベル（Nebel, Daniel Wilhelm, 1735–1805）は父と祖父が、オーベルカンプ（Oberkamp, Franz Philipp von, 1749–1793）は父が医学部教授であり、マイ（Mai, Joannis Wilhelm, 1759–1827）の父はハイデルベルク大学の初代助産学教授マイ（Mai, Franz Anton, 1742–1814）である。この時期の医学部の授業は二～六名の教授が担当し、その平均人数は四・五六人であった（**表4**）。

医学部第五期：一八〇三—一八五三年

ハイデルベルク大学は十八世紀に長らく低迷していたが、一八〇三年にバーデン公国に引き継がれて、カール・フリードリヒ大公（Karl Friedrich, 1728–1811）の主導のもとに再出発をすることになった。この時期の授業科目は、それ以前の第四期の授業科目とほとんど変わりがない。しかし教授の数が増えて、六～一二名の教授が担当し、その平均人数は九・一八人となり、第四期に比べて倍増している。それに伴って一人の教員が幅広い教科を担当するのではなく、特定の教科の組合せを担当するようになった。とくによく教えられたのは①解剖学・生理学、②薬剤学・植物学・化学、③病理学・治療学、④外科学、⑤助産学である。このうち①と②は基礎医学に相当し、③～⑤は臨床医学に相当する（**表5**）。

基礎医学では一八〇三年にポッセルト（Posselt, Karl Friedrich, 1780–1804）が教授に就任して解剖学と生理学を担当したが、翌一八〇四年に死去したため、一八〇五年にアッカーマン（Ackermann, Jacob Fidelis, 1765–1815）が教授になり解剖学と生理学を担当した。また一八〇四年にツィップ（Zipf (f), Johannes Stephan, 1761–1813）が就任して法医学、獣医学、薬剤学を担当した。臨床医学では一八〇五年にヘーゲル（Heger, Johann Philipp, 1770–1816）が教授に就任し

表5　ハイデルベルク大学医学部の教授（1803–1853）*

	在任期間	基礎医学							臨床医学			
		医学	解剖学	生理学	薬剤学	植物学	化学	法医学	病理学	治療学	外科学	助産学
Nebel, Daniel Wilhelm	1758–1805	○			○		○					
Mai, Franz Anton	1773–1807	①										○
Zuc(c)arini, Franz Karl	1788–1809		○			○					○	
Moser, Franz Xaver	1794–1821		○								○	
Mai, Joannis Wilhelm	1798–1822				②		○					
Loos, Johann Jacob	1802–1810				○							
Posselt, Karl Friedrich	1803–1804		○	○								
Zipf(f), Johannes Stephan	1804–1813				○			○				
Ackermann, Jacob Fidelis	1805–1815		○	○								
Heger, Johann Philipp	1805–1811								○	○		
Naegele, Franz Carl Joseph	1807–1851			○					○			○
Schelver, Franz Joseph	1807–1832	○				○						
Gmelin, Leopold	1813–1851				②		○					
Conradi, Johann Wilhelm Heinrich	1814–1823								○	○		
Sebastian, Friedrich Jacob Christian	1814–1840								○			
Tiedemann, Friedrich	1816–1849		③	○								
Chelius, Maximilian Joseph	1817–1864										④	
Dierbach, Johann Heinrich	1817–1845				○	○						
Geiger, Philip Lorenz	1818–1836				○							
Leuckart, Friedrich Sigismund	1822–1832		③									
Puchelt, Friedrich August Benjamin	1824–1852								⑤	⑤		
Arnold, Philipp Friedrich	1826–1835		○	○								
Arnold, Philipp Friedrich	1852–1873		○	○								
Bischoff, Theodor Ludwig Wilhelm	1835–1843		○	○								
Naegele, Franz Karl Anton Joseph Hermann	1835–1851											○
Posselt, Wilhelm Heinrich Christian	1839–1864				○		⑥					
Nuhn, Johann Anton	1842–1889		○									
Henle, Friedrich Gustav Jacob	1844–1852		○									
Pfeufer, Carl Sebastian	1844–1852								○			
Chelius, Franz Carl	1847–1873										○	
Schürmayer, Ignaz Heinrich	1848–1849				○							
Lange, Wilhelm	1851–1880											○
Hasse, Karl Ewald	1852–1856								○	○		

*Drüll, D.: *Heidelberger Gelehrtenlexikon 1803–1932*（1986）から坂井建雄作成
①医学理論　②薬理学　③動物学を含む　④眼科学を含む　⑤内科学　⑥薬剤化学

て病理学と治療学を担当し、一八〇七年にネーゲレ（Naegele, Franz Carl Joseph, 1778–1851）が教授に就任して病理学、助産学（および基礎医学の生理学）を長らく担当した。

この時期には座学ではない実際的な医学教育が積極的に行われるようになった。医学生の臨床実習の場として外来診療所が作られ（一八〇五／〇六）、無料診療の経費がかさんで閉鎖されるまで続いた（一八一五）。一八一七年に外科学と眼科学の教授にケリウス（Chelius, Maximilian Joseph, 1794–1876）が就任し、翌一八一八年には外科診療科が作られた。ケリウスは外科医の子としてマンハイムに生まれ、十五歳でハイデルベルク大学に入学（一八〇八）して医学を学び、十八歳で卒業して医師となった（一八一二）。しばらく軍医や病院医を務めたあと、ドイツ各地とウィーン、パリに留学し（一八一五—一七）、ハイデルベルク大学の外科学と眼科学の員外教授（一八一七）、そして正教授（一八一八）になり、晩年（一八六四）まで務めた。『外科学提要 *Handbuch der Chirurgie*』（一八二二）と『眼科学提要 *Handbuch der Augenheilkunde*』（一八三九—四三）を著し、どちらも人気の高い教科書として広く用いられ各国語に訳されている。

この時期のハイデルベルク大学医学部で最も著名な教授はヘンレ（Henle, Friedrich Gustav Jacob, 1809–1885）で、一八四四年に解剖学教授に就任して八年間在職した（一八五二）。ヘンレはボン大学とベルリン大学で医学を学んで医師になり（一八三三）、ミュラー（Müller, Johannes Peter, 1801–1858）のもとで解剖助手となって研究に従事した。学生運動に参加して一時投獄されたが、チューリヒ大学の解剖学教授（一八四〇）になり、ハイデルベルク大学に移り（一八四四）、ゲッティンゲン大学に移って終生勤めた。ドイツの解剖学の第一人者で、組織学書の『一般解剖学 *Allgemeine Anatomie*』（一八四一）と系統解剖学書の『人体系統解剖学提要 *Handbuch der systematischen Anatomie des Menschen*』（一八五五—一八七一）を著して十九世紀の新しい解剖学を切り開いた。一八六二年には腎髄質でUターンする尿細管を発見し、ヘンレループの名で呼ばれている。

医学部第六期：一八五四―一九三二年

十九世紀前半のハイデルベルク大学医学部において、基礎医学は解剖学、生理学、薬剤学／植物学／化学、法医学の四科目、臨床医学は病理学・治療学、外科学、助産学の三科目からできていた。一八五四年以後に、基礎医学と臨床医学で新たな科目が追加されるようになった。さらに教授の人数も大幅に増えて九〜六一人の教授が担当し、その平均人数は三二・四〇人となった。その結果、多くの場合に一人の教授が一科目のみを担当し、複数の教科を兼任することは稀になった（**表6**）。

基礎医学では、第五期まで教えられていた教科のうちで解剖学、生理学は第六期にも続いて教えられたが、薬剤学は一八六四年に終わり（それに関連する植物学は一八四五年に、化学は一八八九年に終わった）、一八九〇年には薬理学が開講してシュレーダー（Schröder, Woldemar Paul Victor von, 1850–1898）が教授に就任し、継続して薬理学が教えられるようになった。[4] 病理解剖学は一八五六年に新たに開講して、ドゥチェク（Duchek, Adalbert, 1824–1882）が最初の教授に就任し、一九〇〇年に就任したシュヴァルベ（Schwalbe, Ernst Theodor Karl, 1871–1920）以後は基礎系の病理学としても教えられるようになった。第四期から病理学という教科名は内科系の臨床医学を指す語としても用いられていて、区別する必要がある。衛生学は一八六一年に開講して、クナウフ（Knauff, Franz Moritz, 1835–1920）が最初の教授に就任した。細菌学は一九一〇年に開講して、衛生学との併任でラウベンハイマー（Laubenheimer, Kurt Karl Emil Gustav, 1877–1955）が最初の教授に就任した。免疫・衛生研究は一九二〇年に開講し、ザックス（Sachs, Hans, 1877–1945）が最初の教授に就任した。

臨床医学では、第五期まで病理学・治療学、外科学・眼科学、助産学が教えられていた。第六期には病理学・治療学に代わって内科学が一八五五年に開講し、クスマウル（Kussmaul, Karl Philipp Adolf Konrad, 1822–1902）とオッペンハイマー（Oppenheimer, Zacharias, 1830–1904）が最初の教授に就任した。[5] 小児科学は一八五四年に新たに開講し、ドゥシュ（Dusch, Theodor Georg Carl von, 1824–1890）が最初の教授に就任した。続いて耳科学が一八五九年に開講し、

表6　ハイデルベルク大学医学部の教授（1854-1932)*

1）解剖学教授

Arnold, Philipp Friedrich	1852-1873（生理学を併任）
Nuhn, Johann Anton	1842-1889
Gegenbaur, Carl	1873-1901
Fürbringer, Max Karl	1876-1879, 1901-1912
Ruge, Georg Hermann	1879-1883
Maurer, Friedrich Adolf Karl Wilhelm Alexander	1888-1901
Klaatsch, Hermann	1890-1907
Göppert, Ernst	1895-1912
Braus, Daniel Abraham Otto Hermann	1901-1921
Elze, Curt	1912-1921
Mollison, Theodor James	1912-1918
Petersen, Hans Albert	1913-1921
Kallius, Erich Wilhelm Heinrich	1921-1935
Hoepke, Hermann	1923-1939
Hirt, August Erwin Theobald	1925-1936

2）生理学教授

Arnold, Philipp Friedrich	1852-1873（解剖学を併任）
Pagenstecher, Heinrich Alexander	1856-1863（動物学，古生物学，獣医学を併任）
Wundt, Wilhelm	1857-1874
Helmholtz, Hermann Julius Ferdinand	1858-1871
Bernstein, Julius	1865-1871
Kühne, Friedrich Wilhelm	1871-1900
Steiner, Isidor	1878-1888
Ewald, August Georg Carl	1880-1924
Kaiser, Karl	1893-1902
Cohnheim, Otto Heinrich	1898-1913
Kossel, Albrecht Carl Ludwig Martin Leonhard	1901-1923
Steudel, Friedrich Peter Hermann	1902-1909
Edlbacher, Siegfried Augustin Johann	1919-1932
Gross, Eberhard Rudolf	1922-1932
Pütter, August Franz Robert	1923-1929
Wöhlisch, Edgar	1928-1932
Meyerhof, Otto Fritz	1929-1935
Broemser, Philipp	1930-1934

3）薬剤学・薬理学教授

〔薬剤学教授〕

Posselt, Wilhelm Heinrich Christian	1839-1864（薬剤化学を併任）
Delffs, Friedrich Wilhelm Hermann	1853-1889（化学を担当）
Walz, Georg Friedrich	1853-1861

〔薬理学教授〕

Schröder, Woldemar Paul Victor von	1890–1898
Gottlieb, Rudolf	1892–1924
Magnus, Rudolf	1900–1908
Jacoby, Martin Johann	1901–1907
Freund, Wilhelm Hermann	1916–1924（内科学を併任）
Ellinger, Philipp	1921–1932
Wieland, David Hermann	1925–1929
Behrens, Behrend Walter	1926–1932
Loewe, Siegfried	1929–1933
Heubner, Wolfgang Otto Leonhard	1930–1932

4）病理解剖学・病理学（基礎）教授

〔病理解剖学教授〕

Duchek, Adalbert	1856–1858（病理学・治療学を併任）
Arnold, Julius	1863–1907
Ernst, Paul	1888–1900, 1907–1928

〔病理学（基礎）教授〕

Schwalbe, Ernst Theodor Karl	1900–1908（病理解剖学を併任）
Gross, Walter	1911–1921（病理解剖学を担当）
Teutschlaender, Otto Richard	1918–1950（病理解剖学を併任）
Gräff, Siegfried Wilhelm	1921–1929
Froboese, Siegfried Waldemar Curt	1923–1929
Schmincke, Alexander	1928–1945（病理解剖学を併任）
Loeschcke, Hermann	1929–1931

5）法医学教授

Knauff, Franz Moritz	1861–1909（衛生学を併任）
Thoma, Richard	1873–1884（公法を担当）
Schönborn, Joachim Alfons Siegfried	1904–1917（公法，国際法を担当）
Schwarzacher, Walter Friedrich Rupert Maria	1927–1936

6）衛生学教授

Knauff, Franz Moritz	1861–1909（法医学を併任）
Cramer, Maurice Eduard	1892–1902
Neumann, Rudolf Otto	1905–1910
Dungern, Emil Freiherr von	1906–1913
Wasielewski, Theodor Karl Wilhelm Nikolaus von	1906–1916
Kossel, Alexander August Richard Hermann	1910–1925
Laubenheimer, Kurt Karl Emil Gustav	1910–1922（細菌学を併任）
Dresel, Gustav Ernst Gerhard	1915–1926（細菌学を併任）
Rodenwaldt, Ernst Robert Carl	1919–1921（細菌学を併任）
Gotschlich, Emil Carl Anton Constantin	1926–1935

7）細菌学教授

Laubenheimer, Kurt Karl Emil Gustav	1910–1922（衛生学を併任）

Dresel, Gustav Ernst Gerhard	1915–1926（衛生学を併任）
Rodenwaldt, Ernst Robert Carl	1919–1921（衛生学を併任）

8）免疫・血清研究教授

Sachs, Hans	1920–1935
Weidenreich, Franz	1922–1924（人類学，血液学を担当）
Klopstock, Alfred	1926–1933

9）内科学教授

〔病理学（臨床）教授〕

Hasse, Karl Ewald	1852–1856（病理学・治療学を担当）
Dusch, Theodor Georg Carl von	1854–1890（病理学・小児科学を担当）

〔内科学教授〕

Kussmaul, Karl Philipp Adolf Konrad	1855–1859
Oppenheimer, Zacharias	1855–1904
Duchek, Adalbert	1856–1858（病理学・治療学，病理解剖学を担当）
Friedreich, Nikolaus Anton	1858–1882（病理学・治療学を担当）
Moos, Salomon	1859–1895（特殊病理学・治療学，耳科学を担当）
Erb, Wilhelm Heinrich	1865–1880, 1882–1907（病理学（臨床）を担当）
Weil, Adolf	1872–1886
Schultze, Julius Friedrich	1876–1887
Fleiner, Wilhelm Albert	1888–1924
Hoffmann, Johann	1888–1919（神経病理学を担当）
Dinkler, Carl Max	1890–1896
Vierordt, Oswald Ernst Ludwig	1890–1906
Brauer, August Ludolph	1897–1904
Hammer, Carl Friedrich	1898–1939
Starck, Alfred Wilhelm Hugo	1899–1928
Arnsperger, Hans Rudolf Emil Ludwig	1903–1910
Fischler, Franz Josef Benedikt	1906–1914
Krehl, August Albert Ludolf	1907–1930（病理学・治療学を担当）
Grafe, Erich Eduard	1910–1921
Siebeck, Richard	1912–1924, 1931–1934
Freund, Wilhelm Hermann	1916–1924（薬理学を併任）
Steiner, Gabriel	1919–1935（精神医学，神経学を担当）
Weizsäcker, Viktor von	1919–1941（神経学，臨床医学一般を担当）
Gessler, Hans	1923–1930
Hansen, Karl Michael Maria	1923–1933
Thannhauser, Siegfried Josef	1924–1927
Dennig, Emil Adolf Theodor Helmut	1925–1932
Pauli, Wilhelm Eduard	1926–1930
Stein, Johannes	1926–1941
Fraenkel, Albert	1928–1933
Oehme, Oskar Curt Alfred	1928–1952
Kissling, Karl Friedrich Josef	1929–1945

10）小児科学教授

Dusch, Theodor Georg Carl von	1854–1890（病理学（臨床）と小児科学を担当）
Tobler, Ludwig	1905–1911
Feer, Walter Emil	1907–1910
Moro, Ernst	1911–1936
Lust, Franz Alexander	1913–1920
György, Paul	1923–1933

11）精神医学教授

Fürstner, Karl Ludwig	1878–1891
Kraepelin, Emil Wilhelm Magnus Georg	1891–1903
Aschaffenburg, Gustav Israel	1895–1901
Nissl, Franz Alexander	1896–1918
Bonhoeffer, Karl Ludwig	1904–1904
Wilmanns, Franz Heinrich Karl	1906–1917, 1918–1933
Ranke, Ernst August Otto	1908–1917
Homburger, August Friedrich	1911–1930
Gruhle, Hans Walther	1913–1934
Steiner, Gabriel	1919–1935（神経学を併任）
Wetzel, Albrecht Ludwig	1919–1924
Mayer–Gross, Willy	1924–1933
Beringer, Kurt	1927–1933

12）外科学教授

Chelius, Maximilian Joseph	1817–1864（眼科学を併任）
Chelius, Franz Carl	1847–1873
Heine, Carl Wilhelm	1865–1869
Weber, Carl Otto	1865–1867
Simon, Gustav	1867–1876
Lossen, Hermann Friedrich	1871–1909
Braun, Christian Heinrich	1875–1884
Czerny, Vincenz	1877–1906, 1906–1916
Bessel–Hagen, Friedrich Carl	1886–1897
Schmidt, Georg Benno	1888–1932
Jordan, Max	1893–1900
Beck, Bernhard von	1894–1901
Marwedel, Georg Ludwig Arthur	1897–1901
Petersen, Gustav Adolph Walther	1897–1906
Voelcker, Friedrich Valentin	1902–1919
Arnsperger, Ludwig Herbert Gustav Emil	1906–1914
Narath, Albert	1906–1910
Werner, Richard Victor	1906–1934
Hirschel, Georg	1907–1928
Wilms, Karl Max Wilhelm	1910–1918

Baisch, Bernhard 1912–1921
Franke, Carl 1912–1919
Rost, Franz Paul Wilhelm Carl Theodor 1914–1923
Enderlen, Eugen 1918–1932
Meyer, Arthur Woldemar 1918–1921
Redwitz, Erich Oscar Karl Freiherr von 1919–1922
Kleinschmidt, Emil Karl Rudolf 1922–1928
Valentin, Bruno 1922–1925
Klug, Wilhelm Josef 1924–1933
Lurz, Friedrich Leonhard 1925–1945
Sulger, Egon Georg 1926–1933

13）眼科学教授

Chelius, Maximilian Joseph*19 1817–1864（外科学を併任）
Knapp, Jakob Hermann 1860–1868
Becker, Otto Heinrich Enoch 1868–1890
Weiss, Leopold 1876–1901
Leber, Theodor Karl Gustav 1890–1910
Wagenmann, August Emil Ludwig 1890–1892, 1910–1935
Hippel, Eugen Adolph Arthur von 1893–1909
Schreiber, Ludwig Israel 1906–1933
Zade, Martin 1910–1935
Seidel, Paul Erich 1914–1932
Serr, Hermann 1924–1965

14）耳科学教授

Moos, Salomon 1859–1895（特殊病理学，治療学を併任）
Jurasz, Anton Stanislaus 1877–1908（喉頭学を担当）
Passow, Karl Adolf 1896–1902
Hegener, Julius Carl Anton Hugo 1901–1910
Kümmel, Werner Friedrich Franz 1902–1930
Marx, Hermann 1909–1924
Beck, Karl Maria Otto Hans 1913–1942（頸鼻耳医学を担当）

15）整形外科学教授

Vulpius, Oscar 1894–1928
Baeyer, Hans Ritter von 1918–1934
Knorr, Hans Ferdinand 1924–1930

16）婦人科学教授

〔助産学教授〕

Lange, Wilhelm 1851–1880

〔婦人科学教授〕

Kehrer, Ferdinand Adolf 1881–1902
Schottländer, Julius Gustav Adam 1893–1908

Rosthorn, Alfons Edler von	1902–1908（助産学を併任）
Kehrer, Erwin Karl Adolf	1904–1910（助産学を併任）
Menge, Carl Gustav August Friedrich David Hermann	1908–1930（助産学を併任）
Neu, Maximilian	1908–1933
Eymer, Heinrich Christian	1917–1924, 1930–1934（助産学を併任）
Oettingen, Karljohann Hans von	1922–1931（助産学を併任）
Schultze-Rhonhof, Friedrich Max Edgar Rudolf Jonathan	1924–1934

17）皮膚科学教授

Bettmann, Siegfried	1897–1935（皮膚・性病を担当）
Gans, Oscar	1919–1930

18）歯科学教授

Jung, Karl August	1895–1900
Port, Gottlieb Albert Julius	1901–1918
Ahrens, Johannes Karl Friedrich	1919–1920
Blessing, Georg Joseph	1920–1934
Weissenfels, Paul Gerhard Karl Heinrich	1923–1946

＊Drüll, D.: *Heidelberger Gelehertenlexikon 1803–1932*（1986）から坂井建雄作成

ムース（Moos, Salomon, 1831–1895）が最初の教授に就任した。一八七八には精神医学が開講し、最初の教授はフュルストナー（Fürstner, Karl Ludwig, 1848–1906）である。婦人科学は一八八一年に開講し、ケーラー（Kehrer, Ferdinand Adolf, 1837–1914）が最初の教授に就任したが、その後の何代かの婦人科学教授は助産学を併任した。その後一八九四年に整形外科学が開講して初代教授はフルピウス（Vulpius, Oscar, 1867–1936）、一八九五年に歯科学が開講して初代教授はユング（Jung, Karl August, 1868–1944）、一八九七年に皮膚科学が開講し初代教授はベットマン（Bettmann, Siegfried, 1869–1939）であった。

第六期にはハイデルベルク大学医学部はドイツ国内有数の大学に発展し、著名な教授が数々就任した。基礎医学ではまず解剖学のゲーゲンバウル（Gegenbaur, Carl, 1836–1903）が一八七三―一九〇一年に在職し、比較解剖学の泰斗として有名で、『人体解剖学教科書 *Lehrbuch der Anatomie des Menschen*』（一八八三）は五版まで版を重ね、『脊椎動物の比較解剖学 *Vergleichende Anatomie der Wirbelthiere*』全二巻（一八九八―一九〇二）は比較解剖学の決定版として高く評価された。生理学ではヘルムホルツ（Helmholtz, Hermann von, 1821–1894）が一八五八―七一年に在職し、前々任地のケーニヒスベルクで眼底鏡を発明し、

ハイデルベルクでは鼓膜と耳小骨による音の伝導について研究し（一八六八）、ベルリン大学の物理学教授に転任して電磁気学と光の近くに関する研究を行った。コッセル（Kossel, Albrecht Carl Ludwig Martin Leonhard, 1853–1927）は一九〇一―二三年に生理学教授として在職し、細胞核の成分として核酸を単離し、またタンパク質の化学組成を明らかにした業績で一九一〇年にノーベル生理学医学賞を受賞した。マイヤーホフ（Meyerhof, Otto Fritz, 1884–1951）は一九二九―三五年に生理学教授として在職し、前々任地のキール大学に在職中の一九二二年に筋肉の物質代謝の研究でノーベル生理学医学賞を受賞している。ナチス・ドイツから逃れて一九三八年にフランスに渡り、一九四〇年にアメリカに移住した。

臨床医学では神経学者のエルプ（Erb, Wilhelm Heinrich, 1840–1921）が一八六五―八〇年と一八八二―一九〇七年に病理学教授に在職し、急性灰白髄炎（ポリオ）、間欠性跛行、進行性筋ジストロフィーの研究を行い、数々の重要な神経疾患を発見して、エルプ麻痺（腕神経叢のC5―6根ないし上神経幹の分娩時の損傷による麻痺）、エルプ病（進行性球麻痺）、エルプ-シャルコー病（痙性対麻痺）などに名前を残している。内科医で心臓を専門とするクレール（Krehl, Ludolf, 1861–1937）はライプツィヒ大学で内科の教授資格を得て（一八八八）、マールブルク（一八九九）、グライフスヴァルト（一九〇〇）で教え、チュービンゲン大学（一九〇二）、シュトラスブルク大学（一九〇四）そしてハイデルベルク大学で教授を務めた。『病理学的生理学 *Pathologische Physiologie*』（一八九三）は名著として名高く七版を重ね、『一般臨床病理学基礎 *Grundriss der allgemeinen klinischen Pathologie*』（一八九三）も各国語に訳されて広く読まれた。精神医学者のクレペリン（Kraepelin, Emil, 1856–1926）は一八九一―一九〇三年に精神医学教授を務め、ミュンヘン大学に移った。『精神医学 *Psychiatrie*』（初版は『精神医学概論 *Compendium der Psychiatrie*』一八八三）は改訂を重ねて第八版（全四巻、一九〇九―一五）まで刊行され、さまざまな精神疾患を分類して精神医学を体系化した名著として知られている。外科学のチェルニー（Czerny, Vincenz, 1842–1916）はウィーン大学のビルロートのもとで助手・講師を務め、ハイデルベルクに招かれて一八七七―一九〇六年と一九〇六―一六年に外科学教授を務めた。実験癌研究所を設立（一九〇六）して癌の研究を推進し、また腸管の縫合法（クレール－ランベール縫合）を開発するなど、内臓領域の外科手術の発展に大きく貢献した。

医学部第七期：一九三三―一九八六年

一九三三年にナチスが政権をとると、ハイデルベルクを含めドイツの大学はこぞってナチスを支持し、多数の教員・学生が政治的・民族主義的な理由で大学を辞めざるをえなくなった。第二次大戦が始まり、一九四五年三月にハイデルベルクはアメリカ軍によって占領され、四月一日に大学は閉鎖された。十月にはアメリカ軍の指令により四六人の教師と講師が退職した。医学部の授業は十一月に再開され、大学全体は一九四六年一月に再開した。

ハイデルベルク大学医学部の研究科と診療科の建物は、第二次大戦までは旧市街に建てられていた。一九六〇年代から旧市街の北西でネッカー川右岸に広がる広大なノイエンハイマー・フェルトに医学部の建物が建設され、旧市街から順次移転し、学生数の大幅な増加に対応した。一九六四年にはマンハイム臨床医学部が開設され、一九六九年には医学部が四医学部（理論、自然科学、臨床Ⅰ・Ⅱ）に分かれて五学部体制となった。一九九三―九四年にハイデルベルクの四医学部は単一の学部に再統合された。

医学部の教授数は、一九三三～六一年では一三人から五七人であり、平均は三一・三七人であった。ノイエンハイマー・フェルトに移転の始まる一九六二～一九八六年では六〇人から一八五人であり、平均は一五〇・三八人であった。

現在のハイデルベルク大学医学部には、おもに基礎系の一三の研究科 Institut と、臨床系の一四の臨床科 Klinik があり、中央施設として五施設がある。基礎医学における解剖学、生理学、病理学、薬理学など、また臨床医学における医学、外科学、眼科学、婦人科学、整形外科学などの伝統的な教科がこれらの科・施設として存続しているだけでなく、新しい研究・診療分野の発展や細分化に対応して、基礎系では情報科学、人類遺伝学、医史学、臨床系では神経外科学、麻酔学、放射線学などの新しい教科が加わり、また伝統的な教科に派生教科が加えられて、たとえば解剖学・細胞生物学、生理学・病態生理学、法医学・交通医学など併記されるようになっている（表7）。

表7　ハイデルベルク大学医学部の研究科・診療科・施設（2017年）*

研究科	**Institute**
総合医療・療養研究部門	Abteilung Allgemeinmedizin und Versorgungsforschung
解剖学・細胞生物学研究科	Institut für Anatomie und Zellbiologie
医学生物計測・情報科学研究科	Institut für Medizinische Biometrie und Informatik
医学歴史・倫理研究科	Institut für Geschichte und Ethik der Medizin
人類遺伝研究科	Institut für Humangenetik
感染学講座	Department für Infektiologie
免疫学・血清学研究科	Institut für Immunologie und Serologie
病理学研究科	Pathologisches Institut
薬理学研究科	Pharmakologisches Institut
生理学・病態生理学研究科	Institut für Physiologie und Pathophysiologie
法医学・交通医学研究科	Institut für Rechts- und Verkehrsmedizin
公衆衛生研究科	Institut für Public Health
学際的神経行動コア	Interdisciplinary Neurobehavioral Core (INBC)
診療科	**Kliniken**
麻酔学大学診療科	Universitätsklinik für Anästhesiologie
大学眼科診療科	Universitäts-Augenklinik
外科大学診療科	Chirurgische Universitätsklinik
大学婦人科診療科	Universitäts-Frauenklinik
大学頸部・鼻・耳診療科	Universitäts-Hals-Nasen-Ohrenklinik
大学皮膚診療科	Universitäts-Hautklinik
小児若年医学センター	Zentrum für Kinder- und Jugendmedizin
医学大学診療科・外来	Medizinische Universitätsklinik und Poliklinik
口・歯・顎疾患大学診療科	Universitätsklinik für Mund-, Zahn- und Kieferkrankheiten
神経外科大学診療科	Neurochirurgische Universitätsklinik
神経学診療科	Neurologische Klinik
整形外科大学診療科	Orthopädische Universitätsklinik
精神社会医学センター	Zentrum für Psychosoziale Medizin
放射線学大学診療科	Radiologische Universitätsklinik
中央施設	**Zentrale Einrichtungen**
ハイデルベルク生化学センター	Biochemie-Zentrum Heidelberg (BZH)
ハイデルベルク大学医学部倫理委員会	Ethikkommission der Medizinischen Fakultät Heidelberg
臨床研究調整センター	Koordinierungszentrum für Klinische Studien (KKS)
ハイデルベルク分子生物学センター	Zentrum für Molekulare Biologie Heidelberg (ZMBH)
腫瘍疾患国立センター	Nationales Centrum für Tumorerkrankungen (NCT)

*ハイデルベルク大学医学部ウェブサイトによる

ハイデルベルク大学医学部の変遷、第一〜七期

ハイデルベルク大学では一三九〇年から六〇〇年以上にわたって医学が教えられてきた。しかしその授業の方法、教えられる医学の内容は大きく変化してきた（**表8**）（**図1**）。

表8　ハイデルベルク大学医学部，第1〜7期の比較

	教授	教科	
第1期：1390–1552	1〜3名（平均1.63人）教授不在3年	医学（古典医学書の講読・討論によるスコラ的授業）	
第2期：1553–1651	1〜3名（平均2.44人）教授不在12年	生理学，病理学，治療学（教科書の講義，実習による授業）	
第3期：1652–1747	1〜5名（平均2.40人）教授不在16年	(医学)，生理学，病理学，医学実地，解剖学，外科学，薬剤学，植物学，化学 ※前期（1652–1698）：〔生理学，解剖学／外科学〕，〔病理学，医学実地，薬剤学／植物学〕 ※後期（1708–1733）：〔生理学，薬理学（＝医学理論)〕，〔医学実地，植物学／化学〕	
第4期：1748–1802	2〜6名（平均4.56人）	(医学)，生理学，病理学，医学実地，解剖学，外科学，薬剤学，植物学，化学，法医学，助産学 ※〔生理学，病理学〕，〔解剖学／外科学〕，〔薬剤学／植物学／化学〕，〔法医学〕	
第5期：1803–1853	6〜12名（平均9.18人）	基礎医学：(医学)，解剖学，生理学，薬剤学，植物学，化学，法医学	臨床医学：病理学，治療学，外科学，助産学
第6期：1854–1932	9〜61人（平均32.40人）	基礎医学：解剖学，生理学，薬剤学／薬理学，病理解剖学／病理学（基礎），法医学，衛生学，細菌学，免疫・血清研究	臨床医学：病理学（臨床）／内科学，小児科学，精神医学，外科学，眼科学，耳科学，整形外科学，助産学／婦人科学，皮膚科学，歯科学
第7期前期：1933–1961	13〜57人（平均31.37人）	研究科：総合医療・療養研究，解剖学・細胞生物学，医学生物計測・情報科学，医学歴史・倫理，人類遺伝，感染学，免疫学・血清学，病理学，薬理学，生理学・病態生理学，法医学・交通医学，公衆衛生，学際的神経行動	診療科：麻酔学，眼科，外科，婦人科，頸部・鼻・耳，皮膚，小児若年医学，医学，口・歯・顎疾患，神経外科，神経学，整形外科，精神社会医学，放射線
第7期後期：1962–1986	60〜185人（平均150.38人）		

図1　ハイデルベルク大学医学部の教授数推移

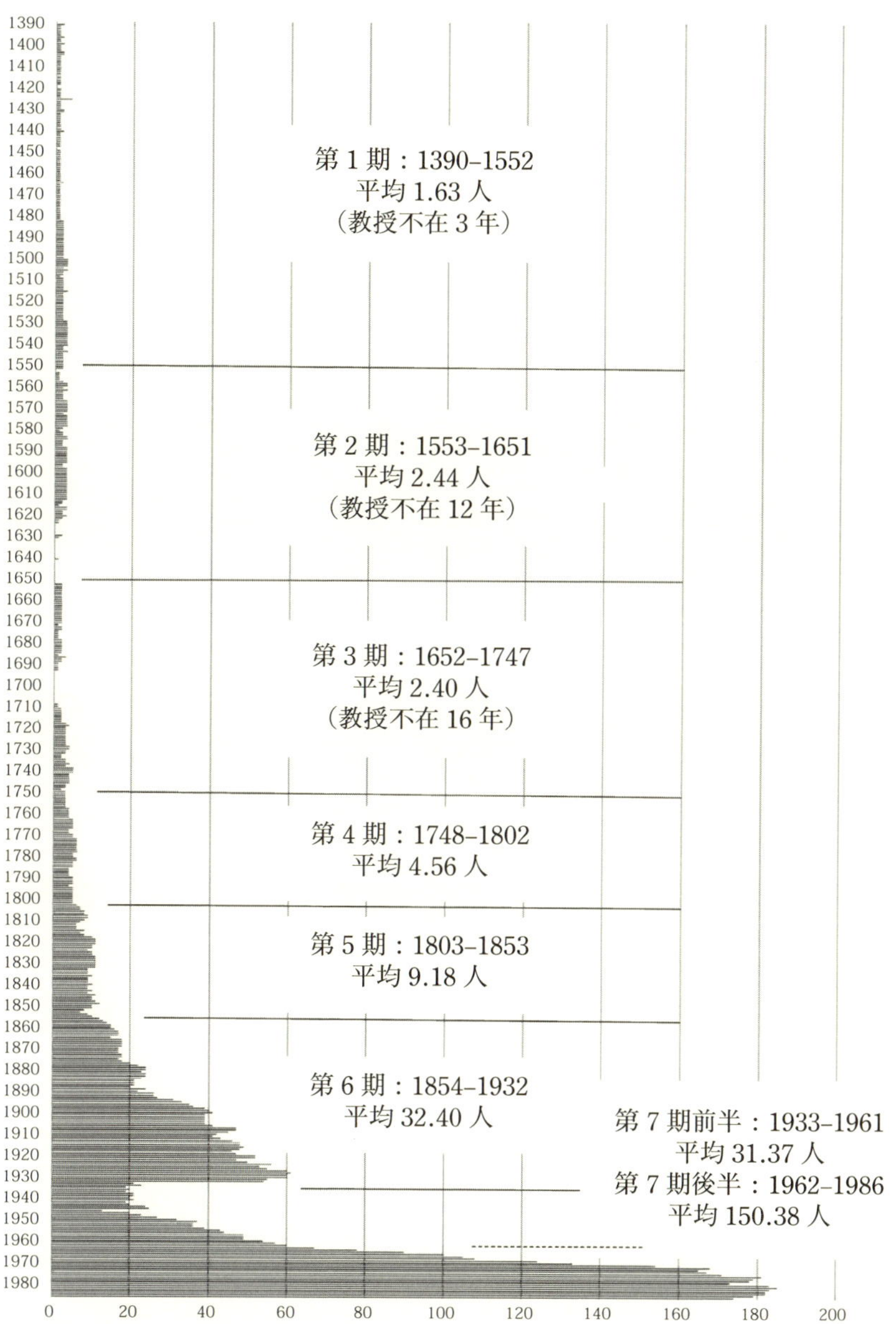

第一期（一三九〇―一五五二年）には、単一科目の医学が教えられ、ヒポクラテス、ガレノス、アヴィケンナの『医学典範』などを用いて、医学書の講読と討論によるスコラ的な授業が行われた。一～二人の教授が授業を担当した。

第二期（一五五三―一六五一年）には、生理学、病理学、治療学の三教科が教えられ、次第に通読可能な教科書を用いた講義が行われるようになった。解剖の見学、病床での授業、植物園での薬草観察なども行われた。二～三人の教授が授業を担当した。

第三期（一六五二―一七四七年）には、医学理論（生理学と病理学）、医学実地、解剖学／外科学、薬剤学／植物学／化学の四教科の内容がさまざまな組合せで教えられた。二～三人程度の教授が授業を担当した。

第四期（一七四八―一八〇二年）には、医学実地が外れて、おもに医学理論（生理学と病理学）、解剖学／外科学、薬剤学／植物学／化学、法医学の四教科が教えられた。四～五人程度の教授が授業を担当した。

第五期（一八〇三―一八五三年）には、教科の内容は第四期とほぼ同様であるが、基礎医学と臨床医学が分離し始めて、基礎医学では解剖学／生理学、薬剤学／植物学／化学、法医学が教えられ、臨床医学では病理学／治療学、外科学、助産学が教えられた。一〇人程度の教授が授業を担当した。

第六期（一八五四―一九三二年）には、基礎医学と臨床医学でさまざまな新しい教科が加わった。伝統的な基礎医学では解剖学と生理学に加えて、薬剤学は薬理学へと変わり、病理解剖学、衛生学、細菌学、免疫・血清学が始まった。臨床医学では小児科学、精神医学、耳科学、整形外科学、婦人科学、皮膚科学、歯科学が始まった。三〇―五〇人程度の教授が授業を担当した。

第七期（一九三三―一九八六年）には、基礎医学と臨床医学でさらに新たな教科が加わるだけでなく、既存の教科が分化して派生的な複数の小分野を扱うようになり、医学の多岐にわたる分野をカバーするようになった。前期（一九三三―一九六一）には三〇人程度の教授が、後期（一九六二―一九八六）には一五〇人程度の教授が授業を担当した。

表9　ガレノスの『身体諸部分の用途について』，『解剖手技』の内容

『身体諸部分の用途について』
- 第1巻　手
- 第2巻　手首と腕
- 第3巻　足と脚
- 第4巻　栄養の器官
- 第5巻　栄養の器官（続き）
- 第6巻　生気の器官
- 第7巻　生気の器官（続き）
- 第8巻　頚，頭，脳，感覚器
- 第9巻　脳，脳神経，頭蓋
- 第10巻　眼
- 第11巻　顔
- 第12巻　頭と脊柱
- 第13巻　脊柱と肩
- 第14巻　生殖器
- 第15巻　生殖器，胎児，股関節
- 第16巻　神経，動脈，静脈
- 第17巻　終曲

『解剖手技』
- 第1巻　解剖一般について，および上肢の筋と靱帯について
- 第2巻　下肢の筋と靭帯について
- 第3巻　手と足の神経，静脈，動脈
- 第4巻　顔，頭，頚，肩の筋
- 第5巻　胸部，腹部，腰部，脊柱の筋
- 第6巻　消化器について
- 第7巻　心臓，肺，動脈
- 第8巻　他の胸部の器官
- 第9巻　脳について
- 第10巻　顔，口，咽頭
- 第11巻　喉頭と付属構造
- 第12巻　生殖器官と胎児の発生
- 第13章　静脈と動脈について
- 第14巻　脳神経
- 第15巻　脊髄神経

2　解剖学の起源と変遷

解剖学は身体の形態と構造を探究する医学の一分野であり、人間もしくはそれに代わる動物の身体を切り開くことを主要な研究手段とする。解剖学の語（羅 anatomia、英 anatomy、独 Anatomie、仏 anatomie）は、切り開くを意味するギリシャ語の ανατομή（ανα 上方へ＋τομος 切る）から由来する。(6)

人体解剖は古代アレキサンドリアから始まったとされるが、その記録や文書は現存していない。現存する最古の解剖学の文書は、古代ローマのガレノス（Galen of Pergamon, 129–216）によるもので、全身を網羅する『身体諸部分の用途について *De usu partium*』全一七巻と『解剖手技 *De anatomicis administrationibus*』全一五巻の他に、骨格、筋、神経、血管を扱う各論的な解剖学文書が残されている。いずれもギリシャ語で書かれ、人体構造を指し示すための特別な解剖学用語は用いずに日常的な語彙を用いて部分や器官の構造や機能を記述し、構造を視覚的に表現する図版は使用していない(7)（**表9**）。

中世以後のヨーロッパでは十世紀後半にサレルノで医学教育が始まった。ここではブタの解剖についての文書が残され

表 10　ヴェサリウス『ファブリカ』(1543) の内容

第 1 書　この書は身体を全般的に支え保持するもの，またそれによって全体が安定させられかつそこからすべてが成長していくものに充てられている。(第 1 〜 40 章)

第 2 書　この書はすべての靭帯と，筋，すなわち，随意でわれわれの意志に依存する運動器官に割り当てられていて，ほとんどすべての本巻に固有な図を，以下に見られるように，各章の本文の前に掲げている。(第 1 〜 62 章)

第 3 書　この書は静脈と動脈の身体全体の連絡を叙述し，その独自の図版はそれらにふさわしい章の前に掲げる。(第 1 〜 15 章)

第 4 書　この書は神経の特質を扱い，その特有の図版はそれにふさわしい章の始めに示す。(第 1 〜 17 章)

第 5 書　この書は食物と飲物によって栄養補給の働きをなし，さらに連結しまた隣接する部分によって生殖の役割を果たす器官について扱う。それらに特有な図版は順次に引き続き最初に示すが，それは同じ図版が多くの章にあちらこちらに掲げられることを防ぐためである。(第 1 〜 19 章)

第 6 書　この書は心臓とそれに付随する器官を扱う。始めにそれに特有の図版を示すが，それはここでもまた同じ図版がさまざまな章であちらこちらに掲げられないためである。(第 1 〜 16 章)

第 7 書　この書は生物の機能の座かつ感覚器官としての脳について扱う。そしてその始めの部分にその特有のほとんどすべての図版をすぐ前の 2 章と同様に例示する。(第 1 〜 19 章)

ており、医学教育の中に解剖学が含まれていたことが窺える。十三世紀以後にはフランスと北イタリアの大学で医学部が成立した。ボローニャ大学のモンディーノ・デ・ルッツィは自ら人体を解剖して『解剖学』(一三一六) を著した。これは腹・胸・頭・四肢の順に人体を解剖する手順を述べた著作である。その後、人体を解剖して多くの人が見学する解剖示説は医学部でよく行われたが、解剖学は長らく医学部の授業科目にならなかった。

ヴェサリウスがパドヴァ大学で解剖学・外科学の教授に任用され、医学部の授業科目として解剖学を教え、解剖示説を行ったのは、大学の医学教育において画期的なことであった。パドヴァ大学でまた他の大学で解剖学の教授が任用され、解剖学が授業科目に加えられるようになった。ヴェサリウスの著した『人体構造論七巻 (ファブリカ)』(一五四三) は、多数の精細な解剖図によって人体構造を視覚的に示して解剖学を広めた (**表10**)。

『ファブリカ』はその後の医学のあり方に多面的な大きな影響を与えた。第一に理解の難しい古典の医学書に代わり通読可能な教科書を提供して、講読と討論からなるそれまでのスコラ的な授業方法から、教科書の内容を講義する近代的な授業方法へと医学部の授業方法が転換する契機となった。第二に人体の構造をよく知った上で外科手術を行えるようになり、外科学の発展に寄与した。第三に人体解剖により新しい人体構造が次々と発見され、構造をもとに人体の機能が推論されるようになった。すなわち解剖学は人体を科学的に探究する強力な手段になった。十七世紀には顕微鏡により人体のミクロの構造も観察されるようになった。十七世紀末頃までの解剖学書は、人体構造を記述するだけでなく、人体機能についての考察も含んでおり、人体についての総合的な科学書と呼ぶべきものであった。

十八世紀に入ると、フランスのウィンスローの『人体構造の解剖示説』（一七三二）のように、機能的な考察を排除して人体構造のみを記述する解剖学書が書かれるようになった。またイギリスのチェセルデンによる『人体解剖学 *The anatomy of the human body*』（一七一三）や、ドイツのクルムスによる『解剖学表 *Anatomische Tabellen*』（一七二二）のように、人体構造を簡潔な文章と分かりやすい図により記述・描写した学習者向けの解剖学書が現れて、肉眼的な解剖学は医学教育における基礎として確実な地歩を固めるようになった。

十九世紀の中葉に顕微鏡の性能が大幅に向上して、顕微鏡は解剖学の重要な研究手段となった。一八三八—三九年にシュライデン（Schleiden, Jacob Mathias, 1804–1881）とシュヴァン（Schwann, Theodor Ambrose Hubert, 1810–1882）が発表した細胞説は、細胞が自律的に増殖する生命の単位であると主張するもので、医学・生物学に大きな衝撃を与えた。器官の素材を顕微鏡により探究する組織学が生まれ、ドイツのケリカー（Kölliker, Rudolf Albert von, 1817–1905）による『人体組織学提要 *Handbuch der Gewebelehre des Menschen*』（一八五二）で体系的に整理された。

十九世紀には実験生理学が発展して人体の各器官の機能が解明され、人体の構造を機能に基づいて体系的に整理する系統解剖学が登場した。その嚆矢となる解剖学書はヘンレによる『人体系統解剖学提要 *Handbuch der systematischen Anatomie des Menschen*』（一八五五—一八七一）である。またイギリスのダーウィン（Darwin, Charles Robert, 1809–1882）が『種の起源 *On the origin of species*』（一八五九）で主張した進化論は、医学・生物学のみならず社会にも大きな影響を与えた。ゲーゲンバウルは進化論をもとに解剖学を再整理して、『人体解剖学教科書』（一八八三）と『脊椎動物の比較解剖学』全二巻（一八九八—一九〇一）を著した。

3 生理学の起源と変遷

生理学は、身体の機能を研究する医学の一分野である。生理学の語（羅 physiologia、英 physiology、独 Physiologie、仏 physiologie）は、ギリシャ語で自然についての学問を意味する φύσιολογια（φύσις 自然＋λόγος 言葉）から由来する。[8]

生理学の名称を表題に用いた書物は、フランスのフェルネルによる医学書『医学 Medicina』（一五五四、改題して『普遍医学 *Universa medicina*』一五六七）であり、その三部の第一部に「生理学 physiologia」の表題がついている。同じ内容は『医学の自然的部分について *De naturali parte medicinae*』（一五四二）として先に発表されており、第二部の病理学と第三部の治療学を加えて『医学』を出版する際に、生理学の表題が採用された。フェルネルの生理学は、元素、体質、精気と内在熱、霊魂の役割、体液の機能などガレノスの体液理論の主要な概念を扱っている。

ガレノスの体液理論は、『混合』や『ヒポクラテスとプラトンの学説』などの著作に書かれている。[9] その内容はアヴィケンナによって『医学典範 *Canon*』の第一巻第一教説の中で体系的に整理されているが、フェルネルの「生理学」はそれとほぼ同様である（**表11・表12**）。

医学理論のあるべき形として、フェルネルは『普遍医学』の序文の中で五つの部門があると述べている。

すべてのうちの第一のものは生理学 physiologikê で、それは完全に健康な人間の本性、そのすべての力と機能を探求する。第二は病理学 pathologikê で、反自然的に人間にのしかかりうる病気の状態と、それらの病気を何の原因が引き起こすか、何の徴候を示すかを探究するものである。第三は予後学 prognostikê で、それによって医学者が将来を予知する徴候と、どのような病気の経過と結果が将来起こるかを説明するものである。第四は健康学 hygieinê で、それは身体の確固たる状態を生きるためのよい規則で保持し、災害を防ぐもので

表 11　アヴィケンナ『医学典範』(1556)*第 1 書第 1 教説の内容

第 1 書　医科学全般の事項
第 1 教説　医学の定義と主題
第 1 論　医学の課題と定義
　第 1 章　医学の定義
　第 2 章　医学の課題
第 2 論　元素
第 3 論　混合（気質）
　第 1 章　混合（気質）
　第 2 章　器官の混合（気質）
　第 3 章　年齢と性別による混合（気質）
第 4 論　体液
　第 1 章　体液の本質と区分
　第 2 章　体液の生成
第 5 論　器官
　第 1 章　器官の本質と分類
　　・第 1 群　骨（30 章：骨と連結概論；頭蓋骨；頭蓋以外の他の骨；上下顎骨と鼻の骨；歯；脊柱の機能；椎骨；頚の効用とその骨；胸椎；腰椎；仙骨；尾骨；脊柱の効用；肋骨；胸骨；鎖骨；肩甲骨；上腕骨；前腕の骨；肘関節；手首；てのひらの骨；指骨；爪の効用；寛骨；脚の効用；大腿骨；下腿の骨；膝関節；足）
　　・第 2 群　筋（30 章：神経，筋，腱，靭帯概論；顔面の筋；額の筋；眼球の筋；眼瞼の筋；頬の筋；唇の筋；鼻腔の筋；下顎の筋；頭の筋；喉頭の筋；咽喉の筋；ラーム状骨の筋；舌の筋；頚と頚輪部の筋；胸の筋；上腕運動筋；前腕運動筋；手首運動筋；指運動筋；脊柱運動筋；腹筋；睾丸の筋；膀胱の筋；陰茎の筋；肛門の筋；大腿運動筋；下腿と膝運動筋；足関節の筋；足指の筋）
　　・第 3 群　神経（6 章：神経特論；脳神経とその経路；頚椎部の神経とその経路；胸椎の神経；腰椎の神経；仙骨，尾骨の神経）
　　・第 4 群　動脈（5 章：動脈の性質；静脈に似た動脈（＝肺動脈）；上昇する動脈；頚動脈；下行する動脈）
　　・第 5 群　静脈（5 章：静脈の性質；門脈と呼ばれる静脈；大静脈とその支流；両手の静脈；下行する大静脈）
第 6 論　能力と機能
　第 1 章　能力
　第 2 章　能力の類別
　第 3 章　被奉仕型自然的能力
　第 4 章　奉仕型自然的能力
　第 5 章　生命的能力
　第 6 章　神経的能力——知覚
　第 7 章　神経的能力——意欲

* Avicenna: *Liber Canonis, De medicinis cordialibus, et Cantica*. Basileae, Per Joannes Hervagios, 1556.

表 12　フェルネル『医学』(1554)*の「生理学」の内容

第 1 書　人体の部分の記述
　第 1 章　医学の技芸が配列されるべき教授と示説の順序
　第 2 章　人体と他の動物の間の違い，両者が分かち持つ部分
　第 3 章　骨
　第 4 章　軟骨，関節，靱帯
　第 5 章　筋，腱
　第 6 章　われわれの生命と栄養が依拠する内部部分の機能，その必要性
　第 7 章　腹部に保持される内部部分
　第 8 章　生命的部分
　第 9 章　頭部
　第 10 章　神経
　第 11 章　静脈
　第 12 章　動脈
　第 13 章　膜と皮膚
　第 14 章　肉と軟部
　第 15 章　脂肪，髄，毛，爪
　第 16 章　解剖の手順
　結語
第 2 書　元素
　序言
　第 1 章　人体を複合部分と単純部分に分ける
　第 2 章　人体の一部は何か，単純および同質部分の正しい数
　第 3 章　何が元素と呼ばれ，人体のどの部分が元素と医師から呼ばれ，何が原理と呼ばれるべきか
　第 4 章　土，空気，水，火がすべての元素と呼ばれる理由
　第 5 章　人間の身体は他のすべてと同様に，4 つの元素の合同によって結合され保持されている
　第 6 章　われわれの内部にあるのが元素だけであり物質ではないと信じる最近の権威に反論する
　第 7 章　元素の混合へのさらなる探求質問
　第 8 章　元素の物質全体がすべてのものにおいて完全に優越するのか，その質のみが優越するのか
第 3 書　体質
　第 1 章　体質とは何か，アヴィケンナはいかにそれを誤って定義したか
　第 2 章　反対が集まって同じものになること，それぞれの力をいかに判断するか
　第 3 章　体質の区別の数と性質
　第 4 章　裁判によって何が調停され，量によって調停され，自然の事物のなかに実際に存在するもの
　第 5 章　人による触知が，体質を区別する決定的な手がかり
　第 6 章　人体の個々の部分を調節する
　第 7 章　人全体の体質，生きているすべてが熱くはないこと
　第 8 章　触知は，内部部分の体質を直接的に発見できないこと
　第 9 章　生まれつきの体質が多くの原因で変化すること，それが起こる基礎
　第 10 章　年齢，年齢の間の区別，加齢とともに誰でも体質が変化すること
　第 11 章　どの体質も，胆汁性，血液性，粘液性，憂鬱性と呼ばれるべきでない
第 4 書　内在熱の精気
　第 1 章　熱は，われわれおよびすべての生き物に内在し，神的である

第２章　すべての生き物に与えられた生気は，生命熱と関連する
第３章　熱と性器の材料は，われわれの内部に認められ，熱を取る身体のモデルにおいて
第４章　本来の湿気の証拠，それは熱と生気の基礎となる物質である
第５章　等質部分の三重の物質，体液の間の他の区別
第６章　内在熱とは何か，その物質とは何か
第７章　医師にとって自然とは何か，その物質は何か
第８章　内在熱は年齢が嵩むと変化する
第９章　内在熱は，季節によって，地域によって変わり，多数の名前を持つ
第 10 章　生得熱と生気の区別。生気は個々の部分に埋め込まれ，他から流れ込む生気によって調節される
第 11 章　自然の生気は，生命および動物精気の材料になる。部分に固有の生気と物質がどのように栄養するか
第５書　霊魂の機能
第１章　霊魂
第２章　霊魂の種類の数と性質，機能
第３章　霊魂の第１部，いわゆる自然の機能についてどれだけの数の機能があるか
第４章　栄養は，４つの機能の助けを要する
第５章　これら４つを越えて，食欲にも，区別にも，分利にも，他の自然の機能はない
第６章　異なる自然の機能は，異なる部分についてより有効であり，特有の装置を機能するためにあてがわれている
第７章　外部感覚の機能
第８章　感覚性霊魂の内部機能
第９章　食欲と運動の役割
第 10 章　感覚的霊魂のそれぞれ単一の機能が有する作用の基礎と道具，それらはすべての動物に存在するわけではない
第 11 章　知性の機能
第 12 章　生命的機能，アリストテレスはそれを自然の機能と同じと考えた
第 13 章　プラトンに従う医師たちは，残りから生命機能を分けた
第 14 章　霊魂の３つの機能は，座と部位が異なる
第 15 章　反対者によって提唱される理由への反論
第 16 章　生命機能は何を与え，何を残りに与え，そこに何があり，どのような状態になり，生命とは何か
第 17 章　機能の調和とその順序
第 18 章　３つの部分の霊魂は単純であり，そのためアリストテレスの議論は破綻する
第 19 章　道徳的機能
第６書　体液の機能
第１章　胃での食物の調理
第２章　栄養の分配が，胃から腸と腸間膜静脈を通って肝臓に入る
第３章　肝臓における血液と体液の産生
第４章　すべての体液は同時に，同じ熱から作られる
第５章　血液が肝臓から抜け出て，大静脈を通って身体のすべての部分に分配される
第６章　何種類の調合があるか，それぞれに特有の体液は何か，どのような廃棄物があるか
第７章　血液，それが静脈にどのように存在するか
第８章　静脈内の血液は，３つではなく４つの体液の混合からなり，その異なる種類は何か
第９章　粘液の異なる種類，胆汁の２種類

第 10 章　動物機能
第 11 章　内的感覚の機能
第 12 章　食欲と道徳作用がどのように生じるか
第 13 章　前進運動，触知
第 14 章　心の機能
第 15 章　霊魂の主要な機能は，その座から切り離されない
第 16 章　われわれの熱は冷却，燃料，純化を同時に必要とし，静められ，衰える
第 17 章　脈拍と呼吸の価値，両者の違い
第 18 章　呼吸と拍動が起こる基礎

第 7 書　人の前成と種子
序論
第 1 章　性の違いの起源，アリストテレスが種子について何を遺したか
第 2 章　種子の材料は，固体部分の中に生じ，そこから睾丸の力により離れる
第 3 章　睾丸とその卓越
第 4 章　種子の組成，睾丸がその生成に何の寄与をするか
第 5 章　種子の性質，優秀さ，力，およびそれがすべての生気と機能の原因であること
第 6 章　女性の種子
第 7 章　月経血
第 8 章　種子の受胎，人類の原初の成立
第 9 章　動物の初期の形成
第 10 章　身体の部分の主要部分について，その形成順序についての大議論
第 11 章　胎児の完成と成長
第 12 章　子供が両親に似たり似なかったりの理由
第 13 章　霊魂の機能が生じて受胎する根源，それがおこる順序，さらに種子が受胎の一部であることは疑いの余地がない

＊Fernel, J. F.: *Medicina*. Lutetiae Parisiorum: Apud Andream Wechelum..., 1554.

ある、同様に病人に固有で適切な生活の原理を判断するものである。すべてのものの最後の部分は治療学 therapeutikê で、身体の病の状態を有益なものの使用と運用によって撃退し、健康を回復するものである。(10)

同様の五つの部門についてはすでに、『普遍医学』の生理学にあたる部分の初版『医学の自然的部分について』（一五四二）の序文にも、若干異なる表記で述べられている。医学の五つの部門については、偽ガレノスの『医学の定義 *Definitiones medicae*』の第一一章で「生理学、病状学、健康学、薬剤学、治療学（physiologia, pathognomonica, diaetetica, materialis et therapeutica）」として、『医学入門 *Introductio seu medicus*』の第七章で「生理学、病理学、健康学、徴候学、治療学（physiologia, pathologia, diaeta sanorum, semiotice et therapeutice）」として述べられている。(11)

表13　ブールハーフェ『医学教程』(1708)*の内容

序論	肝臓の機能	最良の健康の一般的徴候
医学の始原，その性質，運命	腎臓の機能	病気の徴候
生理学	膀胱からの尿の排出	徴候としての動脈の脈拍について
咀嚼	筋の機能	徴候としての呼吸について
嚥下	皮膚の機能	徴候としての尿について
胃での消化，胃の機能	汗の分泌	健康論
腸での消化	サントリオの汗	予防
胆汁の機能	栄養，増大，減少	長命
膵臓の機能	外部感覚と視覚について	治療論
乳糜の分泌	聴覚について	治癒術
腹の滓の排出	嗅覚について	生への適応
静脈の乳糜の進入	味覚について	強心薬
血液と混ざり合った乳糜の循環	触覚について	治療論的予防
心臓の機能	内部感覚について	解毒薬
肺の機能	不眠について	固体の病気においての治療の適応
血液の循環	睡眠について	液体の病気において回復させる治療の適応
脳の機能	呼吸の作用	液体において空にする治療の適応
腺の機能	生殖の機能	一時しのぎの治療
脳の腺の機能	病理学	
脳の髄質の機能	病気の本性	
神経の機能	病気の種類	
下の部分からの血液の循環	病理原因学	
脾臓の機能	病理症候学	
	徴候論一般	

＊Boerhaave, H.: *Institutiones medicae: in usus annuæ exercitationis domesticos*. Lugduni Batavorum: Apud Johannem vander Linden, 1708.

フェルネル以後にさまざまな医学理論書が書かれるようになり、その多くは五部門に分かれている。ヴィッテンベルク大学のゼンネルトによる『医学教程五書』（一六一一）はその代表的なもので、第一書の生理学はガレノスの体液理論に基づいており、第二書の病理学では疾患と症状を扱い、第三書の徴候学では診断に役立つ徴候とくに尿と脈拍を扱い、第四書の健康学では健康を維持する方法、第五書の治療学では治療薬と外科、治療の方法、薬剤について扱っている。

ライデン大学のブールハーフェは、伝統的な医学を変革した名教師として有名である。その『医学教程』（一七〇八）は、①生理学、②病理学、③徴候学、④健康学、⑤治療学からなる伝統的な五部構成であるが、生理学の内容が大きく変更されている。それまでの生理学では、元素や体液といったガレノスの体液説がおもに論じられていたが、ブールハーフェの生理学では人体の器官を一つずつ取り上げてその機能を説明していく。また生理学の部分が大幅に拡張され全体の半分近くを占めるようになった（**表13**）。

ブールハーフェの生理学では、人体のさまざまな器官が線維や微細な管によって構成されていると考え、その中の液体の流れによって器官の機能を機械論的に説明しようとした。人体の構成と働きを以下のように説明している。

> 27. 人間の体は二つの種類の部分、固体と液体からなっている。
>
> 28. 固体あるいは管は、液体を閉じ込めるものである。あるいは機械学的な法則によって形作られた道具であり、ある定められた運動がその定められた位置によって果たされうるように互いに結びついている。その運動の実施は機能と呼ばれる。実際、これらの固体は、てこ、船、支柱、縄、ふいご、絞り器、斜面、滑車、濾し器、篩、管、貯蔵器としてわれわれに現れる。それゆえ、われわれの体において固体部分の作用は機械学的な法則と一致して果たされ、それを通じてのみ説明されうるのである。
>
> すべての液体はその管の中に、含まれて、動かされ、運動へと限定され、混ぜられ、隔てられ、変えられるのであり、そのときその管はそれ自身と結合した道具と共に動き、これらの壁を限定し、変え、傷ついたものを回復する。
>
> それゆえ、これらの液体の採用は静水力学、湿度測定、水力風琴、機械の法則と一致して果たされる。
>
> それゆえ、主としてそれを通じて液体の一般的な特性が説明されうるのであり、常に保持されているとともに正確である原則によるこの特定の液体の実験を通じて知られるのである。[12]

ブールハーフェの弟子のハラー（Haller, Albrecht von, 1708–1777）は、生理学の学習書『生理学初歩 *Primae lineae physiologiae*』（一七四七）と、出典を整備した浩瀚な『人体生理学原論 *Elementa physiologiae corporis humani*』（一七

表 14　ブルーメンバッハ『生理学教程』(1786)＊の内容

1.　生きている身体	16.　神経系の機能	32.　大網の機能
2.　人体の液体部分，とくに血液	17.　外部感覚，とくに触覚	33.　小腸の機能
	18.　味覚	34.　吸収脈管系
3.　人体の固体部分ならびに細胞組織	19.　嗅覚	35.　血液の生成
	20.　聴覚	36.　栄養
4.　生命力，とくに収縮性	21.　視覚	37.　排出
5.　健康と人間の自然性	22.　内部感覚と他の精神機能	38.　尿
6.　血液の循環	23.　精神の随意を支配する身体の機能	39.　性差
7.　動脈		40.　男性の生殖機能
8.　静脈	24.　筋運動	41.　女性の生殖機能
9.　心臓	25.　睡眠	42.　月経
10.　血液を循環させる力	26.　栄養物と食欲	43.　乳汁
11.　呼吸とその有用性	27.　咀嚼と嚥下	44.　受精と妊娠
12.　声と会話	28.　消化	45.　形成力
13.　動物熱	29.　膵液	46.　分娩と後産
14.　皮膚の蒸散	30.　胆汁	47.　新生児と胎児
15.　感覚と神経	31.　脾臓の機能	48.　人間の成長，成熟，老化

＊Blumenbach, J. F.: *Institutiones physiologicae*. Gottingae, Jo. Christ. Dieterich, 1786.

五七―六六）を著した。ハラーにより生理学はもはや医学理論の一部門ではなくなり、独立した学科になった。これ以後、独立した生理学書が書かれるようになり、五部門からなる医学理論書の形態は次第に廃れていった。

十八世紀後半から十九世紀初頭にかけてドイツでは、ヘーゲル（1770-1831）やシェリング（1775-1854）から強い影響を受けて、生命的な原理を追求する生気論や統一的な原理を求めるロマン主義的な自然哲学 Naturphilosophie が隆盛であった。ゲッチンゲン大学のブルーメンバッハ（Blumenbach, Johann Friedrich, 1752-1840）は形質人類学の研究で著名で、生理学の教科書『生理学教程 *Institutiones physiologicae*』（一七八六）を著した。この著作では、生命現象として形成、運動、感覚の三種類を区別し、それらに関わる生命力として形成を導く形成力 nisus formativus、運動を導く収縮性 contractility と刺激感応性 irritability、感覚を導く感覚性 sensibility を認めている（**表14**）。

十八世紀までの生理学は、古代以来の体液理論、ブールハーフェによる機械論、ブルーメンバッハのロマン主義的な生理学へと内容は変化したが、いずれも科学的に検証することのできない推論的な考察であるという点で共通している。これに対して十九世紀に入ると、仮説を立てて再現性のある実験を行って検証する科学的な探究、すなわち実験生理学が始まった。

フランスのマジャンディー（Magendie, François, 1783–1855）はパリで生理学の個人講座を作って動物実験を学生に教え、生理学・薬理学の研究を行った。生理学書『生理学基礎概論 *Précis élémentaire de physiologie*』（一八一六―一七）を著して生理学者と生物学者に大きな影響を与え、『多くの新薬の調製と用法の公式 *Formulaire pour la préparation et l'emploi de plusieurs nouveaux médicamens*』（一八二一）では多種類の薬品の効果を実験的に検定した。

実験生理学は、十九世紀中葉以降にドイツで大きく発展した。その立役者はベルリン大学のミュラーとライプツィヒ大学のルートヴィヒ（Ludwig, Carl Friedrich Wilhelm, 1816–1895）で、二人の門下からは多くの生理学者が輩出し、十九世紀から二十世紀初頭にかけてドイツの医学の進歩に大きく貢献した。ミュラーは『人体生理学提要 *Handbuch der Physiologie des Menschen*』全二巻（一八三八―一八四〇）、ルートヴィヒは『人体生理学教科書 *Lehrbuch der Physiologie des Menschen*』全二巻（一八五二―五六）を著している。

4　薬剤学から薬理学へ

古代以来の伝統的な西洋医学の治療では、おもに植物薬が用いられていた[13]。古代ローマのディオスコリデスの『薬物誌』全五書が権威ある医薬書として広く流布し、十五世紀以後にラテン語訳が繰り返し出版された[14]。アヴィケンナの『医学典範』のラテン語訳は大学の医学教育に広く用いられ、第二書で単純医薬を扱い、第五書で複合医薬を扱っている。

十六世紀からヨーロッパの各地に薬草園が作られるようになった。植物学は医学部における重要な授業科目で担当の教授が置かれ、また大学にはしばしば付属の薬草園・植物園が設置された。

薬剤学（羅 pharmaceuticus、英 pharmacy、独 Pharmazeutik, Arzneimittelkunde、仏 pharmacie）が医学部の授業科目になるのは植物学よりも遅れる。植物学の表題をもつ書物はようやく十六世紀末頃から出版され、ハイデルベルク大学で薬剤学を担当した最初の教授は一六五二年に就任したファウシウス（Fausius, Johannes Caspar, 1601–1671）である。

薬剤の材料としての鉱物は、パラケルスス（Paracelsus, Theophrastus Philippus Aureolus Bombastus von Hohenheim, 1493–1541）によって初めて積極的に使用された。パラケルススの革新的な医学に対しては反対者も多かったが、鉱物薬は錬金術とも絡んで次第に用いられるようになった。ヴィッテンベルク大学のゼンネルトは化学に関して『化学についてアリストテレスとガレノスの一致と不一致』（一六一九）を著している。ライデン大学ではマーツ（Maets, Carel de, 1640–1690）が一六七三年から化学の教授を、後任のモルトは一六九〇年から化学の講師、一七〇二年から教授を務めており、薬剤学のための化学を教えていた。一七一八年にその後任となったブールハーフェは実験室を整備して積極的に化学実験を行い、『化学要論 *Elementa chemiae*』（一七三二）を著している。ハイデルベルク大学では一七〇八年にネーベルが初めて化学を担当した。

他の多くの大学と同様に、ハイデルベルク大学では、薬剤学と植物学と化学が関連する教科として教えられ、一名の教授が担当することが多かった。十八世紀前半には植物学と化学がおもに教えられ、十九世紀に入ると薬剤学が中心になったが、一八五三年に就任したヴァルツ（Walz, Georg Friedrich, 1813–1861）が最後の薬剤学教授になった。

十九世紀に入る頃から薬剤の作り方に変化が生じた。それまで植物を乾燥させたり煎じたりして薬としていたが、この頃から薬効成分を化学的に抽出して用いるようになった。このような成分抽出薬の最初期のものとして知られるのが、イギリスの医師ウィザリング（Withering, William, 1741–1799）によってキツネノテブクロから抽出されたジギタリス digitalis で、心臓強壮薬としてよく知られている。フランスのマジャンディーは実験動物を用いてさまざまな医薬の作用を実験的に研究して『多くの新薬の調製と用法の公式』（一八二一）を著した。

薬理学（英 pharmacology、独 Pharmakologie、仏 pharmacologie）は、医薬の生体に対する作用を研究する学問分野である。古代からの植物薬のようなさまざまな成分が混合したものではなく、抽出物や化合物など成分の安定した薬剤を用いることで、初めて正確な評価・検定ができる。薬剤学は伝承や経験をもとに薬剤を調合・処方する経験的な医術に属するものであるが、薬理学は一定の薬剤成分について薬効を実験的に検定する科学的な探究に属するものである。

大学医学部で初めて薬理学の研究室を設けたのはドルパト大学（エストニアのタルトゥ）で、一八四七年にブッフハイム（Buchheim, Rudolf, 1820–1879）が教授に就任した。ブッフハイムは自費で研究設備を整えて薬理学の研究を行い、『薬物学教科書 *Lehrbuch der Arzneimittellehre*』（一八五三—五六）を著した。

薬理学という学問分野を確立した功績は、ブッフハイムの弟子のシュミーデベルク（Schmiedeberg, Oswald, 1838–1921）に帰せられる。シュミーデベルクはシュトラスブルク大学の教授に着任し（一八七二）、薬理学研究室を設立した（一八八七）。医薬の作用について数々の研究成果をあげ、ドイツおよび欧米各国から留学生を受け入れ一五〇人以上の薬理学者を育成して薬理学を世に広めた。主著として『薬物学基礎』（一八八三）を出版し、第四版（一九〇二）から『薬理学基礎 *Grundriss der Pharmakologie*』と改題した。ハイデルベルク大学ではマイが一七九八—一八二二年に薬理学を担当しているが、その後は薬剤学を担当する教授が長く続き、一八九〇年に就任したシュレーダー（Schröder, Woldemar Paul Victor von, 1850–1898）以後は薬理学が続いていく。

5　病理学の起源と変遷

病理学は病気を対象とする医学の一分野である。病理学の語（羅 pathologia、英 pathology、独 Pathologie、仏 pathologie）は、ギリシャ語で病気についての学問を意味する παθολογικός（πάθος 病気＋λόγος 言葉）から由来する。病気に関する言葉で、疾患（羅 morbus、英 disease、独 Krankheit、仏 maladie）、症状（羅 symptoma、英 symptom、独 Symptom、仏 symptôme）、徴候（羅 signum、英 sign、独 Zeichen、仏 signe）の三つが古代からよく用いられるが、十八世紀以前の

表 15　ICD10 国際疾病分類第 10 版（2003 年改訂）の大分類

第 1 章（A00–B99）感染症および寄生虫症	第 14 章（N00–N99）尿路性器系の疾患
第 2 章（C00–D48）新生物	第 15 章（O00–O99）妊娠，分娩および産褥
第 3 章（D50–D89）血液および造血器の疾患ならびに免疫機構の障害	第 16 章（P00–P96）周産期に発生した病態
第 4 章（E00–E90）内分泌，栄養および代謝疾患	第 17 章（Q00–Q99）先天奇形，変形および染色体異常
第 5 章（F00–F99）精神および行動の障害	第 18 章（R00–R99）症状，徴候および異常臨床所見・異常検査所見で他に分類されないもの
第 6 章（G00–G99）神経系の疾患	第 19 章（S00–T98）損傷，中毒およびその他の外因の影響
第 7 章（H00–H59）眼および付属器の疾患	第 20 章（V00–Y98）傷病および死亡の外因
第 8 章（H60–H95）耳および乳様突起の疾患	第 21 章（Z00–Z99）健康状態に影響をおよぼす要因および保健サービスの利用
第 9 章（I00–I99）循環器系の疾患	第 22 章（U00–U99）特殊目的用コード
第 10 章（J00–J99）呼吸器系の疾患	
第 11 章（K00–K93）消化器系の疾患	
第 12 章（L00–L99）皮膚および皮下組織の疾患	
第 13 章（M00–M99）筋骨格系および結合組織の疾患	

医学と現代の医学では意味が大きく異なるので注意が必要である。[15]

現代の医学において、疾患は人体の異常な状態であって、正常な機能が障害されたり苦痛を生じたりする。疾患は現象としての実体であり、特定の原因によって生じると考えられ、もし原因が不明であれば原因や要因を探し出し、それを取り除くことで治療しようと試みられる。疾患には膨大な種類があるが、国際疾病分類（現在は二〇〇三年改訂の第一〇版ＩＣＤ10）によって体系的に分類されている（**表15**）。

これに対して症状と徴候はともに病気のときに生じる身体の変化のことであるが、症状はとくに患者が感じる主観的なもの、測定できないものを指し、たとえば疼痛、悪心、脱力感などがある。徴候は他人が観察できる客観的なもの、測定できるものを指し、たとえば出血、嘔吐、下痢、発熱、発疹などがある。すなわち現代医学では、疾患が実体であり、症候と徴候は疾患を診断するための手がかりとなる。

古代のガレノスは、疾患と症状それぞれの原因と差異について計四種類の著作を残している。[16] 十八世紀頃までの西洋の伝統医学において、疾患と症状についての見解はガレノスのこれらの著作をよく踏襲している。疾患と症状はともに反自然的なものと見なされる。疾患とは身体の構造的な異常であり、たとえば形の異常、大きさの異常、数の異常、連続性の破断などが挙げられる。症状は身体の機能的な異常であり、たとえば運動の異常（無動症、運動障害など）、感覚の異常（痛み、痒みなど）、胃の機能異常（消化緩徐、消化不良など）などが挙げられる。症状の原因は疾患であり、疾患にはさらにその原因がある。しかし疾患と症状はしばしば区別することができない。それに対して徴候は、尿の色や濁りなどの視覚的状態、脈拍の強さやリズムなどの感触であり、疾患および症状を診断するのに役立つ。すなわち西洋伝統医学では、疾患と症状が実体であり、それらを診断するための手がかりとして徴候が用いられる。

医学理論書における病理学

病理学の語を表題として初めて用いたのは、先に述べたフェルネルの総合医学書『医学』（一五五四）であり、その第二部が「病理学」と名付けられた。フェルネルの『医学』における病理学は七書からなり、第一書は疾患とその原因を扱う疾患総論で本来の病理学に相当するが、第二・三書は疾患を診断する手がかりとなる徴候を扱う徴候学に相当し、第四〜七書は個別のさまざまな疾患を扱う疾患各論になっている。すなわちフェルネルにおける「病理学」は、本来の病理学にあたる疾患総論の他に、徴候学と疾患各論を合わせた内容を含んでいる（**表16**）。

フェルネル以後にさまざまな医学理論書が出版されるようになった。その内容は多くの場合五つの部門に分かれ、①生理学、②病理学、③徴候学、④健康学、⑤治療学になっている。その病理学に含まれる内容は疾患総論が主体ではあるが、疾患に関する他のさまざまな要素が含まれることもある。

チュービンゲン大学のレオンハルト・フックスは、解剖学、医学理論、医学実地、薬草書などさまざまな医学教科書を著した。医学理論書の『医学教程 *Institutionum medicinae*』（一五五五）は五書からなり、表題は明示されていないが内容は①生理学、②健康学、③病理学、④徴候学、⑤治療学である。第三書の病理学は二六章からなり、第一〜九章は疾患と症状の総論で、第一〇〜二六章では全身性と局所性の病気を扱う疾患各論である（**表17**）。

ライデン大学のヘウルニウスは、医学実地書と医学理論書を著している。医学理論書の『医学教程 *Institutiones medicinae*』（一五九二）は一二書からなるが、内容的には生理学、病理学、徴候学、治療学の四部に分かれている。

表 16　フェルネル『医学』(1554)*の「病理学」の内容

病理学について，7 書	第 4 書　熱病
第 1 書　疾患とその原因	第 5 書　各部の疾患と症状
第 2 書　症状と徴候	第 6 書　横隔膜より下の部分の疾患
第 3 書　脈と尿	第 7 書　身体の外的な病気

*Fernel, J. F.: *Medicina*. Lutetiae Parisiorum: Apud Andream Wechelum..., 1554.

表 17　フックス『医学教程』(1555)*の内容，病理学の内容

第 1 書　(生理学)	第 3 書　第 1 節　反自然的事物
第 1 節　医学一般　11 章	第 1 章　反自然的な 3 つの疾患
第 2 節　元素　4 章	第 2 章　疾患の原因
第 3 節　混合　8 章	第 3 章　疾患の定義
第 4 節　体液　6 章	第 4 章　等質部分の疾患の総論と差異
第 5 節　人体の部分　15 章	第 5 章　道具的部分の疾患の総論と差異
第 6 節　能力　5 章	第 6 章　連続性の破断，等質と道具的に共通する疾患
第 7 節　作用　6 章	第 7 章　疾患の相違総論
第 8 節　精気　3 章	第 8 章　症状の定義
第 2 書　(健康学)	第 9 章　症状の総論と差異
第 1 節　空気　2 章	第 10 章　熱病
第 2 節　食物と飲物　11 章	第 11 章　頭部の瑕疵
第 3 節　運動と安静　7 章	第 12 章　眼の瑕疵
第 4 節　睡眠と覚醒　7 章	第 13 章　耳の瑕疵
第 5 節　充満と空虚　38 章	第 14 章　鼻の瑕疵
第 6 節　霊魂の混乱	第 15 章　顔の瑕疵
第 3 書　(病理学)	第 16 章　歯の瑕疵
第 1 節　反自然的事物　26 章	第 17 章　口の瑕疵
第 4 書　(徴候学)	第 18 章　胸部の瑕疵
第 1 節　症状　7 章	第 19 章　胃の瑕疵
第 2 節　判断　12 章	第 20 章　腸の瑕疵
第 3 節　尿　21 章	第 21 章　肝臓の瑕疵
第 4 節　脈拍　3 章	第 22 章　腎臓と膀胱の瑕疵
第 5 書　(治療学)	第 23 章　生殖部の瑕疵
第 1 節　治療の方法　10 章	第 24 章　子宮の瑕疵
	第 25 章　関節に生じる瑕疵
	第 26 章　反自然的な腫瘤と潰瘍

*Fuchs, L.: *Institutionum medicinae, ad Hippocratis, Galeni, aliorumque veterum scripta recte intelligenda mire utiles libri quinque... Nunc primum in lucem editi*. Lugduni, Apud Thomam Guerinum, 1555.

表18　ヘウルニウス『医学教程』(1609)*の内容

・（生理学）
　第1書　元素
　第2書　混合
　第3書　能力と機能，精気と内在熱
　第4書　体液
　第5書　人の生殖
・病理学
　第6書　疾病の相違
　第7書　疾病の原因
・症状
　第8書　徴候学
　第9書　尿
　第10書　脈拍と呼吸
　第11書　予後
・治療学
　第12書　治療法

＊Heurnius, J.: *Institutiones medicae*. 2nd ed., [Lugduni Batavorum] Ex officina Plantiniana Raphelengii, 1609.

病理学は疾患の相違と原因を扱っており、疾患の総論だけになっている（**表18**）。

ヴィッテンベルク大学のゼンネルトは、長大で浩瀚な医学理論書と医学実地書を著しており、その他にも医学に関わりの深い自然学や化学についての著作を著して大きな影響を与えた。医学理論書の『医学教程五書』（一六一一）は、生理学、病理学、徴候学、健康学、治療学からなる。病理学は三部からなり、第一部は疾患の特徴およびその種類について述べており、形状、数、大きさの異常、連続性の分断などが挙げられている。第二部は疾患の原因について述べており、非自然的事物、多血症と悪液質、さまざまな種類の体液、漿液と膨満、結石と虫などが挙げられている。第三部は症状を扱い、その第一節では症状の差異と種類、第二節では症状の原因について述べている（**表19**）。

ライデン大学のブールハーフェは、名講義によって多くの学生を集め、また人気のある医学書によってその後のヨーロッパの医学に大きな影響を与えた。医学理論書の『医学教程 *Institutiones medicae*』（一七〇八）は伝統的な五部構成で書かれているが、第一部の生理学が大きく拡充されまた機械論に基づく新しい内容をもつのに対し、第二部の病理学以下については内容にとくに新鮮味がない。ブールハーフェ以後に弟子のハラーが独立した生理学書『生理学初歩』（一七四七）と『人体生理学原論』（一七五七―六六）を著して生理学を独立の分野として発展させて、その頃から五部門からなる医学理論書の形式は廃れてしまう。

十八世紀後半にライデン大学のガウビウス（Gaubius, Hieronymus David, 1705–1780）は病理学書の『医学病理学教程 *Institutiones pathologiae medicinalis*』（一七五八）を著し、ヨーロッパ各地で出版され、またドイツ語、フランス語、

表 19　ゼンネルト『医学教程五書』(1611)*と第２書「病理学」の内容

第１書　生理学
第２書　病理学
　第１部　疾患
　第２部　疾患の原因
　第３部　症状
　　第１節　症状の差異
　　第２節　症状の原因
第３書　徴候学
　第１部　徴候全般
　　第１節　徴候の相違と起源
　第２節　人体とその単一部分の認識
　　第３節　尿
　　第４節　脈拍
　第２部　診断的徴候
　第３部　予後的徴候
第４書　健康学
　第１部　健康学に必要な事柄
　第２部　健康学の方法
第５書　治療学
　第１部　補助的物質
　　第１節　治療薬
　　第２節　外科
　第２部　治療の方法
　　第１節　保護の指示
　　第２節　治療の指示
　　第３節　生活の指示
　第３部　薬剤の調製
　　第１節　薬物学全般
　　第２節　薬物学に必要な作業
　　第３節　薬剤の形状

第２書　病理学
第１部　疾患
　　第１章　疾患の本性
　　第２章　疾患の差異
　　第３章　不均衡の疾患
　　第４章　すべての物質あるいは隠れた質の疾患
　　第５章　構成の疾患全般
　　第６章　形状の疾患
　　第７章　数の疾患
　　第８章　大きさの疾患
　　第９章　構成の疾患
　　第 10 章　連続性の分断の疾患
　　第 11 章　偶有的および共通の疾患の差異
　　第 12 章　疾患の時期
第２部　疾患の原因
　　第１章　疾患の原因全般
　　第２章　疾患の原因になる事物，第一に非自然的事物
　　第３章　内部疾患の原因全般，
　　第４章　多血症と悪液質
　　第５章　粘液
　　第６章　胆汁
　　第７章　黒胆汁
　　第８章　漿液と膨満
　　第９章　結石と虫の発生
　　第 10 章　材料なしの不均衡の疾患の原因
　　第 11 章　材料ありの不均衡の原因
　　第 12 章　すべての物質の疾患の原因
　　第 13 章　器官的な疾患の原因
　　第 14 章　連続性の分断の疾患の原因
第３部　症状
　第１節　症状の差異
　　第１章　症状とは何か
　　第２章　症状の原因と差異全般
　　第３章　作用の障害の差異全般
　　第４章　自然的能力の症状
　　第５章　生命的能力の症状
　　第６章　外部感覚の症状
　　第７章　内部感覚の症状
　　第８章　運動能力の症状
　　第９章　動物の大部分の作用が障害される症状
　　第 10 章　身体の質の変化からなる症状
　　第 11 章　排出と貯留の症状
　第２節　症状の原因
　　第１章　自然的能力の症状の原因
　　第２章　生命的能力と呼吸の障害の症状の原因
　　第３章　外部感覚の症状の原因
　　第４章　内部感覚の症状の原因
　　第５章　運動能力の症状の原因
　　第６章　動物の大部分の作用が障害される症状の原因
　　第７章　身体の質の変化からなる症状の原因
　　第８章　排出と貯留の症状の原因

---

*Sennert, D.: *Institutionum medicinae libri V*. Witebergae: Apud Zachariam Schurerum, typis Wolfgangi Meisneri, 1611.

表 20　ガウビウス『医学病理学教程』(1758)＊の内容

病理学入門
・医学という学科について
病理学
病理学総論
・疾患の性質
・疾患の原因
・症状
病理学各論
・個別の疾患の性質
・より単純な疾患
・人体の一般的化学的分析
・固体部分の最も単純な疾患
・生きている固体の疾患
・包含する固体の疾患
・固体の装置的疾患
・液体の疾患
・液体内の凝集の疾患
・液体の病的刺激性
・粒子の分離による体液の疾患
・個別の液体の疾患
　乳糜の瑕疵
　血液の病気
　分泌液の瑕疵
・体液の関係性の疾患
　液体の病的性質
　液体の局所的逸脱
　液体の運動の瑕疵
・複合的な疾患
・病的な力
　大気の有害な力
　食物と飲料からの毒性
　治療薬の不都合な使用
　毒を含む力
　動物運動の過誤
　個別の運動や姿勢からの傷害
　不節制な精神活動
　精神の動揺の有害な力
　睡眠と覚醒の過剰
　過度な排出と貯留
　結石の由来と傷害
　活発で病気を起こす力
　外から用いると有害なその他のもの
・疾患の種子
　疾患の自然な種子，総論
　疾患の自然な種子，各論
　反自然的な疾患の種子
・病気を起こす原因になる異なる体質
・自然の医薬的力
・症状，単独に
・疎外された感じられる性質
・分泌物の汚染
・妨害された作用
・疾患による面倒な感覚
　痛み
　不安
・妨害された感覚の活動
　触覚の症状
　味覚の症状
　嗅覚の症状
　聴覚の症状
　視覚の症状
　内部感覚の瑕疵
　錯乱
・運動能力の症状
　痙攣
　麻痺
・睡眠の病気
・生命運動の症状
　呼吸の症状
　心臓運動の症状
　動脈の脈拍の症状
・自然的活動の症状
　自然的食欲の瑕疵
　妨害された消化管の作用
　排尿の瑕疵
　皮膚分泌の瑕疵
・性機能の症状
　妨害された男性作用
　女性の症状
・疾患の差異の整理
・疾患の偶有的差異
　由来による疾患の差異
　座による疾患の差異
　経過による疾患の差異
　程度による疾患の差異
　気質による疾患の差異
　結果による疾患の差異

＊Gaubius, H. D.: *Institutiones pathologiae medicinalis*. Leidae Batavorum: Samuelem et Johannem Luchtmans, 1758.

英語にも訳され一八三〇年代まで広く用いられた。この書物では疾患と症状を取り上げ、疾患の種類としては固体の疾患、液体の疾患、複合的な疾患を区別し、疾患の原因としては病的な力、疾患の種子、体質を取り上げている。症状の種類としては感覚の症状、運動の症状、性機能の症状を取り上げている（**表20**）。

十八世紀末から十九世紀初頭にかけてドイツではロマン主義の潮流の中で歴史への関心が高まっていた。ハレ大学のシュプレンゲル（Sprengel, Kurt Polycarp Joachim, 1766–1833）は、『実用的医療史試論』全五巻（一七九二―一八〇三）を著して近代医史学の父と呼ばれ、また伝統医学を色濃く反映した『病理学提要 *Handbuch der Pathologie*』全三部（一七九五―九七）を出版している。その第一部は一般病理学で疾患学、病因学、症状学を扱い、第二―三部は疾患各論で、疾患を症状・病態に基づいて七綱に分類して扱っている。さらに包括的な医学書の『医学教程 *Institutiones medicae*』全六巻（一八〇九―一六）を著し、そこでは病理学の内容が第三巻の一般病理学および第四巻の特殊病理学という表題の疾患各論に分けられている（表21）。

十九世紀のドイツの医学では、疾患の総論を扱う一般病理学は下火になり、個別の疾患を扱う疾患各論では「特殊病理学 specielle Pathologie」という表題の医学書がよく出版されるようになるが、これは今日の内科学書に相当する。マールブルク大学のコンラディ（Conradi, Johann Wilhelm Heinrich, 1780-1861）は『病理学と治療基礎 *Grundriß der Pathologie und Therapie*』（一八一一）を著し、その第一部が「一般病理学と治療」、第二部が「個別病理学と治療 Besondere Pathologie und Therapie」を扱っている（表22）。後に二書に分けて『一般病理学提要 *Handbuch der allge-*

表 21　シュプレンゲル『病理学提要』(1795-97)＊の内容

第 1 部　一般病理学（1795）
- 第 1 節　反自然的状態の一般的な区分
- 第 2 節　疾患学，すなわち疾患の差異についての学
  - 第 1 主編　疾患の偶有的差異
  - 第 2 主編　疾患の本質的差異
- 第 3 節　病因学，疾患の原因についての学
  - 第 1 主編　外的な原因
  - 第 2 主編　素因，とくに混合
- 第 4 節　症状学，疾患の著明な出来事の説明
  - 第 1 主編　作用の障害
  - 第 2 主編　反自然的な排出
  - 第 3 主編　身体の感覚的特性の変化

第 2-3 部（1796-97）
- 序論
- 第 1 綱　熱病性疾患
- 第 2 綱　炎症
- 第 3 綱　皮膚疾患
  - 第 1 編　急性発疹性疾患
  - 第 2 編　慢性発疹
- 第 4 綱　排出性疾患
  - 第 1 編　流出
  - 第 2 編　貯留
- 第 5 綱　疼痛性疾患
- 第 6 綱　神経性疾患
  - 第 1 編　感覚器と神経結合の力の中絶による神経疾患
  - 第 2 編　痙攣性疾患
  - 第 3 編　情緒性疾患
- 第 7 綱　悪液質

＊Sprengel, K. P. J.: *Handbuch der Pathologie*. In 3 vols., Leipzig: Schäferischen Buchhandlung, 1795–97.

表 22　コンラディ『病理学と治療基礎』第 2 版 (1817–20)* の内容

第 1 部　一般病理学と治療
　第 1 章　疾患の存在
　第 2 章　疾患の出来事ないし現象一般
　第 3 章　疾患の経過一般
　第 4 章　疾患の一般的差異と区分
　第 5 章　疾患の原因一般
　第 6 章　疾患への素質
　第 7 章　生体への有害な影響
　第 8 章　疾患を診断する方法，すなわち診断法
　第 9 章　疾患における予言
　第 10 章　治療と治癒一般
　第 11 章　治療薬の作用と適用一般
　第 12 章　患者の食事
第 2 部　個別病理学と治療
　第 1 綱　発熱について
　第 2 綱　炎症について
　第 3 綱　発疹について
　第 4 綱　異常な流出について
　　第 1 節　血液流出と流出すべき血液の抑制ないし抑圧について
　　第 2 節　腹部流出と他の病的排出と流出
　第 5 綱　悪液質
　第 6 綱　寄生動物の形成を伴う疾病
　第 7 綱　痙縮性疾病
　　第 1 節　植物的生命の器官において
　　第 2 節　随意運動のための筋肉においてとくに
　第 8 綱　感覚器と神経の抑圧ないし無力を伴う疾病
　第 9 綱　内部感覚の異常と共通感覚の亢進と変調を伴う疾病
　第 10 綱　感覚の亢進と変調で特徴づけられる疾病
　　第 1 目　外部感覚に関する
　　第 2 目　疼痛性疾病

* Conradi, J. W. H.: *Grundriß der Pathologie und Therapie zum Gebrauche bey seinen Vorlesungen entworfen*. 2nd ed., 2 parts. in 3, Marburg: Johann Christian Krieger, 1817–1820.

meinen Pathologie』と『特殊病理学と治療提要 *Handbuch der speciellen Pathologie und Therapie*』を出版している。これに対してフランスでは「内部病理学 pathologie interne」という表題で個別の疾患を扱う疾患各論の医学書が出版された。アンドラルの『内部病理学講義 *Cours de pathologie interne*』（一八三六）などがある。

病理解剖学による臓器病変の探究

剖検 autopsy は、臓器の病変を探究することを目的に行われる人体解剖である。その試みは十六世紀から散発的に行われていたようだが、十七世紀には活発になり実地解剖学 anatomia practica と呼ばれた。その時期の著作にボネー（Bonet, Theophile, 1620–1689）による『墓、すなわち実地解剖学 *Sepulchretum, sive anatomia practica*』（一六七九）

とブランカールトによる『理性的実地解剖学 *Anatomia practica rationalis*』（一六八八）がある。十八世紀中葉にはパドヴァ大学のモルガーニ（Morgagni, Giovanni Battista, 1682–1771）が生涯にわたって多数の病死体を解剖し、その所見を『解剖によって明らかにされた病気の座および原因 *De sedibus et causis morborum per anatomen indagatis*』（一七六一）として発表して大きな反響を呼んだ。しかしモルガーニの病理解剖は、局所性疾患（頭から足へ）と全身性疾患（熱病など）という伝統的な医学実地書の基本形で配列されており、病気の概念をただちに変えることにはならなかった（**表23**）。

十八世紀末頃から十九世紀初頭に、剖検は病死解剖学（英 morbid anatomy）ないし病理解剖学（独 pathologische Anatomie、仏 anatomie pathologique）と呼ばれて、活発に行われるようになった。イギリスではグラスゴー大学のベイリー（Baillie, Matthew, 1761–1823）が『人体の最重要器官の病死解剖学 *The morbid anatomy of some of the most important parts of the human body*』（一七九三）を著し、胸・腹・骨盤部の内臓と脳を取り上げてその病的外観を記載した。この著作は四〇年間にわたって版を重ね、ドイツ語、フランス語、イタリア語に訳されて広く読まれ、さらにこれに付属する形で銅版画による病理解剖図譜『一連の彫版画および説明 *A series of engravings, accompanied with explanations*』（一七九九―一八〇三）を出版している（**表24**）。エジンバラ大学の解剖学者モンロー三世（Monro, Alexander, tritius, 1773–1859）は、『食道、胃、腸の病死解剖学 *The morbid anatomy of the human gullet, stomach, and intestine*』（一八一一）を出版している。

ドイツでは十八世紀末にノルトハイムの医師コンラディ（Conradi, Georg Christoph, 1767–1798）が『病理解剖学提要 *Handbuch der pathologischen Anatomie*』（一七九六）を著し、ハレ大学の解剖学教授メッケル三世（Meckel, Johann Friedrich, 1781–1833）が『病理解剖学提要 *Handbuch der pathologischen Anatomie*』（一八一二―一八）を著している。シュトラスブルク大学のロプシュタイン（Lobstein, Jean Fréderic, 1777–1835）は最初の病理学教授になり、フランス語で未完ではあるが『病理解剖学提要 *Traité d'anatomie pathologique*』全二巻（一八二九―三三）を著し、そのドイツ

表 23　モルガーニ『解剖によって明らかにされた病気の座および原因について』(1761)＊の内容

第 1 巻　頭部の異常

I. 頭部の疼痛／II. 卒中一般，とくに血液性の卒中／III. 同じ血液性の卒中／IV. 漿液性卒中／V. 血液性でも漿液性でもない卒中／VI. 他の昏睡性疾患／VII. 脳炎，傍脳炎，譫妄／VIII. 凶器，憂鬱，恐水症／IX. てんかん／X. 痙攣，痙攣性運動／XI. 麻痺／XII. 水頭症，水脊柱症／XIII. カタル，眼の疾患／XIV. 耳と鼻の疾患，どもり

第 2 巻　胸部の異常

XV. 呼吸の障害，とくに原因が胸部の外にあるもの，肺の中にあるもの，とくに結石によるもの／XVI. 呼吸の障害，胸部ないし心膜の水腫によるもの／XVII. 呼吸の障害，胸部の心臓，大動脈の動脈瘤によるもの／XVIII. 同上／XIX. 窒息，咳／XX. 乳房，側部，背部の疼痛／XXI. 同上／XXII. 血痰，膿性の痰，喘息，癆／XXIII. 動悸，心臓の疼痛／XXIV. 奇異脈／XXV. リュポテュミア，卒倒／XXVI. 突然死，とくに胸部の血管の異常によるもの／XXVII. 同上，心臓の異常によるもの

第 3 巻　腹部の異常

XXVIII. 奇異空腹，飢餓死，嚥下傷害／XXIX. しゃっくり，人の反芻，胃の疼痛／XXX. 嘔吐／XXXI. 腸のプロフラヴィア，無血性ないし血性／XXXII. 便秘，痔核／XXXIII. 直腸の脱出／XXXIV. 腸の疼痛／XXXV. 同上／XXXVI. 下肋部の腫瘍と疼痛／XXXVII. 黄疸，胆汁結石／XXXVIII. 水症，腹水，鼓腹，腹膜の水腫，われわれが切傷水腫と呼ぶもの／XXXIX. 他の腹部の内部腫瘍／XL. 腰部の疼痛／XLI. 尿の停止／XLII. 水生成の困難，熱尿，他の尿に関する異常／XLIII. ヘルニア／XLIV. 淋病／XLV. 子宮の下降，その上昇，と女性が呼ぶもの／XLVI. 性交の障害，両性の不妊／XLVII. 月経流の異常，女性の帯下／XLVIII. 偽妊娠，中絶，分娩の失敗

第 4 巻　外科的および普遍的異常

XLIX. 熱／L. 腫瘍／LI. 頭部の外傷と打撲／LII. 同上／LIII. 頸，胸部，背部の外傷と打撲／LIV. 腹部，腰部，体肢の外傷と打撲／LV. 潰瘍と壊疽／LVI. 骨の骨折と脱臼，他の運動を損なう異常／LVII. 関節炎すなわち痛風，他の体肢の疼痛／LVIII. 梅毒／LIX. 毒によってもたらされる異常

第 5 巻　前掲の巻に加えられる事柄

LX. 卒中／LXI. 熱のない譫妄／LXII. てんかん，痙攣，麻痺／LXIII. 盲目，失語，アンギナ／LXIV. 胸部の異常の多く／LXV. 腹部の異常のほとんど／LXVI. とくに膀胱の異常／LXVII. 両性の生殖部の異常，しかしとくに女性で／LXVIII. 熱，腫瘍／LXIX. 頭部と胸部の打撲と外傷，関節の異常，梅毒／LXX. 同上，第 66 書簡の後半で約束したもの，同時に腹部と胸部の異常の一部

＊Morgagni, G. B.: *De sedibus, et causis morborum per anatomen indagatis libri quinque. Dissectiones, et animadversiones, nunc primum editas complectuntur propemodum innumeras, medicis, chirurgis, anatomicis profuturas. Multiplex praefixus est index*. Venetiis, Ex Typographia Remondiniana, 1761.

語訳『病理解剖学教科書 *Lehrbuch der pathologischen Anatomie*』全二巻（一八三四―三五）が刊行されている（**表25**）。

フランスでは十八世紀末頃からパリの臨床医たちが病院で活発に剖検を行い、新しい疾患の概念を次々と提唱した。ブルッセー（Broussais, François Joseph Victor, 1772–1836）は『慢性炎症の病誌 *Histoire des phleg-*

表 24　ベイリー『人体の最重要器官の病死解剖学』(1793)＊の内容

第 1 章　心膜の病的外観
第 2 章　心臓の病的外観
第 3 章　胸腔の病的外観
第 4 章　肺の病的外観
第 5 章　縦隔後部の病的外観
第 6 章　腹腔内の病的外観
第 7 章　胃の病的外観
第 8 章　腸の病的外観
第 9 章　肝臓の病的外観
第 10 章　胆嚢の病的外観
第 11 章　脾臓の病的外観
第 12 章　膵臓の病的外観
第 13 章　腎臓と腎被膜の病的外観
第 14 章　膀胱の病的外観
第 15 章　精嚢の病的外観
第 16 章　前立腺の病的外観
第 17 章　尿道の病的外観
第 18 章　精巣と精索の病的外観
第 19 章　女性器の病的外観
第 20 章　卵巣の病的外観
第 21 章　卵管の病的外観
第 22 章　腟の病的外観
第 23 章　外性器の病的ないし反自然的外観
第 24 章　脳とその膜の病的外観

＊Baillie M.: *The morbid anatomy of some of the most important parts of the human body*. London, J. Johnson [etc.] 1793.

表 25　ロプシュタイン『病理解剖学提要』(1829–33)＊の内容

序論
第 1 書　一般病理解剖学
　第 1 章　形と量の変化，栄養の作用に依存し，構造の変化を伴わない
　第 2 章　部分の位置と関係の変化
　第 3 章　組織の希薄化
　第 4 章　未熟組織に似た新しい組織による偶然の発生
　第 5 章　体制にとって外来物質の，部分の組織内での偶然の形成
　第 6 章　自然組織と有機的な関係のない病的な分泌物
　第 7 章　器質性疾患の病因，その終末，死を決める方法についての一般的考察

第 2 書　特殊病理解剖学
第 1 部　一般系統の解剖学
　第 1 節　細胞系の疾患
　第 2 節　骨系の疾患
　　第 1 綱　骨の形の変化，構造と構成の変化がなく色の変化のないもの
　　第 2 綱　骨の組織の変化
　第 3 節　軟骨系の疾患
　第 4 節　靭帯系と関節装置の疾患
　第 5 節　筋肉系の疾患
　第 6 節　動脈・静脈系の疾患
　　第 1 綱　心臓と心膜の疾患
　　　第 1 目　心膜の疾患
　　　第 2 目　心臓の物質の病気
　　第 2 綱　動脈の疾患
　　第 3 綱　静脈の疾患
　付録　血液の病理的状態

＊Lobstein, J. F.: *Traité d'anatomie pathologique*. Paris, Levrault, 1829–33.

masies ou inflammations chroniques』（一八〇八）を発表し、副題のとおり「新しい臨床観察と病理解剖学に基づいて」肺と胃腸の慢性炎症を取り上げた。ラエンネック（Laënnec, René Théophile Hyacynthe, 1781–1826）は『間接聴診法 *De l'auscultation médiate*』（一八一九）を著して聴診の有用性を示すとともに、病理解剖によって肺の病変と肺疾患の存在を明らかにした。アンドラル（Andral, Gabriel, 1797–1876）は『病理解剖学概論 *Précis d'anatomie pathologique*』（一八二九）を著して、病理解剖学の所見を体系的に整理し、一般病理解剖学では循環、栄養、分泌、血液、神経といった全身的な機能病変を扱い、特殊病理解剖学では各臓器の病変を器官系に分けて扱った（表26）。またフランスではリトグラフによる多階調多色の病理解剖図譜が製作・出版されて病理解剖学の確立・普及に大いに貢献した。とくにクリュヴェイエ（Cruveilhier, Jean, 1791–1874）による『人体病理解剖学 *Anatomie pathologique du corps humain*』（一八二九―四二）は芸術的で精細な多数の図版により大きな反響を得た。

表26　アンドラル『病理解剖学概論』（1829）*の内容

第1部　一般病理解剖学
　第1節　循環の病変
　第2節　栄養の病変
　第3節　分泌の病変
　第4節　血液の病変
　第5節　神経の病変
第2部　特殊病理解剖学
　第1系　消化器
　　第1節　横隔膜以下の消化管の部分の疾患
　　第2節　横隔膜以上の消化管の疾患
　第2系　循環器
　　第1節　心臓の疾患
　　第2節　動脈の病変
　　第3節　静脈の病変
　　第4節　脾臓の病変
　　第5節　リンパ系の疾患
　第3系　呼吸器
　　第1節　気道の疾患
　　第2節　肺の実質の疾患
　　第3節　甲状腺
　第4系　分泌装置
　　第1節　発汗液の分泌にとくに適応した装置の疾患（細胞組織と漿膜）
　　第2節　分泌の腺組織の疾患
　第5系　生殖器
　　第1節　男性生殖器の疾患
　　第2節　女性生殖器の疾患
　第6系　神経装置
　　第1節　脳と脊髄の疾患
　　第2節　脳神経と脊髄神経の疾患
　　第3節　交感神経の疾患

*Andral, G.: *Précis d'anatomie pathologique*. Paris: Gabon, 1829.

十九世紀に入って顕微鏡の改良が進み、人体のミクロの構造が詳しく観察できるようになった。ドイツのシュライデンとシュヴァンが植物でも動物でも細胞から細胞が生じるという細胞説（一八三八―三九）を提唱し、細

表 27　ロキタンスキー『病理解剖学教科書』(1855-61)*の内容

第 1 巻　一般解剖学	I　脳の異常
I　部分の数に関する異常	II　脊髄の異常
II　大きさの異常	III　神経の異常
III　形態の異常	呼吸器の異常
IV　位置の異常	I　鼻腔と副鼻腔の異常
V　結合の異常	II　喉頭，器官，主気管支，気管支の異常
VI　色の異常	III　胸膜の異常
VII　安定性の異常	IV　肺の異常
VIII　相互関係の分離	V　気管支腺の異常
IX　組織の異常	VI　甲状腺の異常
I　新生物	消化器の異常
II　組織の疾患	I　口腔と咽頭腔の異常
X　内容の異常	II　咽頭と食道の異常
XI　血液の異常	III　腹膜の異常
	IV　胃の異常
第 2・3 巻	V　腸管の異常
結合組織の異常と脂肪細胞組織の概念	VI　肝臓と胆管の異常
漿膜と滑膜の異常，一般的に	VII　脾臓の異常
線維系の異常	VIII　膵臓の異常，他の唾液腺について
粘膜の異常，一般的に	泌尿器の異常
外皮の異常	I　腎臓の異常
骨，軟骨，関節の異常	II　尿路の異常
I　骨の異常	III　膀胱の異常
II　軟骨の異常，とくに関節軟骨について	IV　尿道の異常
III　関節の異常	生殖器の異常
循環器の異常	生殖器の異常，総論
神経系の異常	生殖器の異常，各論

＊Rokitansky, C.: *Lehrbuch der pathologischen Anatomie*. 3. umgearb. Aufl. Wilhelm Braumüller, Wien, 1855–61.

胞が生命の単位として一躍脚光を浴びるようになり、臓器の組織を顕微鏡で観察する組織学が始まった。オーストリアのロキタンスキー（Rokitansky, Carl Freiherr von, 1804–1878）はウィーン大学で臨床医と協力して多数の病理解剖と病理組織の観察を行い、『病理解剖学提要 *Handbuch der pathologischen Anatomie*』（一八四二―一八四六）を著して病理学の体系的な整理を行った。しかしその体系化には性急な部分があり、血液の全身的ないし局所的な混和の異常 Dyskrasie によりあらゆる病気が起こるとする説（クラーシス説 Krasenlehre）を主張して、激しい批判を浴びた。しかし改訂版の『病理解剖学教科書 *Lehrbuch der pathologischen Anatomie*』（一八五

表 28　アショフ『病理解剖学』(1909)＊の内容

総論	I　心臓と心嚢
病因学総論	II　血管
I　内的な疾患原因	III　造血器官
II　外的な疾患原因	IV　血液
病理解剖学総論	V　胸腺
A　生体の病的障害による病理解剖学的所見	VI　運動器
I　形成異常（形態成長の障害）	VII　呼吸器
II　力と物質交換の障害	VIII　消化器
III　血液循環の障害	IX　肝臓，胆嚢，胆路，膵臓
B　防御・治癒過程による病理解剖学的所見	X　泌尿器
I　防御体形成と免疫	XI　男性生殖器
II　炎症	XII　女性生殖器
III　病的成長，新生，再生，類組織形成	XIII　神経系
付録　真の腫瘍	XIV　内分泌腺
各論	XV　皮膚
病理組織学各論	

＊Aschoff, L.: *Pathologische Anatomie. Ein Lehrbuch für Studierende und Ärzte*. in 2 vols. Jena, Gustav Fischer, 1909.

五―六一）では、クラーシス学説はもはや取り上げられなかった（**表27**）。

ベルリン大学のフィルヒョー（Virchow, Rudolf Carl, 1821-1902）は、細胞説と組織学の興隆を背景に細胞病理学を提唱して病気が細胞の病的変化によって生じると主張し、連続講義の内容を『細胞病理学 *Die Cellularpathologie*』（一八五八）として出版した。この頃から標本を薄切するミクロトーム、パラフィン包埋法、アルコール脱水法、ホルマリンによる固定など顕微鏡の周辺技術が開発されて病理組織学の研究が発展し、顕微鏡を用いて臓器病変の種類を判断する病理学的診断 pathologic diagnosis が広く行われるようになった。フライブルク大学のアショフ（Aschoff, Karl Albert Ludwig, 1866-1942）は二十世紀初頭における病理学の大家であり、『病理解剖学 *Pathologische Anatomie*』（一九〇九）は第八版（一九三六）まで改訂を続けて多くの医師に愛用された（**表28**）。

病理学はもともと医学理論の一部として始まり、十八世紀までは病気の原因についての根拠のない推論に終始していた。十九世紀初頭からドイツの病理学は一般病理学と特殊病理学に分離した。一般病理学は疾患の総論にあたるもので次第に廃れていったが、特殊病理学（フランスでは内部病理学）は臨床医学として存続した。その一方で十九世紀に入る頃から剖検が活発に行われ、臓器の肉眼的病変に基づいて診断が行われ、病理解剖学という臓器の形態学的変化を科学的に探究する分野が成立した。さらに十九世紀後半には組織病変の顕微鏡的観察に基づく病理学的診断が発展し、病理解剖学はさらに強固な科学的根拠を得ることとなった。

ハイデルベルク大学では、病理学の扱いと内容は時代とともに変遷した。十六世紀後半から十七世紀前半まで、病理学は生理学、治療学と並んで医学の三教科の一つであった。十七世紀後半から十八世紀末まで、病理学は医学理論の一部として生理学と同じ教授が担当した。十九世紀前半に、病理学は治療学とともに臨床医学の一部となったが、十九世紀後半には基礎医学の一教科として病理解剖学が登場し、臨床医学では病理学・治療学は内科学に名称を変更された。二十世紀に入ると基礎医学の病理解剖学は病理学に名称を変更された（**表29**）。

表 29　ハイデルベルク大学医学部における病理学の扱いと内容＊

		基礎医学	臨床医学
第 1 期	1390–1552	医学（単一科目）	
第 2 期	1553–1651	医学の 3 教科（生理学，病理学，治療学）の 1 つ	
第 3 期	1652–1747	〔生理学＋病理学〕，医学理論の一部	
第 4 期	1748–1802		
第 5 期	1803–1853	－	〔病理学＋治療学〕
第 6–7 期	1854–19 世紀末	病理解剖学	（内科学）
	20 世紀	病理学	（内科学）

＊坂井建雄作成

6　生化学の起源と変遷

化学と医学は古くから深い関わりがある。第一に薬剤をつくるために、植物からエキスを抽出したり、アルコールを蒸留したり、金属化合物を調整したりといった化学的方法が用いられた。第二に十七世紀頃に医師たちが化学に関心をもち、人体の機能や病気を化学で説明しようと試みた。この立場は医療化学 iatrochemistry と呼ばれ、これに対して人体を力学的に説明する立場は医療物理 iatrophysics と呼ばれる。化学は錬金術から由来するが、これは金など

表30　ゼンネルト『化学についてアリストテレスとガレノスの一致と不一致』(1619)*の内容

第 1 章	化学の本質
第 2 章	化学の効用と必要性
第 3 章	化学の起源と涵養
第 4 章	パラケルスス
第 5 章	パラケルススを著名にした新しい名称と原理
第 6 章	大世界と小世界の類似
第 7 章	第 1 物質
第 8 章	元素
第 9 章	形・種子・星・事物の根
第 10 章	精気・内在熱
第 11 章	化学者の原理
第 12 章	発生と混合
第 13 章	医学の基礎
第 14 章	想像の力
第 15 章	医学の生理学的部分
第 16 章	病理学
第 17 章	医学の徴候論的部分
第 18 章	医薬と治癒術

＊Sennert, D.: *De chymicorum cum Aristotelicis et Galenicis consensu ac dissensu liber I: controversias plurimas tam philosophis quàm medicis cognitu utiles continens*. Wittebergae: Apud Zacharium Schurerum, 1619.

の貴金属を他の金属から精錬したり、不老不死の万能薬を生成したりする試みで、古代のアレキサンドリアから始まりアラビアを経由して中世のヨーロッパに伝わった。化学（羅 chemia、英 chemistry、独 Chemie、仏 chimie）の語は錬金術（英 alchemy、アラビア語 al-kīmiyā）から由来し、さらにギリシャ語の χημεία khēmeia（金属を混ぜる）ないし χημία khēmia（エジプト）に遡るとされる(17)。

十六世紀のパラケルススは、神秘思想や占星術、錬金術に基づいた新しい医学を唱え、水銀を梅毒の治療に用いるなど、金属化合物を医薬品に採用した。またウルスタディウス（Ulstadius, Philippus）の『哲学者の天国』（一五二五）は蒸留物の作成と使用について標準的な著作としてよく読まれ、化学的方法で薬剤の純粋な成分やエキスを抽出するために広く用いられた。

十七世紀にヴィッテンベルク大学のゼンネルトは『化学についてアリストテレスとガレノスの一致と不一致』（一六一九）を著して、化学が薬剤の調製に有用であると主張し、化学と人体・病気、さらに医学との関連についても論じた（**表30**）。十七世紀末のライデン大学ではマーツが一六七三年から化学の教授を、後任のモルトは一六九〇年から化学の講師、一七〇二年から教授を務めて、薬剤学のための化学を教えた。ブールハーフェは一七一八年にその後任となり、実験室を整備して積極的に化学実験を行い、『化学要論 *Elementa chemiae*』（一七三二）を著した。

ハイデルベルク大学では十八世紀初頭から十九世紀中葉まで、薬剤に関係して化学が教えられた。一七〇八年にネーベルが初代の化学教授に就任し、化学の授業が始まり、グメリン（Gmelin, Leopold, 1788–1853）が一八五一年に退任するまで六代の教授が化学を、しばしば植物学ないし薬剤学・薬理学と併任の形で担当した。さらにポッセルト（Posselt, Wilhelm Heinrich Christian, 1806–1877）が薬剤学と薬剤化学を一八三九〜六四年に担当して、薬剤に関する化学の授業はなくなった。

生化学 biochemistry は、有機化合物についての化学が発展し、生理学と結びついて十九世紀末に新たに生まれた分野である。ホッペ゠ザイラー（Hoppe-Seyler, Ernst Felix, 1825–1895）はベルリン大学の化学助教授（一八六〇）、チュービンゲン大学の応用化学教授（一八六一）、シュトラスブルク大学の生理化学教授（一八七二）になった。血液、タンパク質、胆汁酸などの化学的分析で優れた業績を挙げた。『生理化学雑誌 *Zeitschrift für physiologische Chemie*』（一八七七〜）を創刊し、その序文で生理化学の同義語として「生化学 Biochemie」の語を提案した。

7　衛生学の起源と変遷

衛生学は健康に関する科学である。ガレノスは『養生法について』や『食物との諸力について』など健康法についての著作を残している。[18] アヴィケンナの『医学典範』では第一書の第三節で健康法を扱っている（**表31**）。十八世紀以前の医学理論には健康法に関する部門があり、健康学（希 ὑγιεινή）と呼ばれていた。十七世紀初頭のゼンネルトの『医学教程』（一六一一）では第四書が健康学で二部に分かれている。第一部では健康保持に必要な事物を扱い、空気、食物、飲料、感情と運動、睡眠と覚醒、入浴などいわゆる健康法について述べている。第二部では健康保持の方法を扱い、年齢別に健康保持の方法を述べている（**表32**）。十八世紀初頭のブールハーフェの『医学教程』（一七〇八）では第四部が衛生学を扱っており、予防と長命についてごく簡潔に述べている。

表 31　アヴィケンナ『医学典範』第 1 書第 3 教説の内容

第 1 書　医科学全般の事項
第 3 教説　健康の保持
　健康と病気の原因，死の必然性
第 1 論　小児の養育
　第 1 章　出生から独り立ちまで乳児の養生
　第 2 章　授乳と乳離れのための養生
　第 3 章　幼児の疾患とその処置
　第 4 章　小児期に入る時期までの幼児の養生
第 2 論　成人と共通の養生
　第 1 章　運動に関する一般的説明
　第 2 章　各種の運動
　第 3 章　運動の時間と制限
　第 4 章　マッサージ
　第 5 章　入浴とさまざまな浴場
　第 6 章　冷浴とその気息
　第 7 章　食事
　第 8 章　飲料
　第 9 章　睡眠と覚醒
　第 10 章　後に述べるべき事柄
　第 11 章　弱い器官の強化，肥大，拡大
　第 12 章　運動後の疲労
　第 13 章　背伸びとあくび
　第 14 章　運動後の疲労の処置
　第 15 章　運動の副作用への対処
　第 16 章　突発的疲労の処置
　第 17 章　不均衡の混合への対処
第 3 論　高齢者のための養生
　第 1 章　高齢者のための養生全般
　第 2 章　高齢者のための食事
　第 3 章　高齢者のための飲酒
　第 4 章　高齢者のための閉塞の除去
　第 5 章　高齢者のためのマッサージ
　第 6 章　高齢者のための運動
第 4 論　異常な混合それぞれの養生
　第 1 章　過剰に熱い混合の処置
　第 2 章　過剰に冷たい混合の処置
　第 3 章　病気になりやすい身体のための養生
　第 4 章　痩せの処置
　第 5 章　肥満の処置
第 5 論　大気の変化
　季節的養生と空気の変化
・第 1 群　予防的な養生
　第 1 教説　病気を予告する症状
　第 2 教説　旅行者の養生について全般
　第 3 教説　暑熱の予防と処置
　第 4 教説　冷たい気候の旅行者への指示
　第 5 教説　寒冷からの四肢の保護
　第 6 教説　旅行中の暑熱からの保護
　第 7 教説　さまざまな水の有害な作用からの旅行者の保護

表 32　ゼンネルト『医学教程』(1611)* の「健康学」の内容

第 4 書　健康学
第 1 部　健康保持に必要な事物
　第 1 章　これは健康保持についての教説を対象とする。健康保持のために必要な原因の種類は多い
　第 2 章　空気
　第 3 章　食物
　第 4 章　飲料
　第 5 章　感情と運動
　第 6 章　睡眠と覚醒
　第 7 章　入浴
　第 8 章　排出と保持，射精
第 2 部　健康保持の方法
　第 1 章　健康保持のために守るすべてのこと
　第 2 章　胎児の治療と妊娠中の食餌
　第 3 章　新生児と 21 歳までの食餌
　第 4 章　中間の人生の食餌
　第 5 章　高齢者の食事
　第 6 章　病気および中間の身体の食餌

＊Sennert, D.: *Institutionum medicinae libri V*. Witebergae: Apud Zachariam Schurerum, typis Wolfgangi Meisneri, 1611.

現代の衛生学（英 hygiene、独 Hygiene、仏 hygiène）は十九世紀のドイツの医師ペッテンコーフェル（Pettenkofer, Max Josef von, 1818–1901）により始められた。ペッテンコーフェルはギーセン大学のリービヒのもとで有機化学を学び、ミュンヘン大学で医化学の教授になり（一八四七）、食物、空気、土壌、水、衣服、住居など健康に関わる環境条件の研究を行った。ペッテンコーフェルの提言によりドイツの三大学で衛生学講座が設置され、ミュンヘン大学の衛生学教授に就任し（一八六五）、ミュンヘンの衛生学研究所長（一八七九）になった。ハイデルベルク大学では一八六一年に衛生学の初代教授にクナウフが就任し、法医学を兼任した。

8　細菌学の起源と変遷

人類の歴史の中で、さまざまな流行病 epidemics が流行し大きな災厄をもたらしてきた。流行病には何か共通の原因があるに違いないと人々は考えた。古代ギリシャのトゥキュディデス（Thucydides, c. BC460–BC395）はペロポネソス戦争の歴史を記述し、紀元前四三〇年に悪性の疫病が起こったことを記している。患者は高熱と激しい咳から始まり、続いて嘔吐を起こし、七～九日で激しい痙攣と苦痛のうちに死を迎え、アテナイ軍の兵士四〇〇〇人のうち一〇五〇人が疫病で亡くなったという。トゥキュディデスはこの病気が「飢饉 λιμός, famine」ではなく「疫病 λοιμός, plague」であると述べ、伝染性のものと考えていたようだ[19]。

歴史上に記録される流行病の中でも、流行状況と特徴的な症状から特定の病名が付けられ、感染症と推定されるものがいくつもある。天然痘、腺ペスト、マラリア、発疹チフス、赤痢、ジフテリア、猩紅熱、コレラなどである。しかし流行病の原因は長らく特定できなかった。十九世紀初頭には、特定の潜在力が伝播して生じる伝染病 Contagien と、一般的な潜在力が広まって生じる瘴気病 Miasmata が区別された。

ドイツのコッホ（Koch, Heinrich Hermann Robert, 1843–1910）は病気の原因となる微生物を発見し、細菌学 bacteriologyという学問分野を作り上げた。コッホは地方の小都市で医官として働きながら研究を行って、炭疽病の病原菌と創傷による敗血症・膿血症の原因となる微生物を発見し、ベルリンの帝国衛生院の研究員になって重大な感染症であった結核の原因菌を発見した（一八八二）。エジプトとインドでの調査・研究でコレラ菌を発見して（一八八三）、ベルリン大学の衛生学教授に任じられた（一八八五）。感染症研究所が新設されてその初代所長になり（一八九一）、細菌学の研究を発展させて多くの細菌学者を養成した。ハイデルベルク大学ではラウベンハイマーが一九一五年に衛生学教授と初代の細菌学教授として就任した。

9　内科学の起源と変遷

内科学（英 internal medicine、独 innere Medizin、仏 Médecine interne）はおもに内臓領域の診断・治療を、手術によらない方法で行う医学の分野であり、手術により治療する外科学と対比される。二十世紀後半から臓器別の診療科に細分化され、循環器内科、呼吸器内科、消化器内科などに分かれている。

古代以来の伝統的な西洋医学では、内科的な医療が中心になっているが、外傷の手当など外科的なものも含まれていた。『ヒポクラテス集典』の文書でも内科的な疾患と外科的な傷病が扱われており、ガレノスの医学書群でも同様である。アヴィケンナの『医学典範』では、第三巻が身体の部位別の疾患、第四巻が全身性の疾患を扱っている。この疾患の各論に相当する第三・四巻で、内科的疾患を中心に、一部外科的疾患を含めて扱っている（**表33**）。

疾患各論を扱う医学実地書

アヴィケンナをはじめとするアラビアの医学書は、十一世紀末頃からラテン語に訳されて広まっていったが、その少し前からサレルノでは医学教師たちが集まり、古代ギリシャ・ローマの著作を使って医学教育を行っていた。ガリ

表 33　アヴィケンナ『医学典範』*の第 3・4 巻の疾患各論

第 3 巻　疾患の各論，人体の器官を冒す疾患，頭から足へ，現れたものと隠れたもの
第 1 教説　頭部の病気一般
第 2 教説　神経の病気
第 3 教説　眼の病態
第 4 教説　耳の病態
第 5 教説　鼻の病態
第 6 教説　舌と口の病態
第 7 教説　歯の病態
第 8 教説　歯肉の病態
第 9 教説　咽喉の病態
第 10 教説　肺と胸部の病態
第 11 教説　心臓の病態
第 12 教説　乳房とその病態
第 13 教説　食道と胃と周囲の病態
第 14 教説　肝臓とその病態
第 15 教説　胆嚢，脾臓，それらの病態
第 16 教説　腸の病態
第 17 教説　肛門の病気
第 18 教説　腎臓の病態
第 19 教説　膀胱の病態と尿
第 20 教説　男性生殖器の病態
第 21 教説　女性生殖器の病態
第 22 教説　体肢の器官の病態

第 4 巻　全身の病気
第 1 教説　熱病
　第 1 論　一過性熱
　第 2 論　腐敗による熱について総論
　第 3 論　消耗熱
第 2 教説　予後と分離の判断
　第 1 論　分利とそれを見分ける手段，よい分利と悪い分利，その区分と判断
　第 2 論　分利の日と時間
第 3 教説　腫脹と膿疱
　第 1 論　その熱いものと腐敗するもの
　第 2 論　冷たい膿瘍とその経過
　第 3 論　癩
第 4 教説　連続性の破断，骨折と副木に関わるもの以外に
　第 1 論　体肢の外傷
　第 2 論　擦過，摩擦，打撲，捻挫，転倒，衝突，破裂，出血など
　第 3 論　潰瘍
　第 4 論　神経の連続性の破断，骨の連続性の破断の回復に関係しないもの
第 5 教説　整復
　第 1 論　脱臼と整復
　第 2 論　骨折一般の基礎
　第 3 論　各部位の骨折
第 6 教説　毒
　第 1 論　経口毒の配置について知られることの基礎，動物由来でない毒の治療について詳論
　第 2 論　動物由来の経口毒
　第 3 論　咬傷の処置一般。毒虫よけ。蛇咬傷の治療と各種
　第 4 論　人と動物による咬傷
　第 5 論　毒虫による刺傷と咬傷
第 7 教説　容貌
　第 1 論　毛髪の病態と雲脂
　第 2 論　皮膚の色の病態
　第 3 論　皮膚を傷めるもの，色以外で
　第 4 論　身体と体肢に関する状態

* Avicenna: *Liber Canonis, De medicinis cordialibus, et Cantica*. Basileae, Per Joannes Hervagios, 1556.

オポントゥスの著した『受難録』は，局所的な疾患を頭から足への順に列挙し，全身性の熱病を加えてその治療を扱ったもので，疾患各論にあたる医学実地書の嚆矢とされる。この局所性疾患（頭から足へ）と全身性疾患（熱病）の組合せは医学実地書の基本形となり，その後十八世紀に至るまで医学実地書の基本的な形式として踏襲された。[20]

医学は，十四世紀頃から理論 theoria と実地 practica に分かれるようになった。医学実

地はほぼ今日の内科学に相当する疾患の各論で、個別の疾患について診断・治療・予後を教える。地域により差異はあるが、十八世紀以前のヨーロッパの大学医学部で理論と実地は区別して教えられていた。十六世紀のパドヴァ大学では、医学理論と医学実地の教授職が分かれていて、異なる教材を用いてスコラ的な授業が行われた。十七世紀初頭のヴィッテンベルク大学と十八世紀初頭のライデン大学では、一人の教授が理論と実地の両方を担当していたが、ヴィッテンベルク大学のゼンネルトとライデン大学のブールハーフェはともに、医学理論書と医学実地書を著しており、理論と実地の授業内容は区別されていた。ハイデルベルク大学では十八世紀初頭のネーベルから医学理論（生理学・病理学）と医学実地を別の教授が担当するようになった。

十八世紀以前のヨーロッパで、疾患の各論は医学実地書で扱われるのが通例であるが、例外的に医学理論書の病理学で扱われることもあった。十六世紀フランスのフェルネルによる『医学 *Medicina*』（一五五四、改題されて『普遍医学 *Universa medicina*』一五六七）、ドイツのフックスによる『医学教程』（一五五五）がその例である。

疾患各論にあたる医学実地書は十一世紀のガリオポントゥスによる『受難録』から始まり、十八世紀まで出版され続けた。医学実地書の形式は、部位別の疾患を頭から足まで（a capite ad calcem）配列し、それに加えて全身性の熱病を取り上げるのが基本形であった。この基本形には利用しやすいという利便性はあるが、その配列には疾患の本質的な特徴を捉えたものではなかった。十七世紀まで医学実地書の大部分がこの形式で書かれていたが、十八世紀初頭のブールハーフェによる『箴言』（一七〇九）から、疾患を症状ないし病態によって配列・区分する医学実地書が書かれるようになった。

十八世紀後半に疾患を症状・病態に基づいて植物の種のようにみなして系統的に分類する疾病分類学が現れた。モンペリエ大学のソヴァージュの『方式的疾病分類学 *Nosologia methodica*』（一七六三）では、疾患を一〇綱、四三目、二九五属に分類し、二三〇八種という膨大な数の疾患を列挙したが、そこで疾患とされたものは今日では症状と見なされるものであり、特定の原因・病態を有する今日の疾患とは異なる。疾患の各論を扱う医学書はそれ以後十九世紀

表 34　疾患各論の変遷

		ハイデルベルク大学医学部		疾患各論書
		基礎医学	臨床医学	
第 1 期	1390–1552	医学（単一科目）		「医学実地」 「疾病分類学」 （18 世紀終盤）
第 2 期	1553–1651	〔病理学と治療学〕（医学の 3 教科のうち）		
第 3 期	1652–1747	医学実地		
第 4 期	1748–1802			
第 5 期	1803–1853	–	〔病理学＋治療学〕	「特殊病理学」（独） 「内部病理学」（仏）
第 6–7 期	1854–19 世紀末	（病理解剖学）	内科学	
		（病理学）	内科学	「内科学」

＊坂井建雄作成

初頭まで疾病分類学の様式で書かれるようになった。

十九世紀に入って病理解剖学が活発に行われるようになり、疾患が臓器の病変と対応することが明らかになり、病気の原因を体液の不均衡に求める考え方は廃れていった。これに対応して、個別の疾患を扱う医学書の様式は、疾病分類学型から変化していった。一八三〇～一八七〇年頃には局所的な疾患が疾病分類学的な疾患と局所的な疾患の両方を含む折衷型が現れ、一八四〇～一八九〇年頃には局所的な疾患が器官系統別に配列される器官系統型が現れ、一八八〇年頃以後には冒頭の感染症に続いて器官系統別に局所的疾患を扱う感染症重視型が登場した（**表34**）。

疾患各論の名称

個別の疾患の診断と治療を扱う疾患各論の著作は、十八世紀から各国語で書かれるようになり、ラテン語の「医学実地 medicina practica」ではない各国語の表題がつけられるようになった。

イギリスでは「医術の実地 practice of physic」が医学実地の英語訳として十七世紀後半から、十八世紀初頭からは書き下ろしの著作で使われ始め、十九世紀を通じてよく用いられた。シルヴィウス（Sylvius, Franciscus［デ・レ・ボエ de le Boe, Frans］, 1614–1672）の医学実地書の英訳『医術の実地の新理念 *A new idea of the practice of physic*』（一六七五）やエトミュラー（Ettmüller, Michael, 1644–1683）の医学書の英語訳『エトミュラー要約すなわち医術の理論と実地

の完全体系 *Etmullerus abridg'd; or, A compleat system of the theory and practice of physic*』（一六九九）などが出版された。書き下ろしの著作としては、ショー（Shaw, Peter, 1694–1763）による『医療の新実地 *A new practice of physic*』（一七二六）や、ラングリッシュ（Langrish, Browne, ?–1759）の『現代の医術の理論と実地 *The modern theory and practice of physic*』（一七三五）などがある。

十八世紀後半からは「医学の実地 practice of medicine」が使われ始め、十九世紀を通じてよく用いられた。ダンカン（Duncan, Andrew, Seniore, 1744–1828）による『医学の理論と実地の講義論点 *Heads of lectures on the theory and practice of medicine*』（一七七六）や、ホフマン（Hoffmann, Friedrich, 1660–1742）の医学実地書の英語訳『医学の実地体系 *A system of the practice of medicine*』（一七八三）などがある。

ドイツ語での疾患各論の著作は、十八世紀にはさまざまな表題が付けられてとくに一定の名称がなかった。ブールハーフェの医学実地書のドイツ語訳には『疾患の識別と治療の短命題 *Kurtze Lehr-Sätze von Erkennung und Heilung der Krankheiten*』（一七六三）の表題がつけられた。フォーゲル（Vogel, Samuel Gottlieb von, 1750–1837）の医学実地書の表題は『実地医療学提要 *Handbuch der practischen Arzneywissenschaft*』（一七八一）であった。

十九世紀初頭から「病理学と治療 Pathologie und Therapie」の名称が広く用いられるようになった。ハイデルベルク大学医学部では一八〇五年に病理学と治療の教授職が置かれ、ヘーガー（Heger, Johann Philipp, 1770–1816）が初代の教授に就任した。コンラディは疾患の総論と各論を含む『病理学と治療基礎 *Grundriß der Pathologie und Therapie*』（一八一一）を著している。

病理学は十九世紀初頭から疾患の総論を扱う「一般病理学 allgemeine Pathologie」と疾患の各論を扱う「特殊病理学 specielle Pathologie」に区分されるようになった。特殊病理学の表題をもつ早い時期の著作に、ウィーン大学のライマン（Raimann Johann Nepomuk von, 1780–1847）の『特殊医学病理学と治療提要 *Handbuch der speciellen medicinischen Pathologie und Therapie*』（一八一六）、コンラディの医学書の第三版『特殊病理学と治療提要 *Handbuch der spe-*

ciellen Pathologie』(一八二八)がある。十九世紀のその後のドイツの疾患各論書のほとんどは特殊病理学という表題で刊行された。それ以外のものは少数であり、たとえばベルント(Berndt, Friedrich August Gottlob, 1793–1854)による『実地医学一般基礎 *Die allgemeinen Grundsätze der praktischen Medizin*』(一八二五―二七)がある。

フランスでは疾患各論の名称として「実地医学 médecine pratique」が医学実地 medicina practica の訳語として、「臨床医学 médecine Clinique」が臨床医学 Medicina clinica の訳語として、十八世紀末から用いられた。『医学実地教程 *Institutions de médecine pratique*』(一七八五)は、イギリスのカレン(Cullen, William, 1710–1790)による『医学実地初歩 *First lines of the practice of physic*』(一七七七―一七八四)をピネル(Pinel, Philippe, 1745–1826)がフランス語に訳したものである。また『臨床医学 *Médecine clinique*』(一七八七)は、ドイツのゼレ(Selle, Christian Gottlieb, 1748–1800)による『臨床医学 *Medicina clinica oder Handbuch der medicinischen Praxis*』(一七八一)のフランス語訳である。

十九世紀の三〇年代頃からは「内部病理学 pathologie interne」がフランス語の疾患各論書の表題としてよく用いられるようになった。その最初期のものにアンドラルの『内部病理学講義』(一八三六)がある。

内科学(独 innere Medizin、仏 médecine interne、英 internal medicine)の語は、ドイツでまず登場し、フランスとイギリスに広がった。ドイツで内科学の語は十九世紀中葉から使われ、ハイデルベルク大学医学部では一八五五年に内科学の教授職が置かれ、クスマウルが初代教授に就任した。また内科学会議 Congress für Innere Medicin(現在のドイツ内科学協会 Die Deutsche Gesellschaft für Innere Medizin)は一八八二年に設立されている。内科学の表題をもつドイツの最初期の医学書にエアランゲン大学のフライシャー(Fleischer, Richard, 1848–1909)による『学生と医師のための内科学教科書 *Lehrbuch der inneren Medizin für Studirende und Ärzte*』(一八八八―九六)がある。フランスで内科学の語は十九世紀末から使われるようになり、一八九四年に第一回の内科学フランス学会 Congrès Français de Médecine Interne がリヨンで開催され、一八九七年に『内科学雑誌 *Journal de médecine interne*』が創刊されている。英米で内科学の語は二十世紀初頭から使われるようになった。内科学の表題をもつ最初期の医学書にバトラー（Butler, Glentworth Reeve, 1855–1926）による『内科学の診断 *The diagnostics of internal medicine*』（一九〇一）やボヴェアード（Bovaird, David, 1867–1923）による『内科学 *Internal medicine*』（一九一二）がある。

わが国では江戸時代から内科の名称が用いられている。『西説内科撰要』全一八巻（一七九二）は、オランダのゴルテル（Gorter, Johannes de, 1689–1762）による『医術の基礎 *Gezuiverde geneeskonst*』（一七四四）を宇田川玄随（1755–1798）が訳したものである。明治時代になると欧米の内科学書が次々と訳されるようになった。『内科摘要』（一八七二）は、アメリカのハーツホールン（Hartshorne, Henry, 1823–1897）による『医学の原理と実践要説 *Essentials of the principles and practice of medicine*』（一八六七）の翻訳であり、『内科簡明』（一八六七）はドイツのクンツェ（Kunze, Carl Ferdinand, 1826–1889）による『実用医学概論 *Compendium der practischen Medicin*』（一八六三）の翻訳である。また医制（一八七四年）に基づいて一八七五年から三府において、一八七六年から各府県で医師開業試験が七科目で行われるようになったが、その七番目の科目として「内科学外科学」が定められていた。日本内科学会は一九〇三年に設立されている。

10 外科学の起源と変遷

外科学（羅 chirurgia、英 surgery、独 Chirurgie、仏 chirurgie）の語は、ギリシャ語の χειρουργία（手による仕事、手 χείρ＋仕事 ἔργον）から由来する。現代の医学において内科学と外科学は対置されるものであるが、十八世紀以前のヨーロッパの医学教育において外科学は内科学よりも一段と低いものと見なされていた[21]。

南フランスのモンペリエ大学は最初期の大学医学部であり、十二世紀に医学校として始まり、十三世紀に大学になった。ここでは内科学だけでなく外科学も教えられ、アンリ・ド・モンドヴィル、ギ・ド・ショーリアクなどの著名な外科医を輩出している。ギ・ド・ショーリアクによる『大外科学 *Chirurgia magna*』（一三六三）は写本として広まり、十五世紀末から繰り返し出版されている。

十三世紀後半以後に、ボローニャやパドヴァなどの北イタリアの大学でも医学部が成立し、古代ギリシャ・ローマの医学文書やアヴィケンナの『医学典範』を用いてスコラ的な方法で医学が教えられるようになった。これらの医学部では理論的な教育が中心になっていて、治療手段を実際に学ぶ外科学は従属的な位置に置かれていた。十六世紀前半のパドヴァ大学では医学理論、医学実地、哲学の各教科に五人の教授が置かれていたが、外科学の教授職はなかった。一五三七年にヴェサリウスが外科学の講師となって人体解剖示説の授業を担当し、外科学・解剖学の教授が事実上誕生した。しかしヴェサリウスの当初の給料（年俸四〇フロリン）は当時の医学の教授（年俸一〇〇〇フロリン）の二五分の一であり、外科学・解剖学教授の地位の低さが分かる。[22] 十七世紀初頭のヴィッテンベルク大学では二つの教授職が置かれ、一つが医学を、もう一つが解剖学と植物学を担当して、外科学を担当する教授職はいなかった。十八世紀初頭のライデン大学では、五つの教授職が置かれ、医学理論、医学実地、解剖学・外科学、植物学、化学をそれぞれ担当していた。ハイデルベルク大学では一三九〇年の開学から十八世紀前半まで外科学の教授はほぼいなかったが、一七四八年にオーベルカンプが解剖学・外科学・法医学の教授に就任して以後、十九世紀初頭まで解剖学・外科学の教授が続くようになった。

パリの王立植物園は、パリ大学の理論中心の医学教育を変える目的をもって一六二六年に創設され、一六三五年に薬草園として開園した。四つの植物学の教授職のうちの一つを変えて、一六七三年にディオニスが解剖学・外科学教授に就任した。ディオニスは一六八〇年に教授を辞してフランス王室の侍医になったが、その後にフランス語で解剖学書『人体解剖学 *L'anatomie de l'homme*』（一六九〇）と外科学書『外科手術講義 *Cours d'operations de chirurgie*』（一七〇七）を出版している。後任のデュヴェルネ（Duverney, Joseph-Guichard, 1648–1730）は一六七九年に解剖学・外科学教授になり、比較解剖学の研究を幅広く行ったが、生前には研究成果をほとんど発表することなく、没後に『解剖学著作集『Œuvres anatomiques』（一七六一）が出版されている。解剖学の教育者として名声が高く、数多くの弟子を育てた。後任のウィンスローはデュヴェルネの助手を務めて一七二一年からその職務を代行し、一七二八年にパリ大学医学部の医学・解剖学・外科学教授、一七四三年に王立植物園教授になった。『人体構造の解剖示説』（一七三二）を出版している。

十九世紀に入ると、解剖学と外科学は分かれてそれぞれ専任の教授が置かれるようになった。ハイデルベルク大学ではケリウスが一八一七年に初代の専任の外科学教授になり、眼科学を併任した。

外科学という学科は、大学での医学教育が始まった十三世紀から現代まで連綿として続いているが、外科学の内容は十九世紀中葉を境に大きく変化した。それ以前の外科学が扱うことができたのは、外傷や骨折の治療および体表の腫瘍の手術など、短時間で行えるものに限られていた。一八四〇年代に麻酔法が発明され、一八七〇年代に消毒法が導入されて、外科手術の適用範囲は大きく広がり、安全性も著しく高まった。ポーロによる子宮摘出術（一八七六）、ゼンガーによる帝王切開術（一八八二）、ビルロートによる幽門切除術（一八八一）と胃切除術（一八八五）、ランゲンブッフによる胆嚢切除術（一八八二）、ハルステッドによる乳癌根治手術（一八八九）、ヴェルトハイムによる腹式広汎子宮全摘術（一八九八）など、内臓領域のさまざまな手術が開発された。

11　十八世紀以前の西洋伝統医学から十九世紀以後の近代医学へ

十八世紀以前の西洋医学は古代からの伝統を継承し、十九世紀から始まる近代医学とは異なる特徴を有しており、西洋伝統医学 Western traditional medicine と呼ぶのが適切である。以下では西洋伝統医学の構造と内容が、十九世紀以後の西洋近代医学へとどのように引き継がれ、どのように変貌していったのかを考察する。

十八世紀以前の西洋伝統医学における三要素

十八世紀以前の西洋伝統医学は、現代の医学と明らかに異なる特徴をもっていた。その第一は経験的医療 empiric medicine と呼ぶべきもので、経験に基づいて見出された治療法や薬剤が用いられた。診断の手がかりとしては患者の主観的な訴えや尿の外観や脈拍の感触が重視されていた。健康を回復するために飲食物・生活習慣・環境が重視されて、医薬としておもに薬草からの植物薬が用いられた。これらの診断・治療法はいずれも長年の経験に基づいて編み出されたものであり、現代の診断・治療法のように科学的な根拠をもち有効性が検証されたものではなかった。

十八世紀以前の西洋伝統医学の第二の特徴は推論的考察 deductive speculation と呼ぶべきもので、知的好奇心に基づいて人体や病気について考察していた。古代の哲学者や医師たちが論じてガレノスにより集大成された体液理論では、対立する二組四種類の性質（熱/冷、湿/乾）とその性質を分け持つ四種類の体液（血液＝熱・湿、黄胆汁＝熱・乾、粘液＝冷・湿、黒胆汁＝冷・乾）を重視し、その不均衡により病気が生じると説明していたが、科学的な根拠のない推論である。十六世紀のパラケルススや十七世紀のヘルモント（Helmont, Johannes Baptista van, 1579–1644）はアルケウス archeus という霊的な気体に病気の原因を求め、十七世紀のシルヴィウスは酸とアルカリの不調和によるアクリモニア acrimonia が病気の原因であるとしていたが、いずれも科学的根拠のない推論に過ぎない。

経験的医療と推論的考察という二つの特徴は、十八世紀以前の西洋伝統医学だけではなく、世界の他の伝統医学にも共通して見られるものである。中国伝統医学では、経験的医療として『傷寒論』と『金匱要略』で植物薬を中心とした漢方薬が処方され、『神農本草経』で植物薬が解説され、『難経』では鍼灸術が述べられた。推論的考察としては『黄帝内経』で陰陽五行説が唱えられ、『霊枢』経脈編で一二の正経脈が設定され、後世に引き継がれ古典として尊重された。インドの伝統医学はアーユル・ヴェーダ Ayurveda と呼ばれる。経験的医療を記したものとして、二世紀頃に編まれた『チャラカ・サンヒター *Caraka samhita*』は内科的疾患を、四世紀頃に編まれた『スシュルタ・サンヒター *Susruta samhita*』では外科的疾患を扱っている。推論的考察としてはドゥーシャ dosa と呼ばれる三種類の根本

表35　18世紀以前の西洋伝統医学の3つの要素

		西洋伝統医学	中国伝統医学	インド伝統医学
A 経験的医療	経験に基づく診断・治療	植物薬など	漢方薬，鍼灸	植物薬
B 推論的考察	人体と病気についての推論	体液説など	陰陽五行説	3つのドゥーシャ
C 科学的探究	事実・実験により検証可能	解剖学	–	–

要素が重視され、風の元素から生じたヴァータ vāta、火の元素から生じたピッタ pitta、水の元素から生じたカパ kapha のバランスが崩れると病気になるとされる。

このように十八世紀以前の西洋伝統医学は、他の伝統医学と共通する経験的医療と推論的考察という二つの要素を含んでいるが、この他に西洋医学に特徴的な第三の要素を見出すことができる。すなわち人体の構造を探究する解剖学である。現存する最古の解剖学書は、二世紀のガレノスによるもので、全身の構造を網羅する『身体諸部分の用途について』一七巻、『解剖手技』一五巻の他に、骨、筋肉、血管、神経を扱う各論的な著作がある。これらの解剖学書は十六世紀頃までにラテン語に翻訳され、その内容を踏襲してヴェサリウスによる『ファブリカ』（一五四三）とその精細な解剖図として結実した。現代の解剖学者がガレノスの解剖学書を読むと、実際の人体の構造と対応させて身体の各部の構造についての記述を検証することができる。ガレノスの解剖学の詳細さと正確さは圧倒的である。ヴェサリウスの解剖学には独自の観察に基づく精細な解剖図が含まれるが、記述内容のほとんどはガレノスの解剖学を踏襲しており、誤りの部分までしばしばそのまま引き継がれている。ガレノスとヴェサリウスから始まる解剖学は科学的探究 scientific investigation と呼ぶべきもので、観察や実験により内容の正しさを検証することが可能で、検証のできない経験的医療や推論的考察とは明らかに異なっている。この解剖学による科学的探究は他の伝統医学に見られないものであり、十八世紀以前の西洋伝統医学の独自の特徴である（**表35**）。

十八世紀以前のヨーロッパの医学部で教えられていた医学は、現代医学の基礎・臨床医学の各科のルーツにあたるものを含んでいるが、その枠組みは基礎医学と臨床医学に分かれるのではなく、第一章で述べたように四つの教科に分かれていた。そしてこれら四つの教科に含まれる内容は、それぞれ西洋伝統医学の三つの要素である（A）経験的医療、（B）推論的考察、（C）科学的探究のいずれかに対応させることができる。

(1) 医学理論：自然と人間に関する普遍的な原理を教える。十六世紀中盤以後の医学理論書は五つの部門からなる。①生理学（正常な人体の構造と機能について学ぶ）、②病理学（疾患と症状の原因や差異について学ぶ）、③徴候学（尿や脈拍など診断の手がかりについて学ぶ）、④健康学（健康を保持に役立つ飲食物、生活、環境などについて学ぶ）、⑤治療学（薬剤や瀉血などの治療方法について学ぶ）、である。これらのうち①生理学と②病理学は（B）推論的考察に相当するが、③徴候学、④健康学、⑤治療学は（A）経験的医療に相当する。

(2) 医学実地：健康を保持し回復するための手段を教える。十一世紀から十八世紀初頭まで医学実地書は局所的疾患（頭から足まで部位ごと）と全身的疾患（おもに熱病）を扱っていた。十八世紀の医学実地書では、症状・病態による疾患の分類が行われるようになった。これは（A）経験的医療に相当する。

(3) 解剖学／外科学：解剖学では人体の構造について教え、十六世紀から人体解剖示説が広く行われた。十六・十七世紀には人体構造を探究し、構造を手がかりに機能が推論された。解剖学による人体構造の知識は外科学にも大いに役だった。十八世紀までに解剖学は医学教育の基礎として不可欠なものになった。解剖学は（C）科学的探究であるが、外科学は（A）経験的医療に相当する。

(4) 薬剤学／植物学／化学：薬剤としてはおもに植物を加工・抽出した植物薬が用いられた。薬用植物を育てる植物園が十六世紀中葉から設置され、植物を区別するために植物学が教えられた。また薬剤の調製に役立てるために十七世紀後半から化学が教えら

表 36　18 世紀以前の医学教育の構造と 3 要素

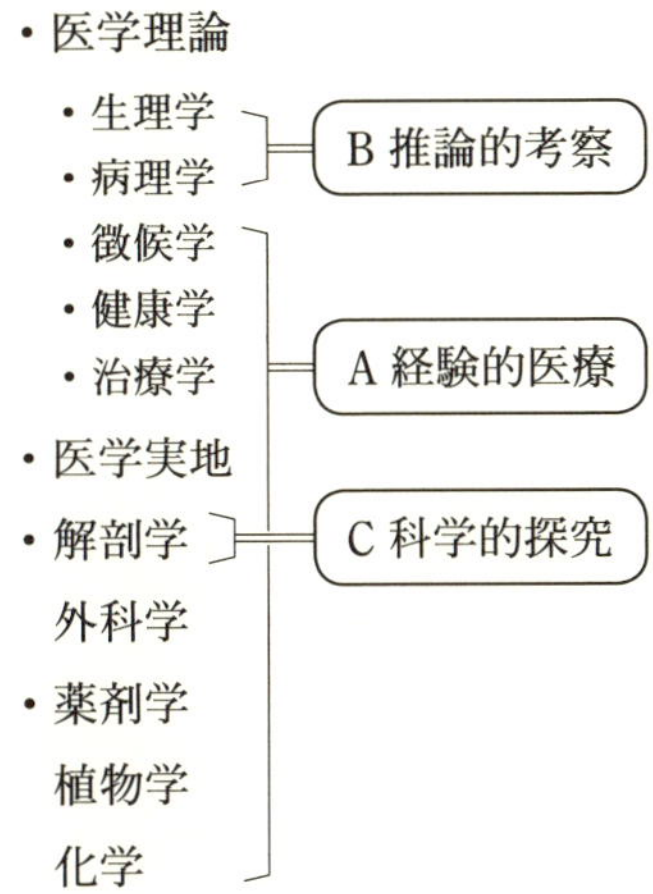

- 医学理論
  - 生理学
  - 病理学
  - 徴候学
  - 健康学
  - 治療学
- 医学実地
- 解剖学
  外科学
- 薬剤学
  植物学
  化学

B 推論的考察（生理学、病理学）
A 経験的医療（徴候学、健康学、治療学、医学実地、外科学、薬剤学、植物学、化学）
C 科学的探究（解剖学）

れた。これらは（A）経験的医療に相当する（表36）。

十九世紀における基礎医学と臨床医学の成立

第二～一〇節ですでに述べたように、現在の基礎医学と臨床医学の各教科には、十八世紀以前の西洋伝統医学にルーツをもつものが多くある。これらの教科は十八世紀以前の西洋伝統医学から十九世紀以後の西洋近代医学にかけて、その内容を少なからず変えている。その変化を、西洋伝統医学の三要素の観点から以下に整理する。

解剖学は古代における肉眼的な解剖学としての始まりから、人体の構造を観察する（C）科学的探究であった。十六世紀に解剖図が印刷・出版されるようになって広まり、十八世紀までに医学教育の基礎として定着した。十九世紀には顕微鏡的な組織学が加わり、器官系別の系統解剖学として体系化された。十八世紀以前からもまた十九世紀以後も（C）科学的探究であり続けている。

生理学は十六世紀に医学理論の一部門として出発し、人体の機能を古代以来の体液理論を中心に長らく教えており、十七世紀以後の機械論の勃興とニュートン力学の成功を背景に十八世紀初頭からは機械論的な生理学が教えられるようになった。これらの理論は思弁的であり、事実に基づく裏付けがなく、（B）推論的考察に相当する。十八世紀中葉以降に医学理論の枠組みが廃れて、生理学は単独の教科となった。十九世紀中葉以後に生理機能を実験的に検証する実験生理学がドイツの大学を中心に発展し、ここで生理学はようやく事実を検証する（C）科学的探究へと変化した。

生化学は人体の構成成分についての化学であるが、十八世紀以前の医学における化学は、薬剤の調製を行うための薬剤学の関連教科であり、（A）経験的医療の一部であった。十九世紀中葉以後に生理学の一部として生体物質を扱う生理化学が生まれ、また生化学と呼ばれ、生体物質についての事実を探究する（C）科学的探究として発展した。二十世紀終盤からは遺伝子を扱う分子生物学が加わるようになった。

薬理学のルーツは薬剤学であり、おもに薬草由来の植物薬を用いていたので、薬草園・植物園が作られた。十八世紀までの薬剤学では植物薬を中心に薬剤を経験的に処方しており、（A）経験的医療であった。薬剤学の関連分野として植物を分類し研究する植物学が生まれた。十九世紀以後に植物薬から有効成分が抽出され、また化学合成された薬剤が用いられるようになった。十九世紀末に生まれた薬理学は、こうした成分の純粋な薬剤の効果を実験的に検証する学問で、（C）科学的探究に相当する。

病理学は十六世紀に医学理論の一部門として出発し、古代のガレノスに従って病気と症状の原因と差異を推論していた。十八世紀に医学理論の枠組みが失われると、病理学は単独の教科となった。ここまでの病理学では病気と症状の原因について事実に基づく裏付けが与えられず、（B）推論的考察であった。十九世紀に入る頃からドイツでは疾患の総論と各論が区別され、総論にあたる一般病理学は基礎医学になり、各論にあたる特殊病理学は臨床医学の内科学になった。病理解剖学は十八世紀末頃から活発に行われ、臓器の病変をもとに生前の疾患が診断されるようになり、また十九世紀後半には病理組織学が生まれて顕微鏡で臓器病変の診断が行われるようになり、病理学は（C）科学的探究に変わった。

衛生学は環境についての科学であるが、医学理論の一部門の健康学は名称が同じであり（hygiene）、また健康に影響する要因（非自然的 non-natural）を扱うという点でも共通しており、衛生学のルーツと見なすことができる。健康学では健康の維持・回復に役立つ飲食物、生活習慣、環境などを推奨し、（A）経験的医療に相当するものであったが、十八世紀に医学理論の枠組みが廃れるとともに失われた。衛生学は十九世紀後半にペッテンコーフェルにより健康に関わる環境条件の科学として創始され、（C）科学的探究に相当する。

細菌学は十九世紀末に衛生学から派生し、コッホによる病原菌の発見によって始まった。病原菌についての（C）科学的探究である。

内科学は臨床医学のうちで身体の深部にあって見えない疾患を扱い、十八世紀以前の医学では医学実地に相当し、頭から足までの部位別の疾患と熱病などの全身性疾患を扱っていた。十八世紀終盤には疾患を症状・病態によって植物の種のように分類する疾病分類学となったが、（A）経験的医療という特徴は変わらなかった。十九世紀には、打診・聴診などの診断技術、体温計・心電計・X線などの検査技術が導入されて身体所見と症状が客観的に把握できるようになり、二十世紀前半にはビタミンやホルモンの発見による病態解明と抗生剤による感染症の治療、二十世紀後半には画像診断技術と免疫学の発展による治療法開発など、（C）科学的探究の成果によって診断・治療の水準が大幅に向上している。

外科学は手術による治療を行い、十八世紀以前には骨折・脱臼や外傷の処置および体表の疾患の治療に対象が限られ、（A）経験的医療に留まっていた。十九世紀中葉に麻酔法と消毒法が登場して、外科手術が苦痛なく安全に行えるようになると、外科学の対象は内臓領域に広がって、胃癌のための胃全摘、帝王切開、子宮摘出、乳癌の根治手術、脳腫瘍の手術などが、解剖学の詳細な知識を応用して行われるようになり、二十世紀後半には人工血管や人工弁を用いた置換手術、臓器移植手術が行われるようになり、顕微鏡を用いたマイクロサージャリーが発展するなど、（C）科学的探究の成果によって手術の適用範囲と精度が飛躍的に向上している。

以上のように十九世紀以後の西洋近代医学において、（C）科学的探究は中心的な役割を担い、医学が発展するための大きな原動力となっている。これに対して（A）経験的医療の内容は基礎医学においては速やかに消滅し、臨床医学においてはなおも重要な要素ではあるがその役割は次第に低下していく。さらに（B）推論的考察に相当する内容を十九世紀以後の西洋近代医学の中に見出すのは容易なことではない[23]。西洋近代医学は基礎医学と臨床医学に区分されるが、両者の間で（C）科学的探究の役割に明らかな差異がある。

基礎医学のさまざまな教科のなかで、解剖学と生理学はともに十八世紀以前から存在する学科である。解剖学は（C）科学的探究の内容を十八世紀以前から含んでおり、十九世紀には顕微鏡的な組織学としてその内容を広げた。生理学は十八世紀前には医学理論の五部門の第一として内容的には（B）推論的考察であったが、十九世紀初頭から

表 37　基礎医学と臨床医学の起源

		18 世紀以前の医学		19 世紀以後の医学	
基礎医学	解剖学	解剖学	〔C 科学的探究〕	組織学，系統解剖学	〔C 科学的探究〕
	生理学	医学理論の生理学	〔B 推論的考察〕	実験生理学	〔C 科学的探究〕
	生化学	薬剤学の化学	〔A 経験的医療〕	生化学	〔C 科学的探究〕
	薬理学	薬剤学，植物学	〔A 経験的医療〕	薬理学	〔C 科学的探究〕
	病理学	医学理論の病理学	〔B 推論的考察〕	病理解剖学，病理組織学	〔C 科学的探究〕
	衛生学	医学理論の健康学	〔A 経験的医療〕	衛生学（環境の科学）	〔C 科学的探究〕
	細菌学	—		細菌学	〔C 科学的探究〕
臨床医学	内科学	医学実地	〔A 経験的医療〕	内科学	〔A 経験的医療〕
	外科学	外科学	〔A 経験的医療〕	外科学	〔A 経験的医療〕

実験生理学を通して（C）科学的探究の内容を含むようになった。これら以外の基礎医学の教科はいずれも、十八世紀以前にルーツがあったとしても途中で断絶があり、十九世紀以降に新たに（C）科学的探究の内容を含む分野として生じた。病理学は十八世紀以前には医学理論の部門として（B）推論的考察であったが、十九世紀に入って病理解剖学・組織学という（C）科学的探究の内容をもち基礎医学の一員になった。薬理学のルーツとしての薬剤学は（A）経験的医療の一つであり、生化学のルーツとしての化学は薬剤学に関連する分野であり、衛生学のルーツにあたる健康学も（A）経験的医療であった。薬理学、生化学、衛生学はいずれも十九世紀以後に（C）科学的探究を内容とする新たな学問分野として成立した。細菌学は十八世紀以前に遡るルーツはなく、十九世紀末に新規の学問分野として登場した（**表37**）。

ハイデルベルク大学の歴史に見る近代医学の成立過程

十九世紀に西洋近代医学が成立した過程をハイデルベルク大学医学部の歴史で調べると、基礎医学と臨床医学の区分が二段階で成立したことが分かる。

基礎・臨床医学分離の第一段階は、十九世紀初頭に起こっている。ハイデルベルク大学での第五期（一八〇三―一八五三）に教えられた教科はそれ以前の第四期（一七四八―一八〇二）とほとんど変わりがないが、

表38　ハイデルベルク大学医学部教授職の設置時期，第6期（1854–1932）

基礎医学		臨床医学	
解剖学	1853以前	内科学	1853以前
生理学	1853以前	外科学	1853以前
病理解剖学	1856	助産学	1853以前
衛生学	1861	小児科学	1854
薬理学	1890	耳科学	1859
病理学	1900	眼科学	1860
細菌学	1910	精神医学	1878
免疫・血清研究	1920	婦人科学	1881
		整形外科学	1894
		歯科学	1895
		皮膚科学	1897

教授の数は第四期の二〜六名（平均四・五六人）から第五期の六〜一二名（平均九・一八人）へと倍増している。これに呼応して第五期には一人の教授が担当する教科数が減少し、基礎系の教科を教える教授と臨床系の教科を教える教授が明確に分かれるようになった。基礎医学の教授では当初はアッカーマン（在職1805–1815）やティーデマン（Tiedemann, Friedrich, 1781–1861; 在職1816–1849）などのように解剖学と生理学を兼務していたが、一八四〇年代以降はヘンレなどのように解剖学だけを担当するようになった（**表5**）。

第二段階の変化は十九世紀中葉以後に起こっている。第六期（一八五四—一九三二）には、一つの教科に複数の教授が置かれ、基礎医学では解剖学で最大四名（平均二・七七人）、生理学で最大五名（平均三・〇〇人）であり、臨床医学では内科学で最大一二名（平均六・六一人）、外科学で最大九名（平均四・六六人）であった。また基礎医学と臨床医学で新しい教科がいくつも新設された。そのために教授の総数が著しく増えて九〜六一名（平均三二・四〇人）になった（**図2・表38**）。

西洋近代医学教育の第一段階は十九世紀の前半期で、始動期 starting period と呼ぶことができる。基礎医学では解剖学と生理学が中心であり、また薬剤学も教えられた。臨床医学では病理学・治療学（内科学に相当する）が中心で、外科学、助産学も教えられた。第二段階は十九世紀の後半以後で、発展期 developing period と呼ぶことができる。基礎医学では解剖学と生理学に加えて、病理学、薬理学、衛生学などの教科が加わり、臨床医学では内科学と外科学に加えて、小児科学、精神医学などの教科が加わった。十九世紀後半に作りあげられた基礎医学と臨床医学の枠組みは、今日に至るまで継承され、新しい教科が次々と加えられて医学教育の内容は膨らみ続けている。

図2　ハイデルベルク大学医学部の教授数（1854-1932）

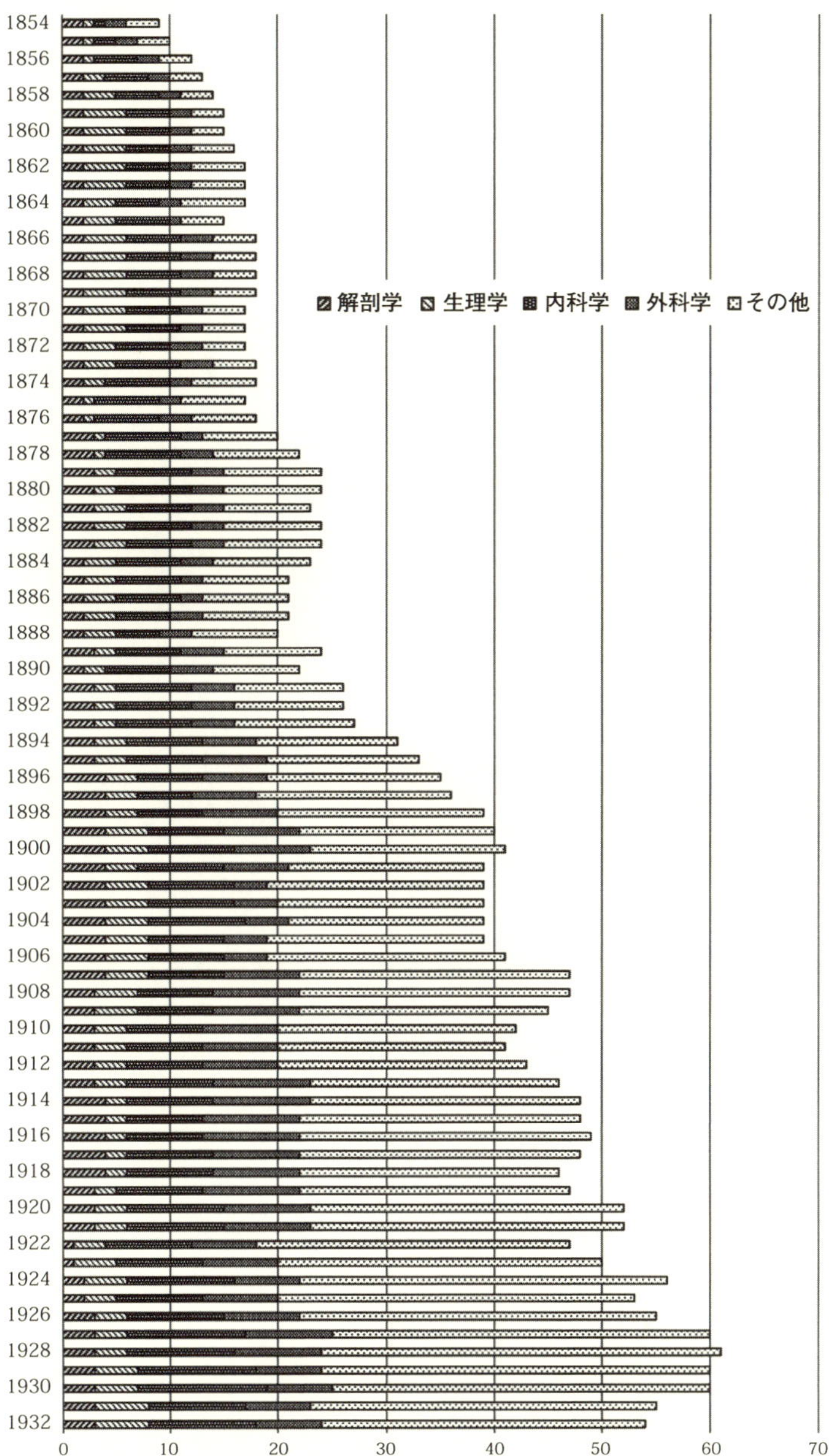

12　西洋伝統医学から西洋近代医学へ、ヨーロッパの医学教育の変化と継承

ヨーロッパの医学教育は、中世・ルネサンス期から始まっている。その現代に至るまでの歴史において、西洋医学は十九世紀初頭以後に大きな変革を経験し、その性格を大きく変えてしまった。十八世紀以前の西洋伝統医学は現代の医学とはまったく異質で、むしろ中国伝統医学やインド伝統医学など世界の他の伝統医学と同様であり、その内容は経験的医療と推論的考察を特徴としていた。ただ西洋伝統医学が他の伝統医学と異なる点は、解剖学を通して人体の内部構造を観察・記録するという科学的探究を行っていたことである。ただし解剖学の知見の集積によって、西洋伝統医学の医療水準が著しく向上したわけではなく、外科学の技術にとって有益であったに留まる。

十八世紀前の西洋伝統医学は医学の内容と教育方法によって三期に分けられる。第一期のスコラ期 scholastic period（十一世紀後半〜十六世紀前半）には、古典の医学書やアヴィケンナの『医学典範』などを教材に用いて、講読と討論によるスコラ的な授業が行われた。第二期の成熟期 mature period（十六世紀後半〜十七世紀末）には新たに書かれた教材を用いて講義を中心とする授業が行われた。この時期までの医学の内容は、古代のアリストテレスの自然哲学およびガレノスの体液理論が中心になっていた。第三期の変容期 transforming period（十八世紀）にはニュートン力学的な自然観によって古代以来の自然観・生命観は斥けられて、人体と生命について機械論的あるいは生気論的な説明が試みられるようになった。

十九世紀以後の西洋近代医学では、解剖学以外にも科学的探究に基づく学問分野が生まれて基礎医学を構成し、経験的医療に基づく臨床医学も次第に科学的探究を取り入れて診断と治療の新しい技術を生み出し、医療水準を向上させていった。科学的探究では観察された事実や実験の結果によって知識・情報が検証され蓄積されていく。十九世紀以後に西洋近代医学が発展できたのは、この検証された知識・情報が蓄積していくという科学的探究の特性によるも

表 39　西洋伝統医学・近代医学の変化・発展と時代の背景

		情報伝達技術	画像技術	自然観・生命観	社会
西洋伝統医学	第 1 期：スコラ期 11 世紀後半～ 16 世紀前半	手写本	描画 木版画	アリストテレス的 ガレノス的	カトリック
	第 2 期：成熟期 16 世紀後半～ 17 世紀末	大量 印刷本	銅版画		宗教改革 大航海時代
	第 3 期：変容期 18 世紀			ニュートン力学的	国民国家 啓蒙主義
西洋近代医学	第 1 期：始動期 19 世紀前半		リトグラフ	ロマン主義的	都市化 産業革命
	第 2 期：発展期 19 世紀後半～ 20 世紀終盤		木口木版画 写真製版	細胞生物学的 進化論的 生態学的	市民社会 世界大戦
	第 3 期：脱境界期 20 世紀末～	インターネット	CG	分子生物学的	グローバル化 情報化

のである。

十九世紀以後の西洋近代医学は医学の内容と伝達方法によって時期が分けられる。第一期の始動期 starting period（十九世紀前半）には、医学の内容は西洋伝統医学と大きく変わってはいないが、基礎医学と臨床医学にあたる教科を別の教授が担当するようになった。第二期の発展期 developing period（十九世紀後半～二十世紀終盤）には基礎医学では解剖学と生理学、臨床医学では内科学と外科学に加えて新しい教科・診療科が次々と付け加わり、医学の細分化と専門化が進んでいった。そして二十世紀末からの時期はそれまでとは明らかに様相が異なってきているようだ。医療技術が進歩して多くの疾患について診断と治療が可能になったこと、医学・医療と社会との関わりが深くなったこと、インターネットとコンピュータ技術によって情報伝達の速度と広がりが格段に向上したことなど、医学・医療だけでなく人間の生き方そのものも大きく変革させるような力が働いている。この最後の時期を第三期の脱境界期 boundaryless period（二十世紀末～）と呼べるのではないかと考えている。

こういった西洋医学教育の変化・発展は、医学・医療の世界の中で完結するできごとではなく、情報伝達技術や画像技術の発展、科学の背景にある自然観・生命観の変化、さらには社会全体の変化とも絡み合うものである。ここではそれらの関係を簡単な表の形で整理するに留めて、詳しい分析については今後のさらなる課題としていきたい（**表39**）。

注

（1）Hautz（1862）pp. 124–129.

（2）Hautz（1862）pp. 78–84.

（3）Hautz（1862）p. 381.

（4）第四期の教授グメリン（Gmelin, Leopold, 1788–1853; 在職 1813–1851）は化学と薬理学を担当しているが、内容的には薬剤学であったと考えられる。

（5）第四期の教授プヒェルト（Puchelt, Friedrich August Benjamin, 1784–1856; 在職 1824–1852）も内科学を担当している。

（6）解剖学の歴史については、坂井（2008）を参照。

（7）ガレノスの解剖学書の現代語訳として、『身体諸部分の用途について』にはフランス語訳（Daremberg, 1854–1856）、英語訳（May, 1968）、日本語訳（坂井他 2016）、『解剖手技』には英語訳（Singer, 1956. Duckworth, 1962）、解剖学の各論には日本語訳（坂井他 2011）がある。

（8）生理学の歴史については、Rothschuh（1953）を参照。

（9）ガレノスの体液理論に関する著作の現代語訳として、『混合』には英語訳（Singer, 1997, pp. 202–289）、『ヒポクラテスとプラトンの学説』には英語訳（De Lacy, 1984–2005）と日本語訳（内山・木原 2005）がある。

（10）Fernel（1554）Praefatio から坂井建雄訳。

（11）Pseudo-Galen: *Definitiones medicae*. Kühn; XIX: 351–352. Pseudo-Galen: *Introductio seu medicus*. Kühn; XIV: 689–690.

（12）Boerhaave（1708）pp. 9–10 から坂井建雄訳。

（13）薬剤学と薬理学の歴史については、Sonnedecker（1963）、日本薬史学会（2016）を参照。

（14）ディオスコリデス『薬物誌』には英語訳（Gunther, 1934）と日本語訳（鷲谷 1983）がある。

（15）病理学の歴史については、Long（1965）を参照。

（16）『疾患の差異について』Galen: *De morborum differentiis*. Kühn, VI: 836–880. 『疾患の原因について』Galen: De causis morborum liber. Kühn, VII: 1–41. 『症状の差異について』Galen: *De symptomatum differentiis liber*. Kühn, VII: 42–84. 『症状の原因について』Galen: *De symptomatum causis*. Kühn, VII: 85–272. 英訳：Johnston（2006）.

（17）医学における化学の歴史については、Rosenfeld（1999）を参照。

（18）ガレノスの健康法についての著作では、『養生法について』に英語訳（Green, 1951）、『食物の諸力について』に英語訳（Grant, 2000. Powell, 2003）がある。

（19）感染症を含む歴史上の疾患については、Kiple（2003）を参照。細菌学の歴史については、Bulloch（1938）を参照。

（20）坂井（2015）は十八世紀以前に書かれた九五人による一〇一編の医学実地書を収集・分析し、大部分が基本形（部位別＋全身性）で書かれていること、坂井（2011）は十八世紀後半から十九世紀にかけて個別の疾患を扱う四八人による五〇編の医学書を収集・分析し、四つの型（疾病分類型、折衷型、器官系統型、感染症重視型）が順次推移することを明らかにした。

（21）外科学の歴史については、Bishop（1960）、Moulin（1988）を参照。

（22）O'Malley（1964）p. 77.

（23）ブルッセーは『慢性炎症の病誌』（1808）のなかで胃腸炎に由来する熱病を主要な死因とみなす学説を提唱し、一八二〇～三〇年代に一世を風靡してその後に急速に人気を失った。ブルッセーの学説は十九世紀以後における（B）推論的考察の稀な一例であると考えられる。

文献

Bishop, W. J.（1960）*The Early History of Surgery*. London: Hale.（『外科の歴史』川満富裕訳、時空出版、二〇〇五年）

Boerhaave, H.（1708）*Institutiones medicae: in usus annuæ exercitationis domesticos*. Lugduni Batavorum: Apud Johannem vander Linden.

Broussais, F. J. V.（1808）*Histoire des phlegmasies ou inflammations chroniques, fondée sur de nouvelles observations de clinique et d'anatomie pathologique*. Paris: Gabon.

Bulloch, W.（1938）*The History of Bacteriology*. London: Oxford University Press.（『細菌学の歴史』天児和暢訳、医学書院、二〇〇五年）

Daremberg, C.（1854–1856）*Œuvres anatomiques, physiologiques et médicales de Galien*, tr. sur les textes imprimés et manuscrits, accompagnées de sommaires, de notes... précédées d'une introduction ou étude biographique, littéraire et scientifique sur Galien, par Ch. Daremberg. Paris: Baillière.

De Lacy, P.（1984–2005）*Galen On the doctrines of Hippocrates and Plato*. in 3 vols., Berlin: Akademie Verlag.

Drüll, D.（1986）*Heidelberger Gelehrtenlexikon 1803–1932*. Berlin: Springer.

Drüll, D.（1991）*Heidelberger Gelehrtenlexikon 1652–1802*. Berlin: Springer.

Drüll, D.（2002）*Heidelberger Gelehrtenlexikon 1386–1651*. Berlin: Springer.

Drüll, D.（2009）*Heidelberger Gelehrtenlexikon 1933–1986*. Berlin: Springer.

Duckworth, W. L. H.（1962）*Galen On anatomical procedures; the later books*. Ed. by M. C. Lyons and B. Towers. Translation by the late W. L. H. Duckworth. Cambridge, Univ. Press.

Fernel, J. F.（1554）*Medicina*. Lutetiae Parisiorum: Apud Andream Wechelum...

Galen（1821–1833）De morborum differentiis. In: *Claudii Galeni opera omnia*（Kühn, K. G. ed). Lipsiae: Cnoblochii, VI: 836–880.

Galen（1821–1833）De causis morborum liber. In: *Claudii Galeni opera omnia*（Kühn, K. G. ed). Lipsiae: Cnoblochii, VII: 1–41.

Galen（1821–1833）De symptomatum differentiis liber. In: *Claudii Galeni opera omnia*（Kühn, K. G. ed). Lipsiae: Cnoblochii, VII: 42–84.

Galen（1821–1833）De symptomatum causis. In: *Claudii Galeni opera omnia*（Kühn, K. G. ed). Lipsiae: Cnoblochii, VII: 85–272.

Grant, M.（2000）*Galen On food and diet*. London: Routledge.

Green, R. M.（1951）*A translation of Galen's Hygiene (De sanitate tuenda)*. Springfield: Charles C. Thomas.

Gunther, R. W. T.（1934）*The Greek Herbal of Dioscorides*; illustrated by a Byzantine, A. D. 512; Englished by John Goodyer, A. D. 1655. Oxford, Univ. Press.

Hautz, J. F.（1862）*Geschichte der Universität Heidelberg*. Erster Band. Mannheim: J. Schneider.

Hautz, J. F.（1864）*Geschichte der Universität Heidelberg*. Zweiter Band. Mannheim: J. Schneider.

Johnston, I.（2006）*Galen: On Diseases and Symptoms*. Cambridge: Cambridge University Press.

Kiple, K. F.（ed.）（2003）*The Cambridge Historical Dictionary of Disease*. Cambridge: Cambridge University Press.

Long, E. R.（1965）*A History of Pathology*. New York: Dover.（『病理学の歴史』難波紘二訳、西村書店、一九八七年）
May, M. T.（1968）*Galen On the Usefulness of the Parts of the Body*. Translated from the Greek with an introduction and commentary by Margaret Tallmadge May. Ithaca, N. Y., Cornell Univ. Press.
Moulin, D. de（1988）*A History of Surgery*. Dordrecht: Martinus Nijhoff.
O'Malley, C. D.（1964）*Anddreas Vesalius of Brussels 1514–1564*. Berkeley: University of California Press.（『ブリュッセルのアンドレアス・ヴェサリウス 1514–1564』坂井建雄訳、エルゼビア・サイエンス・ミクス、二〇〇一年）
Powell, O.（2003）*Galen On the Properties of Foodstuffs*. Cambridge: Cambridge University Press.
Pseudo-Galen（1821–1833）Introductio seu medicus. In: *Claudii Galeni opera omnia*（Kühn, K. G. ed）. Lipsiae: Cnoblochii, XIV: 674–797.
Pseudo-Galen（1821–1833）Definitiones medicae. In: *Claudii Galeni opera omnia*（Kühn, K. G. ed）. Lipsiae: Cnoblochii, XIX: 346–462.
Rosenfeld, L.（1999）*Four Centuries of Clinical Chemistry*. New York: Routledge.
Rothschuh, K. E.（1953）*Geschichte der Physiologie*. Berlin: Springer.
Singer, C.（1956）*Galen On anatomical procedures. De anatomicis administrationibus*. Translation of the surviving books, with introd. and notes by Charles Singer. London, Oxford Univ. Press.
Singer, P. N.（1997）*Galen Selected Works*. Oxford: Oxford University Press.
Sonnedecker, G.（1963）*Kremers and Urdang's History of Pharmacy*. 3rd ed. Philadelphia: Lippincott.
内山勝利・木原志乃訳、ガレノス（2005）『ヒッポクラテスとプラトンの学説１』京都大学学術出版会
坂井建雄（2008）『人体観の歴史』岩波書店
坂井建雄（2011）「十九世紀における臨床医学書の進化」『日本医史学雑誌』第57巻第1号、一九—三七頁
坂井建雄（2015）「十八世紀以前ヨーロッパにおける医学実地書とその著者」『日本医史学雑誌』第61巻第3号、二七三—二九七頁
坂井建雄・池田黎太郎・澤井直訳、ガレノス（2011）『解剖学論集』京都大学学術出版会
坂井建雄・池田黎太郎・澤井直訳、ガレノス（2016）『身体諸部分の用途についてI』京都大学学術出版会
日本薬史学会編（2016）『薬学史事典』薬事日報社

鷲谷いづみ（1983）『ディオスコリデスの薬物誌』エンタプライズ

第3章　近代ロンドンの病院医学校と医師資格制度

セント・トマス病院医学校を中心として

永島　剛

1　高木兼寛の留学

明治の海軍軍医・高木兼寛（1849–1920）は、一八七五（明治八）年から一八八〇（明治十三）年にかけて、ロンドンのセント・トマス病院医学校（St. Thomas' Hospital Medical School）に留学した。

高木の留学先としてなぜイギリスが選ばれたのかについて、明治新政府内における「ドイツ医学」支持派と「イギリス医学」支持派の対立構図が背景にあったことはよく知られている。一八六九（明治二）年、医学校取調御用掛に任じられた相良知安（1836–1906）と岩佐純（1835–1912）の建白にもとづき、明治政府はドイツ（プロイセン）を参考に医学教育を再編成することを決めた。これに反発したのは、一八六二（文久二）年にイギリス公使館付の医官として来日し、戊辰戦争時の傷病兵治療にも活躍した北アイルランド出身の医師ウィリアム・ウィリス（Willis, William, 1837–94）の知己たちである。薩摩藩出身の蘭方医・石神良策（1821–75）もその一人だった。明治政府によるドイツ医学採用の決定後、石神の仲介により薩摩藩の招きに応じて鹿児島医学校に赴任したウィリスに、高木は師事することになった。彼はウィリスにその優秀さを認められ、イギリスへの留学を勧められるようになった。

一八七二（明治五）年、高木は上京し、石神が主導者となっていた海軍軍医寮（のちの海軍医務局）に入る。その翌年、海軍軍医学校の教官としてウィリアム・アンダーソン（Anderson, William, 1842–1900）がイギリスから招聘された。アンダーソンは来日前、セント・トマス病院の病棟外科医を務めていた。このアンダーソンの推薦をえて、高木はセント・トマス病院に留学することになったのである[(1)]。

一八九二（明治二十五）年版の『日本博士全伝』に依拠して、高木の留学時代の事績をみてみよう[(2)]。

一八七五（明治八）年　六月、英国留学の命を受け出発。九月、セント・トマス病院医学校入学。

一八七六（明治九）年　三月、三等賞英貨十磅（ポンド）及賞状。七月、二等賞英貨十磅及賞状。十月、解剖学教授の助手となる。

一八七七（明治十）年　三月、一等賞英貨廿磅及賞状。七月、三等賞英貨十磅及賞状。

一八七八（明治十一）年　三月、二等賞英貨十磅及賞状。四月、「外科学校メンバルシップ」のディプロマ取得。六月、産科実地上達の賞状。七月「龍動（ロンドン）内科学校」より「ライセンシエード」のディプロマ取得。以来、内科当直医を務めて賞状を得る。

一八七九（明治十二）年　春、外科当直医を務めて賞状を得る。外科解剖学ならびに実地外科の競争懸賞試験で最高点を得て「チセゼルデン（ママ）銀製賞」を受ける。更に学術優等及品行善良賞として黄金製賞牌を得る。産科及婦人科当直医となる。

一八八〇（明治十三）年　五月、学業全く成り、外科学校においてフェローシップのディプロマを受領して帰朝の途に就く。

学期ごとに賞状を授与されるなど、留学中の高木の学業は充実し、成績も優秀であったことがうかがわれる。彼が学んだセント・トマス病院医学校は、どのような歴史をもつ学校で、どのような教育が行われていたのであろうか。また上記の事績によると、高木は「外科学校」と「龍動内科学校」からディプロマを得た、とある。これらはどのようなものだったのだろうか。本章では、セント・トマス病院医学校をはじめとするロンドンの病院医学校に注目しながら、近代イギリスにおける医学教育と医師資格制度の展開を概観することにしたい。

2　近代移行期の医学教育におけるロンドンの台頭

セント・トマス病院における医学教育のはじまり

セント・トマス病院の名は、教会の自由をめぐりイングランド国王と対立したことで有名なカンタベリー大司教トマス・ベケット（Becket, Thomas, 1118–1170）に由来する。一一七三年にローマ教皇によってベケットが聖人に列せられた際、テムズ川にかかるロンドン橋南岸のサザークにある巡礼者向けのホスピタル（当初は必ずしも病人用の施設とは限らない）にその名が冠されたと伝えられるが、The Hospital of St. Thomas という名が史料で確認できるのは一二〇七年からであるという。現存するロンドンの病院のなかでは、セント・バーソロミュー病院（一一二三年創立）に次いで古い歴史をもつ旧篤志病院（voluntary hospitals 篤志寄付によって貧者たちへの施療を行う）であるとされる。(3)

病棟内に徒弟がいたという一五六一年の記録が残っていることから、セント・トマス病院はロンドンで医学教育が行われた最初の病院であるともいわれる。といっても病院として組織的に医学教育を提供していたわけではなく、病院に勤務する医師たちによるそれぞれの徒弟たちにたいする教育であった。遅くとも十七世紀中頃までには、セント・バーソロミュー病院でも同様の徒弟教育が日常的にみられるようになっていた。(4)

当初、徒弟を受け入れていたのは専ら外科医（surgeon）たちであった。内科医（physician）は大学で教育され、職業教育の形式として徒弟制はとられていなかった。内科医たちは、外科医のような職人ではなく、知的専門職であり「ジェントルマン」であるとみなされていた。イングランドでは、オクスフォードとケンブリッジの両大学（オクスブリッジ）が内科医の養成機関となっており、医療の実践的な技術よりも書物を通じた理論的教育に重きがおかれていた。王立内科医学会（The Royal College of Physicians）のフェロー（ＦＲＣＰ）となるためには、オクスフォードかケンブリッジのいずれかを卒業し、なおかつラテン語による面接試験に合格しなければならなかった。オクスブリッジ以外の（すなわちイングランド国外の）大学の学位保有者は、フェローより格下（学会幹部にはなれない）のライセンス保持者（Licentiate/ＬＲＣＰ）として入会が認められた。病院内でも、内科医たちは他の医療従事者たちよりも地位が高いとみなされていた。

一方、技術の習得が重要性をもつ外科医の教育は、理髪師・外科医連合組合（The United Company of Barber Surgeons）という同業者団体（ギルド）の規則にもとづき、七年間の徒弟修行を通じて行われることになっていた。病院医師の弟子たちには、その七年間の修行期間中の徒弟たちにくわえ、すでに他の外科医のもとで徒弟修行を終えたことを条件に、追加的な知識・技術の習得のためにロンドンに来て弟子入りした者たちも含まれる。後者のうち一部はdressers（以下、「研修助手」と訳す）と呼ばれ、親方（マスター）である外科医の病院での仕事を手伝う業務も担うようになった。

内科医・外科医に加えて、病院で医療行為に従事する職業としてはもう一つ、apothecaryがあった。もともとは薬剤の材料の調達を主務とする薬種商人的存在だったが、次第に薬の精製・調合も行うようになり、さらに十八世紀頃までには患者を診断しその症状に合わせて薬を処方するという、医師の領域に仕事をひろげる者も出てきていた。その仕事の範囲が今日想像される薬種商や薬剤師のそれに留まらないため、ここではapothecaryの訳語に、日本語としてはやや収まりが悪いが、「薬剤医」をあてることにしたい。薬剤医たちも同業者ギルド・薬剤医協会（The Society of Apothecaries）をもち、そのメンバーである各親方のもとでの七年間の徒弟修行によって養成されることに

なっていた。(5)

医師たちによる病院内での個人的な教育活動について、当初、病院経営陣は基本的には不干渉であった。しかし十七世紀後半になって徒弟や研修生が病院内に増えてくると、なんらかの規制の必要性が認識されるようになった。セント・トマス病院では十七世紀末頃から、病院理事会（篤志基金の管理者・有力寄付者などで構成され、通常ここに医師は含まれない）による現状の把握が試みられ、弟子たちの病院内での行為、そして一人の医師が受け入れてよい弟子の人数、弟子たちの資質・資格に関する通達を出し始めていた。とくに正規の徒弟としてではなく、各医師との個人的なアレンジメントによって病院に入り込んだ研修生たちのなかに、資質が疑われたり、研修や助手業務を果たしているように見えなかったりする者たちがいることが問題視された。一七三七年には、セント・トマス病院の外科医・薬剤医が親方としてその弟子たちに対して修了証明書を発行する際には、病院理事会による審査・承認が必要であると規定されている。病院の名声を守るためにも、社会に対して「セント・トマス病院で学んだことがある」と称する者たちに関して、病院として質保証のための措置が必要との認識があったものと考えられる。(6)

十八世紀初期にセント・トマス病院の外科医のもとで徒弟修行した一人に、ウィリアム・チェセルデン（Cheselden, William, 1688–1752）がいる。ロンドンで開業していたウィリアム・カウパー（Cowper, William, 1666–1709）のもとで解剖学を学んだチェセルデンは、一七一三年に英語で書かれた『人体解剖学』という、その後改訂・重版が続けられることになる教科書を出版している。一七一八年にセント・トマス病院、のちにセント・ジョージ病院など他の病院の外科医にも就任し、白内障や膀胱結石切除などの手術法によっても名声を博した。(7) 一八七九年に高木兼寛が受賞した「チセゼルデン銀製賞」を想起されたい。これは、このチェセルデンの功績を記念して優秀な医学生に授与される賞だったのである。

医学の展開

外科医や薬剤医として生計をたてることを志す若者たちが、それぞれの徒弟期間の修了後も、授業料を払ってまでロンドンの病院に集まるようになってきたことについて、その医学史的背景をふまえるために、十七世紀に活躍した二人のイングランド人医師の仕事を簡単にふり返っておこう。(8)

イタリア・パドヴァ大学の外科学・解剖学の教授アンドレアス・ヴェサリウス(Vesalius, Andreas, 1514–64)が、『ファブリカ』の初版を出版したのは一五四三年。それから約半世紀後の一五九九年、ケンブリッジ大学出身のイングランド人ウィリアム・ハーヴィー(Harvey, William, 1578–1657)がパドヴァ大学に留学し、ヴェサリウス後のパドヴァ大学における解剖学の発展を主導したファブリキウス(Fabricius, Hieronymus, 1533–1619)のもとで学んだ。博士学位取得後ロンドンに戻り、セント・バーソロミュー病院の内科医を務めた。解剖学的観察と実験・論証にもとづく血液循環論の発表によって、ハーヴィーは当時まだ古典的権威を保っていたガレノス流の生理学説を覆し、近代生理学の祖とみなされるようになった。ハーヴィーの仕事が象徴するのは、観察・実験・論理的思考をつうじて「自ら確かめる」という「科学革命」の精神であった。化学・物理学・生物学などの展開とも連動しつつ、十七世紀を通じて医学における「科学」的側面が重視されるようになっていた。

「自ら確かめる」という精神は、オクスフォード大学で学びロンドンで開業していた内科医トマス・シデナム(Sydenham, Thomas, 1624–89)にも受け継がれていた。といってもシデナムが、ハーヴィーらの仕事の延長線上で「科学」をさらに精緻化したということではない。シデナムは、患者の症状、とられた処置、そしてその経過をつぶさに観察した記録を蓄積することの重要性を説いた。そうした経験の蓄積のなかから適切な療法が確立できると考えたのである。実際、彼はキナの樹皮(キニーネ)が間欠熱の症状(マラリアなどにみられる)に効果があることに気づいた。臨床における観察・経験からの知見を重視する医学の原点に立ち返ろうとしたという意味から、シデナムは「イングランドのヒポクラテス」と呼ばれた。

ハーヴィーとシデナムはいずれも内科医であったが、こうした医学上の展開は、従来は理論的知識よりも職人的な技芸の継承、あるいは商売の基本の習得に重きのあった外科医や薬剤医の育成の方法にも変化を及ぼすことになった。良き外科医となるためには、解剖学・生理学にもとづく人体構造の理解、化学・物理学的思考が必要となった。一七四五年に理髪師の職業ギルドとの連合関係が解消され、外科医のみで外科医組合（The Company of Surgeons）が形成されたことは、外科医たちの「科学的な医学」への志向を象徴している。セント・トマス病院の元外科医チェセルデンも、外科医協会の成立を主導した一人だった[9]。薬剤医にとってもまた、科学の知識に触れ、臨床において多くの症例・薬剤の治験を見聞することが重要となった。外科医や薬剤医として立身を志す者にとって、「科学的な医学」に触れ、多くの症例、手術例、治療例を「臨床」で見聞する場として、貧しい患者たちが多く集まるロンドンの篤志病院は最適だったのである。

イングランドでは十八世紀を通じて、商業化・工業化にともなう都市の成長を背景に、篤志病院もその数を増やしていた。ロンドンも人口増加にともなって都市域を拡大し、セント・トマス、セント・バーソロミューの両病院に加え、ウェストミンスター病院（一七一九年開設）、ガイ病院（一七二一年）、セント・ジョージ病院（一七三三年）、ロンドン病院（一七四一年）、ミドルセックス病院（一七四五年）の五つの総合病院が開設された[10]。いずれも十八世紀後半から十九世紀にかけて、それぞれの教育機能を徐々に拡充していった。このうちガイ病院は、一七二一年にセント・トマス病院の理事の一人であった実業家トマス・ガイの発起によって開設された。当初、ガイ病院はおもに治癒の見込みが立たない病気の貧民を収容する施設として、セント・トマス病院との役割分担が図られた。セント・トマス病院の徒弟や研修生たちは、ガイ病院にも出入りして勉強することが許可された[11]。

十八世紀後半になると、徒弟や研修助手として特定の外科医や薬剤医の弟子となる以外にも、病院に料金を払い病棟内への出入りを許可され、診察・手術を見学したり講義を聴講する研修生も増加した。そして徒弟はとらなかったが、外科医・薬剤医のみならず内科医も、講義を行なって学生を集めるようになった[12]。セント・トマス病院で学ぶある研修生の日記によれば、一七八五年の一年間にかかった就学費用は、セント・トマス病院に支払うエントリー料としての約二五ポンドの他に、解剖学と解剖実習の担当者に約八ポンド、薬剤医に約一ポンド、さらにガイ病院の医師たちにも数ポンドずつ支払うというように、履修内容に従って追加費用がかかっていた。十八世紀を通じて徐々に、医師個人の弟子にたいする伝授から、病院として組織的に医学生を受け入れる体制に少しずつ移行しつつあったが、しかし十八世紀後半においてもまだ講義ごとに各医師に謝礼を払うことが基本だったことがうかがわれる。(13)

つまり病院で学ぶといっても、徒弟や研修助手のように特定の師匠の仕事の補助業務がある場合と、それがない場合の両方があった。後者の場合、期間は徒弟修行より短い半年や一年（更新も可）が一般的で、他の教師・学校の授業との掛け持ちも可能な、いわばパートタイム学生だった。どこまでが個別的なアレンジで、どこからが病院としての公式の受け入れであったのか、その公私の境界が曖昧であったことが、当時のロンドンの諸病院における教育供給のあり方の特徴となっていた。(14)

病院医師たちの提供する教育のすべてが、病院内で行われていたわけではない。病院医師たちのなかには、病院外で私塾を開く者もいた。篤志病院では正規の内科医・外科医であっても、診療に関しては基本的には無給のパートタイム勤務であり、私的な開業（病院医師であるというステイタスは開業医としても有利だった）はもちろん、私的な教育活動に時間を割くことも可能だった。というよりもむしろ、教育活動は重要な収入源となっていたのである。私塾での教育活動を活発に行なった病院外科医としてもっとも有名な人物は、セント・ジョージ病院のジョン・ハンター（Hunter, John, 1728–93）であろう。スコットランド出身の彼の外科医としてのキャリアはまず、外科医・産科医さらには内科医として成功した兄ウィリアム・ハンター（Hunter, William, 1718–83）が一七四六年にロンドンに開設した解剖学教室の助手となるところから始まった。その後セント・ジョージ病院でチェセルデンら著名な外科医たちの指導を受けたり、軍隊付の外科医としてフランスやポルトガルに赴くなど研鑽を積み、一七六〇年に外科医として開業している。一七六八年にセント・ジョージ病院の外科医に選任されたが、レスター・スクェア近くの自宅兼私塾で、解剖学研究と教育活動も熱心に続けた。解剖、標本観察、実験を重視し、その研究教育の範囲は、解剖学・生理学を基礎に外科総論、病理学にも及んだ。住み込みの助手も含めてその弟子は一時期に数十人となることもあった。そのなかにはのちに種痘の実用化を果たしたエドワード・ジェンナー（Jenner, Edward, 1749–1823）も含まれていた。(15)

汎西欧的な動向

十七世紀から十八世紀にかけての医学の展開とそれにともなう教育のあり方の変化は、もちろんロンドンないしイングランド国内で完結していた動きではなかった。ハーヴィーが学んだイタリアのパドヴァ大学には、アルプス以北の諸地域からも多くの留学生が訪れており、彼らによって当時最新の解剖学の知見や教育のあり方が西欧各地に伝えられていた。

また、シデナムの原著はヨーロッパでは依然として共通語の役割を果たしていたラテン語で執筆されたが、英語のみならずフランス語、ドイツ語、スペイン語などにも翻訳され普及することになった。シデナムに深い尊敬の念を抱いていた一人がヘルマン・ブールハーフェ（Boerhaave, Herman, 1668–1738）である。ブールハーフェの医学の強みは、新たな発見というより、さまざまな見解を統合し、臨床に役立てることにあった。オランダのライデン大学教授として、解剖学、植物学や治療法などに関する多くの著作を発表するとともに、ヨーロッパ各地からの留学生を含む多くの学生を輩出した。臨床講義録をもとにした教科書も出版されている。彼の教えを受けたなかではとくにスウェーデンの植物学者カール・リンネ（Linné, Carl von, 1707–78）が有名だが、オーストリアのウィーン大学やスコットランドのエジンバラ大学をはじめとして、ヨーロッパ各地における臨床に重きをおいた医学教育の展開にも影響を与えたといわれる。

ヨーロッパの多くの地域で大学が医学教育の中心であったのに対し、より臨床に近い病院が教育の場として台頭したことは、イングランドの特徴といえる。そしてフランスのパリもまた、病院という空間で解剖学や臨床の教育が栄えた場所であった。十八世紀前半におけるロンドンの医師たちの病院における医学教育についての自覚のなかには、教育体制や水準の面で、ロンドンよりもパリのほうが優れているという感覚も見受けられるという。パリで使われていたフランス語の解剖学、外科学、産科学などに関する教科書が英語に翻訳される例が十八世紀前半に多かったことにも、それが端的に示されていると考えられる。しかし十八世紀後半になると、逆に英語の文献がフランス語に翻訳されることも増えた。パリへの敬意も入り混じった対抗意識が、ロンドンにおける病院を中心とした教育の発展を促す一因となっていたことも考えられる。[16] ロンドンの各病院に学習のために入場を認められた学生の年間の総数は、十八世紀前半の各年においては五〇名を超えることはなかったが、病院数が増えたこともあり一七六〇年代に一〇〇名を超え、さらに一七九〇年代には二〇〇名を超えるようになった。[17]

一方フランスでは、ミシェル・フーコー（一九六三年）やアーウィン・アッカークネヒト（一九六七年）らがその問題性を指摘したことでも知られているように、[18] 十八世紀末のフランス革命期から十九世紀初頭にかけて、診断学と病理学を柱とする臨床医学とその教育の刷新によって、パリの病院医学が隆盛期を迎えることになる。これを横目にロンドンの諸病院でも、十九世紀には病院の正規の施設としての医学校の整備が本格化することになった。

3　十九世紀ロンドンの篤志病院医学校

病院医学校の制度化

イングランドには長らくオクスブリッジ以外に大学はなかったが、それ以外では初めて、一八二六年にロンドンに大学が作られた。この新大学設立を推進したのはジュレミー・ベンサム（Bentham, Jeremy, 1748–1832）をはじめとする功利主義哲学に共鳴する人びとだった。スコットランドのエジンバラ大学やドイツの諸大学をモデルとして、万人に（＝非国教徒にも）開かれた科学研究・教育の場を目指し、その一環として医学部も作られた。この大学が一八三六年に認可をうけて、ユニヴァーシティ・カレッジ・ロンドン（以下、UCLと略す）となった。医学部では一八二七年に教授陣の指名が行われ、外科学・病理学の教授としてはミドルセックス病院の外科医チャールズ・ベル（Bell, Charles, 1774–1842）が選任された。[19] こうして、病院や私塾が医学教育の中心となっていたロンドンでも、ついに大学での医学教育が始まったのである。しかし臨床教育についてはUCL単独では行うことができず、ベルが外科医ポストをしめ、地理的にも近いミドルセックス病院との協議の結果、UCLの学生も臨床学習の場として優先的に同病院に入場することが許可されることになった。

ベルはまた、ロンドンのソーホー地区にあるグレートウィンドミル街解剖学校でも講師を務めていた。この学校は、もとは一七四六年にウィリアム・ハンターによって開かれ弟のジョンもその助手を務めた解剖学校である。同校には当時、ベルの伝手もあってミドルセックス病院の講義と掛け持ちで出席する学生も多く、ミドルセックス病院とUCLの連携にともなう合理化によってその機能は吸収され、一八三二年に閉校することとなった。一八三四年には、ベルがミドルセックス病院の理事会に働きかけ、ミドルセックス病院において各医師が個別に提供していた講義・教育が、病院理事会が関与するかたちで「医学校」として制度化されることになった。一方、ミドルセックス病院が独自に医学教育機関としての機能強化の方針を強めていることを察知し、同病院との連携が将来的には長続きしないであろうことを悟ったUCLも、臨床研究教育の場となる病院を独自に作ることになり、一八三三年に「北ロンドン病院」が開設され、これがのちにユニヴァーシティ・カレッジ病院となった。

UCLの設立は、イングランド国教会の特権的地位を重視する保守派の危機感を強めた。こうした保守派の主導で、一八二九年にキングス・カレッジ・ロンドン（以下KCLと略）が開設された。その医学部もまた、臨床教育の場の確保に苦労した。一八三四年に開設された新しい篤志病院であるチャーリングクロス病院との提携を試みたが、同病院も医学校併設を目指していたため、失敗に終わった。結局一八三九年に、近隣の旧救貧院の建物を改築して、キングス・カレッジ病院が独自に開設されることとなった。こうしてロンドンにもUCLとKCLという大学における医

表1　19世紀ロンドンにおける医学校を付属する篤志病院

	設立年	1889年における ベッド数（床）
St. Bartholomew's	1122	667
St. Thomas's	1207	436
Westminster	1719	205
Guy's	1721	578
St. George's	1733	356
The London	1740	776
Middlesex	1745	307
Royal Free	1828	160
University College	1833	270
Charling Cross	1834	175
King's College	1839	220
St. Mary's	1845	281

出典：G. Rivett, *The Development of the London Hospital System 1823–1982*, p. 139.

学教育の場が誕生したが、付属病院をもつことで、病院における臨床を重視するロンドンにおける医学教育の伝統的なあり方に沿っていった[20]。

上記のUCL、KCL、チャーリングクロス病院を含め、十九世紀中頃までに教育機能をもつ病院は一二に増えた（**表1**）。十八世紀以来ロンドンにおける医学教育の一翼を担ってきた解剖学校などの私塾が病院に吸収されることも増え、これらの大病院への医学教育の集中化が進んだといえる。病院本体の運営を支える篤志寄付金の獲得競争に加え、学生の獲得においても各病院は競合していた[21]。セント・バーソロミュー病院やセント・トマス病院といった古くから存在する病院においても、その教育体制の改革が十九世紀を通じて模索されることになったのである。

セント・トマス病院医学校の確立

前述のように、セント・トマス病院とガイ病院は、一七二一年の後者の設立以来、連携を保ってきた。十九世紀初頭において、この連携の象徴的な存在はアストリー・クーパー（Cooper, Astley, 1768–1841）だった。クーパーはガイ病院の外科医であったが、セント・トマス病院でも解剖学と外科学の授業を出講し、人気を博していた。学生数が増えたことで解剖室が手狭となったセント・トマス病院では、本格的な解剖講義室や多くの貴重な標本を展示する博物館を含む教育棟が、一八一四年に新たに建設された。この新教育棟の建設のために、クーパーも一〇〇〇ポンドの寄付を行なったという。

しかし一八二五年、病気のためクーパーがセント・トマスでの講師の退職を申し出た際、セント・トマス病院側がクーパーやガイ病院側の望む後継者を後任として選任しなかったことをきっかけに両病院は不和となり、連携関係は解消されることになった。ただし双方の外科関連の授業に限っては、学生の行き来が維持されることになった。しかしこの措置も一八三六年に終わりをむかえた。この年の十二月、セント・トマス病院で行われた手術の際、見学者が多すぎることを嫌ったセント・トマス側の判断で、ガイ病院からの見学者の手術室への入場を拒否。これに怒ったガイ病院の研修助手二人が乱暴を働くという事件が起き、両病院の教育面での協力関係は断絶することになったのである。こうして両病院は、それぞれ単独で学生獲得の病院間競争に臨むことを余儀なくされた[22]。

十七世紀末以来、セント・トマス病院の理事会は、医師たちが弟子たちに行う教育について関与する場合、院内の秩序維持や、病院の評判低下を防ぐ観点から、学生たちの人数制御や質維持のルールを設けるなど、どちらかといえばそれを積極的に推進するというより、規制する方向性をとることが多かった。しかし十九世紀初頭までにロンドンが西欧における病院医学教育の一大拠点となり、医学を志す多くの若者が集まるようになったことで、よりよい医学教育の提供が病院本体の名声をも高めるものであることは、明らかとなっていた。セント・トマス病院が一八一四年に新たな教育棟を開設したことも、病院理事会がその時流に乗り遅れまいとして、各医師個人としてのみならず病院としても学生を積極的に獲得しようという方向性に転換していたことの表われであると考えられる。

学生の側からみると、自分が必要とする科目と評判のよい授業をもとめて、複数の病院や私塾の授業を掛け持ちして出席することも多かった。病院側としては、できるだけ自病院に定着してくれる優秀な学生を多く集めることが目標となった。一八四二年、セント・トマス病院は小委員会を設け、現状把握と方針の策定の検討が本格的に始められた。同年には病院医師の一人が私的に経営していた解剖学校が統合され、セント・トマス病院で学ぶ学生は四〇人から一〇七人にまで増えている。しかし一八四四年にその数は五九人にまで減り、その後も四〇人を下回る年があるなど、コンスタントな学生数の確保が簡単ではなかったことをうかがわせる。一八四四年、理事会のもとに正式の「医学校委員会」が設置され、病院で行われる教育に関連する人事や財務の管理を一括して行う権限が付与された[23]。それまでも病院当局が学生の病院への入場を管理し、施設・環境の整備にも関与していたわけだが、病院の教育供給のあり方には、各医師たちによって個々に提供される授業のいくぶん雑多な集合体という色彩がまだ残っていた。それがここにきて、病院として組織的に包括的な医学教育を提供する医学校を運営する態勢へ明確に転換したといえる。

一八五一年には、近隣に医学校の学生が優先的に入居できる住居が用意されるようになった。またこの頃には、優秀な学生に授与される奨学金付の賞制度の導入と、縁故採用になりがちだった研修助手を、学業成績にもとづいて登用する方針が確認されている。学生の多くは二十歳前後の若者であり、奔放で粗野な行為について問題視されることもしばしばだったが、勉学へのインセンティブを与え、できるだけ優秀な学生の入学・定着を促すねらいがあったと考えられる。教室、図書館、植物園、そして教員スタッフの拡充などに関する経費の増加には病院本体からの補塡も行われたが、一八五八年頃までには毎年六〇人以上の学生が確保できるようになり、ひとまず財政的に病院本体から独立した採算が可能になったようである。一八六〇年には、教鞭をとる医師たちが主として構成する委員会に医学校の運営を委ねる体制に移行した。この新体制のもとで、医学校が提供する授業科目（**表2**）とその主任担当者の人事が決定された[24]。また、フローレンス・ナイティンゲール（Nightingale, Florence, 1820–1910）の看護学校がセント・トマス病院に併設されたのも同年であった。

一八七〇年代のセント・トマス病院医学校

医学校の新体制が軌道にのり始めた頃、セント・トマス病院に新たな困難がふりかかった。一八六二年、それまでロンドンブリッジ駅がターミナルだったグリニッジ方面からの鉄道をチャーリングクロス駅まで延伸させる工事が認可され、セント・トマス病院は創設以来の地であるサザークからの立ち退きを余儀なくされたのである。以後約九年間にわたり、近隣のニューウィントンにある元ミュージックホールの建物などを病舎として運営を続けた。そして鉄道会社からの補償金を元手に新たな用地を取得し、ついに一八七一年、テムズ川の南岸ランベス地区のウェストミンスター橋とウォータールー駅の中間の地に、ナイティンゲールの提言も反映された、七つの建物を廊下でつないだパヴィリオン型の病院が完成した。[25]

新病院のオープンに合わせて、病院の新たな規約が制定され、セント・トマス病院の医師が同病院の医学校以外で教えることは原則として禁止された。[26] 病院医学校で提供される科目も増え（**表2**）、学生側からみても、他の病院医学校や私塾と掛け持ちする動機は減じたと思われる。この頃には病院医師＝医学校教師の世代交代も進み、内科学のチャールズ・マーチソン（Murchison, Charles, 1830–79）や病理学のジョン・ブリストウ（Bristowe, John Syer, 1829–95）など、その後教え子たちに深い印象を残すことになる医師たちも着任していた。[27] イギリスの公衆衛生改革の立役者として名高いジョン・シモン（Simon, John, 1816–1904）も、一八七六年までセント・トマス病院の外科医ポストにあったが、一八七一年に地方行政庁の主任医官に就任したこともあり、

表2　セント・トマス病院医学校の授業科目

1860年	1871年
内科学（Medicine）	内科学（Medicine）
生理学（Physiology）	生理学（Physiology）
外科学（Surgery）	外科学（Surgery）
	外科実践・外科手術（Practical and manipulative surgery）
解剖学（Anatomy）	解剖学（Anatomy）
	病理解剖学（Systematic morbid anatomy）
病理学（Pathology）	一般病理学（General pathology）
産科学（Midwifery）	産科学（Midwifery）
	眼科学（Ophthalmic surgery）
	精神病学（Mental diseases）
薬物学（Materia medica）	薬物学（Materia medica）
化学（Chemistry）	化学（Chemistry）
植物学（Botany）	植物学（Botany）
比較解剖学（Comparative anatomy）	比較解剖学（Comparative anatomy）
	物理学・自然哲学（Physics and natural philosophy）
法医学（Forensic medicine）	法医学・衛生学（Forensic medicine and hygiene）

出典：E. M. McInnes, *St. Thomas' Hospital*, London, 1963, pp. 100, 133.

表3　日本海軍軍医寮の試験科目（1879年）

内科学	薬剤学
生理学	化学
外科学	裁判医学
実際外科学・外科手術実際法	健全学
解剖学	顕微鏡上組織学
原病論	毒物検査学
産科学	内科的電気効用論
眼科学	

出典：長門谷洋治「海軍々医寮御雇医師 W. ANDERSON」『英学史研究』1976年，8号，31–32頁

医学校での正規の授業担当からは外れていた。

病院にはマーチソン（正内科医）やブリストウ（同）のような上級医師の下に、若手医師が務めるポストがいくつかあったが、そのうちSurgical registrar（外科病棟医）兼Assistant Demonstrator of Anatomy（解剖学助手）として、一八七一年にウィリアム・アンダーソンが着任している。アンダーソンは一八六四年にセント・トマス病院医学校に入学し、チェセルデン賞を受賞するなど優秀な成績をおさめていた。ダービーシャーの病院の研修医を経て、セント・トマス病院に戻ってきた。そしてこの二年後、一八七三年に日本政府からの招聘に応じて海軍軍医寮（医学校）の教師となるべく東京に赴任したのである。[28] このアンダーソンの指導のもとで日本海軍医学校のカリキュラム（**表3**参照）が組まれ、授業が行われた。アンダーソンはイギリスに一八八〇年に帰国したが、今度は助外科医（一八九一年からは正外科医）という上級医師としてセント・トマス病院に復帰した。[29]

アンダーソンの勧めによって一八七五年秋学期にセント・トマス病院医学校に入学したとき、高木兼寛は二十六歳だった。すでに鹿児島医学校のウィリアム・ウィリスのもとで二年、東京の海軍医学校のアンダーソンのもとで一年半、英書を使いながら**表2**にある科目のほとんどを学び始め、そもそも戊辰戦争に従軍以来数々の臨床経験をしてきた高木にとって、語学上のハンディキャップを別とすれば、他の学生よりも優位な立場からのセント・トマスでの勉学のスタートだったかもしれない。イングランドでは十八世紀後半から徒弟制の形骸化が徐々に進み、十九世紀中頃までには、ふつうの中等教育（グラマースクールなど）を受けてティーンエイジを過ごし、特定の医師のもとでの徒弟期間を全うしないまま、十七～十八歳で医学校に入学することが一般的となっていた。[30] たとえば、高木と時を同じ

くしてセント・トマス病院医学校に入学し、のちにブライトンの保健医官から中央政府の地方行政庁主任医官（この当時ジョン・シモンが務めていたポスト）となったアーサー・ニュースホーム（Newsholme, Arthur, 1857–1943）の場合は、故郷ランカシャーのグラマースクールで学んだのち、植民地官僚になることを夢見て一時期ロンドンに出て私塾に通ったが道が開けず、再び故郷に戻って知り合いの地元医師の仕事を一年ほど手伝ううちに医学への志を抱くようになったという。彼がセント・トマスに入学したのは十八歳のときだった。ニュースホームからみると高木は大人（mature）にみえたようである。[31]

後年の回顧録においてニュースホームは、高木が海軍軍医として行なった脚気発生の実験航海（米食をパン食にすることが脚気予防になることを確かめる）をかなり詳細に紹介し、病気の原因やメカニズムが正確に特定される前でも、臨床での観察によって有効な予防・治療法を発見できた好例として高く評価している。[32] 実際セント・トマスで彼らが受けた教育は、病気の原因を実験室で考究するよりも、臨床医としてどのような処置が有効かをおもに経験（症例の蓄積）から考えることに重きがあったといってよいだろう。この点において高木の仕事は評価されることもあるし、また「ドイツ医学」を信奉する陸軍軍医・森林太郎（鷗外 1862–1922）らから批判を招く余地もあった。[33]

「実験室医学」と医師養成

十九世紀半ばまでに、化学や物理学といった実験的な自然諸科学が、生理学や病理学の発展にますます大きな影響を与えるようになっていた。一八六五年には、パリの生理学者クロード・ベルナール（Bernard, Claude, 1813–78）による『実験医学序説』が出版されている。ベルナールとともに低温殺菌の実験を行い、炭疽菌・狂犬病ワクチンの開発などを通じて細菌学を確立したルイ・パストゥール（Pasteur, Louis, 1822–95）は、医師資格はもたない化学者だった。一方ドイツでも、ベルリン大学のルドルフ・フィルヒョー（Virchow, Rudolf, 1821–1902）が細胞病理学を確立、細菌学者ロベルト・コッホ（Koch, Robert, 1843–1910）が一八八〇年代前半に結核菌・コレラ菌の同定に相次いで成功するなど、やはり実験室での研究が医学を大きく展開させていた。

ロンドンでも、ジョン・バードン＝サンダーソン（Burdon-Sanderson, John, 1828–1905）が一八七四年にＵＣＬの生理学教授となり、一八七七年にはＫＣＬがスコットランドのグラスゴー大学から、フェノール（石炭酸）による消毒法で名高い外科医ジョゼフ・リスター（Lister, Joseph, 1827–1912）を招聘している。彼らのように、パストゥールやコッホらとも親交をもちながら、実験室での科学的研究の発展に功績のあった医師・研究者がロンドンの大学医学部には存在していた[34]。しかしロンドンが、パリやベルリンのようには「実験室医学」の中心地となりえていないことは、イギリスの当時の医学関係者の自意識のなかにもあった。ＵＣＬとＫＣＬを除くロンドンの病院医学校の重心は、基本的には研究者の育成というより市井の臨床医の育成にあったのである。

もちろん、実験室医学の中心地であっても、その最新の成果が医学教育にあまねく直ちに反映されていたとは限らない。フランスでは、大学や専門研究所で最新の研究成果が生み出された一方で、医師育成においてはイングランドと同様、臨床教育を重視する病院医学校の比重も大きく、一八七〇年代においても両者の関係はまだそれほど緊密とはいえなかった[35]。この点ではドイツが、英仏両国よりも有利な条件を備えていた。医科学的研究を担っていた大学が、医学教育においても枢要の位置を占めていたためである。

ドイツ語圏でも、最初から医学教育が大学に占有されていたわけではない。地方（主要都市以外）における庶民向けの医療を担う医師や、軍医の養成機関として、どちらかというと科学研究よりも実践教育に重きがある医学校は多数存在していた。しかし基本的に民間に放任されていたイギリスとは対照的に、政府が医学教育のあり方に深く関与していたプロイセンをはじめとするドイツの各領邦国家では、十九世紀前半における政策的誘導をつうじて、大学の比重が大きくなっていた。臨床教育の充実が重要な課題とみなされていた十九世紀前半、医科大学生の臨床教育が大学近隣の小規模なクリニックで行われることの多かったドイツは、包括的な臨床教育が大病院で提供されていた英仏両国と比べて、必ずしもその医学教育が充実しているとみなされていたわけではなかった。しかし十九世紀中頃以降、実験室医学研究の成果をいかに臨床医学に結びつけていくかが大きな課題となるに及び、大学中心のドイツ医学教育が、その最盛期ともいわれる時代を迎えることとなった[36]。一八八〇年代にライプツィヒとミュンヘンの大学に留学し、ベルリン大学にコッホを訪ねた経験をもつ森鷗外の「ドイツ医学」への信頼も、こうしたなかで醸成されたと考えることができよう。

4　病院医学校と医師資格

医師資格付与団体

ロンドンの病院医学校で学んだ学生たちは、どのような資格を得て医師としての活動ができるようになったのだろうか。この節では、病院における教育が医師資格制度とどのように関係していたのかについて、いま一度十八世紀に立ち戻って概観してみたい[37]。

徒弟制がまだ機能していた十八世紀初頭、外科医や薬剤医になるための条件はシンプルだった。理髪師・外科医連合組合（一七四五年からは外科医組合）、薬剤医協会という職業団体の規約に従って、そのメンバーである親方のもとで徒弟修行を終え、最終の面接試験に合格すればよかったのである。しかし、この徒弟期間を終えたあとでも病院外科医・薬剤医に師事することを希望する者たちが増えたことによって、十八世紀を通じてロンドンの病院における教育が量的に拡大したことについては、すでに見たとおりである。十七世紀以来の「科学革命」をへて、解剖学や生理学などの展開にともない、医に必要とされる知識や技術のあり方に変化が生じていたという医学史的背景にもすでに触れた。

これについては、経済的側面からの考察も可能である。イギリス経済史上、十八世紀といえば、その中葉に産業革命が始まった時期として広く理解されている。しかし近年の研究では、工業化が本格化する以前の商業活動の活性化にともなう市場経済の展開にも、より多くの注意が払われるようになっている。十七世紀から十八世紀にかけての都市を中心とした小売業・サービス業を含めた第三次産業の興隆が、賃金水準・購買力の上昇をもたらし、その程度や正確な時期については研究者間で意見の相違があるものの、十八世紀前半までには中間層に加えて庶民層の少なくとも一部を巻き込むかたちでの消費社会化が進んでいたと考えられる[38]。医業も当然この時流のなかにあった。消費社会のなかで、医者は需要増加が見込める職業となり、その市場で成功する上では、病院での研修経験、最新の医学知識やスキルの習得は、売りとなりえたのである[39]。

病院での教育の広まりは、徒弟制の弛緩にもつながった。外科医組合が徒弟制に関する規約を撤廃したわけではなかったが、十八世紀後半になると、病院で研修を受けることで、徒弟修行期間を厳密に全うしないまま組合の審査を通り、外科医資格を付与される者も出るようになった。外科医組合が徒弟修行にそれほど重きを置かなくなった背景には、組合幹部に病院での教育に熱心な外科医が多かったことも関係していたと考えられる。ただし、とくに地方では徒弟制が依然として医師の育成に大きな役割を果たしていたし、医師の徒弟制自体は十九世紀末まで存続しており、「前近代的」な徒弟制が「近代的」な病院教育に直ちに取って代わられたというような単純な見方は必ずしも適切とはいえない[40]。

このことはまた、内科医・外科医・薬剤医という伝統的な区分にも抵触した。たとえばもともと薬剤医を志望して病院に学びに来たとしても、特定の薬剤医一人のみに師事するだけでなく、外科医たちの講義・実習にも出たりすることによって、外科医志望者と同等の内容を習得することができた。十八世紀後半には、外科医組合と薬剤医協会双方の審査に合格し、二つの資格をもつ surgeon-apothecary と呼ばれる人たちが出現したのである。薬剤医はすでに十八世紀初頭以来、薬剤の仕入れのみならず、診察をしながら処方も行うという内科医と重なる仕事を公然と行えるようになっていた。王立内科医学会の排他的な特権意識のため、「内科医」と名乗ることはできなかったが、おもに富裕層がクライアントだった内科医には金銭的理由でかかれない庶民層のための、事実上の内科医として認知されるようになった。内科・外科双方の診察を行い薬も出してくれるsurgeon-apothecaryは、怪我や病気を患う庶民層のいわば総合医として台頭するようになり、十九世紀初頭にはgeneral practitioner(以下GPと略記)と呼ばれるようになっていったのである。[41]

当時は、「にせ医者」(quacks)と呼ばれた徒弟制や病院教育を経ないまま診療活動を行う無資格医業者も違法というわけではなく、患者側からみれば、正規の資格をもつ医師にかかることのみが、病気・怪我の際の選択肢ではなかった。[42]一方でこうした「にせ医者」や医学教育を受けていない薬剤業者(druggist, chemist)との差別化を求め、他方で正規の医師プロフェッション内部での内科医・外科医との地位格差の是正も求めるような、GPたちを含む薬剤医たちの医師制度改革キャンペーンを経て、一八一五年に「薬剤医法」(Apothecaries Act, 1815)が国会で成立した。[43]この法律により、薬剤医協会はロンドン周辺のみならずイングランド・ウェールズ全国の資格付与団体として改めて認められ、薬剤医資格者(Licentiate of the Society of Apothecaries/LSA)の条件が新たにされた。これによって、解剖学、生理学、化学、薬剤学、内科学(理論・実地)の履修、および六カ月の病院実習が薬剤医資格に正式に組み込まれた。規定上、相変わらず徒弟修行(五年)も義務として残ったが、これは形骸化していった。さらに一八三五年までに、病理解剖、法医学、産科学も必修科目に加わった。[44]

一方、外科医組合は一八〇〇年に新たに国王特許状を得て、王立外科医学会(The Royal College of Surgeons)と名称を変え、同学会が認める外科医資格は、通常のメンバーシップ(MRCS)と、より上級のフェローシップ(FRCS)のいずれかとなった。外科医組合時代からすでに徒弟制の弛緩が進み、これが外科医資格者の質の低下を招いていないかという疑念から、王立外科医学会は資格付与の基準を明確にするよう求められていた。この背景には、対仏戦争の最中にあった当時、陸海軍の軍医の能力の一般的な水準に疑念が生じていたこともあったという。こうした求めに応じざるをえなくなった外科医学会は、一八一〇年、解剖学、生理学、外科学の講義、解剖実習の履修、そして病院での研修経験が、MRCS付与の最低条件であることを明らかにしている。[45]

結局十九世紀前半においては、surgeon-apothecary 転じてＧＰの増加にもかかわらず、内科医・外科医・薬剤医の資格上の区分は維持された。王立内科医学会は相変わらず特権意識が強く、ＧＰ志望者に門戸を開く姿勢は見せていなかった。十九世紀前半において、薬剤医協会からＬＳＡ、外科医学会からＭＲＣＳという、内科・外科から一つずつ、計二つの資格を取得することが、ＧＰとなる上での一般的なパターンだった。

さらにこの時期、既存の三団体に加えて、ロンドンで新たな資格付与組織として出現したのが、大学である。一八三六年、ＵＣＬの認可（国王特許）と同時に、ロンドン大学（University of London）が学位授与組織として認可された。今でもイギリスの大学の university と college の関係は外部の者にはなかなか解りにくいが、ロンドンの場合、実際に教育を行う college に対し、university は自ら教育サービスを提供するのではなく、ＵＣＬやＫＣＬをはじめ提携校の学生への学位授与機構として創設された。人文・法学の学位とともに、ロンドンでも大学による医学の学位すなわちＭＤ（Doctor of Medicine）とＭＢ（Bachelor of Medicine）授与が一八四〇年から始まったのである。ＭＢの授与に際しては、生理学・比較解剖学、内科学、外科学、産科学、法医学の最終試験に合格しなければならなかった。これだけだと一見、科目数が少ないようにも見えるが、実は就学中に解剖学、化学、薬学、組織学など基礎科目の予備試験（preliminary/intermediate examinations）にも合格していなければならなかった。[46]

ロンドン以外にも眼を転じると、イングランド北東部にダラム大学が一八三四年に開設され、ＭＢとＭＤの学位を授与するようになっていた。また、大学における医学教育といえば、イングランドと同じブリテン島内にありながら独自の歴史を辿ってきたスコットランドも想起される。オランダ・ライデン大学教授ブールハーフェのもとで学んだアレクサンダー・モンロー（Monro, Alexander, 1697–1767）がエジンバラ大学医学部の教授に就任して多くの学生を育てるなど、スコットランドでは大学が医学教育の枢要を占めていた。すでに一六〇三年にイングランドでステュアート朝が成立して以来、イングランドとスコットランドは同君連合となっていたが、一七〇七年には事実上イングランドがスコットランドを併合する形で統一国家となった。さらに一八〇一年にはアイルランドも併合され、ここに「グ

表 4　イギリスにおける医師資格付与団体（1858 年）

地域	団体名	資格者／学位
イングランド ウェールズ	王立内科医学会（ロンドン） Royal College of Physicians of London	Fellow (FRCP), Licentiate (LRCP), Extra Licentiate
	王立外科医学会（イングランド） Royal College of Surgeons of England	Fellow (FRCS), Member (MRCS), Licentiate in Midwifery
	薬剤医協会（ロンドン） Society of Apothecaries, London	Licentiate (LSA)
	大学（オクスフォード，ケンブリッジ，ロンドン，ダラム）	MD, MB
スコットランド	王立内科医学会（エジンバラ） Royal College of Physicians of Edinburgh	Fellow, Licentiate
	王立外科医学会（エジンバラ） Royal College of Surgeons of Edinburgh	Fellow, Licentiate
	内科医・外科医学会（グラスゴー） Faculty of Physicians and Surgeons of Glasgow	Fellow, Licentiate
	大学（エジンバラ，グラスゴー，アバディーン，セント・アンドリュース）	MD, MB
アイルランド	王立内科医学会（アイルランド） King's and Queen's College of Physicians of Ireland	Fellow, Licentiate
	王立外科医学会（アイルランド） Royal College of Physicians in Ireland	Fellow, Licentiate
	薬剤医協会（ダブリン） Apothecaries Hall, Dublin	Licentiate
	大学（ダブリン，クィーンズ・ベルファスト）	MD, MB

出典：Medical Act, 1858, Schedule A.

レートブリテンおよびアイルランド連合王国（United Kingdom/UK）」が成立した（本章の用語「イギリス」は、おおよそ連合王国の意味で用いている）。とはいえ、スコットランドやアイルランドの諸制度の多くはそのまま保持された。このため十九世紀前半においては、イングランド（とウェールズ）、スコットランド、アイルランドでそれぞれ展開されてきた医学教育・医師資格制度が、イギリスという「同じ国」の中でばらばらに存在することになっていたのである。たとえば、イングランド出身者がスコットランドの大学で医学の学位を得て、またイングランドに戻り開業するようなことも、かなり一般的であったという[47]。

ちなみに鹿児島医学校における高木兼寛の師ウィリスはアイルランド

北部の出身だが、スコットランドのグラスゴー大学で基礎科学を学んだのちエジンバラ大学に移り医学の学位を取得し、エジンバラ王立外科医学会のメンバーになった。そしてロンドンに出てミドルセックス病院で研修医を務めているときに駐日公使ウィリアム・パークスの随行医師となり、一八六二年に来日したのだった。彼は一八八一年に帰国し、アイルランド・ダブリンの病院で産科学の研修を受けたのち、イングランドの王立外科医学会からFRCSを授与されている。[48]そして今度はタイのバンコクに渡ることになるのだが、ウィリスのキャリアは、当時のイギリスにおける医師資格の多元的状況をよく表わしているといえよう（**表4**）。

一八五八年医師法

各地域の同業者協会・組合としてスタートした団体の資格は、もともとそれを持っていないとその地域では営業できないという性格をもつものだった。そうしたギルド的規制は事実上有名無実化し、各地域の複数の医師資格の保有者が混在する状況となっていたわけである。たとえばロンドンでLSAとMRCSを取得し、ロンドンでGPとして開業する場合も、もはやそれらの資格の地域内特権は薄れ、他地域の資格保有者と競合する状況にあった。また、無資格者の医療行為も違法だったわけではないので、患者獲得をめぐって、GPたちは無資格者との競争にも曝されていた。とくにこうしたGPたちの間から、国として医師制度の整備を進めるべきであるとする声が十九世紀前半を通じて高まっていた。それぞれに縄張り意識をもつ各団体の思惑は当然さまざまであり、改革論議は難航したが、ついに一八五八年に「医師法」（Medical Act, 1858）が国会で成立し、一応の決着を見た。[49]

この法律によって、医師登録制度（Medical Register）が創設された。この制度に登録されている医師が「正規」の医師であり、されていない者が「不正規」であるという線引きが、政府の所管のもとで明確化されることになったわけである。とはいえ、新たに一つの統合的な登録資格が規定されたわけではなく、**表4**に示されている既存の資格付与・学位認定機関の資格をそのまま追認する形をとった。したがって、「正規」の医師プロフェッション内部での多元性、資格による格差は残ることになった。この点で、王立内科医学会フェロー（FRCP）が享受するような特権的地位を打破し、広く資質・能力の備わったGPたちの地位向上を担保するような方向を目指していた改革者にとって、この法律は満足のいくものとは認知されなかった。

またこの法律でも、営業の自由を侵したり、市場における消費者（患者）側の選択肢を奪うべきではないという観点から、「不正規」医療者たちの医療行為が違法化されなかったことも、急進的な改革者にとって失望の要因となった。ただしこの医師登録制度が始まったことで、たとえば地方自治体の保健医官や救貧法医官といった政府部門の公職には、登録医師以外は就任できなくなった。こうした公職は当時まだ数的には限定的だったが、その後比重を増していくことになる。イギリスでは一九一一年に国民健康保険制度が始まり、さらに一九四八年には国民医療サービス（The National Health Service／以下NHSと略記）体制に移行することになるが、こうした公的な制度のもとでは、登録医以外は認められないことになったのである。

一八五八年法のもう一つの柱が、医師制度評議会（The General Medical Council／以下GMCと略記）の設置である。日常的に医師登録を管理し、登録医たちの能力水準を確保するために、医学教育や資格付与のあり方について審議する任務も負うことになった。ただし政府の部局ではなく、資格・学位付与団体の代表者で構成され、政府から補助金交付を受けつつも、基本的には医師たちの登録料で運営される独立機関だった。既存の諸団体の利害から中立的であるとはいえない組織となったため批判も受けたが、少なくとも諸団体の代表者が一同に会して、望ましい医学教育のあり方や資格条件を議論する場ができたということは、それまでばらばらであった状況を考えれば大きな変化だった。ただし、既存の内科医・外科医・薬剤医の諸団体が代表者を送ることができた一方で、その伝統的区分に囚われない「専門分野」としての「総合診療」の領域を担っているという自負のあるGPたちは、一八五八年の時点ではGMCに代表者を出すことができなかった。GPからもGMCの委員を出すことが認められたのは、一八八六年の医師法改正からであった。(50)

一八五八年法から一八八六年改正までの期間、ロンドンのみならず地方の病院医学校からも多数輩出され、プロフェッション内で存在感を増していたGPの資格のあり方について、既存の諸団体もまったく無関心というわけではなかった。それまで会員内科医の特権的地位確保の観点から、GPに広く門戸を開くことを渋っていたロンドン王立内科医学会は、一八六一年、フェローシップ（FRCP）の下位資格としてのライセンス（LRCP）の規定を見直し、薬剤医資格（LSA）とほぼ同じ内容となる、GP志望者を念頭においた資格として定義し直した。従来GPはLSAとイングランド王立外科医学会メンバーシップ（MRCS）の二つを取得することが多かったが、LRCPが変わったことによって、そのLRCPとMRCSの二つを取得してGPとなることが多くなった。一八八四年には両王立学会は、この二つの資格を結合したConjoint Diplomaの制度を整備した[51]。

このようにプロフェッション内の伝統的な利害に配慮する一方、その後徐々に改革が進んでいくための仕掛けも内包していたという意味において、一八五八年法は「巧妙な妥協」であった[52]。政府が関与して医師資格や医学教育のあり方をモニターするための枠組みが作られたわけだが、基本的には医師プロフェッションの自発的な（＝ヴォランタリーな）運営に委ねたところにイギリス的な特徴があった。ドイツやフランスなどと比べれば、医師資格付与への政府関与は直接的ではなかったといえる。こうした国による医師資格・教育制度のあり方の違いは、もちろんそれぞれの国における医学・医療のあり方だけではなく、広く政府／民間の境界のあり方、市場や社会への政府介入のあり方一般の違いとも密接に関係していた[53]。

国家が統一的な医師資格を付与していたという点でイギリスとは対照的な、ドイツの例も少しみておこう。ドイツの各領邦では、十九世紀中頃までに大学が医学教育の中心となっていたことにはすでに触れた。しかし大学の付与する学位を取得しても、そのまま医師としての開業資格を得られたわけではなく、別に国家試験を受けて合格しなければならなかった。医学教育・医師資格制度に関して他の領邦のモデルとなることも多かったプロイセンでは、一八五二年に、それまで別々だった内科医・外科医・産科医の資格が統合され、統一的な医師資格制度が成立していた[54]。普墺戦争（一八六六年）がプロイセンの勝利に終わったのち、ドイツ帝国（一八七一年成立）の母体となる北ドイツ連邦が形成されたが、その政体のもとで、ドイツ全国に共通する医師国家試験制度が、プロイセンの制度（**表5**参照）をもとに一八六九年に規定された。これにより、大学医学部専門課程での少なくとも四年間の就学（クリニックでの実習を含む）、基礎科目試験（知識を問う質疑応答、病理標本の作成、組織学・生理学の実験、顕微鏡操作の実技テストなどを含む）、そして内科学・外科学・眼科学・産科学・婦人科学の筆記および臨床試験、最終面接で構成される国家試験に合格することが、ドイツで医師資格を取得する条件となった[55]。

表5　プロイセン医師試験規程（1867年：大学卒業の場合）

医学部入学資格	人文ギムナジウム卒業
中間試験科目	物理学，化学，生理学，解剖学，動物学，植物学，鉱物学
医師試験受験資格	医学部在籍4年以上 病院授業の単位取得 外科病棟・内科病棟：2学期間 産科病棟：1学期間，分娩4回
医師試験科目	(1) 解剖生理学・病理解剖学 (2) 外科学・眼科学 (3) 内科学 (4) 産科学・婦人科学 (5) 口頭試験（衛生学を含む）

出典：服部伸『近代医学の光と影』山川出版社，2004年，29頁．

イギリスにおける高木兼寛の医師資格

十九世紀を通じてセント・トマス病院医学校を含むロンドンの病院医学校において授業科目が増加したことは、各資格付与団体およびＧＭＣの動向に対応するものだった。学生たちは資格認定に必要な科目を医学校で履修し、修了科目が揃ったところで資格付与団体に申請を行う。そして最終試験を受け、審査を通れば資格を付与され、一八五八年以降は医師登録簿に登録されることになった。複数の資格取得を目指すことが一般的であったし、さらに上級の資格を目指す者もいたので、多くの学生は最初の資格取得後も病院医学校に残り、助手・病棟医などを務めながら研修を続け、次の資格取得に備えた。

ここで、冒頭で紹介した『日本博士全伝』における高木兼寛の留学中の事績の記載に立ち戻ってみよう。その記載のなかにある「外科学校」、「龍動内科学校」とは、それぞれRoyal College of Surgeons（England）とRoyal College of Physicians（London）のことであり、本章では王立外科医学会、王立内科医学会と訳してきた。高木は、一八七五年九月のセント・トマス病院医学校入学から約二年半後の一八七八年四月に「外科学校メンバルシップ」のディプロマすなわちMRCSを、その三カ月後に「龍動内科学校」より「ライセンシエード」のディプロマすなわちLRCPを取得した。この時点で、イギリスでGPとして活動できる二つの資格を備えたことになる。さらにセント・トマス病院で当直医を務めながら勉学を続け、最初のMRCS取得から約二年後の一八八〇年五月、外科医学会のフェロー（FRCS）の地位を得てのち、帰国の途についた。

もう一人参考までに、セント・トマス病院医学校における高木の同級生、アーサー・ニュースホームの資格取得についても見ておこう。ニュースホーム自身の後年の回顧によれば、できるだけ早くとりあえず一つ医師資格を取りたくて、彼は当時取得が最も容易とみなされていたLSA（薬剤医資格）をまず目指したという。といっても、入学からそのLSA取得までに三年半を要している。高木のほうが登録医となるのが一年早かったわけであり、やはり日本での学習歴・経験のおかげで、高木が他の若いイギリス人学生より優位な立場からセント・トマスでの勉学を始められていたことがうかがえる。ニュースホームはLSA取得後、王立学会の資格ではなく、より難関とされていたロンドン大学の学位取得を目指している。一八八〇年にMBを取得、その試験で成績優秀だったことにより奨学金を得てさらに勉学を続け、翌年にはMDの学位を授与された[56]。ニュースホームはその後ロンドン南部のクラッパムでGPとして開業したが、クラッパム地区の保健医官（Medical Officer of Health）を兼任したことをきっかけに保健行政官としての道を歩むことになり、イングランド南部の都市ブライトンの保健医官を務めていた一八九八年、王立内科医学会のフェロー（FRCP）となっている[57]。

高木は日本に帰国後海軍に復帰し、一八八五（明治十八）年に海軍軍医総監となり、一八九二（明治二十五）年予備役に入った。一方一八八一（明治十四）年には、英学派・福沢諭吉門下の松山棟庵（1839-1919）らと、イギリス医学・

医療の研究会として「成医会」を結成している。その翌年、この成医会の発起により東京・芝に有志共立東京病院と成医会講習所が設立された。その後皇室からの下賜も得て、セント・トマス病院をモデルとした病棟の増設が進められ、これがのちに慈恵会医科大学病院となった。(58)

一九〇六年、高木は四半世紀ぶりにロンドンを再訪した。母校セント・トマス病院医学校では、「日本陸海軍兵士の健康の保全」と題して、彼が主導した兵食改革によって海軍における脚気患者の減少に成功したことについての特別講演を行なった。(59) またダラム大学医学部にも招かれ、「日本における医学教育」という講演を行い、同大学から名誉博士号（DCL）を授与された。さらにブライトンも訪れて、ニュースホームとの再会も果たしている。日本国内の脚気論争では思うように理解者を得られていなかった高木にとって、イギリスでのこうした歓待は嬉しいものだったに違いない。(60)

5 「臨床」と「科学」と

一九〇六年に高木がセント・トマス病院医学校を再訪した頃、同校をはじめとするロンドンの病院医学校もまた問題に直面していた。十九世紀の第四四半紀における細菌学の興隆に続く免疫研究、化学療法の開発など、おもにドイツで進展しつつあった生化学的な研究の成果を医学教育に反映させることに、遅れをとっていたのである。基本的には学生たちからの授業料で運営されていた病院医学校にとって、実験室を完備した教育・研究施設の整備費用、そしてますます専門性を増していた化学、生物学、解剖学、生理学、病理学などを含む臨床前（プレ・クリニカル）課程の科目を担当する専門教員を雇うために充分な費用を確保することは容易ではなかった。各病院医学校が単独でこの問題を解決することは困難だったため、一八九八年、セント・トマス病院医学校を含む病院医学校はロンドン大学の傘下に入り、協力して臨床前教育を整備することとなったが、調整はなかなか順調には進んでいなかった。

この問題は、時の政権政党・自由党の有力政治家リチャード・ホールデン（Haldane, Richard, 1856–1928）を委員長とする「ロンドンの大学教育に関する王立委員会」（一九一〇〜一九一三年）でも取り上げられた。この委員会には、ニューヨークのカーネギー財団の委嘱で欧米各国の医学教育の調査にあたり[61]、このあと米国における医学教育改革に大きな影響を与えることになるエイブラハム・フレクスナー（Flexner, Abraham, 1866–1959）も招かれて証言を行なっている。フレクスナーは、最新の実験室科学と臨床医学とがうまく連携できているという点において、ドイツの大学、そしてそれをモデルとしていた米国ボルティモアのジョンズ・ホプキンズ大学医学部が優れているという考えをもっていた。ロンドンの病院医学校については、その臨床教育は優れたものであると評価する一方で、臨床前の基礎科目の研究教育がしばしば、ただでさえ診療で忙しい臨床医師たちの片手間の仕事になっているとして、フレクスナーは、ロンドンでも大学中心の医学教育体制を強化し、より高度に科学的な医学教育・研究を促進する必要性を指摘した。こうした外部からの直言は、ロンドンの病院医学校の教育にプライドをもつ人びとの反発も招いた。一九一四年に第一次大戦が勃発したこともあり、この王立委員会における提言がすぐに実行に移されたわけではなかったが、ロンドンでもこのあと大学が医学教育を担う体制への移行が進んでいくことになる。[62]そして、医学教育において「臨床」と「科学」のバランスをどのようにとり、どのような医師を育成していくべきなのか、そのためには医学教育研究体制にどのような改革が必要なのかといったことは、二十世紀を通じて繰り返し問われていくことになった。[63]

一九四八年、福祉国家政策の一環としてNHSが始動し、民間篤志病院であったセント・トマス病院が国の税金によって運営されることになったのを機に、セント・トマス病院医学校の運営は病院本体から切り離され、正式にロンドン大学の一部となった。一九八三年には、十九世紀前半にいったん袂を分かったガイ病院医学校とThe United Medical and Dental Schools of Guy's and St Thomas'（UMDS）を形成し、さらに一九九八年の改組により、このUMDSはKCL（キングス・カレッジ）に吸収合併され、国内でも有数の大規模医学校が誕生した。セント・トマス病院医学校の校名は消えたが、ウォータールー駅近くのロンドン大学キングス・カレッジ医学部セント・トマス・キャンパスでは、現在でも授業が行われている。

医師資格については、現在でも日本のような単一の国家試験制度は存在していない。一般的には、イギリス国内の大学医学部の学士課程（四〜六年間）を卒業（Bachelor of Medicine and Bachelor of Surgery/ＭＢＢＳ取得）すると、ＧＭＣによって医師登録簿に仮登録され、二年間の卒後研修基礎プログラムに進む。その後さらに、ＧＰ志望の場合三年間、専門医志望の場合は六年間の研修医期間を経て、それぞれＧＰあるいは専門医として正式に医師登録簿に登録されることになる。卒後の研修プログラムは、かつては王立内科医学会、王立外科医学会、王立ＧＰ学会（The Royal College of General Practitioners. 一九五三年設立）のほか、各専門診療科の諸学会などによってばらばらに提供されていたが、現在ではＧＭＣがそれらを統括する任務も負っている。ただしイギリス国内で働く医師全員がこうしたプロセスを経てきているわけではない。現在ＮＨＳでは、海外で医学教育を受けた医師たちも多く働いているが、これが可能になっているのも、それをパスしないと国内で医師として活動できないという単一の医師国家試験制度ではなく、ＧＭＣが申請者を別途審査・認定するしくみが取られているためである。(64)

注

（1）松田誠『高木兼寛伝』講談社、一九九〇年、三五―四一頁。
（2）花房吉太郎・山本源太編『日本博士全伝』博文館、一八九二年、九三―九四頁。
（3）E. M. McInnes, *St. Thomas' Hospital*, London, 1963, pp. 15–16.
（4）K. Waddington, *Medical Education at St Bartholomew's Hospital 1123–1995*, Woodbridge, 2003, pp. 17–18.
（5）I. Waddington, *The Medical Profession in the Industrial Revolution*, Dublin, 1984, pp. 4–5; W. Sydney and C. Copeman, *Worshipful Society of Apothecaries of London: History, 1617–1967*, London, 1980.
（6）McInnes, *St. Thomas' Hospital*, p. 79.
（7）坂井建雄『図説 人体イメージの変遷』岩波書店、二〇一四年、八八―八九頁。

（8）以下の医学史に関する記述については、おもに R. Porter, *The Greatest Benefit to Mankind: A Medical History of Humanity*, New York, 1998. 梶田昭『医学の歴史』講談社、二〇〇三年。W・エッカルト『医学の歴史』今井道夫・石渡隆司訳、東信堂、二〇一四年。W・バイナム『医学の歴史』鈴木晃仁・鈴木美佳訳、丸善出版、二〇一六年を参照。

（9）J. Lumley and J. Blandy (eds.), *The Royal College of Surgeons of England: 200 Years of History at the Millennium*, 2000, p. 9.

（10）この時期なぜイングランドで篤志病院の設立が相次いだのかについては、長谷川貴彦『イギリス福祉国家の歴史的源流——近世・近代転換期の中間団体』東京大学出版会、二〇一四年。

（11）McInnes, *St. Thomas' Hospital*, p. 80.

（12）S. Lawrence, *Charitable Knowledge: Hospital Pupils and Practitioners in Eighteenth-Century London*, Cambridge, 1996, p. 141.

（13）McInnes, *St. Thomas' Hospital*, pp. 80–81.

（14）T. Gelfand, "Invite the philosopher, as well as the charitable: hospital teaching as private enterprise in Hunterian London", in W. H. Bynum and R. Porter (eds.), *William Hunter and the Eighteenth-Century Medical World*, Cambridge, 1985, pp. 129–151.

（15）R. Porter, "William Hunter: a surgeon and gentleman", in Bynum and Porter (eds.), *William Hunter and the Eighteenth-Century Medical World*, pp. 7–34; M. Nicolson, "Hunter, John", "Hunter, William", in W. H. Bynum and H. Bynum, *Dictionary of Medical Biography*, Westport, 2007, pp. 672–678.

（16）Gelfand, "Invite the philosopher, as well as the charitable", pp. 137–143.

（17）Lawrence, *Charitable Knowledge*, p. 111.

（18）M・フーコー『臨床医学の誕生』神谷美恵子訳、みすず書房、一九六九年。E・アッカークネヒト『パリ、病院医学の誕生』舘野之男訳、みすず書房、二〇一二年。

（19）W. J. O'Connor, *Founders of British Physiology: a bibliographical dictionary 1820–1885*, Manchester, 1988, pp. 69–70.

（20）G. Rivett, *The Development of the London Hospital System 1823–1982*, London, pp. 26, 52–53.

（21）十九世紀における篤志病院本体の医療供給面の拡大については、永島剛「ヴィクトリア時代ロンドンの篤志病院——セント・ジョージ病院を中心として」『三田学会雑誌』88（3）、一九九五年、一三一—一五三頁。

(22) McInnes, *St. Thomas' Hospital*, pp. 82–88.

(23) *Ibid.*, pp. 94–95.

(24) *Ibid.*, pp. 94, 97–101.

(25) *Ibid.*, pp. 102–113.

(26) *Ibid.*, p. 133.

(27) A. Newsholme, *Fifty Years in Public Health*, London, 1935, pp. 35–39.

(28) "Anderson, William", Plarr's Lives of the Fellows Online (biographical register of the fellows of the Royal College of Surgeons of England), Royal College of Surgeons (https://livesonline.rcseng.ac.uk/)(二〇一八年二月閲覧).

(29) 長門谷洋治「海軍々医寮御雇医師 W. ANDERSON」『英学史研究』一九七六年、八号、二九―三八頁。

(30) M. J. Peterson, *The Medical Profession in Mid-Victorian London*, Berkeley, 1978, p. 52.

(31) Newsholme, *Fifty Years in Public Health*, pp. 28–30, 49. ニュースホームの保健医官としての活動については、永島剛「19世紀末イギリスにおける保健行政」『社会経済史学』68(4)、二〇〇三年、二三―四四頁。

(32) Newsholme, *Fifty Years in Public Health*, pp. 50–54.

(33) T. Nagashima, "The triumphant disciple of British epidemiology: Baron Takaki's return to London in 1906", in K. Kondo (ed.), *History in British History: Proceedings of the Seventh Anglo-Japanese Conference of Historians 2012*, Tokyo, 2015, pp. 200–202.

(34) 小川眞理子『病原菌と国家――ヴィクトリア時代の衛生・科学・政治』名古屋大学出版会、二〇一六年。

(35) T. N. Bonner, *Becoming a Physician: Medical Education in Britain, France, Germany, and the United States, 1750–1945*, Baltimore, 1995, pp. 255–256.

(36) *Ibid.*, pp. 140, 156–159, 232–233.

(37) イギリスの医師資格制度に関する歴史研究の先駆的な日本語文献として、村岡健次「医師法(一八五八年)に見る自由放任と国家干渉――イギリス医療の近代化過程」『ヴィクトリア時代の政治と社会』ミネルヴァ書房、一九八〇年。

(38) たとえば中野忠・道重一郎・唐澤達之編『一八世紀イギリスの都市空間を探る――「都市ルネサンス」論再考』刀水書房、二〇一二年参照。

(39) A. Digby, *Making a Medical Living: Doctors and Patients in the English Market for Medicine, 1720–1911*, Cambridge, 1994,

pp. 39–42.

(40) J. Lane, "The role of apprenticeship in eighteenth-century medical education in England", in Bynum and Porter (eds.), *William Hunter and the Eighteenth-Century Medical World*, pp. 57–103.

(41) I. Loudon, "Medical education and medical reform", in V. Nutton and R. Porter (eds.), *The History of Medical Education in Britain*, Amsterdam, 1995, p. 242.

(42) R・ポーター『健康売ります——イギリスのニセ医者の話 1660–1850』田中京子訳、みすず書房、一九九三年。

(43) I. Loudon, "Medical practitioners 1750–1850 and the period of medical reform in Britain", in A. Wear (ed.), *Medicine in Society: Historical Essays*, Cambridge, 1992, pp. 219–248.

(44) Peterson, *The Medical Profession in Mid-Victorian London*, pp. 60–63.

(45) Lawrence, *Charitable Knowledge*, pp. 100–105.

(46) University of London, *The Historical Record* (1836–1912), London, 1912.

(47) Loudon, "Medical practitioners 1750–1850", p. 238.

(48) "Willis, William", Plarr's Lives of the Fellows Online (biographical register of the fellows of the Royal College of Surgeons of England), Royal College of Surgeons (https://livesonline.rcseng.ac.uk/)（二〇一八年三月閲覧）、H・コータッツィ『ある英人医師の幕末維新——W・ウィリスの生涯』中須賀哲朗訳、中央公論社、一九八五年、一六—一七頁。

(49) この法律成立の政治過程を分析した日本語文献として、黒﨑周一「19世紀イギリスの医師制度改革における医師の社会的権威と国家介入」『社会経済史学』75（5）、二〇一〇年、四五—六八頁。

(50) Peterson, *The Medical Profession in Mid-Victorian London*, p. 233.

(51) R. Stevens, *Medical Practice in Modern England: The Impact of Specialization and State Medicine*, New Haven, 2003, pp. 23–25; Waddington, *Medical Education at St Bartholomew's Hospital*, p. 224.

(52) R. Porter, *Disease, Medicine and Society in England, 1850–1860*, Basingstoke, 1993, p. 50.

(53) Bonner, *Becoming a Physician*, p. 259.

(54) エッカルト前掲『医学の歴史』、二八六頁。

(55) Bonner, *Becoming a Physician*, p. 254. ドイツの医学教育・医師制度の変遷については、服部伸『近代医学の光と影』山川出版社、二〇〇四年、二六—三二頁も参照。

(56) Newsholme, *Fifty Years in Public Health*, p. 30.

(57) "(Sir) Arthur Newsholme", Lives of the Fellows, Munk's Roll, Royal College of Physicians (http://munksroll.rcplondon.ac.uk/)(二〇一八年三月閲覧).

(58) 松田前掲『高木兼寛伝』、一三一—一四九頁。

(59) Baron (Kanehiro) Takaki, "The preservation of health amongst the Japanese Navy and Army", lectures at St. Thomas's Hospital, *The Lancet*, 1906, ii, pp. 1369–1374, 1451–1455, 1520–1523.

(60) Nagashima, "The triumphant disciple of British epidemiology", pp. 191–205.

(61) 英仏独三カ国の調査報告は、A. Flexner, *Medical Education in Europe: A Report to the Carnegie Foundation for the Advancement of Teaching*, New York, 1912.

(62) T. N. Bonner, "Abraham Flexner as a critic of British and Continental medical education", *Medical History*, 33, 1989, pp. 472–479; L. P. Le Quesne, "Medicine", in F. M. L. Thompson (ed.), *The University of London and the World of Learning, 1836–1986*, London, 1990, pp. 137–140.

(63) 二十世紀中頃の医学教育の状況について紹介した日本語文献として、張知夫「イギリスの医学教育」、中川米造他『世界の医学教育』医歯薬出版、一九七〇年、三九—六四頁。

(64) 白瀬由美香「イギリスにおける医師・看護師の養成と役割分担」『海外社会保障研究』174、二〇一一年、五二—五四頁。The General Medical Council, *The State of Medical Education and Practice in the UK 2017*, London, 2017.

第Ⅱ部 日本近世の医学教育

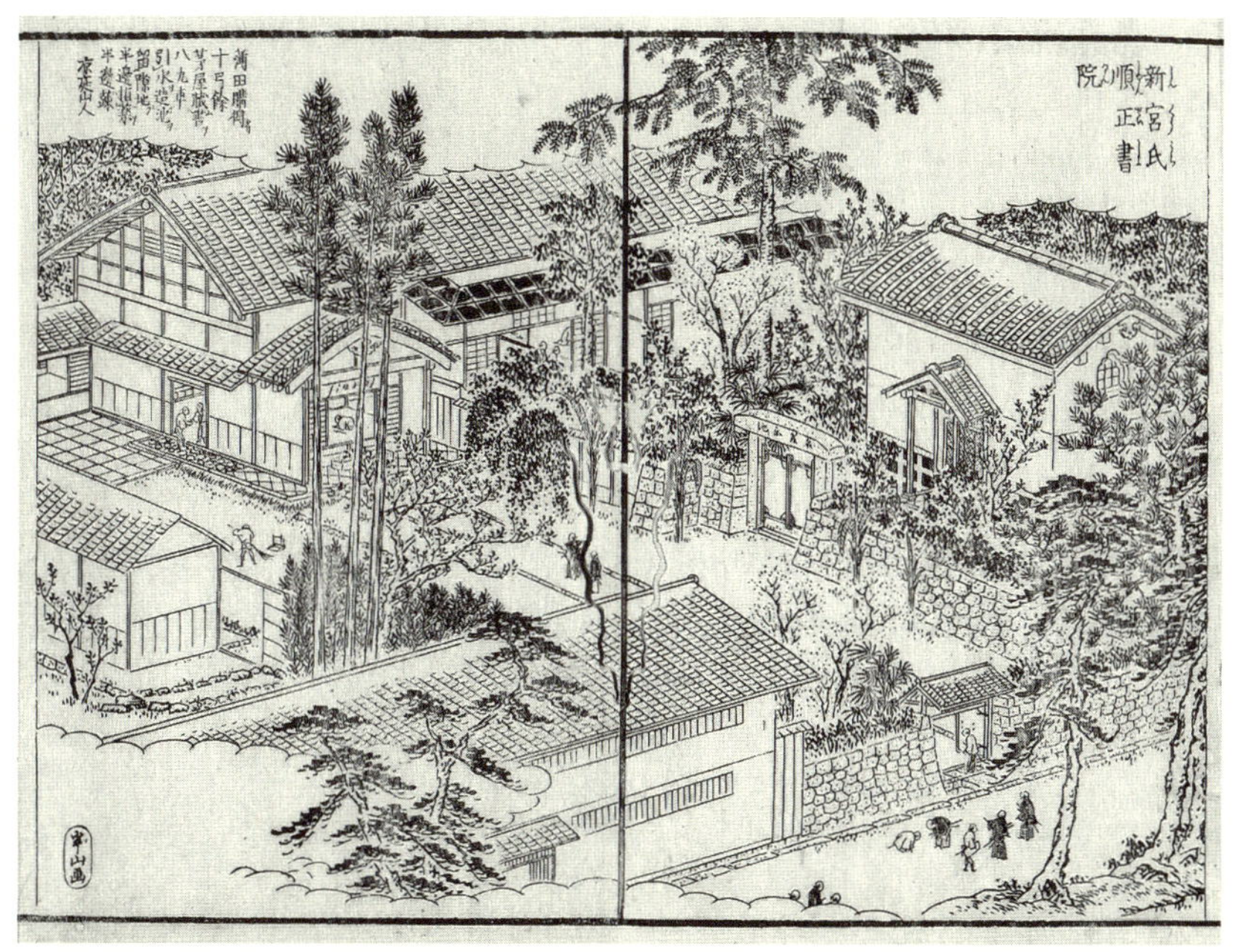

新宮涼庭の順正書院，『花洛名勝図会』から。国際日本文化研究センター蔵

第4章

江戸時代の医学教育〈1〉

瀬戸内地方の事例を中心に

町　泉寿郎

1　前史——曲直瀬道三にみる十六世紀後半における医学知識の伝達

江戸時代後期には幕藩権力によって設立された官立学校が日本全国に建設されて組織的な教育が行われるようになる。この時代の官立学校における教育内容は儒学を基盤とした普通教育に相当するものが多かったが、医学・国学・洋学などの専門分野が設けられた例も少なくなかった。それ以前の中世から江戸時代中期までの時期においては、官立学校における組織的な教育が明確に行われていたとは言えない。そこで江戸時代中期までの教育実態を知るためには、個人や私塾に着目する必要があり、また私塾の実態を明らかにするだけの十分な資料が得られない場合には、私塾に学んだ学習者側の「学び」に即して書籍や記録を追及することが必要になる。本章では、医学教育という表現が当てはまる計画的・組織的な知識・技術の授受だけでなく、当該期の医学の「学び」の状況について概観し、特に瀬戸内地域における具体例を挙げながら論述する。

江戸時代に先立つ室町時代は学問の地方伝播が進んだ時代であり、中世期の禅僧や学匠たちによる中国元明時代の学術文化伝播の足跡は全国に遍在している。関東管領上杉憲実が一四三九年に再興した室町時代に作られた最も規模の大きな「学び」の場として知られる足利学校では[(1)]、当初、漢籍（三注＝蒙求注・千字文注・胡曽注、四書、五経、列荘老、史記、文選）を中心にした講学が行われ、特に易学に定評があり、古注を基本としつつ新注を併用して講義された。足利学校の易学からは兵学や医学が派生したとされ、地方勢力からの招きに応じて足利学校出身者が地方に学問を講じる例も多かった。

越前朝倉氏の居城一乗谷には、朝倉氏の招聘に応じて菅原章長・清原宣賢ら博士家儒者に交じって足利学校に学んだ月舟寿桂が下向して学を講じ、医学に関しても谷野一柏が招かれて医学を講ずるとともに明・熊宗立撰『勿聴子俗解八十一難経』をこの地で出版し、一柏に学んだ三段崎安指や大月景秀の子孫は近代に至るまで長く医業を継承して貴重な医学文献を伝えている。一柏の易学は足利学校で学んだものであり、月舟筆録にかかる一柏所講『易学啓蒙通釈口義』を大儒清原宣賢が書写した本が伝存することは、その易学の質の高さを物語る（京都大学図書館清家文庫所蔵）。

金元医学を主体的に受容して日本近世医学の独自化への道を開拓した曲直瀬道三（1507–1594）も足利学校に学んだ一人であるが、その「当流医学」と称する漢方・鍼灸の診断治療理論は易学や運気論と深い関係があり、道三の基礎学はほぼ足利学校で学んだものと言ってよい[(2)]。月舟や道三の活躍は足利学校の易学の各地への伝播を証するものであり、道三医学の興隆もまたその裾野の広がりを示すものである。

その後、道三は三十九歳で帰京して開業するとたちまちのうちに名声を得、それに従って門人が増加し、古典テキストや自著の講釈によって、修得した学知と医術を公開していった。その講釈には毎朝一〇〇人ばかりの聴衆が詰めかけたと伝えられ、また一五七七年には養子玄朔に学塾啓迪院を開設させていることから、その講釈は基本的には広く公開されていたと言える。

講釈に当たって道三は「対学侶宜使授与之次序」（杏雨書屋所蔵『当流医学之源委』所収）という九段階(3)からなる修学階梯を定めて、学習の進捗に応じたテキストを設定していた。これらのテキストは古典や新刊の漢籍による修学ではなく、道三の自著が初級（第一～二段階）・中級（第三～四段階）・上級（第五～七段階）・最上級（第八～九段階）に配当され、それを段階的に学ぶことによって「察証弁治」と言われる独自の医学を修得させる仕組みになっていた。この修学内容から、道三の医学が中国医学を咀嚼しつつそこから独自の体系をもつものになっていたことが窺える。なお、最上級の『啓迪集』の伝授にあたっては、当流医学の全体に通じ、人格的にも慎勤であることを確かめた上で伝授されることになっている。実際、『啓迪集』の古写本を調査してみると、道三の生前、『啓迪集』の筆写は著者によって管理されており、道三の定めたフォーマットに従って限られた門人の間において書写されていたと推定される。

次に、学知だけでなく、医療技術がどのように学ばれ、伝達されていたのかについて見ておこう。道三とその門人甘静軒との間に交わされた医療に関する質疑応答の記録が『翠竹翁問答』（京都大学附属図書館富士川文庫所蔵）という書籍にまとめられている。近年出現した道三と甘静軒の自筆にかかる『師弟問答』（武田科学振興財団杏雨書屋所蔵）によって、同書の内容が道三とその門人の記録であることが確かめられ、「察証辨治」と言われる道三の卓越した診断と治療を見事に伝えている。道三は出来合いの処方を使用するのではなく、証ごとに適応する薬方を考えて処方を決定することが「当流医学」の真骨頂であると述べている。

> 薬方アマタ注進可仕候。如此御病証々々ニ療薬逐一ニ注進候吏、当流ノ奥儀不過之候。余ノ常ノ公界ノ名方ハ当流ニ不用候。其病々々ニ相随事専一ニ候。
>
> （『翠竹翁問答』第二丁表）

甘静軒から送られた患者の病証に対して、道三はそのひとつひとつの証の傍らに、それぞれの病証に有効な生薬の一字薬名を記している。そして前掲の言葉の通り、出来合いの処方を使用するのではなく、証に対応する生薬を複合した結果として、時に二十種以上にのぼる生薬からなる処方が指示されている。道三は彼自身の言のごとく、世に公開された有名処方を使用せず、病証ごとに生薬を対応させて処方を決定していた。しかも患者を実際に四診（望・聞・問・切）等によって診察せずに、門人から書簡によって病証の報告を受けた場合でも、まったく同じように処方を決定していたことが確認できる。

2　江戸初期における初級医薬知識の習得

戦国時代から江戸時代初期を生きた毛利家家臣の玉木吉保（よしやす）（1552–1633）は、『身自鏡（みのかがみ）』という自伝的な著作を残している。それによれば、著者玉木吉保は十代前半に和漢書の基礎を学んだ後、連歌や易学や医学の基礎知識も身につけ、連歌の名を自咲（じしょう）、易学の名を是空（ぜくう）、医者としては偽真（ぎしん）と名乗った。連歌に関しては、里村紹巴（じょうは）（1525–1602）による和歌形式で詠まれた連歌論「歌式目」全二三五首を書き留めている。茶の湯や馳走に招かれる機会が多く、また各地を転戦する期間もあったため、食物と料理法に関する実用知識を身につける必要を感じ、四季の食材をその調理法や「合禁」（食べ合わせ）を読み込んだ和歌一五首を書留めたりしている。五十歳を過ぎて生薬と脈診について学び、その医学知識もまたすべて韻文によって記されている。(4) さらに、五十九歳で「心気佐労斎」という擬人化した病気と「藪偽介白翁」という自分自身に擬した医者が合戦して、各種の病に打ち勝つ薬方を記した戯作「医文車輪書」を作っている。

上記のように玉木吉保は韻文によって多くの医薬知識を記録している。諳誦の便を図って韻文化した医書は、中国では歌括（かかつ）・賦が古くから用いられていて、南宋・崔嘉言（さいかげん）『脈訣』や元・李杲（りこう）『薬性賦』といった単刊本のほか、明代医学類書にはしばしば見られ、日本で広く読まれた『万病回春』『医学入門』にも薬性歌・用薬賦が収録されているし、鍼灸書では『鍼灸聚英』『鍼灸大全』など、経絡・経穴とその主治を詠み込んだ歌賦が大きな要素をしめる。漢籍を訓読によって理解した日本では歌賦は諳誦の役に立たないので、自国の定型詩を借りた医薬知識の韻文化が始まったと考えられる。伝統的な雅文芸としての和歌ではなく、連歌が知識の習得・記憶に役立つ日用的な修辞技法として機能していることが分かる。

和歌の体裁を用いて医学知識を普及定着させようとした著作は近世期を通じて少なくないが、内容的に言えば、養生・食養関連が多く、脈診に関するものがこれに次ぐ。著作の意図としては、記憶しやすい韻文によって読者各自が健康管理することを期待された啓蒙的な著作が多い。[5] 旋律に載せて記憶しやすい形式をとった医書としては、『十四経久世舞』（一六八〇年刊）・『十四経絡謡』（『謡曲十四経』とも）・『謡曲経絡書』など、体内を巡る十四経絡（手足の三陰三陽と任脈・督脈）の名称に、謡曲に準ずる節を施した本が複数出版されていることが知られている。

また、戯作「医文車輪書」の例が示すように、近世期を通じて戯作・絵本・一枚刷りなどの通俗的な媒体が医学知識の啓蒙に一定の役割を果たしたことは無視しえない。

養生書において、房事は言行（精神衛生）・飲食とともに重要な要素であるが、一五六七年秋に、曲直瀬道三は大和国多聞城において松永久秀の懇望によって「養生」一冊と仮名書きの房中養生書「素女論」一巻を講授している。「素女論」は今日一般に『黄素妙論』として知られているものと考えられる。前掲の『翠竹翁問答』の中でも道三は、病気治療における重要度として、投薬治療を第二番と位置づけ、飲食の摂生と性交渉の抑制により重要性を認めている。道三は房中養生に関して基本的には腎薬使用を戒めているが、『翠竹翁問答』に緑鶯膏・狗骨灰・海螵蛸など、『黄素妙論』収録の薬方・生薬と同一の記述があることから、患者からの要求に応じて、時には催淫や強壮の処方を与えることもあった。『黄素妙論』のような一見特異に思われる性養生書は、戦国武将等の強い需要に応え、実用に供されたものであった。

また、『黄素妙論』は漢字平仮名混じりの平易で暢達な和文で記されているが、その跋文に述べるように明代に刊行された漢文による原本から和訳したものである。その原本のタイトルは『素女妙論』といい、一五三六年明刊本からの転写本が伝存している。したがって、『黄素妙論』は日本の最先端の医者が明朝の最新医学情報を大和言葉に翻訳することによって、専門家ではない一般読者が摂取することが可能になっていたことを示す例でもある。

3　江戸前期における出版文化と医学知識の普及

曲直瀬道三が亡くなって間もなく、文禄・慶長の朝鮮出兵の結果、朝鮮の活字印刷技術が日本に伝わって活字印刷（いわゆる古活字本）が開始されたことは、書籍による知識の普及に一定の変化をもたらした。出版文化の未発達な十六世紀までの日本では、聴衆全員が印刷されたテキストを事前に所有することは困難であった。短時間に写本を作成できる部数には限りがある。そこに新しくもたらされた木活字印刷技術は、版木の作成と収蔵のコストを節減できる軽便さが歓迎された。近世期の活字印刷はテキストのデータを保存することができないので、書籍の継続的な量産には不向きであったが、事前に聴衆の数が想定できる講義用テキストを印刷するような場合には有効に働いた。

とりわけ医書は古活字印刷による知識の普及を示す恰好の例である。慶長～元和間（一五九六～一六二四）に夥しく印刷された古活字本には多くの医書が含まれているばかりでなく、その印刷事業には小瀬甫庵・曲直瀬玄朔・医徳堂守三（玄朔門人斎藤松印の子）・梅寿（吉田宗恂門）・角倉了以・吉田宗恂（道三門）・如庵宗乾ら京坂の医者が関わっている例も多く、当時の印刷医書に対する高い需要と医書印刷に積極的に関わる医者の存在が知られる。

古活字本の序跋には、古写本・明版・朝鮮本など数本を集めて校合し、文字の誤謬や文章の脱漏を補正したことを述べている例が多い。実際、古活字本のテキストを子細に検討すると、先行する朝鮮版との文字の異同や、誤植の切り出し訂正など、校刻作業が行われたと思われる例が散見される。古活字本の一回の印刷は少部数であったと考えられ、人気の高い書籍は需要に応じて毎年のように組版され印刷されていた。そのつど組版を行う活字本の本文は不安定なものであるが、毎年のように特定の書籍を印刷し、そのテキストを繰り返し講義する過程で、誤脱は修訂され、テキストは次第に精良になり、また加点や加注によって読法や解釈も定まっていったと考えられる。

一六三〇年代以降、木版印刷が次第に普及して附訓点の安定した本文の書籍が大量に市場に提供されることによって、日本の読書環境は写本時代とは異なる時代を迎えた。医書を含めた輸入漢籍を自国で覆刻すること自体は朝鮮・越南でも広く行われたが、朝鮮・越南の覆刻は基本的に中国刊本と同様の白文テキストであり、その意義は主として書籍流通の量的拡大にとどまった。これに対して日本では読者層の質的拡大にも及んだ。ほとんどの和刻漢籍は現代日本で行われている返点・添仮名とほぼ同じ訓点を施した形で出版されており、その訓点に従えば、師匠に就くことなく、ともかくも日本語として漢籍が読めるようになった。かつまた大量の注釈を欄外に加えた「鼇頭注」のような形式によって、他の文献と引き比べたりすることなく、読み進められるようになった。さらに朝鮮の「諺解本」(漢文に諺文によって解釈を施した本)の影響を受けて、漢文を用いない漢字片仮名混じり文の注解も出回った。読者にとってこれは大きな負担軽減であり、漢籍によって知識を学ぶことが一部の支配階級の占有でなくなり、市場に流通する商品によって漢籍の知識を学ぶことが可能になった。

より具体的に「黄帝内経」「傷寒論」「本草経」といった医学古典に即して、江戸前期における出版の経緯を略述すれば次のごとくである。

「黄帝内経」の場合、室町期には明・熊宗立(1409–1481)による福建刊本の『重広補注黄帝内経素問』が普及したのち、明・万暦年間に馬蒔の『黄帝素問註証発微』(一五八六年刊)、『黄帝霊枢註証発微』(一五八八年刊)が刊行され、それが梅寿の手で古活字印刷に附され(『素問註証発微』一六〇七年古活字印、『霊枢註証発微』一六〇八年古活字印)、約二十年を経て書肆中野道伴から整版本『素問註証発微』が刊行されている。また、『素問』『霊枢』の本文を内容別に分類再編して注を加えた張介賓『類経』(一六二四年原刊)をもとにして、新たに『素問』『霊枢』を再編し、鵜飼石斎が訓点を加えて刊行している(一六六〇年代)。

『傷寒論』においても、同様の経過をたどっている。初めに明・成無己の注解になる『註解傷寒論』が古活字・整版になって普及し、その後に注解を省いた本文だけの活字本が出ている。さらに香川修庵による小刻本が出て、最も普及した。

『本草経』の場合は、『証類本草』のうち、「序例」のみを抜粋したものが単行して古活字印刷に附されている。次いで整版本となり、叢書「医家七部書」の中に入れられて普及している。

要するに、全体的な傾向としては、新しく著された古典の注解本が古活字印刷によっていち早く紹介され、ついで整版本として刊行される際に本文と注解のすべてに返り点送り仮名が施された。さらに遅れて、注解本から注を除くなどの方法によって本文だけにしたテキストや、大部なテキストの巻頭や序例等だけに簡略化したテキストが現れている。注解を伴わない本文のみのテキストは、本国中国ではほとんど見られず、日本特有の現象ともいえる。こうした古典テキストの簡略化の動きは、古活字本から整版本へと至る書籍文化の普及によって書籍を通した医学知識習得の需要が増大し、増大した需要に応えた私塾等における書籍の講義の盛行と併行した動きではないかと推定される。

ところで、道三が提唱した「当流医学」は、中国金元医学を十分に消化し独自性と体系性を備えた診断学と治療学からなる高度な医学であったと評価できるが、道三の医術の継承はその正統的継承者である玄朔の代に早くも岐路に立ったのではないかと疑われる。道三の卓越した診断技術は、余命を的確に言い当てたりするばかりでなく、脈診によって地震や津波のような天災地異を予測したりする伝説まで生んだ。玄朔は道三から継承した高い診断技術によって捕らえた病証に対する治療法として、道三が明確に否定した常用の処方を基本として加減する『経用十一方』のような処方集を著している。この玄朔の著述は、道三の重視した「察証弁治」が高度さと難解さゆえにそのまま継承されることが難しく、玄朔の治療学が道三の治療学から急速に変容していったことを示す資料である。また、玄朔以後の医学が、既存の「処方」に通暁し加減方によってその処方の妙を尽くすこと、つまり「処方学」が医学習得の中心課題となっていったことを示すものである。

「処方」の学びが医学の中心になり、一方では前述したような書籍の流通によって古典テキストが自由に入手できるようになり、かつその古典テキストの解釈においては同時代中国の注解を咀嚼することに汲々とする状況からも解放された。ここにおいて、同時代の儒学においても見られる原典回帰が医学においても軌を一にして起こったと考えられる。儒学における古学派、医学における古方派がそれである。

4　江戸中期における古方派の盛行とその後の展開

近世前半の学術文化の中心であった京都では、整版印刷の時代を迎えて、数多くの知識者層が出版事業に動員され、出版業の盛行が学者たちの京都での生活を支えた。また京都に集まった学者たちが構えた多様な私塾には、全国各地から遊学生が集まり、そのうちかなり高い割合を医者の子弟が占めた。江戸中期に京都で私塾を営んだ儒者江村北海（えむらほっかい）の『授業編』（一七八三年刊）によれば、地方から京都に遊学する生徒の「十ニ八九ハ医者ノ子弟」であると述べている。多くの医学生を含む修学人口に支えられて、儒者・医者の中には仕官後もなお京都の基盤を維持する者や、仕官を望まず京都の家塾に講学する者も少なくなかった(6)。

旧来からの京都在住者に加えて、地方からの新奇加入者による私塾が次々に生まれ、それが遊学者の需要を満たし、結果として地方に次々に新しい学問を供給していった。十八世紀に京都で活躍した古方派の大家たちはその典型と言える。すなわち、江戸に生まれて初め林鳳岡（ほうこう）に学び京都で古方派のさきがけとなった後藤艮山（こんざん）（1659–1733）、姫路から出て後藤艮山に医学を学び伊藤仁斎に儒学を学んだ香川修庵（1683–1755）、広島から上京して同じく古方派を標榜しながらも徂徠学の影響をより強く受けた吉益東洞（よしますとうどう）（1702–1773）らは、いずれも地方から京都に遊学し新たに京都に自らの学問の流れを樹立した人物である。

特に吉益東洞は、『傷寒論』『金匱要略』の条文を処方ごとに再編した簡便な処方集『方極』『類聚方』（ともに一七六四年刊）等を刊行して、臨床に直結しやすい点が幅広い層から歓迎され、全国から門人を集めた。しかし一方でその過激な医説が伝統的な学知を重んずる医官たちや松平定信ら為政者から危険思想視されたため、吉益流は民間を中心に普及することになった。[7]

なお、同じく古方派の大家として数えられる山脇東洋は京都出身であり、前述した曲直瀬玄朔門の山脇玄心を家祖とし、在京の幕府医官を継承した人物である。東洋は後世方から古方に転じた点と、徂徠学の影響を受けて古医書の出版や校勘の嚆矢となった点、また一七五四年に刑屍体解剖を観察して日本初の解剖図誌『蔵志』をまとめて解剖学発達に寄与した点で注目すべき存在である。[8]

江村北海がその修学の浅薄さを批判的に描写しているように、地方から上京した遊学生は、初め書肆などで入塾先を紹介してもらい、そのうち友人ができればその評判をもとに別の師匠に入門し、早朝に医書の講義に出席し、下宿に戻って朝食を済ませ、テキストを取り換えて次は儒書の講義に出席し、昼食後、別の儒書の講義に出席し、帰って医書の夕講、夕食後は本草の夜会といった具合に寧日のない遊学生活を送った。複数の塾に通い複数の先生に就いて儒書と医書を兼学して必要な学・術を修得するものが多かった（『授業編』巻四・書生之学）。こうした儒者と医者の密接な交渉の中で、近世京都の私塾は営まれていた。事実、伊藤仁斎、山脇東洋、吉益東洞をはじめとする十八世紀京都の医者・儒者の門人録を繙閲すると、相互に紹介者となって門人を入門させており、きわめて密接な空間や人間関係の中で、彼らの学問と生活が営まれていたことが分かる。

また、京都ほどの厚い学問伝統をもたない大坂とその周辺地域でも、注目すべき新たな動きが見られた。大坂の有力商人や河内在郷の豪農層の中には、地域ごとに「学び」の場を自主的に形成する者が相次いだ。河内平野郷では土橋友直（1685–1730）が主導して救荒時のための備蓄施設から発展させて郷学含翠堂を開設し、早く享保年間に三輪執斎（1669–1744　陽明学派）・伊藤東涯（1670–1736）・三宅石庵（1676–1730　浅見絅斎門）・五井持軒（1697–1762）ら多様な学問系統の学者を招聘して自由闊達な学風を醸成した。大坂に開塾した三宅石庵は有力商人らの支持を集め、門下に中井甃庵（1693–1758）らが出て、現在まで続く懐徳堂の流れを創った。河内八尾には環山楼や麟角堂といった私塾が開設され、十八世紀前半には伊藤東涯らが、十八世紀後半には片山北海（1723–1790）を盟主とする混沌社中もこれに関与した。

5　徳川幕府における官立学校の形成

江戸では、紀伊藩主から宗家を継いで将軍となった徳川吉宗（将軍在位一七一六～一七四五）が、学問の啓蒙普及は継承しつつ、前代までの学派間対立を終息させ、林家の朱子学・室鳩巣ら木門の朱子学・闇斎学・荻生徂徠らの古学など諸派の学者を併せ任用した。医学においては、半井家・今大路家が典薬頭に任ぜられ、その下で小普請医師の選抜や御薬園で生産された生薬の医官への分配や紅葉山文庫医書の校正など、医官の組織化が進んだ。かくて十八世紀初頭までに、医者・儒者等の専門職が幕府機構の中に秩序づけられた。

その後、十八世紀末～十九世紀初頭の時期には、幕府や諸藩では官立学校の設立が相継ぎ、その学制が整備される過程で、藩校・郷校から幕府直轄学校へ（地方→中央）の進学モデルが次第に形成されていった。またこの過程を通して、官立学校にふさわしい学問内容が形成されていったと考えられる。幕藩権力が主導した官立学校における主な教育対象は幕臣・藩士らの武士階級であったが、人々の向学心を高め諸政改革に成果を上げるために、武士階級以外の富裕な農商層を捲き込んで学問を奨励することは有効な場合が多かった。したがって、緩やかにではあるが、官立学校が全国諸藩に普及することによって、身分制の枠を越えた「学力」による人材の選抜と登用が実現していった。

幕府の教学について言えば、一七八〇年代～一八〇〇年頃にかけて、大坂・混沌社の同人から柴野栗山・尾藤二洲・古賀精里らいわゆる寛政三博士が登用され、美濃岩村藩主の子述斎が林家の養子に迎えられ、林家私塾から幕府直轄の「昌平坂学問所」に改組され、学問所において幕臣を主対象とした朱子学による普通教育の課程や試験制度が整備された。江戸以外にも、幕府直轄地には甲府徽典館・駿府明新館・日光学問所・佐渡修教館・長崎明倫堂などが置かれて、幕臣に朱子学による一般教育を施した。儒学以外にも、江戸では医学館・和学講談所・蕃書調所・医学所・講武所・軍艦操練所などの専門分野の教育機関が設置されていった。

一七六五年に幕府医官多紀氏の申請によって創設され、一七九二年に幕府直轄化された医学館では、漢方医学の拠点として基礎医学と臨床医学の教育内容が整備された。当初から折衷学者井上金峨の学統を汲む儒者たち（吉田篁墩・亀田鵬斎・大田錦城・海保漁村ら）が関与し、同時代の清朝考証学の影響を受け、また日本に伝存する佚存（いつぞん）文献を利用した考証医学が花開いた。官立教育機関に改組されるにあたって、貴人の生命を預かるに足る医学の安全性・確実性が追究されることとなり、臨床上の要請からも文献実証的な学問に基盤を置くこととなった。

医学館は教育の場であると同時に、選抜・登用の場でもあった。新規採用・御目見・家督・番入・法眼叙任・加増・褒賞・養子願など医官人事のすべてが、医学館における就学状況と試験結果に基づいて医学館世話役の申請によって行われるようになり、成績優秀者は任官や昇進などで優遇され、人事権が享保年間に確認された典薬頭から医学館へと移動した。試験は本科（内科）、小児科、外科、口科などの科目に分かれており、試験形態は口頭試問と筆記試験があった。問題作成と成績評価は世話役全員で行ったが、多紀氏歴代が編纂した医学古典注釈が古医書の標準解釈となっていた。

臨床教育も重視されており、教官が医学生を指導するかたちで、通院患者への施療が行われていた。また、医学館で施薬する際の処方集として、多紀元簡（たきもとやす）(1755–1810) の撰になる『観聚方要補』（一八一九年刊、一八五七年増訂）が使用されたと考えられる。同書は、多紀氏による歴代医書の文献調査と医学館における臨床経験を反映した高度な内容である。

官立化以降、幕府医官の子弟以外は出席できなくなり、昌平坂学問所に幕臣用の寄宿寮が設けられたのと同じく、遅れて一八四三年に医学館でも医官子弟のための寄宿舎が設置された。しかし昌平坂学問所に諸藩からの遊学者用の書生寮が設置されたのとは異なり、諸藩医・町医のための寄宿舎は繰り返し申請があったにもかかわらず設置されなかった。だが、世話役多紀元堅（もとかた）（1795–1857）の入門帳には多数の藩医子弟が見出される。また天保の医学館改革によって藩医・町医のための別会が増設されている。したがって多紀家の家塾が諸藩医子弟のための代替施設として機能し、別会へ優秀な人材を供給したと見なされる(9)。別会の講師は、陪臣医・町医の学力優等者から選ばれ、講師勤続五年で幕府医官に取り立てられるのが例となっており、幕府医官の新規採用のコースとなっていた。

併せて十八世紀後半からの蘭学の興隆について医学館などの漢方医学の視点に立って言及すれば、欧州におけるフランス革命とそれに続くナポレオン戦争によって欧州の政治情勢が激変し、南下策を採るロシアやイギリスの対日交易要求といった形で、欧州情勢が海を隔てた日本に直に影響を及ぼす事態が現実のものとなってきた。医学館における考証医学の信奉者たちは、蘭学を敵視し中国古典の文献研究にのみ没頭したと考えられがちであるが、十九世紀初頭までは国外情勢に対する広い視野も兼ね備えていた。多紀元簡はいち早く新刊の輸入漢籍を購入して世界情勢を知ったし、蘭学者として著名な桂川甫周（1754–1809）も医学館に外科を講じていた。一八〇〇年前後の外交交渉において幕府の対外政策として「鎖国祖法観」が確立されるが、北方問題の顕在化にともない海防問題をめぐる知識人の関心は筆禍事件が起きるほど高く(10)、大田錦城や吉田篁墩（こうとん）ら医学館に出入りした考証学者たちは北方問題に独自の見識をもった(11)。したがって、蘭学敵視や文献偏重は必ずしも医学館本来の学風とは言えず、医官子弟の普通教育機関として人材が固定されるなかで、次第に学風が狭隘になった面があったと考えられる。

6　十六世紀後半の瀬戸内地域における医学知識の伝播

上述したような江戸時代医学の概況が、各地方における医学において実際にどのようなあり方を示したのか、以下、瀬戸内地域の事例を挙げて具体的に論述ずる。

この地域においても、曲直瀬道三の医学・医術が着実に伝播していたことを示す資料が存在する。一五六六年（道三六十歳）、出雲の尼子義久を攻めて陣中に病んだ毛利元就は京都から道三を招請し、同年十二月に道三はその陣中で『雲陣夜話』を著した。随従している門弟のために説かれた「前六十三ヶ条」（旧暦の十二月一～七日）と、元就の侍医委庵乗順の求めに応じて書かれた「後四十五ヶ条」（旧暦の十二月二十三日）からなり、主として明代医書から引用して病症ごとに診断・要訣・治方を漢文体で簡略に記した専門的な医書である。

翌一五六七年に毛利元就が上洛した際、その求めに応じて道三は『九規』を進言した。その九ヶ条は「一．怠勤之弁、二．飲食居所之倹約、三．歌舞之用捨、四．威徳且兼行、五．兵戦莫好莫忘、六．貴兼聴嫌偏信、七．勉謙懈奢之異、八．親賢智遠宝飾、九．豫養生豫防乱」からなり、ほぼ日常的な心がけに終始している。文体は記録体であり、引用文献は医書以外の儒書・史書から要語を掲出することが多く、保健衛生を指導した第九条には、「平生節飲食慎淫事則病不生」として飲食と房事の節倹を説いている。上述した初級医薬知識の伝播を示す恰好の例である。

また、高度な医学知識に関しても、道三自身の筆跡が混じる『啓廸集』が毛利家の関係者に贈られて伝存している。広島県三原市立図書館に所蔵される『啓廸集』[12]は、一五八三年に曲直瀬道三から毛利元就の重臣である小早川隆景の侍医水野松林軒に贈られたものである。前述の通り、『啓廸集』は曲直瀬流医学の奥義を記した医書である。毛利家には、領主に対する啓蒙的医学知識が伝えられ、侍医には最高度の医学知識が伝えられていたと言える。

7　讃岐尾池家と備中赤木家の事例にみる古方派医学の伝播[13]

尾池家歴代

十八世紀の瀬戸内地域における古方派医学の伝播の例として、讃岐尾池家の例を挙げてみよう。同家は、讃岐地方における後藤流古方の拠点となり、長くその湯液と鍼灸の治療術を継承した医家である。その『尾池氏系譜』によれば足利義輝が永禄の変（一五六五）に没したとき、懐妊中であった烏丸大納言の女が讃岐に難を逃れ、誕生した義輝の遺子義辰は讃岐の土豪尾池氏に身を寄せ、尾池姓を名乗ったところから始まる。尾池氏は一時期讃岐領主となった生駒氏に仕えたが、一六四〇年に生駒騒動により生駒氏が城地を没収された時、義辰とその子息たちは浪人となり各地に移住した。義辰は通称を玄蕃、別号を道鑑といい、八十八歳（1566-1653）で没した。

義辰の子が官兵衛義安（?-1644　法号意安）、その子が仁左衛門（1617-88　法号覚窓休意）、その子が森重（1655-?　久米田久馬衛門、法号遊方思誠）と継承し、森重の代に讃岐大野原（現観音寺市大野原）に住みついた。

森重の子が医業を興した立誠（1704-71）で、名は義均、通称は初め平作・徹平、のち恭庵。別号耻斎・立誠居・学思堂。才能に恵まれた立誠は五年間京都に遊学し、後藤艮山（1659-1733　名は達、通称は養庵）に医学を学んだ。五十歳（一七〇八）以降、法体を止めて束髪したと言われる艮山は、立誠の従学時も束髪姿であったはずであり、艮山門の高弟に数えられた立誠も、剃髪しなかったと推定される。帰郷して大野原に開業する傍ら、後藤艮山流の古方医学を講じた。四男四女を儲けたが、長男・二男夭折のため、門人谷口氏を養子とし、二女楚美を娶わせた。著書に『医方志彀』『痈痱説』『耻斎暇録』等がある。大野原の菩提寺慈雲寺にある墓碑は、大坂の儒者三宅春楼（艮山と交流のあった三宅石庵の子）が撰文している。

薫陵（1733-84）は、祖父を谷口正忠、父を正直（一説に辻姓とも）と言い、名は正常・常、通称は譲軒・礼介、別号対月楼。十六歳（一七四八）で立誠に入門し医学を学ぶ。二十一歳（一七五三）で尾池家の養子となり、京都に遊学して（一七五四～五九）、尾池家を継承した。邸内に医学塾寿世館を営み、従学する者がきわめて多かった。しかし四十九歳（一七八一）で丸亀藩主京極高中から侍医として召し出されたため、大野原から丸亀城下に移った。著書に『経穴摘要』『古今医変』『素霊正語』『痘疹証治考』『脚気論』『医方便蒙』『薫陵方録』等がある。丸亀の菩提寺宗泉寺にある墓碑は後藤敏の撰文にかかる。

薫陵が丸亀城下に別家を建てたのち、大野原の尾池家は立誠の三男義永（1747-1810）が継承した。通称は初め亀之進、のち平太・平三。別号児山・粛庵。法号義妙院顕誠日心。義永の後、義質（?–1837 号思誠）—平作（?–1863）—平太郎泰良（1838–94）と代々医業を継承し、義雄（1879–1941 ジャーナリスト、青島新聞主幹）—節と継承した。なお、義質の長兄允は尾藤二洲に学んで儒者となり、江戸で講学した。

薫陵が立てた丸亀藩医尾池家は、その門人村岡済美（1765–1834）が薫陵の二女を娶って継承した。済美は、名珉䂬・䂬、通称初め干助、後に左膳・寛翁。別号桐陽・思省堂。済美の父は丸亀藩士村岡宗四郎景福で、母は村岡藤兵衛勅清の長女。『尾池氏系譜』に済美を後藤艮山の孫とすることを考え併せると、宗四郎景福は艮山の血縁者とも推定されるが、未詳。済美は大坂の中井竹山や京都の皆川淇園に学び、菅茶山・頼山陽・篠崎小竹らとも詩文の交流があった。

済美の長男静処（–1850）は、丸亀藩医を継承し、『傷寒論講義』『静処方函』『治痘筆記』等の医書を残している。静処の後、淡淡（1835–79 名正煥、通称汶竜）—淡水（?–1923 名正之）—正義（1896–1923）—正忠（1900–44 正義の弟）—正利（1921– 尾池正文の五男）と継承した。

静処の弟松湾（1790–1867 名世璜、通称享平、字玉民、別号梅隠）は、菅茶山に学び、父桐陽の文才を継いで詩文によって知られた。松湾の後、竹庵（1807–64 名世績）—雪庵（1843–1916）—正文（1880–1952）—正弘（1919– ）と継承した。

赤木家歴代

次に、尾池家に学んで後藤流古方を備中総社にもたらした医家、赤木家について述べよう。尾池・赤木両家の家伝資料は、古方医学の瀬戸内における伝播を考える上で貴重な事例を提供する。

赤木家は、遠祖とされる桓武平氏良文の後裔親忠が住んだ信州赤木郷にちなむ。その後備中に移住し川上郡穴門郷字穴田（現高梁市宇治穴田）を拠点とした。一五八二年、忠道・重宗父子が備中高松城の戦いに毛利勢として参陣し、落城後に土着して小倉氏と改め、はじめ賀陽郡八田部村、のち浅尾藩（蒔田氏）領の市場村に住み医業に従事した。医家赤木家は重宗を家祖とし、二代重吉（1604–65）、三代道運（1613–62）と継承し、四代宗元貞友（1641–1718）の時に旧姓赤木に復した。五代守貞（1674–1741）を経て、六代以降はやや詳細な記録が残る。

六代簡（1724–91　本姓亀山氏、通称要蔵、別名尚綱、別号朴翁）は、讃岐大野原の尾池立誠の医学塾に遊学して医学を学び、帰郷後、近隣に医名が高くなり、市場村在住のまま浅尾藩医となった。簡は国学者藤井高久に学んで和歌を好くし、儒者西山拙斎とも交遊があった。

七代浚（1752–1813　簡の二男、通称修平、字子明）も尾池立誠・薫陵二代に学んだ。寛政十年（一七九八）に医業出精により浅尾藩から苗字を許された。

八代立（1783–1822　通称太郎、字卓爾）は京都に遊学して吉益南涯に学んだ（一八〇七～〇九）。文化十年（一八一三）、父没後に家督を継承し、浅尾藩から無格の御目見以上席に叙され扶持米二石を給された。

九代辨（1801–62　貞造、立蔵、字子明）は笠岡西大島村の医家原田恭庵の四男で、長兄碩斎は鴨方藩医、その長男が兵学者として知られる一道（かずみち）（1830–1910　山田方谷・広瀬淡窓・伊東玄朴門、陸軍少将、貴族院議員、正二位勲一等男爵）である。辨は鴨方藩の儒者西山復軒（拙斎二男）に学んでいる。

十代鼎（1831–99　通称鼎吉、字有実、号朴斎）は備中松山藩儒山田方谷や伊勢津藩儒斎藤拙堂に学び、江戸にも遊学した。二松学舎を創設した漢学者三島中洲（ちゅうしゅう）は、原田一道や赤木朴斎と同時期に山田方谷の牛麓舎（ぎゅうろくしゃ）に在塾し、津遊学も赤木朴斎と同時期であったことから、生涯にわたって交流があり、原田一道の墓碑文を三島中洲が撰文しているほか、赤木家にも三島中洲の資料が伝存した（現在、赤木家に伝存した資料はすべては慶應義塾大学図書館の所蔵となった）。鼎は嘉永六年（一八五三）に一人扶持を加増され、慶應元年（一八六八）には隣交方を拝命してさらに一人扶持を加増された。明治以降は賀陽郡の検疫医や初代小医区区長として地域医療に貢献した。

十一代弁四郎（1864–1919）は東京の済生学舎を卒業。

十二代元蔵（1897–1982）は千葉医専を卒業後、倉紡中央病院開院時に外科に勤務し、父祖の地を離れて倉敷に移住した。

十三代当主は元蔵の二男制二氏（1925–2016）である。

尾池薫陵の京都遊学の概要

尾池家歴代の中で特筆すべき尾池薫陵が尾池家の養子となったのは、宝暦三年（一七五三）六月二十五日のことである。京都遊学以前の薫陵の修学についてはあまり資料が残っていないが、「童蒙之時所謄写」と自書する香川修庵『秀庵先生文』等から見て、後藤艮山と香川修庵の著作のいくつかはすでに学ばれていた。

『筆記』と題された薫陵の京都遊学日記によれば、尾池家の養子となった九ヵ月後、宝暦四年（一七五四）閏二月九日に薫陵は遊学に出発する。金毘羅宮で祈願し、丸亀から乗船して下津井で上陸、岡山、三石、姫路、明石、西宮で宿泊しながら、十六日に大坂に達し、十九日に船で京都に到着している。二十七日に香川修庵に入門するとともに、艮山の子孫が運営する中立売室町の後藤塾に寄宿した。艮山の四子のうち医者として名があったのは二男椿庵（ちんあん）（1697–1738　名省、字身之、通称仲介、別号中立斎）と四男一（名督、通称季介・左一郎、別号一）であるが、薫陵の遊学時に椿庵はすでに没しており、薫陵が師事したのは一である。なお、当時椿庵の庶子慕庵（1736–88）は叔父一の元で養育されていた。薫陵の後藤一のもとでの修学を証する資料には、薫陵が「在京之日、後藤一先生賜焉」と記す『養庵先生碑銘行状』（一七三四刊）があり、同書は匡郭外に薫陵の書入れが多く、その修学の一端を知ることができる。

後藤塾での生活が始まって間もなく、三月十一日に薫陵は病臥した。一時はかなり重篤で、心配した後藤の家人が国元に手紙を出すほどであった。二十七日に後藤塾から油小路竹屋町の嶋屋伝右衛門宅に移って療養し、その甲斐あって四月二十六日に後藤塾に戻った。

一方、但馬の城崎温泉に湯治に出かけた後藤一の子宗兵衛は、水腫が悪化して六月十四日に客死した。薫陵はいったん帰郷して再起を期すことにした。六月二十八日に京都を発し七月五日に帰郷。七月十八日に再び和田浜より乗船し明石で上陸、二十三日大坂到着。二十八日に京都に戻った。体調の回復した薫陵は、学業の傍ら遊学生活を十分に楽しんだようで、ほぼ毎月、京都とその近郊の名所見物に出かけている。

ところが、薫陵が師事した香川修庵は、宝暦五年（一七五五）二月七日に生国の播磨国姫路へ病気療養に出かけ、その途次、十二日に丹波国古市で卒中に倒れ、翌朝逝去してしまう。七十三歳であった。翌日、薫陵は同門の熊谷良次とともに丹波亀山まで師の遺体を出迎えた。修庵への従学期間は一年に満たなかった。

三月には尾池の養母が病気のためいったん帰郷し、七月に三度目の上京を果たす。『筆記』はその後も宝暦六年（一七六六）二月頃まで名所見物の記事が続き、その後は記事そのものが少なくなり、宝暦八年（一七六八）二月九日に帰郷した。二度の帰郷を挟んで、足掛け五年に及ぶ遊学であった。

この遊学中に薫陵が修得した医学は、残された写本類から推測できる範囲で言えば、湯液と灸と温泉浴を中心とした後藤艮山の治療学であった。筆写年次未詳ながら、後藤一『一隅』は艮山医学の要点をまとめたもので、「医原（養庵先生遺教）」「艾灸」「泉浴」「肉養」「薬療」からなる。宝暦七年（一七六七）には加藤暢庵録にかかる後藤艮山の遺著を筆写している。五月十八日にいわゆる『師説筆記』百三十六条を、十月十日に『病因考』二巻を、十月十六日に『（先生手定）薬能』『薬能附録』を筆写し終えている。

この頃の京都医学界で勃興していた新思潮は、薫陵に五年間の遊学成果をすぐに満足できなくさせたらしく、翌宝暦九年（一七五九）七月に薫陵は京都に再遊した。この時の京都滞在は三十日程度であったが、帰郷後に立誠門の先輩である総社の赤木簡に長文の書簡[14]を認めていて、この時期の薫陵の興奮に満ちた修学状況がわかる。「小生義兼々大望御座候ニ付、初秋上京」という言葉が、薫陵の熾烈な修学意欲を伝えている。薫陵は山脇東洋（1706–62）・吉益東洞（1702–73）・松原一閑斎（1689–1765）ら古方派諸名医を歴訪して疑問を質し、各人の医説の吸収に努めた。そして東洋・東洞・一閑斎をいずれ劣らぬ豪傑と評価しつつ各人の長所を論評し、とりわけ東洋が医術に長じまた艮山流の古方医学に最も忠実である点に推服して正式に入門した。一ヵ月間昼夜とも山脇塾に通学し、合間に東洞と一閑斎にも音信を通じた。『傷寒論』の読み方にも三者三様の相違があることなどに強く興味を惹かれた。

薫陵が京都に滞在したこの秋、山脇東洋『蔵志』と吉益東洞『医断（いだん）』という画期的な両著が刊行された。東洋の刑屍解剖による日本初の観臓は、薫陵が初めて京都遊学した宝暦四年（一七五四）閏二月のことであったが、このとき初めて図解を掲げた観臓記録の本編と、医説に関する諸家との尺牘等を収めた附録が公表され、評判となっていたことが窺える。しかしながら、薫陵が東洋を評価した点は解剖ではなく、あくまで後藤艮山の医学を継承する学と術にあったことは注目される。

門人鶴田元逸編纂の『医断』は東洞が公表した最初の著作であったが、医者の職務は病気治療であり「命」は天に属するもので医者の与り知ることではない（医非司命官）とするいわゆる「天命説」が物議を醸した。薫陵も『医断』巻頭の「司命」「死生」篇には疑問を感じ、天命説には同調できなかった。在京中の薫陵は後藤家・香川家にも訪問し、その様子も書簡に見えるが、すでに向学心は東洋・東洞らに移っていたことが感じられる。香川家では修庵の遺著『一本堂行餘医言』を刊行中であるが、引用書籍が博大なため校正に手間がかかり、完成までに時間を要するだろうなどと修庵歿後の香川家の情報を伝えている。

帰郷後の薫陵は、古方医学に基づく医術の実践に格闘することになった。「見識ハ諸先生ノ力ニテ相立申候様ニ被存候へ共、帰郷後扨々行ハレ難キハ術ノコトニ御座候」、「宋後之書一向読ミ不申候様ニと受レ教ヲ申候。然とも先入為レ主候而、後世方用度所存萌シ出テコマリ申候。宋後之書ナキ世トアキラメ、古方書ノミニテ済シ申度コトニ御座候」という言葉が、当時における古方医学の斬新さと帰郷後の薫陵の模索状態をよく伝えている。山脇塾では東洋が越前の奥村良筑から伝えた、伝承が絶えて久しい古くて新しい「吐方」という治療法も学んだが、副作用が強くなかなか実行できなかったようである。書簡の追伸に縷述されている処方と生薬に関する記述も、薫陵が吸収に努めた新知識の多さを証している。

こうした薫陵の研鑽はすぐに近隣の評判となり、この年から薫陵への入門者が増加したため、塾舎を新築して塾生を収容した。また門前の観音堂で三・八のつく日の夜に『論語』の講義を始めたところ、近郷近在から聴衆が詰めかけた。在村知識人としての医者の存在意義がここによく表れている。記録に残る薫陵への入門者は、宝暦九年から明和五年（一七五九～六八）までの間に二十四人を数える。また明和六～八年（一七六九～七一）には赤木家七代浚が大野原に遊学している。その時に浚が筆写した本に、尾池立誠『傷寒論聴書』、尾池薫陵『経穴摘要』、香川修庵『一本堂行餘医言』等が残っていて、尾池塾における基本的な修学内容が窺える。

薫陵の研鑽の背景には、隣村和田浜（観音寺市豊浜町）の畏友合田求吾（ごうだきゅうご）（1723-73）の存在も隠見する。薫陵より十歳年長の求吾の京都遊学は薫陵上京の二年前の宝暦二年（一七五二）のことであり、松原一閑斎に入門しさらに江戸の望月三英にも学び、山脇東洋や吉益東洞にも学んだのち、宝暦十二年（一七六二）には長崎遊学して吉雄耕牛に学び『紅毛医言』を残した。翌年（一七六三）求吾が長崎から帰郷したとき、薫陵は古方の立場から内経を取捨した新著『素霊正語』を呈して求吾に序文を求めた。薫陵と求吾の遊学状況と講学内容（共通点と相違点）からは、両者の切磋琢磨する関係が推測される。

その後の尾池家とその周辺

前述のように薫陵は安永十年（＝天明元年、一七八一）四十九歳の時に丸亀藩医に抜擢されて大野原から丸亀城下に移る。その前後、一七七〇年から一七九〇年代の尾池家とその周辺の医学状況については、数通の赤木浚宛書簡から情報が得られる。(15) 立誠・薫陵門人で高松藩医の宮武正蔵（字維明）の安永六年（一七七七）十一月の書簡からは以下のことが分かる。

浚はこの年、大野原の薫陵の医学塾に再遊した。半年程度の遊学であったと推定される。帰途、高松に同門の宮武を訪ねて八年ぶりの再会を果たし、十月末～十一月には帰郷した。帰郷後の浚に宛てた宮武の書簡には、「死生ヲ論スベカラス。只方症相対スルカ否ヲ議シ、仲景ノ規則ニ叶フヲ希フノミ。而后命ニ天ニ委スヘシ」という言葉が見られ、宮武が吉益流の天命説や方証相対に同調するようになっていることが分かる。既述のとおり、薫陵は一七六〇年代における最先端の医学を吸収したが、あくまで後藤艮山流医学を基盤として吉益流には距離を置いた。しかし、吉益流は『類聚方』『方極』等の簡便な処方集と、臨床に結びつけた『傷寒論』講義からなる学びやすさが歓迎され、東洞没後もますます普及していた。吉益流の盛行が尾池流門人間に師家からの乖離を促した可能性も推測される。

また宮武は大坂の儒者中井竹山との交流も知られ、赤木凌もまた中井履軒の解剖学書『越俎弄筆』を筆写している点で懐徳堂の学問と接点があった。元来、瀬戸内地域と大坂は地理的に結びつきが強かったが、厚い学問伝統をもつ京都に比して大坂は中継地に過ぎず、この時期までは修学のために大坂に滞在する者はほとんどなかった。それが、十八世紀後半に懐徳堂において独自の学風が形成され、大坂の学問が興隆したことにより、大坂への遊学者が急速に増えて、周辺地域にその学問が波及したものと見ることができる。

淩に懐徳堂の学問をより直接的に仲介した人物として、備中西阿知出身の儒医丸川松隠（1758–1831　名茂延、通称一郎、字千秋）の存在も無視できない。新見藩儒、また陽明学者山田方谷の師として知られる松隠は、二十二歳（一七七九）の年に大野原の薫陵に入門して医学を学び、三十三歳（一七九〇）で大坂の懐徳堂で中井竹山に儒学を学んだことが知られている。

寛政二年（一七九〇）六月の淩宛松隠書簡には、松隠の京坂における見聞が記される。宮城玄仲や植木顕行ら大坂の老医については、植木の痧病に関する知識以外はほとんど問題にしていない。唯一、松隠が「学術兼備」と高く評価しているのが、この年十一月に幕府に召出されて江戸に行くことになる福井楓亭（1725–1792　仁和寺付侍医）である。[16] 福井に関する話題の中で、烏頭湯・巴豆剤・瞑眩等が話題になっていることから、劇薬をいかに安全に使用するかが彼らの関心事であり、そうした処方学への精通という文脈で福井が評価されていることが窺える。おそらくこの背景には、吉益流の盛行に伴う劇薬使用による医療過誤の問題があったと思われる。

寛政七年（一七九五）の宮武書簡の内容は、一つの時代の終わりを感じさせる。この年、宮武の従兄弟である植田正善、礒野敬甫(いそのけいほ)、求吾の弟合田大介（1738–1795、名善与、字久敬、別号蘭斎）が相継いで没した。立誠没後二十四年、求吾没後二十二年、薫陵没後十一年、赤木簡没後四年が経過している。立誠門に学んだ瀬戸内地域の諸医がほぼ亡くなり、医学・医術そのものも十八世紀を通してさまざまな名医を輩出し一世を風靡した古方派の問題点が露呈するなか、中国医学古典の新たな可能性を探る者、蘭方に別の進路を見出す者など、医界は岐路に立っていた。

また、宮武は合田大介・植田正善・礒野敬甫等の物故により近隣に良医が乏しくなっている当時、大野原の尾池家を継承した義永が仕官の好機とみて、古川古松軒(こしょうけん)（1726–1807）の仲介によって、岡田藩（藩主伊東家、現倉敷市真備町）への求職に動いていることも話題にしている。古川古松軒は寛政改革期に幕府御用を拝命して地誌編纂等の事業に参画した人物として知られる。寛政の改革による学校官立化が諸藩に波及し、京坂学者の幕府・諸藩への登用が相次いでいたこと、そうした動きが京坂の著名な学者ばかりでなく、瀬戸内地域の民間の医者の動向にまで確実に影響を及ぼしていたことが窺える。

8　備前中島家二代の京都遊学⒄

中島宗仙の医学修学

備前邑久郡の上寺山餘慶寺に帰属し、江戸中期以降、医業を営んだ中島家の例を次に挙げよう。中島家の起源を遡れば、鎌倉期に豊前宇佐の地頭に補された中島氏があり、その子孫に足利尊氏・大内義弘・大友義鎮らに従ったものがあり、一六〇〇年前後の時期に宇佐八幡が邑久郡に勧請された際に、神職として供奉して移り住んだ者があった。これが中島氏の直接の始祖である。医業に従事した歴代について記せば、初代友三（1685–1757）、二代玄古（1715–1789）に始まり、初代の活動時期は十八世紀前半に遡るが、半農半医の状態であり、十八世紀中の中島家の医業の様子を窺うことができる資料はほとんどない。

中島家における本格的な医業は次代の宗仙（1774–1840）から始まる。宗仙は初め西大寺の河野意仙に医を学び、ついで寛政十二年（一八〇〇）二十七歳で岡山藩医木畑貞朴に入門し、同年より享和元年（一八〇一）まで京都に遊学して吉益南涯に古方を学び、ほかに産科や外科へ入門して医術を修業した。後、文政二年（一八一九）四十六歳で長崎に出かけてさらに医学を修めた。

中島家の伝存資料に徴すれば、管見では宗仙が写本した医書としては次の十二部があげられる。

01　『仲條流産科全書』　仮綴　一冊　拠寛政五年河野夢得写本
02　『艮山先生遺教　養庵椿庵遺文集』　仮綴　一冊　三十二丁
03　『医断記聞』　横本　仮綴　一冊　七丁
04　吉益南涯『丸散方解』・和田東郭『癲癇奇方灸方』　合綴　一冊
05　荻野元凱『台州先生腹診秘訣』　仮綴　一冊
06　池田瑞仙『周陽池田瑞仙痘科口授記聞』　仮綴　八冊
07　華岡青洲『外療聞書』・山脇東洋『養寿院方函』　合綴　一冊
08　『解体新書餘義』　横本　仮綴　一冊　二十一丁　文化十三年写
09　『筑紫行雑紀』　横本　仮綴　一冊　文政二年写
10　『吉雄先生聞書』　横本　仮綴　一冊　五丁
11　『和蘭外科書』　仮綴　一冊　十丁
12　『阿蘭陀流取油法』　仮綴　一冊

このうちの多くは筆写の日付を欠くが、02〜07は寛政十二年〜享和元年の京都遊学時の修学を、09〜12は文政二年の長崎遊学時の修学を、それぞれ反映したものである可能性がある。その中でも03・04は吉益南涯（1750–1813 周助）の塾における修学の跡を示す資料であろう。

吉益塾の門人録に徴すれば、宗仙の入門は吉益南涯の門人録に記載されており、その入門は寛政十二年九月二十日のことであった。同日に同国出身の「河野林平　備前邑久郡」と「十河監二　備前上道郡西大寺」が入門しているので、宗仙は同国出身の三人連れで南涯塾に入門していることが分かる。実はこの寛政中は南涯が経営する吉益塾が京都と大坂に併存していた時期に当たる。これより先、天明八年の大火に類焼した南涯は末弟嬴斎（らさい）（1767–1816 掃部）と共に一時京都を離れて大坂船場伏見町に身を寄せた。寛政四年に南涯は三条通東洞院西北に家塾を新築して京都に戻ったが、嬴斎はそのまま大坂に止まり、数年後に船場の吉益塾を継承した。宗仙が入塾したのは三条東洞院の京都の南涯塾である。時に南涯は宗仙より二十四歳年長の五十一歳であった。

03『医断記聞』は他に伝本を聞かないが、吉益東洞の医説として著名な鶴田元逸編『医断』の聴講記録と見られる。語句の解説を書き留めた簡略なメモに過ぎないが、宗仙が吉益塾で聴講した内容を反映したものであろう。講義者は南涯である可能性が高い。

また04吉益南涯『丸散方解』は、吉益東洞原著の『丸散方』に東洞と南涯・嬴斎兄弟の解説が施されたもので、おそらく刊本『丸散方』（一八〇九年刊）以前の写本から写したものと考えられる。ほかに吉益南涯とのつながりを示す資料としては、南涯揮毫にかかる張仲景賛の書幅がのこされており、入門時に入手したものである可能性がある。

05『台州先生腹診秘訣』の入手経路は定かではないが、著者の荻野元凱（げんがい）（1737–1806）は生存していたから、入門して入手した可能性もある。荻野は寛政十年に幕府から招聘されて医学館において『温疫論（うんえきろん）』を講義しており、結局幕府に仕えることはなかったが、その医学が当時において高い評価があったことに変わりはなく、幕府招聘という経歴は荻野元凱の知名度を一定程度向上させたと思われる。

06『周陽池田瑞仙痘科口授記聞』は、宗仙が筆写した医書のうち量的に最も多く、治痘術に対する関心がうかがえる。池田瑞仙も寛政八年に幕府から招聘されて医学館の講師として痘科を講じることになり京都にはいなかったが、数年前に医学館講師に抜擢された声聞は宗仙の関心を呼んだに違いない。

07山脇東洋『養寿院方函』は、文化十三年（一八一六）に江戸で刊行された刊本（「常山湯」から始まる二巻本）もあるが、宗仙が筆写したのはその刊本とは異なる内容の処方集であり（「芰凶湯」から始まる一巻本）、写本で流通していたものから重鈔したものであろう。華岡流については、宗仙の京都遊学と同年の寛政十二年の三月に南涯に入門した紀州名手出身の「花岡栄二」という人物が門人録に見えており、従来、呉秀三によって青洲の末弟鹿城（ろくじょう）（1779–1827）のことと推定されている。同年の入塾者同士は面識があった可能性が高いから、宗仙の華岡流外科との接触は南涯塾において華岡鹿城から入手したものではないかと推測される。

その他、宗仙は京都遊学中に儒者猪飼敬所（いかいけいしょ）（1761–1845）にも接触したらしく、帰京後も師家吉益ともども音信を続けた。敬所は宗仙より十三歳年長で、遊学した寛政十二年に出会ったとすれば四十歳である。猪飼は漢唐の古注を尊重し、一時、津藩儒となった著名な儒者である。

その後の宗仙は、文化十三年（一八一六）筆写の08『解体新書餘義』に見られる『解体新書』の聴講を経て蘭方への関心を強め、文政二年の長崎遊学へとつながると見ることができる。

中島友玄の医学修業

宗仙の嗣子友玄（1808–1876）が天保四年（一八三三）、父の遊学とほぼ同年の二十六歳で京都遊学をしたときのことは、友玄自身による遊学記録『京遊備忘』『京遊厨費録』が残されているため、より具体的に明らかにできる。正月二十六日に郷里を発った友玄は、二月上旬、京都で下宿先に落ち着くと、まず宗仙の代からの師家である吉益家とともに、産科を学ぶための師を求めて清水大学や緒方順節を訪問している。吉益家の当主はこのとき、南涯はすでに歿し、その嗣子北洲（1786–1857）が三条東洞院の塾を継承している。

友玄が吉益塾を初めて訪ねたのは、二月十日のことであったが、塾主の北洲はこの日、大津に出かけていて会えず束脩（そくしゅう）の金額を問い合わせるだけで戻り、翌日再訪したが北洲はいまだ帰宅せず、おそらくこの日は束脩の納入だけで帰り、初めて北洲に面謁したのは二月十二日のことであった。ところで北洲の門人録に徴すれば、友玄の入門記録は前年の天保三年にある。これはこの年に入門した同郷「備前児島」出身の小林良敬が、前もって友玄の入門を申請したためと考えられる。

友玄が吉益塾入門にあたって納入した束脩の内訳も興味深い。師事する北洲だけでなく、初代東洞と二代南涯にも同額の「南鐐一片」を納め、さらに北洲夫人とまだ健在であった南涯未亡人と吉益西園（伝未詳）、また塾生の教導・管理等にあたる学頭と知事にも規定額と思われる金額を納めている。修学の対価としての謝金は、吉益塾に限らずどの塾でも、盆暮や節句（重陽等）ごとに納めている。この当時、金一朱が相場であった。その他、吉益塾の場合には、五月十二日に南涯の命日に合わせて門流が東福寺に墓参し、その際にも銀二匁を納めている。暑中見舞に納める金額も定額があったようである。

『京遊厨費録』に記された購入書籍からも、友玄が当初想定していた修学内容が端的にうかがえる。入門前の二月八日に『傷寒論』（三二〇文）と『金匱要略』（三一〇文）を購入し、併せて『京都人物誌』（一六〇文）を購入している。吉益塾入門が決まっている友玄は、入塾後に講じられるはずの基本テキストとして『傷寒論』『金匱要略』を買い揃えてから、吉益塾の門を叩いたわけである。それに対して『京都人物誌』は、遊学中に師事したり交流したりする師友に関する情報を得るためであったと考えられる。既述した江村北海『授業篇』の京都遊学者に関する記事を彷彿とさせるものがある。

吉益塾での友玄の修学については、『金匱要略』欄外に記された友玄による書入が、会読の様子をうかがわせる。

おそらく北洲による講読を筆記したものであろう。内容的には、『金匱要略』の撰者を張仲景ではなく扁鵲であるとするなど文献の成立に関する特異な見解も見られるが、全体としてきわめて臨床に即した古典解説である。また南涯の『傷寒論精義』二冊、紙数にして一三五枚（半丁八行十六字）を、七月八日から十日にかけて筆写している。

友玄の吉益流習得に関してもう一つ附言すべきことは、北洲の画賛による河豚図である。この書軸は『京遊厨費録』に「吉益画料」として「金一朱」で購った「絹画河豚」と記録されるものであり、華岡青洲などの肖像画と同様に、地方から遊学してきた医学生が、修学した証拠として購入して帰郷したものと見ることができる。

吉益塾についで友玄が入門したのは、緒方順節である。二月十一日に緒方塾入門に必要な束脩の金額を尋ね、金三朱を納入している。『杏林内省録』の著者として知られる緒方は、名を惟勝、字を義夫、順節はその通称、別に寸籔・籔川と号した。緒方家の学統は、祖父昌勝、父彭勝と京都在住の幕府医官として知られる山脇家に本道を学んでおり、順節も山脇東海（1757–1834）とその子東圃（1781–1842）に古方を学び、賀川流にさらに工夫を加えた産科の名医として知られる奥劣斎（1780–1835）に産科を学んだ。奥もまた山脇東門や中西深斎に本道を学んだ人物である。奥や緒方は産科医であるばかりでなく、奥は漢詩文に堪能であり、緒方は博覧洪聞を知られた学医である。したがって、友玄が『京遊備忘』順節の塾で吸収したものは、産科術のみならず、幅広い医学知識であったと考えられる。

『京遊備忘』の二月から九月までの記録には、「吉益会」「緒方会」といった記され方で各塾における会読への出席が記されている。各塾への出席回数を見ていくと、吉益塾が六十八回と最多であり、それに次いで緒方塾は三十九回であるが、緒方塾の場合は会読だけでなく、「写書」という書籍の筆写が十九回記されている。このことから、緒方順節の塾が蔵書に富み、友玄がその書写によって学知を吸収したことが分かる。したがって、学生の立場から言えば、吸収できる知識量に直結する塾の蔵書の多寡は、入門の際の要件であったと思われる。

吉益と緒方の両塾で会読に出席するようになった友玄は、その様子を父宗仙に書き送るとともに、蘭学への志望を父に伝えて学習のためのテキストとして『解体新書』と『医範提綱』二編の送付を請うている。宗仙自身も蘭学には関心をもっていたから、友玄の志望を当然のことと受けとめ、早速、二書を送り届けた（天保四年三月九日付 友玄宛宗仙書翰）。しかし、その後、五月に入って友玄が蘭学修学のために翌年春まで京都遊学の延長希望を申し出たことに対してはこれを許さず、吉益塾の講義と緒方塾の産科奥儀を修学した以上は、蘭学は初心者には学びにくいから（「蘭学ハ初心ニ而ハ一寸研究成しかたく、是も追々事と被存候」）、蘭学修得は機会をあらためることにしてひとまず帰郷するように書き送っている（天保四年五月二十四日付 友玄宛宗仙書翰）。

友玄の蘭学修学は、三月五日の小石元瑞（1784–1849）への入門にはじまり、次いで七月十八日に藤林普山（1781–1836）に入門している。

小石元瑞の窮理堂入門時には、塾主に対する「東脩 金一歩」と「扇子料 金一朱」とともに、塾頭両名に金一朱を納めている。この年、塾主元瑞は五十歳を迎え嗣子紹（仲蔵）に医業を譲って隠居し、以後別居して著述に専念したとされる。元瑞の門人録「檉園先生門籍」に徴すれば、「邑久郡上寺　中嶋友玄」の名は国別に編集された同書において、備前の門人五人中、二番目にある。このことは、元瑞の教育活動が隠居後にむしろ活潑になり、入門者も増加したことを示唆するものであろう。

日記に拠れば友玄は窮理堂の会読に、三月八日・十二日・十八日・二十二日・二十八日、四月二日・十二日・十八日・二十八日、五月二日・二十八日、六月二日・八日の計十三回出席している。したがって、窮理堂の会読の定例日は毎二と八の日であったことが分かる。その会読内容は、宇田川榛斎『西説内科撰要』であったと言われている。実際、友玄は遊学中に同書を「金一歩一朱二百文」で購入しており、究理堂での会読との関係が推定される。

友玄は究理堂の塾頭のひとりである小関亮造のところで開かれた会読にも、三月二十八日の一度だけであるが、出席している。小関亮造は元瑞の父小石元俊（1743–1808）の庶子で、名は篤、字は行之。元俊門の斎藤方策（1771–1849）の長女を娶った人物である。

次に、友玄は藤林普山の塾へは、入門前の四月二十七日に訪問しているが、この時には入門にいたらなかった。あるいは、前述した父宗仙からの忠告が影響したのかもしれない。その入門は窮理堂の会読に参加しなくなった後のことである。入門後は七月二十二日・二十六日・二十八日、八月十日・十六日・二十四日・二十八日、九月四日の計八回会読に出席し、帰郷直前まで出席したのが藤林の会読であった。

藤林は海上随鷗(うながみずいおう)の高弟として知られ、『訳鍵(やくけん)』等の著述があり、友玄が師事した人物のなかでは最も蘭学色の濃い人物である。この年、五十三歳で、有栖川宮の侍医を勤めていた。束脩・扇子料・奥方肴料として各々金二朱とともに、金一朱を納めた「知事山崎元東」は、藤林の門人録にその名が見えており、文政四年五月に入門した京都出身の人物である。

その他、友玄は五月十六日に、父宗仙の旧知である儒者猪飼敬所を訪問しているが、敬所不在のためか、このとき面会はしておらず、その後も再訪していない。父からの指示による儀礼的な訪問だったのであろう。これより先、宗仙は遊学からちょうど三十年経った天保元年（一八三〇）に、京都遊学する門人に托して敬所宛の書翰を認めた。おそらく、嗣子友玄がすでに成人し、その京都遊学を念頭に、旧知の人々の近況をそれとなく知ろうとしたものと推測される。古希を過ぎた敬所はなお壮健であったが、この時は些細な行き違いから敬所からの返事はなかった。友玄が京都に出てから、音信のなかった敬所から医学修業のために西遊する美濃出身の門人丸山道男・柳澤兄弟に托して、宗仙に便りがあった。この時敬所からは、宗仙の京遊時の旧知で敬所門の中村中書編にかかる著書『論孟考文』が送られている。友玄の敬所訪問は、それに対する礼のためであったと考えられる。

友玄が京都滞在中に購入した書籍のうち、最も高価な「金一両二歩二百文」を出して購入した宇田川榛斎『遠西医方名物考』三六巻・『同補遺』九巻のことにも触れておきたい。友玄は『遠西医方名物考』から抜萃した『医方名物考抜萃』を残しているが、その抜萃のしかたが興味深い。

『遠西医方名物考』は西洋薬のオランダ語名をいろは順に収録し、それぞれについて「形状」「主治」「製法」等を記しているが、友玄は「形状」をまったく捨象し、「主治」の要点だけを抜萃している。例えば巻頭の「乙百葛格安那(イペカコアナ)」

と「硫黄」については次の通りである。

乙百葛格安那（イペカコアナ）

・羅甸名　ブラークウヲルトル　和蘭名　吐根ノ義

湧吐ノ聖薬、汗管ヲ弛開シテ、蒸気及汗ヲ発ス。

凡ソ胃中ノ穢物敗液等ハ細末一刄ヲ送下ス。虚弱ナル者ハ二三氏、或ハ五氏ヨリ十氏迄ヲ与フ。

硫黄

・ソルフルス　羅甸　スワーフル　和蘭

発汗ノ良効。酷厲液ヲ甘和ス。故ニ酷厲液ノ肺ニ侵刺シテ発ル咳嗽、或ハ蒸発気壅遏シテ発ル咳、冒寒傷冷毒ノ経久ノ咳嗽声亜、或ハ肺瘍吐膿。○瘡瘍ノ内攻ヨリ発ル胸水腹水ノ証、或ハ発斑羅斯等ノ内伏シテ発ル水腫。○痔ノ諸証劇痛シテ出血ナキ証。○末一刄ニ砂糖ヲ加ヘ一時ニ用。

『遠西医方名物考』原文から、約十分の一程度にまで圧縮されている。このことから、吉益流古方を中心に学んだ友玄にとって、西洋医学書の処方（蘭方）を新薬の情報源として取り入れることには、理論上は何ら困難がなかったであろうことが予想される。すでに吉益流古方が『傷寒論』に説く疾病進行の理論から切り離して、処方ごとに再編した処方集を編成している以上、西洋医学の訳著から各薬品の主治だけを取り出して和漢薬と併用することには何の抵抗もなかったはずである。

中島宗仙・友玄二代の京都遊学による医学修得の跡は、吉益流古方の医学理論と処方学を基盤にして、それぞれ専門科目の医術を付加するように学んでいることを示している。その専門科とは、一八〇〇年遊学の宗仙の時には荻野元凱の腹診術、華岡流外科、池田流治痘術などであり、一八三三年遊学の友玄の時には賀川流産科術、小石元俊や藤林普山からの蘭方であり、吉益流古方を基盤にそれぞれの時代に最新の医学知識を刷新しながら加えて学んでいたことがわかる。こうした学び方が、「漢蘭折衷」と言われる医学の、最も普通に見られる形態であったと思われる。

9　備後福山藩における考証学と医学教育

備後福山藩は一七一〇年以来、幕末まで譜代の阿部家十万石が領した。水野忠邦の後の老中で、ペリー来航時の政局担当者として知られる十一代正弘（1819–1857）は、藩政では開明的な名君として知られ、幕政においても講武所・海軍伝習所・洋学所などの洋学導入に努めている。従来、福山藩の医学に関しては蘭方導入に積極的であった人々に対する評価と、森鷗外が史伝諸作で描いた考証学者の存在が知られているが、その両者がどのような関係にあったかは必ずしも明らかでない。

藩儒としては、先に伊藤仁斎の二男伊藤梅宇（1683–1745）が招聘され、以後、歴代継承したほか、一七八六年に藩校弘道館が作られると古学系の山室如斎（1739–1810　林東溟・亀井南冥門）が初代総纏となり、初期には太田全斎（1759–1829　山本北山門）のような折衷学者も出講した。その後、漢詩人として著名な菅茶山（1748–1827）が登用され、頼山陽の学統（北条霞亭・門田朴斎・関藤藤陰・江木鰐水ら）がこれに加わり、幕末の藩政改革に影響力をもった。西山拙斎・頼春水と交流した菅茶山の儒学は朱子学に属しており、茶山の登用には幕府の朱子学尊重への配慮が推測される。一八五四年には弘道館が改組されて、練兵場等を併せて誠之館が開設され、漢学・国学・兵学・洋学・医学が併講されるようになった。また、江戸丸山の藩中屋敷にも一八一八年に文武場が開設され、一八五三年に改組されて誠之館が置かれている。

医学においては、坂上朴安が蘭方に先鞭をつけ、寺地強平（1809–1875）・五十川（いかがわ）周圭（1818–1845）が江戸の坪井塾に学んで蘭方を伝えており、幕末の誠之館時代の学生から小林義直（1844–1905　大学東校大助教）や清水郁太郎（1857–

1885 東大産婦人科初代教授）が出ている。藩の医学教育が完全に西洋医学に転換するのは、明治二・三年に医学校・兼病院が開設された時のことである。それ以前は、蘭方・蘭学導入の一方で、誠之館内に置かれた医学所における講義は漢方が中心であった。『日本教育史資料』弐によれば、福山藩校では八〜十四歳の藩士子弟に対する就学内容や、三段階の考試科目等が定められている。医学に関しては、福山と江戸藩邸の藩校との間に教育内容の大差は認められず、初段では『金匱要略』『傷寒論』『神農本草経』『難経』『諸病源候論』『素問』『霊枢』、外科には『外科正宗』、鍼科には『十四経発揮』の素読を課した。二段では『温疫論標注』の講義・考試を、三段では『傷寒論輯義』の講義・考試を課した。二段の課本は、一八〇三年多紀元簡序刊『瘟疫論類編』（明・呉有性原著、清・劉奎評釈）のことであろう。三段の課本『傷寒論輯義』は一八二二年刊の多紀元簡の遺著のことで、江戸医学館でも基本テキストとして使用された。福山藩校における医学教育に江戸医学館の考証医学の学問的影響が認められると言えそうである。

伊澤蘭軒（1777–1829）、伊澤榛軒（1804–1852）、伊澤柏軒（1810–1863）、森立之（1807–1885）、森約之（1835–1871）ら江戸詰めの福山藩医は、狩谷棭斎・松崎慊堂等、江戸の一流の考証学者と親交があり、彼らの医学古典研究も江戸時代の文献学として高い水準にある。十九世紀における蘭学・洋学の流入によって、医学の専門分科化が促進されていく際に、考証医学は旧弊な一部の人々の拠り所として存続したのではなく、藩校における科学的・合理的な研究と教育のあり方として選択された新しい医学であった。

10 結語

十六世紀後半の曲直瀬道三の高度な医学（察証弁治）は広く公開され多くの人々から学ばれたが、出版が本格化する以前のことであり、また難解であるため、出版業の普及にともない学術が大衆化するなか、より学びやすい処方中心の学知へと変容していった。また、印刷医書の普及によって、中国の注解書に拠らない医学古典の独自研究が活性化し、古方派の盛行を見るに至った。

讃岐の尾池家・備中の赤木家・備前の中島家は、それぞれ江戸時代以前に起源を遡り、江戸期に入ってから医業に携わるようになった。一般化して言えば、織豊政権から徳川政権確立期にかけて支配者層の交替が全国規模で起こるなか、各地における武力闘争の敗者たちのうち相当数の者が帰農し、その後その中から在村医になる者も少なくなかった。そうした在村医たちは、より新しい医学知識を求めて京都に遊学し、それぞれの時代の最先端の医学知識と医療技術を修得して帰郷し開業した。

十八世紀に京都で盛行した古方派は、後藤艮山・香川修庵・山脇東洋・吉益東洞・松原一閑斎らの間にそれぞれ見解の違いもあったが、概して言えば理論よりも処方などの治療学を基本としたため、実用的であり多くの民間の臨床家にとって学びやすかった。讃岐の尾池家では医業における初代立誠が後藤艮山に入門して以来、歴代が後藤流の湯液と灸治を基本としたが、次代の薫陵はこれに加えて新たに山脇東洋の医学の習得に努めている。尾池家に学んだ赤木家の資料からは、立誠・薫陵が京都遊学時に学んだ後藤流医学がそのままのかたちで反復されていることから、尾池家が瀬戸内地域の後藤流古方の一つの拠点として機能したことがわかる。

尾池家は吉益流に距離を置いたが、吉益流の斬新な医論は赤木氏らのような尾池家門人にも急速に波及していった。また、十八世紀末頃には懐徳堂その他の大坂の私塾が成長し、大坂が京都遊学の中継地である状態を脱して、大坂遊学者も見られるようになる。一時盛行した吉益流は劇薬使用による医療過誤が顕在化し、またこの時期に幕府・諸藩における教学体制の構築にともない多くの儒者・医者が登用されたため、古方派に代わる安全確実な医学として考証学が成長する。

中島家の二代にわたる京都遊学からも、吉益流を基本としつつ最新の医学知識を吸収しようとする点で、父子の間に医学知識の継承と発展が見いだせる。また、伝統的な漢方医学理論の多くを捨象し処方知識を主とする吉益流医学を基本とする医者にとって、西洋薬を知識レベルにおいて受容することに困難はなかったと見られる。こうした医学習得のあり方が、さまざまな内容の漢蘭折衷医学を生んだと考えられる。

一方、幕府の医学教育の拠点となった医学館の学問・教育が、幕藩体制下の官立学校に与えた影響は無視しえないものがあった。福山藩の例にみる限り、個人による蘭方習得の努力は散見されるものの、藩校組織全体としては幕末まで医学教育の基本は漢方であり続け、特に医学館の考証医学の影響が認められる。医学館において形成された考証医学は、官立学校における講義や試験には適合しやすい性質のものであったと考えられる。

注

（1）フランシスコ・ザビエルは一五九四年十一月五日（天文十八年十月十六日）に鹿児島からゴアのサンパウロのイルマン等に送った書簡のなかで、「〔都から〕甚だ遠き所に坂東と称する地の大学あり。日本の最大且主要なるものにして、此所に入学する学生最も多し」（村上直次郎訳『耶蘇会士日本通信　豊後篇　上』帝国教育会出版、一九三六年、一八―一九頁）と記している。ルイス・フロイスは『日本史』の中で、「彼ら学生は〔…〕問答形式で学習する。さらに彼らは占星術や医学のことも幾分かは学ぶ。ところでこれらの学問に関して言えば、全日本でただ一つの大学であり公開学校と称すべきものが、関東地方、下野国の足利と呼ばれる所にある」と記しており、運気論や医学が足利学校で学ばれていたことを示唆する。

（2）曲直瀬道三の修学の跡を尋ねれば、次のように整理できる。

八歳：寺院にて「般若心経」や「観音経」など短い仏典の読誦。

十三歳：相国寺の支院にて正式に僧侶となり、『三体詩』や黄山谷の詩文を読み習い、蘇東坡の書法を学ぶ。

二十二歳：足利学校に入寮して六代庠主文伯に師事。新田長矣に就いて「法華経」「金剛経」「心経」の講義を聴き、『心経仮字抄』『金剛抜萃』『法華聞書』を筆録（『当流医学之源委』武田科学振興財団杏雨書屋所蔵）。

二十五歳：導道から『素問』を習い、併せて明・劉純『玉機微義』（一三九六年序刊）を読み、また『用薬百二十種之功能』によって基本生薬の性質を学び、間もなく田代三喜に医術を学ぶ。導道・三喜は金沢に漂着した明船が舶載していた医書によって最新医学を学んだとされる（『今大路家記鈔』等）。

(3) 第一段階：『切紙の初』、『美濃医書』（『捷径弁治集』とも）、『脈書』
第二段階：『切紙の中』、『十五指南篇』、『仮名本全九集』、『授蒙聖功方』
第三段階：『切紙の中』、『真名本全九集』、『本草能毒』
第四段階：『切紙の奥端』、『医灯藍墨』、『宜禁本草』
第五段階：『切紙の奥』、『雲陣夜話』、『可有録』、『鍼灸経』
第六段階：『切紙の外』、『茶話』、『山居四要抜萃』、『炮炙論』、『鍼灸禁穴解』
第七段階：『三家流』、『三国医源』、『鍼治聖伝』
第八段階：『大徳済陰秘訣』、『雞旦祝酒三薬式』
第九段階：『啓迪集』

(4) 内訳は次の通りである。生薬名とその性質・効能を読み込んだ「歌薬性」八〇首、および七表の陽脈を詠んだ七首、八裏の陰脈を詠んだ八首、九道脈を詠んだ九首、死脈を詠んだ一八首を合わせて「歌脈書」四二首。

(5) 曲直瀬道三は複数の韻文による医書を残しており、『養生和歌』（一五八八年成 尊経閣文庫所蔵）は食欲・色欲の抑制とその他生活習慣上の注意事項を少ない歌数に凝縮し、『養生之誹諧』（一二〇首、一五八八年成、毛利博物館所蔵）は序跋歌・太乙真人七養の図解・入浴法・食養生、および婦人・小児・口歯・眼疾・痘の諸科の病気予防と発症後の対処法を備えている。道三の先行作を意識して十八世紀末に作られた多紀元悳『養生歌八十一首』（一七九四年序刊）では、大意・飲食・閨門・起居に分類されるが、道三歌にあった具体的な病名は見えず、生活習慣上の教戒に終止する。道三歌が基本的に戦国武将の求めに応じて作られたと見られるのに対して、元悳歌は生活文化向上によって新たに都市生活者に生じた病気への対応という性格が強く、「養生和歌」という共通の形態と内容をもちながらも、両者の間に近世期における医療と社会の顕著な変遷を見ることができる。

(6) 儒学では藤原惺窩門の松永尺五は仕官せず子孫が代々京学（朱子学）を守った。同じく惺窩門で医学にも通じた堀杏庵は広島藩と尾張藩に仕官した後も京都の家塾を存続して門下に黒川道祐（?–1691）が出、曾孫の堀景山（1688–1757）門に本居宣長（1730–1801）が出たことも周知のとおり。同じく惺窩門の那波活所に学んだ鵜飼石斎（1615–1664）は、尼崎藩儒を致仕後、京都で医書を含む三〇余種六七〇巻以上の漢籍に訓点を施して刊行した。専門的な医家では、道三門の理慶を父に持ち自身は吉田宗恂に学んだ長沢道寿（?–1637）が致仕後、双岡で医学を講じ「小学七科」「大学八科」という医学修得の階梯を立てた。玄朔門人とされる饗庭東庵（1621–1673）は専ら内経医学を講じ、門下に味岡三伯・吉弘玄仍・竹中通庵等が出て、三伯門に浅井周伯（1643–1705）・小川朔庵・岡本一抱・井原道閱等が出た。浅井は尾張藩医として仕官後も京都の家塾を維持した。朔庵門の堀元厚（1686–1754）や周伯門の松岡玄達（1668–1746 稲生若水門の本草家）は、仕官せず講学を生業としその成果を出版している。

（7）その「天命説」とは、人の生死は天の命によって定まっており、医者が左右することはできない。医者の職務は全力をあげて投与する薬物を考え病気治療にあたるだけだとする。その「万病一毒説」は、すべての病気はひとつの毒に由来するものであり、それを毒を投与することによって解毒すれば病気は治癒するとする。

（8）山脇東洋の解剖は儒学古典『周礼』に説かれた九蔵を確認するためであったとされ、西洋解剖書の刺激によって着手した杉田玄白以降の解剖とは区別して考える必要がある。

（9）多紀元堅の家塾入門者の入門年時・姓名・出身については、拙稿「新出の多紀元堅門人録について」（『漢方の臨床』五十巻三・四号、二〇〇三年）を参照。

（10）林子平や蒲生君平が蟄居させられたり、書肆枝芳軒の『南瓢記』が絶版となったり、南豊亭栄助が『北海異談』によって死罪となるなど、同時期に処罰対象となったのは風俗紊乱の恐れがある軟文学とともに海防問題の著作である。他方、昌平坂学問所の復興と試験制度確立を主目的とした「寛政異学の禁」では、正学・異学をめぐる筆禍事件は起きていない。

（11）当時の為政者に一定の影響をもった、和蘭通詞・志筑忠雄の『鎖国論』ではカムサスカをロシア本国を去ること二〇〇〇里と捉え、中井竹山や松平定信らは蝦夷地を「域外」と見てロシアとの緩衝地帯にしようと考えたが、大田錦城は著書『蝦北異聞』（一七九四年、後に増補して『蝦夷海寇事略』と改称）のなかで、アツケシを松前まで二五〇里、江戸まで五〇〇里と考え、蝦夷地を「内地」と捉えた。今後三十年以内に再び北方問題が起こると予想し、日本国内が政治的・軍事的に混乱すれば、為政者が徳望を失い、蝦夷地から英傑が現れるであろうと述べている。水戸学や国学などに見られる国体論とは異質な見解である。

（12）三原市立図書館所蔵本の『啓廸集』の題字や自序を、書き入れられた訓点に忠実に訓読しようと試みると、その漢字の字音・字訓および添え仮名は現行の漢文訓読と比較してかなり特異なものとなる。こうした特異な訓法は、当時一流の五山学僧として知られた策彦周良による漢文訓読や、足利学校で学んだ道三自身の漢文訓読を、忠実に記録しようとした結果である可能性が高く、当時の学問の様子を知るうえで貴重な手がかりとなる。

（13）本節の内容は、拙稿「十八世紀瀬戸内地域の医学に関する小考——讃岐尾池家、備中赤木家の資料を中心に」（『香川短期大学紀要』四五、二〇一七年）を再編したものである。

（14）赤木簡（要蔵）宛、尾池薫陵書簡、宝暦九年十月十二日付。書簡の翻刻は前掲注（13）の拙稿に収録。

（15）赤木家資料に含まれる赤木浚（修平）宛の諸家来簡は次のとおりである。①宮武正蔵書簡、安永六年十一月十四日付。②宮武正蔵書簡、安永六年十一月十五日付。③丸川松隠書簡、寛政二年六月八日付。④宮武正蔵書簡、寛政七年十月七日付。⑤宮武正蔵書簡、寛政七年十二月三日付。いずれも書簡の翻刻は前掲注（13）の拙稿に収録。

（16）楓亭の幕府招聘は、先に召し出された柴野栗山が罹病後で体調不良であったため、主治医の楓亭が栗山の出府を留めたという逸話があり、栗山による推挙である可能性がある（『よしの冊子』）。江戸城二の丸内に新設された製薬所掛を拝命したが、製薬をめぐって法印多紀元悳と対立したとも言われ、間もなく歿している。

（17）本節の内容は、拙稿「中島宗仙・友玄と十九世紀日本の漢蘭折衷医学」（『備前岡山在村医　中島家の歴史』思文閣出版、二〇一五年）を再編したものである。

第5章

江戸時代の医学教育〈2〉

米沢藩の事例から

海原　亮

はじめに

わが国の医学史研究は、これまでおもに著名医師の事績をとりあげ、専門的な立場から知識・技術面の進歩を評価し、書誌的な考察を厖大に蓄積してきた。かたや筆者が専攻する歴史学の分野でも、一九八〇年代以降、社会史の隆盛にともなって医療の実態に関する分析・言及がみられるようになった。技術史・芸能史の分野を先駆とする研究手法の進化は、九〇年代後半に入り、都市史研究を中心とした「身分的周縁」論や「社会＝文化構造」論などに結実し、実証分析の確度が飛躍的に増している。

筆者も以上の動向に刺激をうけ、江戸時代の医療情況に関する実証研究に取り組んできた。前近代の社会に発現した医療を、医師と患者の関係構造としてとらえる「医療環境」の概念をあらたに提唱し[1]、また、医学の発展を導いた藩医身分に着目、背景となる社会との関わりを踏まえ、その特質を明らかにした[2]。列挙はしないが、最近の研究を眺めると、医家文書に限らない在地史料の利用が進み、地域社会を構成する重要な要素として、医療への関心がますます高まりをみせている。

とりわけ注目すべきは十八世紀半ば以降、諸藩レベルで医学教育機関を設立する動きがみられたことだろう。これに関しては、藩校研究の一環として早くから事例の紹介が蓄積されてきた。そして、筆者がこれまで繰り返しとりあげてきたのが、医史学者山崎佐氏の業績『各藩医学教育の展望』[3]である。

実は山崎氏の成果以降、六〇年以上の長きにわたり、江戸時代における医学教育を総括的に論じた研究は皆目みあたらない、という驚くべき事実がある。地方史研究の進展した現在の達成を踏まえると、史実の仔細に事実誤認も散見されるが、そのことが同書の学術的な価値を減ずることは決してない。いま、私たちの為すべきは、それら先行研究を総覧しつつ、史料の精読を通じた史実の読み直しを怠らないことではないだろうか。

以上の理解を前提に、本章では、出羽国米沢藩を事例とした小さな検討を試みる。

1　有壁家「当門下之法則」

米沢は、全国の諸藩と比べても、かなり早い時期から学術・教育への関心が高い土地柄だった。当地の医制を語るばあい、**2**でとりあげるように、画期となった上杉鷹山の事績を中心として立論する例が多い。ここでは、その前史として藩医有壁家による子弟教育をとりあげよう。

有壁家は天正期のころより医を生業とし、初代から四代までが京都へ出て、曲直瀬玄朔門（啓迪院）で就学した由緒をもつ[4]。周知のように、京都は古くから医学研究の中核を占めた土地であって、同家も遊学の経歴に拠り、藩内で破格の処遇をうけた。同藩の医師身分はふつう扶持米取り（数十石程度）だが、有壁家二代重知は最大で五〇〇石の知行取りとなる。他藩の事例をみても、これは突出した禄高とみなしうる規模である。それほど京都での遊学経験が

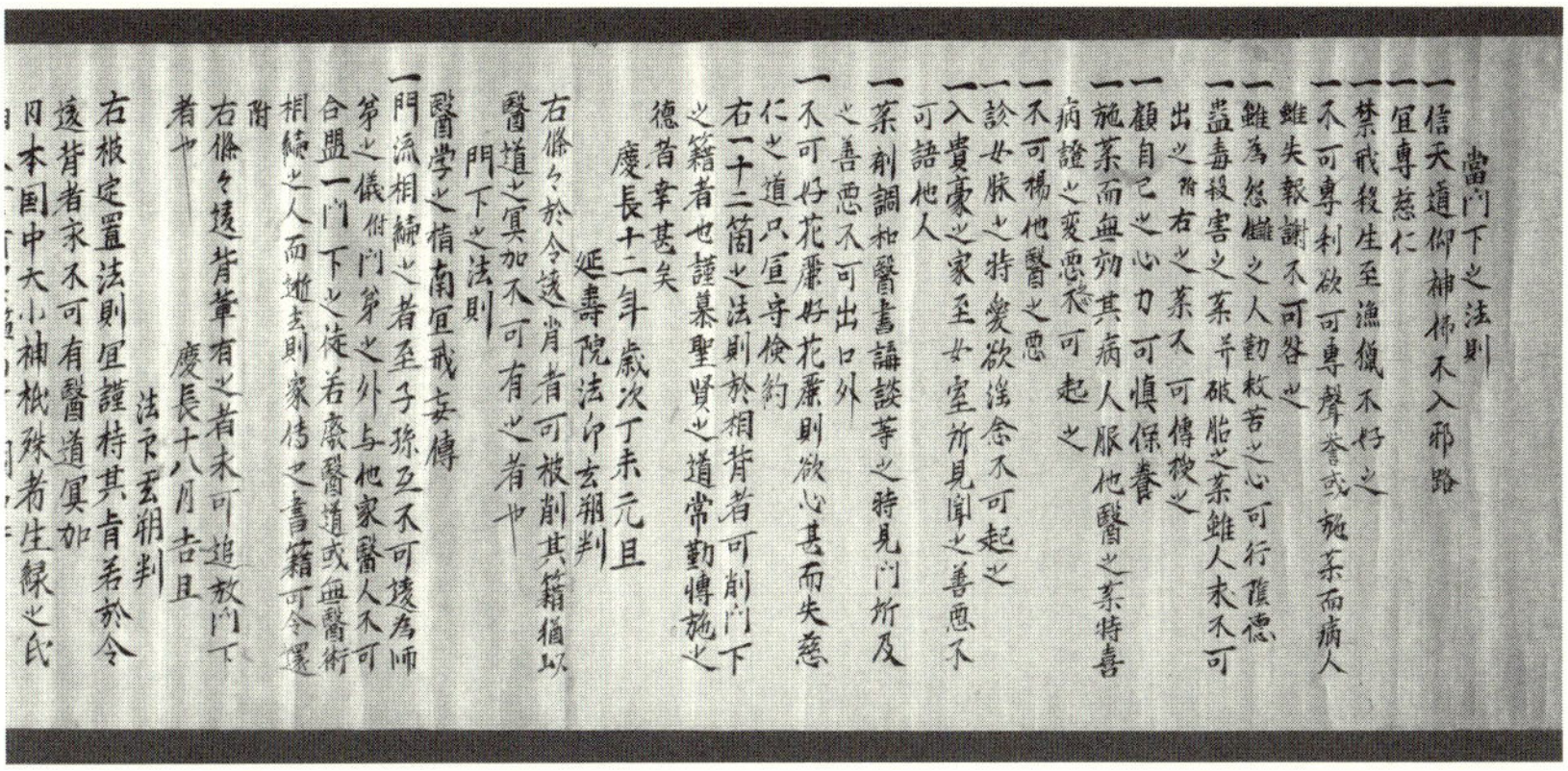

當門下之法則
一信天道仰神佛不入邪路
一宜專慈仁
一禁戒殺生至漁獵不好之
一不可專利欲可專聲誉或施薬而病人
雖失報謝不可咎也
一雖為怨讎之人勤救苦之心可行陰徳
一蠱毒殺害之薬并破胎之薬雖人求不可
出之附右之薬不可傳授之
一顧自己之心力可慎保養
一施薬而無効其病人服他醫之薬特喜
病證之変悪怒不可起之
一不可揚他醫之悪
一診女脉之時愛欲淫念不可起之
一入貴豪之家至女室所見聞之善悪不
可語他人
一薬剤調和醫書論談等之時見門所及
之善悪不可出口外
一不可好花靡好花靡則欲心甚而失慈
仁之道只宜守倹約
右一十二箇之法則於相背者可削門下
之籍者也謹慕聖賢之道常勤博施之
徳者幸甚矣
慶長十二年歳次丁未元旦
延壽院法印玄朔判
右條々於今違背者可被削其籍猶以
醫道之冥加不可有之者也
門下之法則
醫學之指南宜戒妄傳
一門流相續之者至子孫亞不可違為師
弟之儀但門弟之外与他家醫人不可
合盟一門下之徒若就醫道或無醫術
相續之人而逝去則家傳之書籍可令還
附
右條々違背輩有之者未可追放門下
者也
慶長十八月吉旦
法印玄朔判
右根定置法則宜謹持其旨若於今
違背者永不可有醫道冥加
日本國中大小神祇殊者生緑之氏

図１　「当門下之法則」（有壁家文書）　　出典：米沢市上杉博物館所蔵

貴重とみなされたのだろう。

　同家に伝わる「当門下之法則」[5]（**図１**）は、啓迪院で作成した「当門下法則」[6]を下敷きとする門人誓詞である。全一七ヶ条に及ぶ啓迪院版を再構成し、主旨をほぼ踏襲するように有壁家のそれは作られている。前半に掲げられた一三ヶ条には、慶長十二年（一六〇七）の記載に付して「右一十二(ママ)箇の法則相背くに於いては、門下の籍を削るべき者也、聖賢の道を謹慕し、常に博く施しの徳に勤むる者幸甚なり」とみえる。

　後半は「門下之法則」と題し、残る四ヶ条をおさめる（慶長十八年）。写真ではみえないが、奥には慶長十九年四月十一日付で、有壁家二代重知から四代昌休の門人たち五〇名弱が花押・血判を添えている。同家では、あらたに師弟関係を取り結ぶさい、啓迪院に倣った学則を掲げ、遵守を誓わせたのである。

　表１に、全文の読み下しを示した。法則それ自体は、当時の医学塾における典型的な内容といえよう。①・②は、医師として「仁」の精神を尊ぶことを掲げ、全体の指針とする。③や⑦も、同じような主旨を掲げる。

　⑤・⑥には、法則が成立した当時の社会状況が反映される。戦国期の動乱を経て、いまだ世間が平穏となる前、薬物知識を有し、生殺与奪の権をもつ医師の生業が、きわめて危うい位置にあったことを示唆している。

　⑩・⑪・⑬の内容は、医道への提言というより、医師個人の資質、生業に取り組む姿勢への問題提起である。また、④・⑤にみえる「声誉」「陰

表1　有壁家「当門下之法則」

(前半)「当門下之法則」
①天道を信じ，神仏を仰ぎ，邪路に入らず
②宜しく慈仁を専らにすべし
③殺生を禁戒し，漁猟に至る之を好まず
④利欲を専らにすべからず，声誉を専らにすべし，或いは施薬して病人報謝を失すると雖も，之を咎むべからず
⑤怨讐の人たりと雖も救苦の心に勤め，陰徳をおこなうべし
⑥蠱毒殺害の薬，幷に破胎の薬は人求むと雖も之を出すべからず，附，右の薬之を伝授すべからず
⑦自己の心力を顧み，保養に慎むべし
⑧施薬して効無く，其の病人他医の薬を服し，特に病証の変悪を喜ぶ心，これを起こすべからず
⑨他医の悪を揚げるべからず
⑩女脈を診，特に愛欲淫念を起こすべからず
⑪貴豪の家に入り，女室に至り，見聞する所の善悪を他人に語るべからず
⑫薬剤調和，医書講談等の特に見聞する所，これに及ぶ善悪ロ外に出すべからず
⑬花靡を好むべからず，好めば則ち欲心甚だしくして慈仁の道を失う，只宜しく倹約を守るべし

(後半)「門下之法則」
⑭医学の指南，宜しく妄りに伝えるを戒むべし
⑮門流相続の者，子孫に至り，互いに師弟の儀の為に違ふべからず
⑯門弟のほか，他家の医人と合盟すべからず
⑰一門下の徒もし医道を廃し，或いは医術相続の人無くして逝去せば，即ち家伝の書籍を還付せしむべし

注：①〜⑰という番号づけは引用者による

徳」などの言辞、⑧・⑨の指摘は、職業倫理の徹底を強調したものといえよう。ここには啓迪院（玄朔）の思想が明示される。自己の権益にこだわらず、医学の成果を少しでも多くの人びとに伝授し、ひいては社会の安定に資することを目標に据えたのである。

一方で、法則の条文には、同時代に特徴的な内容もみうけられる。⑫は、医師による診療活動以外に、市井の薬種屋（「薬剤」）や専門知識を解説する生業（「医書講談」）が存在し、それと一線を画すべきことを述べる。

後者「医書講談」人の存在は、当時の医師名鑑類（『良医名鑑』など）にしばしば登場する存在でありながら、その実態がほとんど判明していない。十七世紀の段階では、専門的な内容をもつ医書は未だ高価・希少であり、それを平易に紹介、解説する専門家のニーズがあった、と筆者は推測している。

講釈の対象は、おそらく町医に限らず、教養ある一部の町人たちも含まれたはずである。い

わば耳学問として専門の知識・技術を我流に会得し、医師の手を借りず、自ら簡便な治療を試みる。そのようなスタイルは、実は江戸時代初期において医療供給の重要な一部を担っていた。啓迪院に学ぶ者は、その種の医療と明確な線引きをおこない、自らの生業に対する矜持としたのである。

だが何といっても、注目すべきは後半「門下之法則」⑭〜⑰に掲げられた諸則だろう。師弟関係を結んだ者は秘伝の授受を正確におこなうべきであり（⑭）、門流内で伝えられる内容を口外しないこと（⑮）、当然ながら、他門と協力することも憚られるし（⑯）、師弟の関係は後代まで続く（⑮）。このようなありかた、知識・技術の「秘伝化」こそ、門流の隆盛を確保し得る要件だからである。

また、⑰で示されたように、何らかの事情で師弟関係を解消したり、家を相続する者がいない場合、師匠から伝授された知識・技術を元へと戻す、具体的には「家伝」という形で授受された書籍を返却する義務があった。もっとも、この種のルールは啓迪院や有壁家に限らず、当時の一般的な学塾に共通するものだった。

「秘伝化」という江戸時代医界の最大の特徴は、医家門流の経営を安定させる意味で、不可欠なファクターといえる。しかし、秘伝である以上、学問の円滑な普及が望めないというデメリットは当然、避けられない。もとより現代の感覚でいえば、医の実践や研究・教育の局面における「秘伝化」は、とうてい容認されない選択だろう。

筆者が以前から指摘してきたように[7]、「秘伝化」を前提とする、このような医学教育のスタイルは、知識・技術を伝えるうえでの原初的な形式なのである。

ここでとりあげた法則のうち、後半（⑭〜⑰）の特異性にどうしても目を奪われてしまうが、むしろ私たちは、法則の過半が医療倫理の遵守を徹底した事実にこそ留意すべきである。

そして当然ながら、米沢地域でもこれと同様の師弟関係が広範に醸成されたと推察されるが、史料実証の蓄積はさしあたり今後の課題としなければならない。

2　上杉鷹山時代の医制整備

米沢藩九代藩主上杉治憲（鷹山、1751–1822）は、藩の財政改革と産業振興を実現した賢君として知られる。学問に熱心で、江戸の学者を米沢に招き、実学の導入を奨励した事実が評価される。

たしかに彼の政事は領民経営の安定を期する目的を掲げ、領内医療環境の拡充に奏功した。救荒書『飯粮集』（一七八三年）編纂、『かてもの』の領内への配布（一八〇二年）は、学問普及に資する大きな成果である。

また、鷹山は城下町のみならず領内全体を視野に入れ、医療環境の拡充をねらった。寛政四年（一七九二）、各地に配置した「宿場医師」への厚遇は、その典型的な取り組みといえよう。必然的に医師の数が限られる地に十分な水準の医療を供するねらいがあった。同年には、江戸の著名な本草家佐藤中陵（平三郎、成裕）を招き、樫村元龍・平田道宣ら藩医に命じ、薬草栽培や採薬・製薬の方法を習熟させた。これも農村の救荒に資するため、かつ恒常的な医薬供給の確立を狙ったものである。

米沢藩における学制は意外に早く、十七世紀後半、儒医矢尾板伯章（やおいたはくしょう）が自邸の聖堂の傍らに学校を建てたことを端緒とする。この学校はいったん衰微するが、鷹山の代に藩医藁科立沢（わらしなりゅうたく）らが再建を期し、安永五年（一七七六）「興譲館」を開設している。運営はおもに儒医が掌り、漢学の教授がおこなわれた。鷹山自身は、折衷学の大家細井平洲（へいしゅう）に就き藩政の立て直しを完遂させたほか、江戸への遊学者たちは「寛政の三博士」のひとり古賀精里（せいり）の門に多く学んだという。

鷹山の時代、米沢の医学研究は大きな発展期を迎えた。実は、彼の実家にあたる日向国（宮崎県）高鍋藩の地にも、医学教育に注力する伝統がみられる。医師の子弟は五年間、三都へ出て学問修業しないと家業相続を許さない、厳しいルールがあるという(8)。その影響か、米沢でも積極的な勧学が実現した。遊学者に資金援助した形跡もみられるが、これは必ずしも同時代のスタンダードでなく、恵まれたケースと考えたい。

この時期、藩医嫡子の多くが他所への医術修業を実現させている。天明五年（一七八五）には藩医堀内（ほりのうち）忠明と内村直則を江戸へ派遣し、当時『解体新書』の刊行で流行医となった杉田玄白の門下に学ばせた。忠明はまた同郷の宮崎元長と諮り、寛政元年（一七八九）大槻玄沢が開いた家塾芝蘭堂の最初の門人にもなった。

一方、高橋玄勝（桂山）は、寛政八年（一七九六）藩命で江戸へ出て、杉田玄白門下に学んだ後、京都の竹中文卿へ弟子入りし、外科を修得した。享和元年（一八〇一）からは、長崎の蘭方医吉雄献作（大通詞吉雄耕牛の子）に就き、さらに二年間の修業を積んだ。

この長崎行は、おそらく実学振興を期する鷹山の意志だろう。米沢へ帰国すると、御側外科医となり、多くの門弟を指導して、医界に主導的な役割を担った。彼らのような若い有志が多く江戸で最新の知識・技術を獲得し、それを米沢へ持ち帰ることで医界の活性化は達成されたのである。

玄勝の長崎遊学については、水野家文書（第四節で後述）に次のような記事がみえる（【史料1】[9]）。

【史料1】

享和元五月中

覚

高橋玄勝

右者、先達而長崎表江勤学登、願之通勤学料三人御扶持両石積りを以被成下段、相済罷在候処、神代多仲此節在京ニ付相尋、入門寄宿罷在候処、米直段多分引違ひ迷惑至極ニ付、京都相場を以御渡被成下度由、猶又伺申立候処、御吟味を以京都へ勤学申計り、同所平均直段を以て被成下、其外前段之通両石積りを以御渡候事

但、京都逗留日数不相知候得共、金壱両京都御屋敷ゟ御引替ニシテ御渡ニ相済候間、下着之上、御勘定相極メ候之様相済候事

享和元五月

玄勝は長崎遊学にあたり「勤学料」として三人扶持を下されることが決まっていた。それ以前、京都で寄宿・入門したところ、米価高騰で困窮したため、京都相場での勤学料支給を願い出たのである。藩はこれを了承し、京都在塾中のみを特例とし、「其外」＝長崎では従来通りの規定と定めた。但書には、勤学料は藩の京都屋敷で引き替える、とある。彼らの遊学が藩政上のシステムと連動して成立したことがうかがえよう。

米沢藩の医制については、北條元一氏による精緻な先行研究[10]を参照されたいが、藩政文書の「先祖書」「勤書」[11]に記された藩医の履歴から、当時の動静を明らかにすることができる。

前述のように、米沢医界の特質は、鷹山の治世以降、とくに江戸遊学を勧奨し、先端の知識・技術を移入する教育環境が整えられたことに尽きる。有望な医師たちは、力量を高めるために挙って江戸遊学に出かけ、高名な師匠のもと研鑽を積んだ。

同じような流れは東北地方の諸藩においてもみられた。隣接する会津藩は、藩祖松平正之以降の好学により、学問所の創設が十七世紀半ばと早く、藩医・町医への学問精励も徹底されたという。享和元年（一八〇一）には、藩校日新館に医学寮を設けている。また、秋田藩では藩への出仕と他国への遊学を望む医師を対象として考試がおこなわれた。藩校明道館に付設の医学館は、寛政七年の開設である。施行状況こそ不詳だが、新規開業医師を監督する制度もあった。これは近代的な免許制度の萌芽とみなしえる。

他に、仙台藩・新発田藩・長岡藩も医学督励に熱心だったことが知られる。以上の状況を冷静に踏まえれば、教育面における進取の風は、米沢藩の専売特許というよりは、東北地方の厳しい自然環境に対峙し、実学の利を活かそうと試みた聡明な領主たちの共通理解だ、と考えるべきだろう。

近年、米沢市へ寄贈された藩医堀内家文書の書状群を眺めると、米沢と江戸の医界で取り結ばれた、学問上のネッ

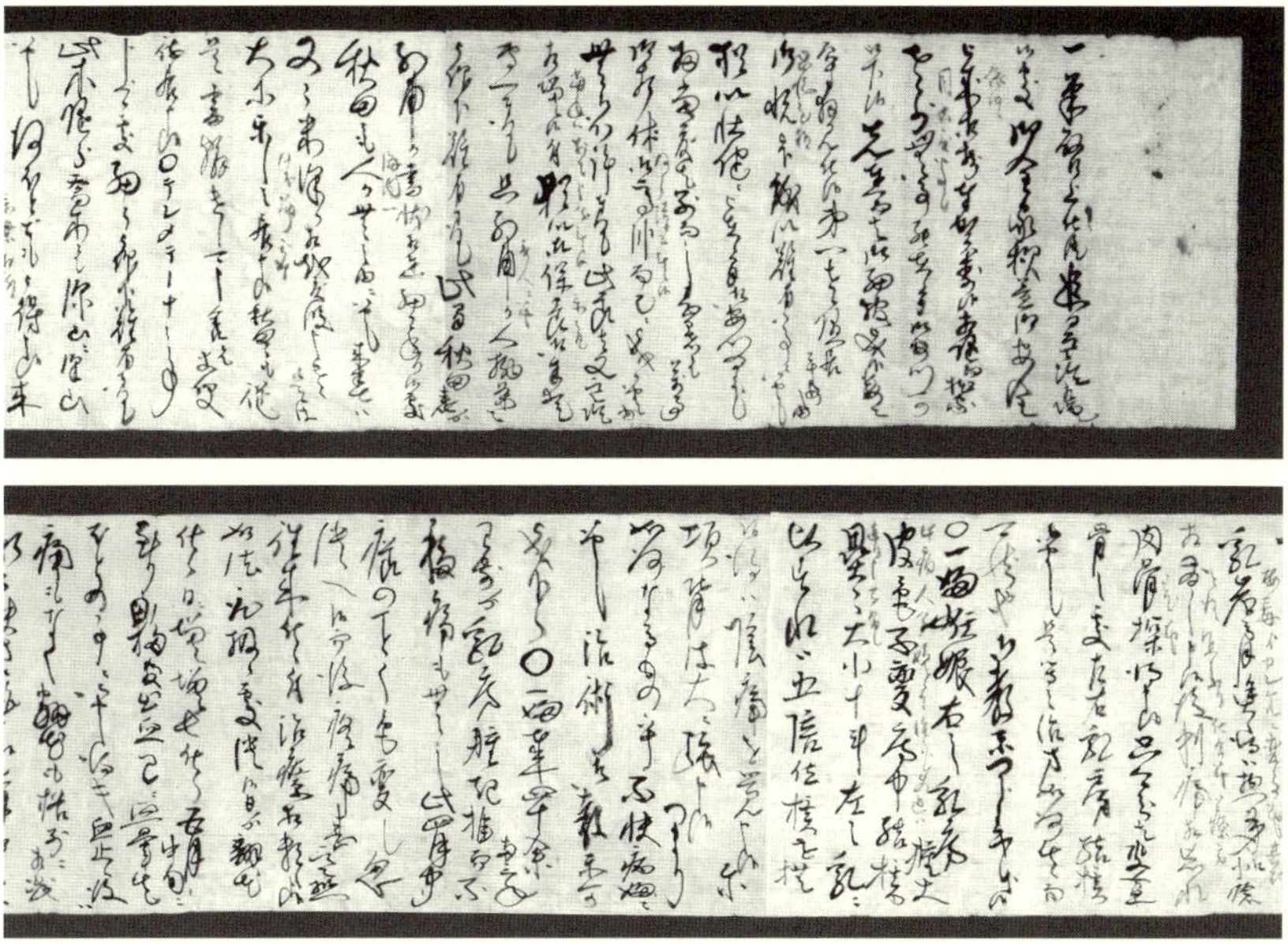

図2　堀内忠意・杉田玄白書状（堀内家文書）　出典：米沢市上杉博物館所蔵

トワーク、強固な結びつきを十分に確かめることができる。たとえば、図2に掲げた史料は、藩医堀内家四代忠意（林哲、?–1811）が、師の杉田玄白と交わした書状である。[12]

堀内忠意は、寛政元年（一七八九）四月に江戸詰を命ぜられ、二年ほど勤めた。この間、大槻玄沢の芝蘭堂へ入門したことが門人帳から確認できる。[13] おそらく玄白ともこのときに知己を得て、学問のやりとりを交わす仲となったのだろう。

図2の書状は、忠意が送った手紙をそのまま返書に使い、あたかも文章を添削するかのように行間へ朱書を添えている。回答が長文に及ぶときには別紙を付す。質疑に少しでも早く応じるための配慮である。忠意が十月二十三日に送った書状は、十二月朔日付で江戸から返送されている。

書状の前半では、秋田の「紅甫〔土岐氏か〕」なる人物のことにふれる。「且紅甫か人柄条々被仰下難有奉存候、此間秋田表ゟ紅甫が書状相達細々承り候処、秋田ニも人か無之由ニ御座候、来春ハ又々米沢へ相越度段申遣候、是は大ニ楽しミ居申候、秋田へも従是書翰遣し可申筈ニて、幸便待居申候」とあり、玄白の朱書きとして「〔紅甫は〕奇人ニ御座候」「〔秋田にも人が無之、は〕海内一」「〔紅甫の米沢行について〕何ぞ御聞可被成候」（亀甲カッコ内は引用者による）とみえる。忠意のもとに紅甫から書状が届き、来春にも米沢へ来訪すると伝えてきた。忠意は玄白から事前に紅甫の「人柄」に関する情報を得ていたようだ。

紅甫の存在は、書状の中ほどで話題となるテレメンテーナ Terebinthina とも関わる（「テレメテーナ之事申上候処、細々被仰下難有奉存候、此木随分喬木ニて、深山ニ沢山御座候、何ほとでも被得申候」）。これは、利尿剤に用いる蘭方薬だが、輸入品は品薄のため代替品が国産の植物に求められた。

忠意はこれ以前、テレメンテーナに関する情報を玄白から得たらしく、今回はサンプルとなる木の葉を江戸へ送っている（「来夏中者余計為取指上可申候、又紅甫相越候者、猶為考可申候、則其木の葉入御覧申候」）。また、「水病」の者に試し利尿の効を得たが、量がわずかのため、その後の経過を報告できないという。金創の傷にも効あり、と述べるなど、具体的な診療の成果を報告したうえで「あわれ久しく相貯燥き不申ものならは、猶面白く御座候」との感想を付している。

書状の後半では、忠意の診察した婦人病の症例が三つほど列挙され、治療法を玄白に尋ねている。さらに「八月廿日之御書面大隠居へ為見候処、万事御教示被成下辱奉存候、君恩之ほと難有奉存候」とあるので、玄白から教示された内容は「大隠居」＝鷹山にも報告されたようである。書状はその後、出羽大地震により酒田が相当の被害をうけたことを記しているので、文化元年（一八〇四）ごろの作成と考えられる。

このように、書状による情報交換や、実際に薬剤を送付するなどのやりとりを通じ、忠意は米沢にありながら江戸の最新学識を速達で獲得することができた。これと同じようなかたちで、米沢の医師たちは江戸遊学を通じ、医界の重鎮や東北諸藩の医家たちと密接な人的ネットワークを創りあげ、それを十分に活用して地域医療水準の拡充につとめたのである。(14)

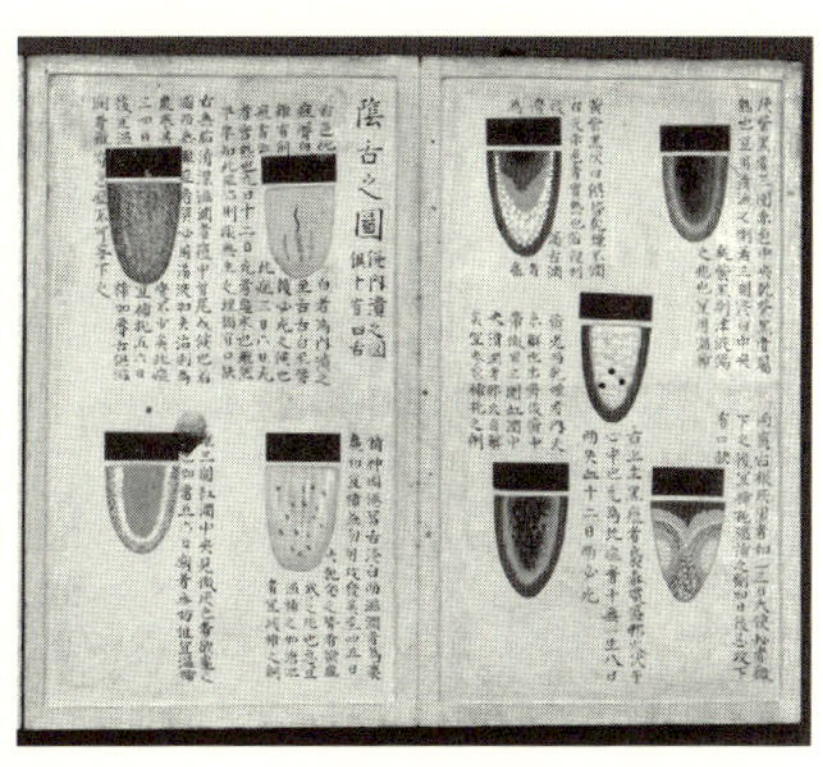

図3　山口彭寿『痘證鑑訂』文化2年（1805）

出典：米沢市上杉博物館所蔵

3　医学教育機関「好生堂」の教育

創設期の好生堂

前節で述べた、上杉鷹山治世下の施策は、医師たちに就学の場と機会を広く提供した。彼らの自発的な勉強会は、やがて藩立医学教育機関「好生堂」の組織へとつながっていく。

好生堂がいつ設立されたか、その時期については諸説ある。『米沢市史』は、前述した佐藤中陵の帰府後、寛政五年（一七九三）説を採るが、その場合、医学講習が主体だったかは疑わしい。[15] 筆者はむしろ、北條元一氏が『米沢藩医史私撰』のなかで指摘されたように、寛政七年の疱瘡流行時に招聘された、江戸の痘瘡医津江栢寿の動静に関係すると考えたい。

その前年、米沢藩領伊佐沢村（現在、山形県長井市）で痘瘡が大流行したさい、患者の治療を命ぜられた藩医藁科立迪は、町医の山口彭寿を助手につけた。彭寿はその後、津江栢寿の門弟となって痘科の研鑽を積み、一〇年におよぶ研究の成果を『痘證鑑訂』[16]にまとめている（**図3**）。同書は、痘瘡によって唇・舌・顔に現れる症状をとりあげ、顔料を用い鮮明、かつ精緻に図示した手書きの折本である。

その後、好生堂の施設は文化三年（一八〇六）に興譲館の構内へと移設され、藩医飯田忠林を総裁に据えた。薬草園を併設、杉田門とのつながりから、先端の医学書やオランダ製の外科器械を導入したと伝えられるのは、これ以降のことであろう。実証主義の重視は、鷹山のめざした藩政改革の理念とも通底している。米沢医界は、西洋伝来の学問を視界に入れ、着実に前進を遂げたのである。

もっとも、好生堂について述べた史料は限られ、そこでどのような教育が実施されたか、カリキュラムなどもまったく不明である。叙上のように、設立前後の経緯然りである。史料上、厳しい条件があるなかで北條元一氏は緻密な調査・研究を蓄積され、その成果には大いに学ぶ点がある。氏は前述した著書のなかで「好生堂を医学校と言うのは藩内での呼び名がそうであったらしいけれども、実際には「学校」の内容をもつものではなく、藩医の希望は財政的にも無理であったのであろう」と指摘されたが、蓋し傾聴に値する見解といえよう。

傍証となりうる藩医家の史料として、有壁家「日記」や中條家文書（米沢市上杉博物館蔵）、水野家文書（市立米沢図書館蔵）などが残されており、いずれも筆者が現在、精読を進めている。このうち有壁家「日記」は、幕末まで活躍した同家九代の富昌によるそれが現存する（文化十二年から天保九年（一八三八）までを収録する二冊、嘉永五年（一八五二）から文久二年（一八六二）までの一冊）。「日記」は決して公的書類でなく、途中の欠落こそあるが、過半は藩医として活動した記録であり、彼らの活動実態をうかがうには貴重な素材といえる。そこで、同日記から好生堂に関する記述を抜き出し、若干の検討を試みたい。

十八世紀後半以降、全国諸藩で医学教育機関の設立が相次いだ。いずれも領内の医療環境充実を目指し、高い理念を掲げ発足するが、公儀＝藩レベルでの教育活動はたいてい長く続かない。設立後、経営上の事情や学生の怠惰など、さまざまな理由で数年のうちに勢いが衰え、そのつど、再興を期すという繰り返しである。

好生堂も、まったくその例に洩れない。文化十年に藩は幕府紅葉山御殿の普請手伝を命ぜられた。その資金捻出を理由に、三ケ年の倹約令が発せられ、好生堂の活動は一時、中断を余儀なくされる。

このあたりの事情について、文政元年（一八一八）の有壁家「日記」記事は次のように書き留める(17)。

【史料2】（〔 〕内は割書き部分、以下同）

一十一月十五日、高橋玄勝宅ニ而、五ノ日の会読相始申候

右ハ寛政年中御国産処江医学校御造営、好生堂と相称、御側医ゟ諸門人迄出席会業致候、会頭ハ平田道宣範淑被仰付候、享和元年飯田忠林正倫・山崎忠覚新甫、無給ニ而ハ陽岳君草刈道庵良偃江会業掛被仰付候、文化三年改而興譲館御構中江御補理御再興被成下、飯田幽澗有倫〔忠林父江隠居〕惣裁被仰付、同四年中会業懸之面々江助正被仰付候、文化六年飯田代平田道宣範淑惣裁被仰付、同年平田代惣裁草刈道庵良偃被仰付候、其後同九年頃ゟ衰微致候へとも内村元智・矢尾板玄長幷海瀬秀栄・吾妻玄碩江助正被仰付置、然処同十一年紅葉山御普請御手伝被蒙仰、三ヶ年之御大倹ニ付、好生堂も右年限中御〆切ニ相成、年限明候而御再興再三奉願候得共不相叶罷在候内、藁科梅庵発言ニ而我々朋友中ニ而大会業之儀ハ申出し、医中挙而会読相始候中ニも高橋宅手広ニ付定宿相頼申候、其後漸盛ニ相成、出席人百ニあまり手狭之宅ニ而会業致兼、同列挙而再応奉願候、主水町御役家御借渡ニ相成、好生堂再々興之礎と相成候も偏ニ藁科梅庵発言、水野・高橋両侍医之働、須田数馬之吹挙故と存候

これに拠ると、倹約令による中断より前から好生堂の活動は「衰微」の風にあったらしい。それが解除され、施設の再興を何度も願ったが進展しないのも、従前の実態が役人の記憶に残っていたからではないか。前述した文化三年の施設移転が「改而興譲館御構中江御補理御再興被成下」などと記されたように、「日記」の表現を踏まえれば、好生堂は創設後、すぐに実質的な機能を低下させていたことが推察される。

やがて藩医藁科梅庵の提唱により、藩医中自らが（「我々朋友中ニ而」）会業の場を設け「医中挙而」の会業＝勉強会を始める。これは好生堂「再々興之礎」との位置づけであり、会場はスペースに余裕のある高橋玄勝宅が選ばれた。

その後、一〇〇名ほどの参加者を数え、手狭になったので「主水町御役家」を借りている。不完全な形態ではあるが、この集まりもおそらく「好生堂」と呼ばれたのだろう。

好生堂の再建案

次に示すのは、文政六年（一八二三）正月、藩医藁科梅庵・高橋玄勝・堀内忠龍（素堂）の連名で作成された好生堂の再建案である。[18]

【史料3】

去年中好生堂御再建被成下度申上候所、当時門東町御役家御借渡被成下、会業相催申処、不相替出席も多く益盛ニ相成、一統難有奉存候、然処今度香坂登転宅被　仰付候上者空家ニ罷成候ニ付、好生堂御再建被成下候御振合を以、前々之通諸役付被　仰付、会日ニ者開門仕候得者、別ニ好生堂御建不被成下候共、何も難有安心可仕候、併好生堂相守候者無御座候而者永久之学校ニ相成不申候ニ付、冨沢玄育江被仰付、香坂登江御渡之場所を始、世上広く療治も罷成候様、相応之御補理被成下御渡ニ罷成候者、急度相守永く繁栄可仕候、右御役家御入用之義御座候時者、是迄之御振合を以御再建被成下度存候

一採薬・薬製者医家之専要ニ御座候処、近来御薬園も相絶、薬草之鑿穿ニ疎く相成、医家之本意を失ひ候得者、今度御役家を以御再興被成下候上者、御薬園頭取藁科立迪江被仰付薬園再興仕、右立迪老年々相及不申内、指立候而追々立迪跡相継候者取立候者、永く相続キ可申と存候、桑畑之義者先是迄之通ニさし置、追々相開、土手迄御薬園ニ相成候様仕度存候

一開発致候節、入用次第人足申立可申候ニ付、御渡ニ罷成候様仕度存候、指立幷草取製薬等者諸生内江申達、手掛候由、人夫之費等相省候様組立申度候、少壮ゟ手掛候得ハ納行ニも相成於万々委敷医生之本意ニ相叶申義御

座候（以下、五条略）

この再建案は、藩医三名の連署で作成され、「江戸表同役中」とも熟評のうえ取り扱うことが要請されている。叙上のように従前、役家を借り受けて会業を催してきたが、このたび転宅した藩士の空き家に移り「好生堂」の再建が決まった。だが、恒久的に組織を守る者がなければ「永久之学校」にはならないので、冨沢玄育を同所に配置し「世上広く療治」が実現するよう、相応の施設再建を期している。

興味深いのは、続く一ッ書き部分である。冒頭に「採薬・薬製」を「医家之専要ニ御座候」と述べたうえ、近年は、佐藤中陵以来の薬園も廃絶し、諸医家が薬草の知識に疎くなるなど「医家之本意」を失っている状況を憂い、薬園頭取として藁科立迪を置くよう提案したことである。また、薬草の採取や製薬などは医生自身に申し付けて手がけるべきだとし、「少壮ゟ手掛候」ことで採薬に関する知識・技術を獲得できることも「医生之本意」に叶う、といった見解もうかがえる。このような実務教育こそ本来、好生堂の役割ではなかったか。

とはいえ、好生堂の再建はなかなか実現しない。有壁家「日記」文政八年九月二十八日記事をみると、富昌は「好生堂助正」を命ぜられ、冨沢玄育ら四名の頭取中と「熟評仕、諸生教育仕候様」に仰せ付けられている。だがやはり、会業の盛況は長続きしない。次に掲げるのは、ともに文政九年の記事である。[19]

【史料4】

①一先年好生堂御再興、其砌ハ何も出精致、出席之人頭百八人迄ニ相成候、出席無之分ニ而五六拾人之処、追年而減少致、只今ニ而ハ多て五拾人計、少時ハ弐拾余人ニ過す、殊ニ医名之者ハ少く諸門人のミニ而人頭多く相成候事、奉封上我々ハ勿論、医名之者御申訳無之儀ニ候、依之頭取・助正寄合熟評之上、外様外科・城下町医師を高橋玄益宅ニ相会、各之存慮も承、又頭取・助正之内我勝手之致方も（有脱カ）ハ無遠慮申聞候様、打解而評

判致候

②廿一日　好生堂衰微之義ニ付、助生監督中相揃、高橋玄益宅江打寄、外様外科・城下町医中無残相会し夫々相評存慮をも無拠義申聞候様折入而之相評、輪講之繰替者ヶ月番等之義内々相極メ申候事

このころ、会業の参加者は多くて五〇名、少ない時は二〇名程度で、文政初期の再興当初と比べると、明白に「衰微」したことがわかる。参加者も、藩医でなく門弟たちの出席が目立つようになった。そのため、好生堂の頭取と助正が「熟評」し、藩医・城下町医を集めて運営上の改善すべき点を聴取したのである。

むろん藩医中にも医界の弊風を危惧し、学問研鑽につとめようとする動きがみられた。文政十年八月十日には「病論会」＝症例検討会が、持ち回りの形であらたに始まっている。これは「少壮之人々」＝若手医師たちが「甚怠慢之様子」で、医道出精の志もなく利を追求するのみ、医家の衰微は甚だしい。そのような「御国之不幸」を糾正すべく、月に二度（十日・二十日）の会業を実施するというのである。開催場所は、堀内忠龍・矢尾板玄長・我等（有壁）・樫村三省・草刈道庵・三潴白圭・水野元丈・矢尾板梅雪・高橋玄益各家の交代制とし、「出席人」は猪俣松寿・中條春策・飯田有益・桑嶋貞白・内村良英・富沢道伯・山崎貞元らで、彼らが実際の運営を担った。

藩医中は医生講習の必要性を重ねて訴え、好生堂再興を画策したが、なかなか実現しない。病論会の動静は、それをいち早く具現化する試みだった。

結局、好生堂を興譲館の構内に新築・再興することが決まったのは、文政十二年七月のことである（施設完成は翌年六月）。有壁家「日記」をみると、直後の七月二十九日と八月十五日の二回に分けて「少壮之衆并諸生門人中」を対象とした「試業」をおこなっている。長い活動の中断を経て、彼らがどれくらいの力量をもつのかを推し量り、好生堂の指針を定めたのだろうか。また、教育の対象が若手中心であったことも確かめられよう。

北條元一氏は、この時期に好生堂再興が成った経緯について、文政九年に江戸在府中の藩主斉定が発病した一件の

影響を指摘されている。このとき斉定は、官医や諸侯医師の診断を受けるも治癒せず、忠龍の知己でシーボルト門人の湊長安（丹波篠山藩医）に治療を依頼した。[20] 結果、斉定は快癒したので、これが西洋医学への理解を浸透させる機会となり、医生講習の必要性が認められたというのである。

本草学教育の重視

さて、天保元年（一八三〇）正月、藩医高橋・有壁・堀内の三名は、藁科立迪の著作『本草考彙』を好生堂へ納入することを提案した。立迪は「数年来少壮之輩をも教導」し、同書が「医家有用之著述大部之書籍」ことを踏まえ、提案に至ったものである。やや長いが、次に有壁家「日記」の記述を引用しよう。

【史料5】

一十三日、御本城江罷出、藁科立迪著述之本草考彙御取上之様仕度段、御取成書頭衆江差出申候、案書左之通
先年本草家佐藤平三郎御呼下ニ相成、元同列仕事之者共平三郎江随身、本草学稽古可仕旨被仰付候処、藁科立迪儀、諸人ニ相勝れ真切出精学業も成就仕、当時好生堂本草会頭取被仰付、少壮之輩を導き、薬品等不分明之品ハ悉立迪ニ相正申候処、少しも厭倦之色無之、老年之上、斯出精何も感心仕候、然処平三郎随身中本草綱目草木金石之品ニ至迄和名幷ニ国々之方言迄も相正し奇字江ハ音釈を施し、諸書ゟ切出候文章江ハ出典並ニ注解も相施し、其外見聞ニ従ひ諸説を挙、江戸御番転中諸名家ニ相尋候諸説又ハ自分発明之事共相綴、春秋度々山野江罷出、草学詮鑿仕、御薬御用在勤中ニも当番之餘隙ニ取掛り、当年六拾八歳迄四拾余年研精仕、今度本草考彙と申書籍弐拾四巻著述仕候、本草家之儀ニおゐて誠ニ重宝ニ御座候而、少壮之輩会読仕候ニも此本を参考致候時ハ和名方言奇字套語諸家之説迄悉く相分り、且本草学ハ一家之物ニ御座候而、口授を得不申候而ハ解く難所御座候処、右考彙江ハ口授ニ致候処迄も書記し、後来迄も此注釈を以而大益を得候事ニ御座候、右考彙此

度好生堂江相納申度旨、頭取衆中ゟ私共江差出申候、斯老年ニ相及候迄無怠慢相励ミ学業も成就、平三郎御呼下ニ相成候御主意ニも相叶、数年来少壮之輩をも教導仕、殊ニ医家有用之著述大部之書籍相納申候義真切稀者ニ御座候処、今度立迪老病相重り露命朝夕を難計能罷在候よしニ御座候、依之何卒格別之御沙汰を以、早速相当之御賞賜被成下度、此段御取成申上候、以上

正月十三日

高橋玄勝
有壁道穏
堀内忠龍

佐藤中陵（平三郎）の招聘は、この時点で三〇年ほど前のことである。立迪は「好生堂本草会頭取」として、藩内若手医師を教導してきた。本草学書に注解を施し、自身でも研究につとめ、江戸在勤中は「諸名家ニ相尋」るなど、四〇年余の研鑽を基に『本草考彙』二四巻を完成させた。実際これは本草学者にとって「誠ニ重宝」であり、若手が会読するさいに有益だ、と賞賛する。続いて「本草学ハ一家之物」つまり、家伝の学問ゆえ「口授」を得ないと解釈しえない部分もあるのが一般的だが、『本草考彙』は本来ならば「口授」されるような部分も記載しているので、その意味でも「大益」を得ることができる。同書を好生堂に備えること、また立迪が老病を重ねていることから、早々に「相当之御賞賜」を下されるよう、高橋・有壁・堀内三名が連署し、願い上げたのである(21)。

有壁家「日記」等をみる限り、このような形で特定の書籍や学者が賞誉の対象になる事例はない。その事実をもって、筆者は好生堂設立の本義と、藩医たちの強い関心を読み取りたい。すなわち、立迪による『本草考彙』の成果は、叙上のように、好生堂が本格的に始動する契機となった佐藤中陵による本草学、鷹山の学問上の志向が結実したものといえるのではないか。

当時の諸藩（教育機関）の動向とも酷似して、藩医中による学問研鑽の場としての好生堂は長く維持できず、何度

か「再興」されるなかでも、本草学がとりわけ重視されたのである。

引用こそ省略したが、【史料3】でとりあげた文政六年の再建案は「諸役付」＝好生堂のスタッフとして、惣掛三名・医案掛五～六名に加えて、御薬園頭取一名、御薬園掛三名（御番医・外様外科から採用）、御薬園差配二名（町医師から採用）を計画している。これが実現したか定かではないが、この事実からも、好生堂における教育のオリジナリティが本草学教育の重視にあった、と解釈し得る。

もっとも、天保期や嘉永期以降の「日記」に、好生堂関連の記録が少ない事実を踏まえれば、文政の再興後もやはり、その活動は低調なまま推移したと容易に想像できよう。設立時の理念にもかかわらず、諸藩に開設された医学校のほとんどがそうだったように、好生堂も医学教育機関として継続的といえず、十全の役割を果たしたとは評価し難いのである。

たとえば、安政期ごろは伊東昇迪（しょうてき）らが種痘普及に尽力し、西洋医学の就学・導入も活発化したはずであるが、好生堂の活動とはどのようにリンクしたか。それを明らかにしうる史料は、現時点でみあたらない。新史料の発掘は、今後の大きな課題だろう。元治元年（一八六四）四月の火災・類焼時は、同年十一月にすぐ再建されているから、好生堂という組織の必要性それ自体は、藩のなかで一定の理解が得られていたはずである。その後、戊辰戦争の社会動乱を経て、医学教育の理念型だった好生堂は役割を終えるけれども、米沢の場合、廃藩置県以降の近代的学制への移行は、比較的スムースに展開した。

4　水野家文書「杏陰日録」にみる江戸遊学

前節における検討を踏まえると、好生堂の専門教育機関としての実態は、きわめて短い期間の限られた成果に過ぎないことが明白である。ならば米沢の医師たちは、どのような形で医学修業を為し遂げたのか。**4**・**5**では、藩医家の史料をもとに考察を加えてみたい。

本節では、藩医水野道益光霽による私的な記録「杏陰日録」を素材としてとりあげる。水野家は早くから米沢藩医をつとめ、江戸詰や数々の功で褒賞を得るなどの由緒を有する。光霽は文政八年（一八二五）に好生堂助生、その三年後に会業頭取に就くなど、藩医の中核的な存在として活躍した。天保二年（一八三一）、藩主側医役を仰せ付けられている。なお、水野家文書[22]には、光霽とその次の当主が記した「日記」計七冊が現存する。開封不能な冊こそあるが、十九世紀半ば（文政～明治期）における医界の動向を述べ、さらに異国船渡来という危機を迎えて、米沢と江戸、そして全国の社会情勢を詳しく書き留めており貴重な史料である。

水野家歴代の事績

「杏陰日録」は、天明五年（一七八五）の記事から書き起こされる[23]。同年は、九代藩主上杉治憲（鷹山）が隠居した年である。冒頭部では、光霽の祖父道益秀親の履歴を列記し、続く二丁オ～三丁オで、文化十四年（一八一七）七月に提出した、父道益秀文の「勤方書」を掲げる（**表2**[24]）。

秀親は長年、老年になった八代藩主重定を診察し、鷹山や一〇代藩主治廣から褒賞を受けた。享和期に入ると隠居を願い上げるが許されず、文化八年にようやく家督を相続している。彼らの生年は不詳だが、秀文はいまだ若く修業中の身であったことが一因と思われる。享和期ごろからようやく父秀親に代わり、秀文が藩主子弟の療治を担った。家督相続後も、当初は治廣の御薬御用をつとめ、同十二年から側医御奥兼帯の役に就いた。

勤方書には、秀文の就学に関する記事もみえる。本草家佐藤中陵を江戸から招聘したさい「定附稽古」を積んだこと、翌年に再度、中陵が米沢で活動したさいにも「日通稽古」を命ぜられている。中陵の招聘は藩の重要課題なだけに、秀文への期待の大きさがうかがわれよう。また彼は、寛政七年（一七九五）三月、江戸勤学を願い出て認められ、同十年十二月まで修業をおこなった。このとき、勤学料として一ヶ年「五〇〇目」を与えられたことがわか

表 2　水野道益秀親・秀文の事績

〔水野道益秀親〕杏庵元充嫡子，実次男，初桃学		
天明 5 年 10 月	1785	重定公御側医となる
12 月		宣庸院様御老躰につき度々御伺を仰せ付けられる
7 年 12 月	1787	重定公御不例中太儀につき格別の思召で治廣公・重定公より御綿・御目録を下される，治憲公よりも御目録を下される，御三君の御前にて下される
寛政 2 年　9 月	1790	治憲公より重定公御不例中の心労につき，格別の思召で御羽服を御手渡で拝領する
5 年 5 月	1793	治憲公の御前で重定公御不例の出情につき御目録を下される
8 月		重定公より格別の思召で御羽織を下される
6 年 2 月	1794	治廣公御疱瘡につき詰番，御酒湯のさい御目録を下される
7 年 10 月 26 日	1795	20 石加増される
9 年 10 月	1797	治廣公御前で重定公御不例の出情につき御胴服を下される，治憲公よりも御手渡で下される
（10 年 3 月	1798	重定公御逝去）
5 月 19 日		御本城へ召し出され，御終身丁寧に勤めたので御目録を下される，御中之間御番医師へ召し入れられ，筆頭を仰せ付けられる
22 日		登城，治廣公御近習となる（江口元澤と同役），三姫君・御子様方の御療治を兼帯するよう仰せ付けられる
享和元年　8 月	1801	隠居を願うも差し留められる，泊番は免除される
文化 5 年　正月	1808	隠居を願う，老衰ゆえ相応に処遇するが，隠居は差し留められる，諸勤は免除となりなるべく保養するよう仰せ付けられる，御胴服を拝領する
7 年正月 6 日	1810	10 石加増され，110 石となる
8 年 6 月 3 日	1811	隠居を仰せ付けられる，永年貞実に勤めたので御綿を下される

〔水野道益秀文〕道益秀親嫡子，初元丈		
寛政 4 年 10 月 17 日	1792	本草家佐藤平三郎に就き定附稽古を仰せ付けられる（翌年 10 月まで）
6 年 3 月 14 日	1794	佐藤が再度，米沢に来るので日通稽古を仰せ付けられる（9 月まで）
7 年 3 月	1795	江戸表勤学，1 ヶ年 500 目を下される
10 年 10 月	1798	縫殿定興君出府につき療治を仰せ付けられる，12 月に帰国
享和 2 年　7 月	1802	駿河守勝義君御部屋住中の療治を（父道益老躰につき）仰せ付けられる
文化 5 年　5 月	1808	淡路守勝定君御在勤中の療治を（父老躰につき）仰せ付けられる
6 年 11 月	1809	主水勝庸君・采女勝詮君の療治を仰せ付けられる
7 年正月	1810	仙寿院様の療治を仰せ付けられる
8 年 6 月 3 日	1811	家督を仰せ付けられる，知行 100 石。廓如院様御療治を仰せ付けられる
10 月		実相院様御不快につき泊番を仰せ付けられる
10 年 9 月 14 日	1813	治廣公御奥の御薬御用を仰せ付けられる
12 年 3 月	1815	於紙様御出府につき立帰御供登を仰せ付けられる，4 月中に下着
12 月 15 日		登城，治廣公御側医・御奥兼帯を仰せ付けられる
13 年 8 月	1816	斉定公御小座敷御産に詰める

出典：「杏陰日録」（水野家文書）

る。

三丁ゥ以降からは、文政二年末から同十一年十一月に至る光霽の事績が詳しく記される。光霽は同二年十月、「御番転兼勤学」を願い出て許された。この表現は、他家の履歴にも散見されるが、自身の医学修業を兼ねて、近い将来、江戸詰の役を仰せ付けられるよう配慮を願ったものだろう(25)。光霽の場合は、同三年三月、一一代藩主斉定の江戸行に随行することでそれが実現している。

「杏陰日録」は、同年夏、江戸藩邸内で疫痢が流行し、藩士複数が病死したことを記す。翌四年六月にも疫痢大流行があり「薬品も多分入用之事ニ付、金壱両弐分、堀内忠龍同様被成下候」とみえる。藩邸に詰める藩士、そして藩主家の療治は江戸詰藩医の担うべき役割だが、記事は簡潔なものにとどまる。同年二月十四日、淡路守勝定（米沢新田藩前藩主）が「御不快」のところ、「今夕は御不出来之方」ゆえ、麻布屋敷へ診療に出向いたとの記事もみえる。ここに病状・処方などは記されないが、留守居へ報告し、奥方にも拝謁したという(26)。

光霽は同年十二月、越後村上藩医服部升庵の塾へ入門をはたした。次の【史料6】は、その記録である。

【史料6】

十二月五日、服部升庵塾中へ引移勤学仕度、御用人迄申出候処、不苦との事ニ付、今日内藤紀守（ママ）殿中屋敷永田馬場溜池端長屋ニ相移候、右引移り前　駿河守勝義君へ被　召出、御隠居御病中太儀致ニ付、金小判弐枚被成下、右御礼御用人迄申述、夫ゟ桜田御屋敷へ罷越、今日ゟ師家江寄塾致候段、御役所へ相届候、尤夜具当分入用之着服計召仕ニ為持召連候、其外諸道具麻布御留守居［林辺美濃セワ方］江相頼差置候、今日ゟ御側医嫡子並年ニ五百目宛之勤学料被　成下、師家江壱月ニ廿五匁ッ、之飯料差出指置候、当時相塾　谷立春［森越中守様侍医谷立笨嫡子］、矢尾板梅雪、宇賀村良勉［内藤紀守様御外料宇賀村玄泉弟］、私と四人、外日通ニ小高金蔵［内藤様御門番後隆徳と改］、長桶吉兵衛［御同所役所下遣三條人、後京都へ行雲臺と改］〆六人

但シ、召仕者者鈴木伊左衛門［上下頭］ゟ受取候ニ付、右手口へ今日召返し候
一入塾之祝、師家江者代南鐐一片、同門中召仕共ニ同断
　但シ、入門之節ハ飯田忠林同道、看代百疋・扇箱一ツ差越候事

光霽は江戸詰となって一年半を経過し、ようやく医学塾への入門をはたした。従前は藩邸内の医務を補助し、あるいは（医学以外の）基礎的な素養を修得する段階だったと思われるが、具体的な動向は、「杏陰日録」にも記されていない。【史料6】冒頭に服部塾へ「引移」とみえるので、藩邸を出て寄宿する形なのだろう。御用人の「許可」や御役所への「相届」は、寄宿という形式についての手続きである。夜具と「当分入用の着服」だけを召仕に持たせ、「其外諸道具」は麻布方の留守居宅に預け置く、とみえる。

注目すべきは「今日ゟ御側医嫡子並年ニ五百目宛之勤学料被　成下」という記載である。光霽は藩医（秀文）嫡子として藩の許可を得て江戸詰を実現するが、服部塾への入門が決まったこの時点からようやく「勤学料」が支給されたのである。この事実は、彼らの江戸遊学が藩（または藩医中）の管理監督下でおこなわれたことを顕著に示している。勤学料のなかから「飯料」として師家へ月二五匁ずつを支払う。束脩（授業料）の規定は記事中にみえないが、師家および「同門中」「召仕」へ入塾祝を持参するのは、当時の一般的な姿である。

光霽の入塾にさいして、別の藩医（飯田忠林）が付き添った事実も興味深い。飯田からも「看代百疋・扇箱一ツ」を服部塾へ差し出している。「同宿」は米沢藩の矢尾板梅雪、他に赤穂藩・村上藩の藩医師弟がおり計四名、他に「日通」の塾生は、村上藩「御門番」の者たちである。塾全体の規模こそ不詳だが、ここに記されたのは、村上藩を含めた藩医中の就学ネットワークを意識したからではないか。**5**でも述べるように、地理的な理由から越後諸藩との学問上の結びつきも強く[27]、服部塾への入門もそのような基盤に拠った選択なのだろう。

なお、同五年三月に鷹山が逝去したことから、光霽は米沢新田藩四代藩主勝義（鷹山の孫にあたる）に随って米沢

へ戻ることになり、服部門での就学は短いものに終わっている。

水野光霽と好生堂

前述のように、光霽は文政八年に好生堂「助正」役を仰せ付けられた（【史料7】、九月二十八日記事）。

【史料7】

廿八日、四ッ時大石殿へ相詰候処、有壁道穏・樫村三省・草刈道庵・私・矢尾板梅雪へ一同ニ達之趣ハ、好生堂助生被仰付候間、頭取江語事熟評之上、諸生引立候様ニ御座候、畢而藁科立迪へ本草会頭取、同姓立長へ本草会掛り、父之遺業を続キ本草へ出精致候様ニ被仰付、右ニ付御礼勤、石大夫へ申上、為吹意聴頭取衆中江相廻り候事

一仲間へ為知廻文ニ而持廻りニ指出シ、外様外料へは好生堂掛り之ものニ付、山口彭寿・町医は吉田元碩・海瀬秀営へ連名之書状ニ而同列一統町医へは宿場医を以次手ニ達呉候様ニ頼之趣申遣候、但シ、町医殿字ニ候

但シ、今日三潴白圭へも御用之処、不快ニ付不参、追而快気之上、早速相届候様ニ役召後ゟ申聞候事、但シ、

病気快気之上、頭取被仰付候事

やや文意をとりかねるが、光霽ら五名は好生堂助正[28]として（御側医）頭取の指針に十分な検討を加え、諸生を「引立」てる役割を期待された。後半で廻文の伝達順序が細かく指示されたのも、頭取を中心に藩の全体で医療環境の拡充をめざしたからだろう。藁科立迪・立長父子による本草学（会）にも出精が求められている。

十月朔日夕[29]、好生堂に関する相談のため、御側医頭取・助正中と藁科立迪・立長が集まったさい、年長の立迪を「第一番」の上座とし、続いて頭取・立長・助正の順に座配を定めたという。この事実も好生堂の活動で本草学が重

視されていたことを示しているのではないか。ただし、好生堂薬品会に関する記事は少なく「九里三郎兵衛・桂谷庄助・吉島吉兵衛・遠藤寛左衛門へ兼而以手紙相通置候、四ッ時ゟ始メ申候、仲ヶ間中へも以廻文相達し置候」（文政九年八月二日）などと短く書き留められているに過ぎない。

この時期の好生堂は、実際に十分に機能していたのだろうか。【史料4】②でとりあげたように、水野自身は好生堂が「衰微」の状態にあると考えており、その認識を共有し、藩医高橋宅で藩医・城下町医中が残らず集まって相談したのである。[30]

また、在郷の医師たちについても「先日高橋家好生堂会評之続キ同様之相談を以而村々駅医中迄今日為召登、一統罷登り、四畳半ニ而皆々へ存慮相尋、元ゟ取極メ候方ニ評義決候事」（八月二日記事）とあり、一同を集めて話し合ったが「元ゟ取極メ方」の遵守を再確認したのみで、具体的な改革案などは示されていない。

その後も同様の協議は繰り返された（十月二十三日記事など）。「四ッ時ゟ好生堂相開き、八ッ時ゟ本草会」（同二十五日記事）といった記載もあるが、藩主の容態で休業を余儀なくされるなど、[31] 藩医中の公務、藩主家の医療を担う役を鑑みると、彼らがこぞって会業を開催するのはたしかに難しい。**3**で述べた「病論会」[32]や、他所から著名医を招聘し、会業に参加させる事例はいずれも単発的なものに過ぎない。[33]

水野家塾と領内の医学教育

「杏陰日録」の記事からうかがえる限りにおいて、好生堂の会業はおおむね低調に推移したとみなしてよい。だが、その一方で藩医たちは自ら子弟を抱え、独自に医学教育を実践していた。次の【史料8】（文政九年七月五日記事）は、米沢での医師修業者に関して出された廻状である。

【史料8】

覚

諸組　頭々

御他家之諸生文武修行之為医生と唱、町家ニ寄宿、或ハ御家中ニも紛敷者居寓ニも有之由、如何敷事ニ候、依之自今諸士筋之者ハ無申迄、医生と云共、他御家中之者入門寄宿者勿論、町家ニ止宿通ひニ罷越候者文武幷ニ医業修行共ニ相断り可申事

但シ、是迄伺之上寄宿為致置候分、幷ニ町家ニ止宿通ひニ罷越候分、共ニ諸士ニ紛敷分者早速相断可申候

文政九 七月

右之御達ニ付、役所ニ而申合之段御達、左之通

他国在幷ニ町家ゟ医生勤学之者、以来ハ入門止宿御願出之節者何村何町誰判下之者と委曲書加御差出可被成候、尤被仰出ニは無之候得共、左様委敷身元不相記候ては紛敷事も有之義ニ付、我々共申合、右文談無之而者、御願書不請次方ニ致候、此段預メ申上候、已上

七月五日

年番　内村良英

前半「覚」の主旨は、冒頭にある「御他家之諸生」が文武修業のため「医生」と身分を偽って、米沢の町家や藩士家に寓居するケースがあり、それを規制する。併せて、他藩医生の「入門・寄宿」「町家ニ止宿」することも禁ずる。従前は、伺を提出すれば寄宿を認めてきたものの「諸士ニ紛敷分」を排除しようと企てた。なぜ「諸士」が取締の対象とされたのかは不詳だが、他藩からの遊学を規制する主旨は、実態を反映した施策といえるのだろうか。

「覚」はそもそも藩医江口元沢の立案で、藩医中が添書をしたうえで提出された。（藩医）年番の内村良英は、藩と調整し後段の「御達」を指示したが、これは「医生勤学之者」に関するものである。一般に、他藩からの「入門止

宿」を願い上げるさいは、出身地や宗門改などを添え身元を明らかにするが、「委敷身元不相記候者」は今後、願書の取次をしないことが決められている。

たとえば、文政十一年八月十五日、最上岡村（現在、山形県東村山郡中山町）の柏倉庄蔵が水野道益に入門したさいは、次のような伺書が作成されている。

【史料9】

御伺書

最上岡村柏倉清右(カ)衛門判下新太郎次男庄蔵と申者、私義江随身医業稽古仕度由達之御頼申候ニ付、不苦候ハヾ任其意、寄宿勤学為仕度存候、此段御伺申上候、已上

八月　　　　　　　　　　　　　　　水野道益

前後の記事によると、この入門は里井四郎（不詳）の仲介に拠るものだった。書類を整えたうえで、有壁道穏（富昌）にこの伺書を提出している（二十七日）。おそらく道穏は藩医年番をつとめていたのだろう。彼の同意を踏まえ、役所（御判所）へ同様の文面で覚書が提出された。このように、他領からの寄宿生については、藩医中の管理・監督を前提とするシステムが構築されていたのである。

一方、【史料8】でみた、医生を称する者に対する規制とも関連して、水野の家塾でも風儀糺正のために塾法の改革がおこなわれた（文政九年八月七日記事）。

【史料10】

此度我等諸生寄塾之者共追々懈惰之事共多ク、兼而取しまり不行届之事共ニ付、改格塾法差出候覚

一壱人ツヽ当日相立、自朝至暮勝手江出居人之出入事之大小一々執達、夜中寝候節も勝手へ臥也、深更之急病人取次不可忽事

但シ、調合之節者不拘当非直、時之宜ニ随ひ可相務事

一楼上ハ夜中寝所ニ定メ夙興而ゟ至夜寝薬局ニ群居読書製薬不可怠、一出一入不可猥夜四ツ時限二階ニ可致休憩、用事之筋ニ非レバ灯は勿論、煙草之火と雖可為延引事

但シ、私用之出入を省キ理髪浴湯月ニ六度ニ極メ、日並を皆一度ニ不可出事

水野の家塾がどのような規模だったかは不詳だが、水野家文書には門人録が残されており、[34]趨勢の一端はうかがうことができる。塾法の文面をみても一定数の寄宿生がおり、分担して医務にあたったことが知られる。寄宿生の出入を管理し、深夜の急病人にも適切に対処すること、薬調合のさい臨機応変に対処し、学習・研究を怠らないよう戒めている。後半では生活の仔細に至るまで細かい取り決めが並ぶ。

米沢城下における藩医家塾の動静をうかがうにあたっては、なお史料の蒐集が必要である。だが、本節でみたように好生堂の会業が不振だった一方、他所からも家塾への寄宿・入門を期す者が多かった事実は、その意図の如何を問わず、当時の医学教育が基本的に個々の師弟関係を軸として成立した事実を示唆している。

5　幕末期有壁家の江戸詰御用と学問修業

好生堂の運営は、頭取・助正・少壮之輩・町医掛の者が集まっておこなわれ、[35]叙上のように、藩領の医師全体を視野に入れたものだったが、実際には藩医上層の意図が強く働いたと推察される。おそらく「病論会」も一定の治療レベルを所有する医師でなければ参加は難しく、藁科父子の関わる本草学を除き、藩領内の医療環境向上をめざす主旨

には、直結しえなかったろう。

そこで**5**では、初学の医師が知識・技術を獲得する段階の具体相に注目したい。**4**でも紹介したように、藩医嫡子たちの多くは「御番転」として江戸詰を経験し、在府中に医学塾への入門を経験し、学問獲得をはたすのが典型的なありようだった。さらに藩領内外の町医・在村医の立場からみれば、同様の機能は藩医たちが経営する家塾で担われたものと推察される。そのようなかたちで一定レベルの技能を磨いた者に向けて、好生堂の会業は開かれていたのではないだろうか。

有壁富昌の江戸遊学

再び有壁家「日記」を眺めてみよう。水野光壽と同時期に活躍した有壁家九代の富昌道穏（よしまさどうおん）は、水野道益秀親に師事した後、光壽と同じく服部への入門を期し、文政四年（一八二一）二月に願書を提出している。

【史料11】

①　　以書付奉願上事

拙者儀為家業道稽古江戸表江罷登、服部升庵江入門仕度存候、依之弐ヶ年御暇被成下、随而御時節柄廻番御儀奉存候得共、右勤学中御先例之通三人御扶持被成下度奉存候、右奉願候通被仰付、於被下置者、難有奉存候、此旨宜御取成奉頼度候、以上

　文政四年二月　　有壁道穏

　　御役所

②同列有壁道穏儀、年頃ニも罷成ニ付、此度江戸表江罷登、服部升庵江入門、勤学仕度由、依之弐ヶ年御暇被成下、随而御時節柄恐多奉存候得共、右勤学中御先例之通三人御扶持被成下度奉存候、右奉願候通被仰付、於被

下置者、其身同様難有奉存候、於此表も水野道益江入門仕、世上広療治仕、其上会業抜群出精之者ニ付、以添書此段申上候、以上

二月三日

仲間廻り　伊東升廸

富昌はまず①の願書を作成し、藩医伊東昇廸(36)へ持参した。「家業道稽古」のためとして二年の「御暇」を申請するのが通例で、実際は「廻番」=江戸詰を仰せ付けられる。願書には、勤学中の扶持を「先例」に従って三人扶持とするよう明記する。また、江戸行の以前から服部への入門を念頭に置くのは、叔上のように服部塾を取り巻く人的ネットワークの存在が、遊学の実際に大きな影響を与えていたことを物語っている。

一方、昇廸は②の添書を作成し、月番家老へ提出した。文中、富昌が「年頃ニ被罷成ニ付」江戸で学びたいとの意思をもっていること、彼が「世上広療治仕、其上会業抜群出精之者」ゆえ、江戸行にふさわしい、と述べる。

この願書は許可されたが、富昌は「兼而内証不如意ニ而」江戸行の準備ができないため、藩に金二両の拝借（月八分、同年暮より四年賦）を併せて申請した。これは「古例無之」ことゆえ認められるか問い合わせたが、幸い拝借を許された。江戸への出発は三月四日と決め、同朔日にこれを届け出ている。

同十一日に江戸桜田屋敷に到着した富昌は、家老・留守居以下に挨拶を済ませ、寄塾までの期間、親類「芦川伯父」のもとへ身を寄せた。しかし、四月に入って当初の予定を変更することになった。

【史料12】

一我等事水野師匠之世話ニ而矢尾板梅雪・水野元丈・三猪白圭も入門致、知合多き故、服部江入門可然と評判相決、其段ニ而罷登候処、松木伊賀・芦川伯父ハ尾藩之渡辺昌郷江入門可然と厚く世話致呉候間、厚意ニ反難、其段ニ相転申候、依而伺左之通

私儀当表江罷登、服部升庵江入門、勤学仕度段奉願候処、故障之儀有之候間、尾張殿御医師渡辺昌郷江入門寄塾勤学仕度奉存候、此段御伺申上候、以上

四月　　　　　　　　　　　　　　　　　　有壁道穏

これによると、服部塾への入門は、矢尾板・水野・三猪ら藩医（嫡子）が学んだ実績に拠るもので、あるいは富昌についても「水野師匠之世話」があったのかもしれない。だが、江戸到着後に親類からの斡旋で尾張藩医の渡邊昌郷（尾張中納言奥医師）へ入門を決めたという。当時、遊学者の就学先がどのようにして決定されたか、さまざまな要因もあろうがいぜん事例の蓄積も少ない。この点はさらなる検討課題としたい。

さて五月朔日、富昌は芦川伯父と同道し渡辺塾へ入門をはたした。師の昌郷へは金一〇〇疋と扇子箱三本入を持参、ほかに中間四人・六尺四人へ南鐐一片、下女三人には手拭一筋・白粉二包ずつを渡した。

同門は駒井専郷（甲斐駒井村所士、本名窪寺）・塚田真郷（信州善光寺処士）・新田隆斎（能登木住村処士、諱純郷）・古沢左市（越後長岡浪人、諱玄卿）の四名で、彼らには「魚代」として南鐐一片を遣わしている。米沢の関係者は含まれていない。

富昌は当初、渡辺塾に寄宿したが八月に入り「御番転」を仰せ付けられる。そのため江戸藩邸へ移り、邸内の医務をつとめる傍ら、合間をみて「時々相通ひ勤学」するかたちとなった。

昌郷は早朝より薬を調合し、それが終わると往診に出かけて「終日閑暇無之」生活を送っている。そのため、日中は弟子の教授ができず、夜間に会読を催しているという。富昌は、会読に参加する日（月三度）に限って、藩邸の門限を猶予するよう願い出た（「日記」文政四年八月七日記事）。このような記事も、藩医の就学と生活の実態を知る貴重な素材といえよう。

有壁養真の江戸遊学

「日記」記事に拠れば、富昌は嘉永五年（一八五二）閏二月、一二代藩主斉憲に随行して、再び江戸詰の役を担うことが決まった[37]。そのさい、子息養真もやはり勤学を理由に掲げ（三月五日）次のような願書を提出、江戸行を許されている（同十五日）。

【史料13】

覚

右者嫡子養真、当御供登之節同道、江戸表清川玄洞江随身勤学為致度、三ヶ年之御暇、願之通、随而勤学料申立候通、壱ヶ年銀五百目宛被成下度趣相済候事

三月

有壁道穏

願いが認められると、御頭衆詰之間へ十徳着用のうえ御礼を述べ、頭衆宅へも出向いた。一方「御発駕前為御手当」として「木綿縞御綿入」を下されている。

富昌は三月二十七日、旅装で登城し江戸へ随行（養真は先に出発）、四月五日に桜田屋敷へ到着した。翌日から各所への挨拶回りを済ませて、二十五日には藩主親族（主水様）の付添で鎌倉・江ノ島・金沢の景勝地を見物、五月三日には松平讃岐守（高松藩主か）の来訪に従い、狂言を見物している。

江戸詰藩医の役は、藩主と家族、藩士に対する診療活動が中心のはずである。ただし「日記」には、富昌による診療実務の詳細がほとんど記されない。医按・処方の記録は必要に応じて、別帳が期されたと考えられる。「日記」の記事は、藩医＝武士として節季ごとの儀礼・法要に参列することや、各所祝宴への出席、藩主登城・他行御供が過半

を占める。むろん、これらはいずれも藩医の重要な公的活動である。

江戸詰の役として特筆すべきは、奥向きの産科御用であろう。藩主の婦人（正室）は江戸在住が原則なので、藩医には産科あるいは小児科の御用が課せられる。富昌の場合も、藩主婦人の懐胎が判明した同年九月に「御産御用懸」役を仰せ付けられた(38)。その後、十月の御着帯、十二月の御産屋御入初など関係の記事が目立つが、富昌が直接、婦人を診療した記録は確かめることができない。

その代わり、藩邸では婦人に付き添って出産にも立ち会う御側女中を用意した。「日記」中で「御抱守」「御本婆」などと呼ばれる女中は、米沢ですでに同様の御用に携わった経験者から選ばれる先例だった。女中のなかには「産科芸古」目的で江戸へ赴き、寄宿しながら就学に勤める者もいた。ただし、乳母は米沢から派遣する途中、候補者の乳汁が止まったので江戸であらたに雇用した(39)。翌嘉永六年正月二十日、男子が無事誕生し(40)、命名（「銕丸様」）・出産世話の礼金・御宮参の件が「日記」に書き留められている。

さて養真は、【史料13】で医学修業を名目に掲げ、三ヶ年の御暇を得て、勤学料を支給されたにもかかわらず、江戸到着後まもなく、それを中断してしまう。嘉永五年五月二十二日記事に詳細が書き留められている。

【史料14】

養真事、医業芸古之為、此度願之上同道出府之所、其身中ニハ医事ハ終身之業、一年二年おくれ候共心懸次第ニ而其取返シ出来可申、学文ハ年頃有之ものニ而、今中絶して再修業ハ難成、今度医家江入門致候ヘハ学文ハ廃業ニ相成、是迄折角出精致候文事今相廃候而ハとちう不付之ものニ而実ニ残念至極ニ存候、已ニ先年亡兄玄卓も草間宗僊江入塾中、大槻磐渓江入門、学文相又浅香艮斎・野田笛浦など有名之儒者江被尋候も重文学の為ニ候、依而可相成事ならハ壱ケ年儒者江随身出精致候ハヾ夫丈之得可有之ニ付、左様致申度段、達々申聞之所、公儀江ハ医業勤学之御暇奉願、今又儒者江入門ハ不相成義如何可致哉と御近習中ニ評判致候所、至極尤之了簡、甚同意之事、且其身業之進申事なら見ぬふりしらぬ振しても事済申訳ニ付、其身願之通ニ致させ度との事、依之両御頭江も内話ニ及候所、是以同様之口上、表向ハ最初願出之通、清川玄洞江入塾之唱ニ而、内々ハ兎も角も都合宜様ニ可致旨被申聞ニ付、弥儒者江入門之方ニ決評致候、先年堀内忠迪・吉田杏俊も医業芸古之願ニ而出府致、儒者広瀬謙吉江入塾之例も有之、旁右之通ニ相決

養真は医業の対極に「学文」を置き、これは「年頃有之もの」ゆえ、いったん医学修業を中絶し、学文の道に進む決心をしたという。亡兄が従ったという草間宗僊は銷術の功者、漢学者（仙台藩校養賢堂学頭）大槻磐渓は西洋砲術を学び、開国論を唱えたことで知られる。また、外交問題にも通じた朱子学者安積（史料中は「浅香」）艮斎や野田笛浦（儒学者・漢学者、丹後田辺藩家老）の名前もみえる。養真もこれに倣い儒学の師へ就くことを望んだ。ここではその理由を示さないが、時事問題に接し、広い学識に接したい気持ちが生じたのだろう。

富昌もまた、同年七月のプチャーチン来航時に応接掛をつとめた儒者古賀謹堂[41]とはつながりがあった。対外情勢が緊迫化するこの時期、江戸詰する医家の交遊範囲は、医界にとどまらない拡がりをみせる。

だが、にわかに信じ難いのは近習中の対応だろう。本来の目的と違う儒者への入門を望む養真の行動に同意し「見ぬふりしらぬ振」をすれば済むのだ、という。やはり表向きは清川（医学）塾入門の形をとりながら「都合宜様ニ可致旨」といった実態がどれほどみられたのだろうか。末尾には、堀内忠迪・吉田杏俊が彼と同じように儒学者広瀬謙吉[42]に入塾した例を掲げている。

養真は早くも、**【史料14】**記事の翌二十三日には儒者藤森弘庵[43]（恭助）への入門をはたした。彼は土浦藩（郡奉行）を辞して当時は江戸で私塾を開いており、海防などを論じていた。

入門時は師に金一〇〇疋と扇子箱三本入（台付）、門弟・門中（学僕とも）へそれぞれ金五〇疋、それとは別に塾頭へ半切一〇〇枚を渡している。

表3　江戸時代後期の有壁家門人

門人名（年齢）	入　門	出身地（現在の行政区）	記　事
高木道済　初栄安	文政6年5月朔日	越後土沢村（岩船郡関川村）	文政10年7月7日帰郷
寺島退庵　後元英	文政13年4月	越後小出（魚沼市）	天保5年，織田伊勢守様御医師志田氏死跡相続，嘉永元年病死
藁科立仙　後立廸	天保3年10月		米沢藩医
村上波江　後太冲	天保4年5月17日	手子（西置賜郡飯豊町）	手子駅八幡神主男
太田良哲	天保2年8月	宮内村（南陽市）	水野門人，天保4年4月水野帰国につき帰塾
仙仁玄廸	天保5年3月		米沢藩医，天保7年3月勤学願，江戸同道，服部塾へ日通，同9年御番転，10年御供下り
太田晋龍	天保6年10月	宮内村（南陽市）	天保7年3月出府につき水野へ入門，安政5年町医師海瀬玄秀養子になる
大木忠益（15）	天保9年4月	上小松村（東置賜郡川西町）	水野門人，天保10年3月水野へ帰塾
菊地玄籬（14）	天保9年5月	中小松村（東置賜郡川西町）	弘化元年4月17日病死
三潴玄寿（14）	天保10年		米沢藩医，弘化3年3月江戸御番転，安政5年3月20日病死
久保田祐庵（16）	天保13年11月7日	上州沼田	土岐伊予守様御医師嫡子，桜田屋敷（米沢藩江戸藩邸）寄塾，弘化3年9月4日病死
栢原玄珉　初大八（15）	弘化4年	畔藤村（西置賜郡白鷹町）	弘化2年3月学僕，同4年門人直り，嘉永元年清野帯刀殿家来，同4年8月帰村開業
宗次	（弘化2年11月）	歌丸村（長井市）	弘化2年11月学僕，同4年6月出奔，嘉永6年8月20日帰国
菊地英庵　初次平（13）	弘化2年	中小松村（東置賜郡川西町）	嘉永3年2月寄塾，同6年松坂玄庵養子，安政2年11月病気帰郷，同4年閏5月帰塾，同5年3月江戸同道，小屋留守居，同6年3月母病気につき看病下り
寺嶋求馬　後竜穏	弘化4年		莅戸孫七郎殿家来
齋藤文栄	嘉永元年	越後柴田領葛塚（新潟市北区）	もと矢尾板栄雲門人，嘉永元年江戸で入門・寄塾
磯部順隣	嘉永2年閏4月	越後柴田紫雲寺新田（新発田市）	江戸入塾，もと三潴門人，嘉永2年9月帰国
鈴木春庵　初作弥（17）	嘉永3年正月	高峯村（西置賜郡飯豊町）	嘉永5年相馬立益養子，安政4年芳賀仲庵養子，同5年4月帰村開業
大熊元泰（16）	嘉永3年2月		米沢藩士、嘉永7年閏7月12日矢尾板栄雪の頼につき江戸出府
森　養拙　初隼人（26）	嘉永3年4月6日	越後三条（三条市）	嘉永6年9月18日天童家中志田氏養子となる

溝間賢随（17）	嘉永4年 5月	越後中条金山村（新発田市）	嘉永6年7月帰省，8月帰塾，安政2年9月19日帰国
齋藤周策（16）	嘉永4年 5月29日	越後柴田領葛塚（新潟市北区）	嘉永6年7月帰省，8月22日帰塾，同7年9月15日再帰省，11月朔日帰塾，同月6日帰国
日昌玄順　初亥吉（22）	嘉永4年 8月	桐原村（米沢市）	嘉永2年閏4月学僕，同4年8月朔日門人直り，同5年3月江戸御供登後，三猪へ譲る，同年中に破門され出奔
村上啓春　初源弥左織（23）	嘉永5年 2月9日		
寺島春齋　初大作（13）	嘉永6年 7月21日		安政5年11月10日病死
阿部友春　初甫仲（16）	安政4年 7月20日	中野村（天童市）	万延元年4月江戸小屋留守居，文久元年4月米沢へ戻る，同10月6日帰郷
猪股松亭（22）	安政4年 10月15日		
菊地玄瑞　初玄徳（14）	安政5年 2月4日		文久元年5月江戸小屋留守居
金子長安（13）	安政5年 3月3日	伊佐沢村（長井市）	
高木玄甫（17）	安政7年 3月9日	越後関在土沢村（岩船郡関川村）	
黒田竹次郎	文久元年 4月朔日	越後水原領六郷村（新潟市秋葉区）	文久元年4月朔日入門寄塾

出典：「有壁富昌門人帳」（有壁家文書）

だが、養真は嘉永六年二月初旬より体調に異変をきたし、容易ならざる病症となってしまう。四月三日には、国元での療治専念を願い出て、同二十二日に米沢へ戻った。このとき、門人養拙が付き添っている。

富昌は、在府中に師弟関係を構築したのか。**表3**は、有壁家文書に残る門人帳から作成したものである。これによると、江戸で師弟関係を結んだと思われる者、師とともに江戸へ随行する者は案外と多い。だが養拙と同名の門人は確認できない。有壁家の門人は米沢領内・近郊と同じ規模で越後からの入門者が目立ち、水野家の動静とよく似ている。水野家や他藩医の門人を預かる場合もみられた。藩医各家の家塾がどのような動静にあり、医学教育を展開したかもきわめて興味深いが、史料的制約が大きく、全貌は明らかにできない。

富昌は、嘉永六年五月に江戸詰の役を解かれた。一年数ヵ月という期間は、通例に比して短いと思われるが、この点はなお慎重な検討を要する。だがそれよりも、養真が罹病のため、勤学を中断して米沢へ下ったことは、彼にとって大きな事実だった。藩医の家を継承すべき人物の動静が、富昌自身のキャリアに影響を及ぼすことも十分に想定されるからである。おそらく当時の通念では、藩医の役としての江戸詰と、その機会に乗じた子息の遊学こそが、家を安定的に継承させるための不可避のシステムと理解されていたはずである。

おわりに

以上、江戸時代米沢藩における医学教育の具体像を解明するため、若干の史料を検討した。冒頭で掲げた研究史の達成を念頭に置きつつ、本書全体の課題とも絡めて、三点ほど論点を提示しておきたい。

第一に、米沢医界の発展にあたっては、他地域の医学先進都市、なかんずく江戸との関係性がきわめて重要な意味合いをもつという事実である(44)。第一節でみた有壁家の時代、その役割は京都が担ったが、参勤交代制度の確立と十七世紀後半以降、巨大都市江戸の成熟にともない、医師たちは江戸の医界を強く意識するようになる。また、上杉鷹山の治世前後から藩医の遊学が活発になり、他地域との学問交流が進展した意義も大きい(45)。

本章でとりあげたわずかな事例からも、地方と江戸の医界の密接な連環が確認できる。このような様相こそ、当該期における医療環境の充実を支える前提であった。次なる課題として、江戸で醸成された医界の関係構造がどのように全国へと拡大しえたのか、その地理的な複合関係を解明しなければならない。

「杏陰日録」や有壁家「日記」の事例でみたように、江戸詰御用は藩医による役務の一環であり、それを誰が担うかは、藩医中で調整し決定された。適齢の嫡子がいる場合は、勤学兼帯の名目で江戸詰を仰せ付けられた。彼らの江戸行には、最新の学問を獲得する直接のメリットがあると同時に、役をつとめること自体が家格上昇に結びつくという暗黙の了解の存在も重要だった。一見、システマティックにみえる江戸勤学だが、実際に知識・技術の獲得や医療環境の向上にどれほど資したか、評価することは難しい。医家個別の履歴を知りうる文書の発掘が俟たれる。

第二に、好生堂に関する史料の検討を踏まえた結果、当該期の医学教育を語るさい「教育機関」の役割を過大に評価すべきではないことが明らかとなった。

好生堂の場合、ある程度の技量をすでに有した藩医層が対象となる傾向にあったから、本草学分野を除いては、教育機関としての活動はそれほど長続きせず、所期の目的が満足に達成されなかったと思われる。

すなわち筆者は、好生堂＝医学専門教育機関のはたした役割について、慎重な評価を下している。たとえば、教育史分野における一般的な議論を眺めると、「機関」の設立をことさらに強調する傾向にあるが、これは疑わしい。専門教育機関の機能不全は、とくに最幕末までは諸藩で同じような傾向だったと考えるべきだろう。

第三に、江戸時代における知識・技術の普及は、学校制度の有無・有効性にかかわらず、基本的にまったく恣意的で個人のつながりに過ぎない師弟の関係こそが基本だった。たとえば、役者や絵師・歌人・茶人など芸道の世界とこれは共通した構造である。**1**で有壁家の規則を眺めたが、師匠と弟子の関係性は、きわめて私的なつながりでありつつも双方の信頼を前提に、医界の真っ当な発展を志向する、巧妙な学問発展の仕掛けとなりえたのである。

医学の分野において、学校という制度が重要な意味合いを帯びていくのは、明治七年（一八七四）「医制」の成立以降、と考えるべきである。それまでは「秘伝化」をも内包する師弟関係こそが知識・技術の伝承に重要な役割をはたし続けた。もっとも、明治医制をスムースに適用しうる社会基盤の醸成は、それ以前から準備されたはずである。今後は、米沢藩の事例にとどまらず全国諸藩に視野を拡げ、さらなる史料の精査を積み重ねる必要があるだろう。

注

（1）拙著『近世医療の社会史』吉川弘文館、二〇〇七年。
（2）拙稿「藩医」、森下徹編『武士の周縁に生きる　身分的周縁と近世社会7』吉川弘文館、二〇〇七年。
（3）山崎佐『各藩医学教育の展望』国土社、一九五五年。

(4) 以下、有壁家の事績に関する記述は、有壁秀夫『医道一筋——有壁家四百年の足跡』(私家版、二〇〇二年)、図録『特別展　米沢藩　医家の系譜～堀内家文書を中心に～』(米沢市上杉博物館、二〇一五年)を参照。
(5) 有壁家文書(米沢市上杉博物館所蔵)。
(6)『京都の医学史』所収の史料は元和三年(一六一七)のものだが、啓迪院ではそれ以前から同様の学則が成立していたはずである。有壁氏はそれに倣い、米沢へ持ち帰ったのだろう。
(7) 拙稿「江戸時代の医学教育」、坂井建雄編『日本医学教育史』東北大学出版会、二〇一二年。
(8) 前掲『各藩医学教育の展望』、三三頁。
(9)「御番医旧事記」(水野家文書)。同文書については後注(22)を参照。
(10) 北條元一『米沢藩医史私撰』米沢市医師会、一九九二年。後注(15)でみるように、同書は『米沢市史』(米沢市、一九九三年)などにみえる通説を丁寧に検証しており、非常に有益である。なお、近年の成果として『米沢藩医堀内家文書図版篇・解題篇』(米沢市医師会、二〇一五年)も参照されたい。
(11) 江戸時代を通じて約四〇の医家があり、そのうち二〇家弱が長く存続した。たとえば、文化十四年(一八一七)の「勤書」全五四冊中にみえる藩医家は「外様法体」一八・「組離」八・「外様外科」七家である。片桐一男「上杉鷹山の医師遊学の奨励」(『洋学史研究』第三〇号、二〇一三年)も参照。
(12) 前掲『米沢藩医堀内家文書』第一九号。長文ゆえ、本文での引用は省略した。
(13) 寛政元年七月二十七日付、「載書」(大槻玄沢門人姓名簿)による。
(14) 江戸～米沢間の書状往復を通じた学問交流については、前掲拙稿「藩医」でも論じたことがある。
(15) 前掲『米沢市史』は、寛政五年十一月説を採るが、旧『米沢市史』(米沢市、一九四四年)は、寛政八年四月、屋代町国産所構内に設けられた「医師会業所」を好生堂とみなしている。
(16) 米沢市上杉博物館所蔵。前掲図録『特別展　米沢藩　医家の系譜～堀内家文書を中心に～』、一〇八頁。
(17) 有壁家文書「日記」文政元年十一月十五日記事。
(18) 中條家文書(米沢市上杉博物館)。前掲図録『特別展　米沢藩　医家の系譜～堀内家文書を中心に～』、二四、一二九頁。
(19) ①有壁家文書「日記」、②水野家文書「杏隠日録」。ともに文政九年七月記事。
(20) 湊長安に入門した米沢藩医に樫村三省がいる。「樫村氏当年江戸勤学致度願書、明日廿一日差出候由、湊長安［青山下野守様御医者兼学医］へ入門之願也」(「杏隠日録」文政十一年正月二十日記事)。

(21) なお、有壁家「日記」は、この記事に続けて「好生堂頭取中ゟ我々迄書出申処之一通も相添申候、案文左之通」とし、好生堂頭取中（冨沢・高橋・水野）による願書案文を併記する。主旨は同様だが、立迪への褒賞は具体的に「数十年力を尽し大業致成就候、右拾五両之御賞賜被成下候様仕度奉存候」と記している。

(22) 市立米沢図書館蔵。なお、水野家文書には、上杉家歴代藩主の御側医師を書き留めた「代遙備考附録御医師」、水野道益秀文が御番医時代の諸事を記した「御番医旧事記」など、貴重な史料が多く残されている。いずれも内容詳細の分析は今後の課題としたい。

(23) 表紙右肩に「天明五年ヨリ」とみえる。

(24) 「右者文化十四年七月中書上候勤方書之写」とある。なお、原文では文化八〜十三年の記事を先に記し（二丁オ〜ウ）、続いて寛政四〜文化七年の記事が載る。前後を逆に書き留めた理由は不明である。

(25) 「杏陰日録」文政九年七月九日記事に、御番転の手続きが進まないので、藩医筆頭が江口元沢方へ出向き「嫡子を為登置候へハ其内又々能キ都合も有之、其身登りニ及申間敷方便も可有之候」と説得した一節がある。藩医嫡子を「勤学旁一両年」江戸に差し置けば、そのうち筆頭から身分取立についての配慮もあろう、というのである。ただし江戸詰を強要するわけにはいかないので、嫡子の「勤学兼御番転」を願い上げるさいは、同列中（藩医）の添書をとることに決めた、と記されている。

(26) 淡路守勝定は、文政四年十一月九日に卒去。同十七日に葬送がおこなわれた（「杏隠日録」）。

(27) たとえば、文政八年正月下旬記事「越後三條之吉兵衛と云、江戸勤学中相門之者尋来り、三豬白圭江寄宅罷在候」など。越後地方との学問、人的交流の事例は多く確認できる。

(28) 同年七月二十二日記事に「好生堂仮助正相談之義ニ付、草刈道庵江打寄候」、九月二十二日記事に「好生堂助正中並ニ御側医頭取中会評ニ付、高橋玄勝へ会ス」とある。光壽ら五名は、実際のところ夏ごろから「(仮)助正」として相談を重ねていたようである。

(29) 「杏隠日録」の原文は「九月」とあるが、前後の状況から十月の誤記と判断した。

(30) 藩医中だけでなく町医を含めて運営の為されたことは、好生堂の大きな特徴といえよう。たとえば、文政十一年十月二十七日、外様外科山口彭寿・町医師海瀬秀営・吉田元碩・吾妻寿庵が好生堂「列々之掛り」を仰せ付けられ、会業の世話を担うことが吹聴されている。

(31) たとえば、文政九年十一月四日には「君上不軽御不測之由」の廻状が到来し、そのため翌日は「学校休」「好生堂延引」

との措置がとられた。

(32) 文政十一年正月二十日記事に「病論会発会ニ付、樫村三省江夜中罷越候」とみえる。

(33) 文政十一年十月二十五日、新砥（荒砥、西置賜郡白鷹町）の瘡毒医松岡栄安がはじめて出席した。彼は瘡毒療治に委しいので、役所へ「取成書」を提出し、「御役屋附医」を仰せ付け一人扶持を下した。「秘伝之薬方・治術」を学ぶため、宮崎道忠・山口立俊の二人に入門を仰せ付けていたが、このたび好生堂へ招き、頭取中も立ちあって町医まで一同が会し「治術之大略」を聞く、とみえる。

(34) 「門人姓名録」（水野家文書）。前掲図録『特別展　米沢藩　医家の系譜～堀内家文書を中心に～』、六八頁。水野家の門人は、藩領はもとより上山・最上・天童・庄内・秋田と各地から集まっている。出身地と姓名のほか、死亡記載や修業後の情報もみえる。

(35) 「杏陰日録」文政九年十一月二十四日記事。

(36) 生没年、文化元～明治二十一年（1804–1888）。代々眼科を業とする藩医家に生まれ、文政七年に江戸遊学、土生玄碩・杉田立卿に入門する。次いで長崎の鳴滝塾へ行き、シーボルトのもとで三年間、修業した。このとき高野長英や伊東玄朴・戸塚静海らと親交を結んだ（米沢市上杉博物館所蔵、伊東昇廸関係文書）。堀内忠龍とともに、好生堂の西洋医学教育や種痘普及を推進したとされるが、史料の検討は今後の課題である。前掲拙稿「藩医」、および拙稿「近世眼科医の身分存立と学統」（『歴史科学』一一九号、二〇〇九年）、「江戸時代の医学教育」、坂井建雄『日本医学教育史』所収拙稿（東北大学出版会、二〇一二年）も参照。

(37) 十二代藩主斉憲は、天保十年に家督を相続、安政六年（一八五九）には領内で種痘を推奨したとされる。開明的で、鷹山に次ぐ名君と称された。開国にも積極的であり、戊辰戦争では仙台藩とともに奥羽越列藩同盟の盟主となり、新政府と戦った。なお、発駕前の招請・御伺などについては「日記」閏二月十八日・二十日・二十三日・三月二十二日・二十五日の記事がある。

(38) まず八月八日、矢尾板や同類役中が「御懐胎之御様子ニ被為見候段」を報告し、九月三日には御前へもそれを正式に伝え、振舞を受けた。富昌は翌四日に御産御用懸を仰せ付けられる。

(39) 「御産婆ハ嘉永二年之通、御本婆花御添婆磯、立町油屋金助母花ハ江戸御国共ニ御本婆被仰付所、去年秋中為産科芸古江戸表江罷登産科某江寄宿勤学、願之通相済、当時在江戸ニ付申立之上、御本婆被仰付」「御乳母之義ハ於御国被仰付候御定手之所、登否乳汁止り候者、又ハ道中ニ而止り、是迄始終相勤候者無之ニ付、嘉永二年ニハ段々御評判之上、子付ニ而御

差登セ之所、御奥子共多ニ而皆々迷惑、其身ハ猶更之事、且ハ不容易物入ニ付、此度ハ御先例も有之、続江戸御抱候様仕度…」。以上、「日記」嘉永五年十月二十七日記事。なお、乳母のことについては同十一月二十六日記事にも言及がある。

(40) このとき誕生した男子は、後の松平信謹(吉井氏)。万延元年(一八六〇)、上野国吉井藩主の養子となり、元治二年(一八六五)家督を継承した。

(41) 生没年、文化十三~明治十七年(1816–84)。父は古賀侗庵。儒学者として昌平黌に勤めるも、洋学の必要性を理解し、西洋事情の習得につとめた。安政四年の蕃書調所の創設にも尽力した。

(42) 生没年、文化四~文久三年(1807–63)。旭荘。広瀬淡窓の弟。儒学者・漢詩人ながら交遊関係は広く洋学者とも多く接している。

(43) 生没年、寛政十一~文久二年(1799–1862)。朱子学者古賀穀堂・侗庵に師事。土浦藩士として藩校郁文館の創立に貢献した後、弘化三年(一八四六)に職を辞し江戸下谷で私塾を開いた。嘉永六年(一八五三)、ペリー来航時に『海防備論』を著した。また、安政期には上洛して梁川星巌や頼三樹三郎・僧月性らと交流、安政の大獄に連座して江戸追放刑をうけた。漢詩に優れた才能を発揮した。

(44) 学問の普及に関する都市と農村の関係構造に着目した先駆的な研究として、竹下喜久男『近世の学びと遊び』(思文閣出版、二〇〇四年)を掲げねばならない。なお、拙著『江戸時代の医師修業』(吉川弘文館、二〇一四年)は竹下氏の手法に学んだ試みである。

(45) 米沢の場合は、高橋玄勝や伊東昇廸のように、西洋から移入された新奇の学問へ興味をもち、実際に長崎で修学した医師たちも少なからずいた。本章では、準備の都合もあり彼らの動静について検討できなかったが、洋学や対外問題への関心はさしあたり、江戸の医界交流のなかで充足されたと推察できる。

第6章　江戸時代の医学教育〈3〉

佐賀藩医学教育史

青木歳幸

1　江戸時代前期佐賀藩医の医学教育

名医曲直瀬（まなせ）家への修学

戦国時代末期から江戸前期にかけて、中国からの医学を導入して、わが国の漢方医学を体系化した名医が、京都の医師曲直瀬道三とその養子の曲直瀬玄朔だった。道三は、京都で戦国武将や足利将軍家、天皇家侍医にまでなった名医で、中国の主要医学書から抜粋して病症と治療をまとめた医学書『啓迪集（けいてき）』全八巻を著し、中国の最新医学を初めてわが国へ体系的に紹介した。

道三について、日本に来ていたキリスト教の宣教師ルイス・フロイスが「日本の六十六カ国にいるすべての医師のうち、特に優れた三人の医師が都にいた。その三人のうち、道三と称する者が現在第一位を占めている」(1)と述べるほどでその評価は高かった。

道三の医学をさらに発展させたのが、道三の養子曲直瀬玄朔で、関白秀次や後陽成天皇などを治療し、名声があがり、慶長十三年（一六〇八）徳川秀忠の治療のため江戸に招かれ、以後隔年で江戸と京都に居住するようになり、寛永八年（一六三一）、江戸で没した。道三や玄朔らの医流を後世派とよび、江戸時代前期医学の主流となった。

玄朔は二十八歳からの三〇年間にわたる診療記録『医学天正記』を残している。玄朔が実際に診療した天皇・将軍、戦国武将や町人まで患者三四九例（異本では九七九例など）の病状と処方を記載したものである。ここに初代佐賀藩主鍋島勝茂が二例登場する。

一例目は、妊娠の部の慶長七年（一六〇二）記事で、鍋島信濃守の内室が妊娠し、産み月になって熱を出したので、玄朔の治療を受け、十月十一日に無事子供が生まれ、玄朔は妊婦への産後の頭痛治療に清栄湯などを与えたとある。(2) この鍋島信濃守が鍋島勝茂である。勝茂の子のうち、十月十一日生まれは長男元茂だけなので、この鍋島信濃守の内室は元茂の母小西三右衛門女お岩のこととわかる。元茂はのち佐賀藩支藩小城藩主となっている。二例目は、勝茂が三十余歳のとき、少年時から悩んでいた「淋病」（この場合は尿道炎と推察される）を玄朔の漢方治療により治癒したとある。(3)

このような縁から、勝茂やその子元茂は、曲直瀬家の医療への信頼を高めていた。また勝茂やその父鍋島直茂は、南蛮貿易での宣教師との接触により南蛮文化や中国・朝鮮文化など、先進文化をわが国に導入すること積極的であり、医学に関しても、最新知識を有する道三や玄朔へ、藩医らの修学をすすめたのだろうと推察できる。

道三や玄朔の門人帳が『當門弟之日記』(4) で、精査すると五九九人の門人名が確認できた。出身国名が判明する二九五人を精査すると、肥前国（長崎県も含む）出身者は二八人、以下近江一八人、尾張一七人、京都一六人とつづき、肥前国出身者が圧倒的に多く、江戸初期から肥前国の医師は、当時最高の名医であった曲直瀬家に入門し、最新医学を学んでいたことがわかる。

肥前出身曲直瀬家門人

門人帳に記載されている二八人の名前を以下に記す。順番は筆者がつけ（　）内は門人帳記載のままである。1．牟田与右衛門尉（肥前人）、2．良以（肥前龍蔵寺人、号叙軒）、3．副田八蔵（肥前人　号道茂）、4．玄朝（龍蔵寺人）、5．勝蔵主（肥前人）、6．了庵玄長（長崎人）、7．策庵玄牧（寺澤志摩守家醫）、8．順盛改道仙（鍋島家醫）、9．道勢（龍蔵寺人）、10．玄朝（肥前人）、11．道暦（肥前人）、12．道析、13．玄碩（肥前人）、14．亨庵（肥前人）、15．玄湖（肥前人）、16．玄良（亨庵子）、17．角市兵衛（肥前人）、18．林刑左衛門尉（肥前人）、19．道碩（肥前人）、20．道益（肥前人）、21．道仙（肥前人）、22．玄悦（肥前人）、23．三悦（肥前人）、24．道盛（肥前人）、25．道話（肥前人）、26．玄竹（肥前人）、27．道叔（肥前人）、28．池田理兵衛（肥前人、玄智證）である。

門人帳の一五番目の玄湖について、佐賀藩家臣の略歴帳である着到帳を調査したところ、「同（知行）弐百五拾石松隈玄湖　内切米五拾石、右玄湖ゟ二代玄湖牢人初代ノ兄玄磋、紀伊守元茂之乞ニ依而、小城家中ニ成ル、玄磋より三代甫庵、綱茂公御代被召出、七代当時、甫庵也」[5]とあり、玄湖の略歴が判明した。

この史料によると、曲直瀬家門人松隈玄湖は、二五〇石（内切米五〇石）取りの佐賀藩医としても有力な家で、以後代々佐賀藩医として仕えて、嘉永二年当時には七代目松隈甫庵として仕えていること、また玄湖の兄玄磋のときから、小城藩主鍋島紀伊守元茂の乞いにより小城藩医となっていた。

『葉隠聞書』[6]によれば、松隈玄湖の祖は松隈竜意といい、もと上方公家の出身で、佐賀藩を興した鍋島直茂（勝茂父）に和歌を教えて鍋島家中になった。子孫の松隈玄湖と玄湖兄玄磋は眼科・本道（漢方内科）の医術をもって、佐賀藩と小城藩にそれぞれ仕えた。また玄磋は亨庵ともいい、門人帳に記載される一四番目の亨庵のことで、一六番目の玄良は亨庵子であり、ともに松隈家一族であることが判明した。

佐賀藩医松隈家と小城藩医松隈家は代々主要藩医家として活動しており、文化七年（一八一〇）六月十六日付記事に、小城藩の松隈意仙が佐賀藩医の松隈随祐のもとへ医学稽古に出るにあたって、稽古料を願い出たところ、三カ年の間、一ヵ年に銀二両ずつ支給が認められている。天保八年（一八三七）には、小城藩医松隈亨安が、佐賀藩医松隈甫安（庵）の江戸出府に随行し、江戸での医学修業に出ている。[7] このように佐賀藩医松隈家と小城藩医松隈家は師弟関係も含め、一体的に活動をしていた。

一八番目の林刑左衛門の父は、鍋島直茂が朝鮮から連れてきた林栄久という医師で、鍋島勝茂の代に利兵衛と改名した。[8] 林利兵衛へ小城藩主鍋島元茂が宛てた手紙のなかで、芳林様（直茂室、元茂祖母）が濡れた床ですべり、腰を痛めたことを心配し、林利兵衛に芳林院の養生についての気遣いを頼んでいる書状が、小城市立歴史資料館に所蔵されている。[9] 林刑左衛門は二代佐賀藩主鍋島忠直に従い、寛永十二年（一六三五）に忠直の死に際して殉死している。以後、林家も代々佐賀藩に仕え、江戸時代後期には子孫の林梅馥が外科医として活躍していた。[10]

二一番目の道仙は、槇道仙といい、曲直瀬道三に学び、勝茂公の代に鍋島家に仕え、呉服町に住んだ。嫡男玄悦忠良は病身で、子孫がなかったため、二男新兵衛が医師生庵として、寛永十四年（一六三七）に勝茂公に仕えた。その孫が元盛といい、元盛の孫仲礼親民のとき、牧と改姓した。江戸後期の藩医牧春堂の祖父である。[11] 江戸時代後期の藩医牧春堂は、『医業免札姓名簿』[12] という佐賀藩領内開業医名簿の嘉永四年十二月十六日の項目に、佐賀藩の全医師中最初に記載されている内科の水町昌庵の次の二番目に、「内科牧春堂」と記されているほどの有力な藩医となっていた。

以上のように、江戸前期曲直瀬家において当時わが国で最高レベルの医学を学んだ松隈玄磋や玄湖、林刑左衛門、牧道仙の子孫は、代々佐賀藩や小城藩で主要な藩医家を務め、江戸時代後期から幕末期にかけては新たな先進医学である西洋医学を積極的に取り入れていた。

佐賀藩の朝鮮系医師

一方、江戸前期には中国や朝鮮文化がわが国文化に大きな影響を与えた。佐賀藩でも朝鮮出兵の際に連行されて来日した朝鮮人李参平により、有田磁器が興され、少年であった洪浩然は書家としてまた佐賀藩儒学の祖となった。黄檗宗も伝来し、佐賀・小城には多くの黄檗宗寺院ができ、中国文化を伝えた。

医学の面でも、林栄久のほかに初代蓮池藩主鍋島直純に仕えた鄭竹塢という朝鮮出身医師がいた。来日の経緯と時期は不明であるが、寛永二年（一六二五）から翌年にかけて、林羅山と竹塢が詩の唱和をしており、小城鍋島文庫の『林羅山詩集』にも八編載っているほどの漢詩にすぐれた医師であった。

蓮池藩に仕えた竹塢は医業を行うかたわら、始めは嬉野吉田にて陶業を指導し、嬉野吉田焼を創始した。また嬉野茶の製法も指導したという。竹塢は、寛文四年（一六六四）に没し、蓮池藩主の菩提寺である宗眼寺に葬られ、戒名は「理性院鳥〔烏カ〕林道高膠大居士神儀」という。[13] 竹塢子の幽軒も蓮池藩医として活動し、元禄八年（一六九五）に没し、墓は竹塢と同じく宗眼寺にある。

以後、代々蓮池藩医として蓮池藩領に定着した。三代幽斎は住居を吉田（現嬉野町）から五町田（現塩田町）光桂町付近へ移した。四代幽軒は高名で弟子も取っていた。寛保元年（一七四一）没。五代幽碩は明和八年（一七七一）没。六代玄僕は明和四年の大飢饉や疫病流行により、救恤活動に尽力した。文化元年（一八〇四）没。七代幽軒は安政四年（一八五七）三月八日没。八代幽碩も蓮池藩医で明治十九年。三代からの墓はいずれも光桂寺にある。

前期鹿島藩主の治療

江戸前期鹿島藩医については、初代藩主鍋島忠茂（鍋島直茂二男）の侍医として小川玄碩が知られる。おそらく曲直瀬家肥前門人一三番目の玄碩であろう。三代藩主直朝の藩医として、森有安、立川良安、藤井長仙、古川意仙、中野玄洞らの名前が知られる。[14]

直朝は、鍋島勝茂の第五子として元和八年（一六二二）に生まれ、二代藩主正茂（忠茂子で跡目争いに敗れ、下総香取へ旗本として移る）のあと、鹿島藩三代目を継いた。四代直條（なおえだ）が宝永二年（一七〇五）に五十一歳で死去後も存命し、宝永六年（一七〇九）に八十八歳で没した。

直朝の最晩年を記録した『花頂日記』[15]があり、直朝の治療にあたった医師らが見える。宝永五年（一七〇八）正月十六日記事を意訳すると、「一、殿様（直朝）、昨夜より小用が二十回ほどあり、立川正怡（良安）、秋本宗寿、古川意宣(仙)が診察した。今朝は、ご機嫌良く、御小用も御快方に成られたが、三人ともに詰め、益気湯に朝鮮人参を一分五厘加え、正怡が薬を差し上げた」とある。

直朝の日々の治療には、鹿島藩医らがあたり、重病のときは佐賀在住の医師秋本宗寿を呼び、治療にあたらせていた。秋本家は以後鹿島藩医として代々仕えた。益気湯とは朝鮮人参や白朮（オケラ）、黄耆（オウギ）などを調合した滋養強壮や食欲増進を促進するはたらきのある漢方薬である。

四代藩主直條は「痞(つかえ)」の持病があり、主治医奥山立庵らは、古川意仙らとともに、万金丹なる薬を服用させていた。直條は、宝永二年（一七〇五）に没したが、奥山立庵は、直條の持病は痞(つかえ)で治療しようがなかったという。痞は腹部の腫瘍などで胸や心が詰まる病気である。

曲直瀬家門人帳から京都の先進的医学を学んだ肥前医家の存在をみた。寛永期に活躍した医師林栄久や鄭竹塢の事例から、中国・朝鮮の医学における先進文化が佐賀藩にも大きく影響していたことをみることができた。鹿島藩医の治療から、藩主の治療には複数の医師があたり、高価な朝鮮人参を使った薬も使用されていた。

2　佐賀藩医師の医学稽古

藩費による医学稽古

江戸時代に医師は家業であったから、国家権力である幕府や諸藩が医師養成を行うことは、前期にはほとんどみられなかった。佐賀藩の場合に、他医家への医学修業を奨励する規定は今のところ見あたらない。が、曲直瀬家門人が全国一の数であったという事実から、なんらかの藩の奨励的関与があったことは推定できる。

佐賀大学所蔵小城鍋島文庫『小城藩日記』から、佐賀藩支藩小城藩における医学稽古の事例が八二例見いだされた。医学稽古とは医学修業をすることで、宝永七年（一七一〇）三月十一日に小城藩医牟田素友が京都へ三年間の医学稽古に出たのが初見史料である。

牟田素友事、為医学京都罷登り度由申候、右は我々親類ニ而無疎趣ニ御座候条、往来三年之御切手被仰請可被下候、向々ニ而何様之能キ仕合御座候共居住不仕年限無相違罷帰御切手返上仕候様ニ堅可申付候、若緩之儀御座候半は、我々落度ニ可被仰付候、為後日如件[16]

牟田素友の医学稽古は三ヵ年の京都への医学稽古で、そのための通行切手の発行願いだった。同年の翌四月十三日には、藩士の子石丸宗順が、京都への五ヵ年間の医学稽古を願い出ている。修業先は、十八世紀半ばまでは京都が圧倒的であった。

宝暦七年（一七五七）八月二十八日に、小城藩医宮崎久悦が京都への医学修行を認められた。在京のための費用として、一年に銀七〇〇目ほどかかるので、五年の間、銀一〇〇目宛拝領でき、あと二〇〇目は江戸詰並みの出米を仰せつけられれば、不足分は自分の才覚でまかなうので、お認めいただきたいという願を五月に提出し、八月に認められた[17]。小城藩での藩費による遊学（留学）支援金が認められた初見史料である。

翌宝暦八年（一七五八）十月十日には、小城藩医佐野夏達の悴春庵が五ヵ年の京都での医学稽古を願い出た。佐野夏達家は小城藩でも有力医家の一つであり、このとき一年の医学稽古費用が初めて明確に記され、佐野春庵は、毎年銀五〇〇目を合力銀（支援金）として拝領することとなった[18]。一目は一匁で一両の六〇分の一であるから、五〇〇目は八両と二〇匁の計算になる。

稽古支援金の定額化

明和二年（一七六五）十一月三日には、小城藩医佐野回庵の倅芳庵が江戸稽古にでており、毎年、「銀三百目ヅツ」支給するべきところ、なかなかその通りにはいかないが、当暮れから毎年銀十枚ずつ、申請により支給するという達しがでている。(19) この場合の江戸稽古では、毎年銀三〇〇目（匁）ずつ支給すべきところとあるので、小城藩で江戸修業の場合、三〇〇匁が定額と定められていたことがわかる。が、このとき小城藩は財政不如意で定額が出せない状況にあったとみられる。

寛政九年（一七九七）五月八日、佐野泰庵は、悴の文仲を福岡の亀井南冥塾へ医学稽古に差し越させたいと願い出た。稽古中には一ヵ月に正銀十五匁ずつ支給されることになった。文仲が、亀井塾に入門したところ、他の塾生と違う風俗があったので、父泰庵は、七月二十日に、藩へ改めて願を出した。その再願書を読むと、悴文仲が亀井塾へ医道稽古に行ったところ、各地から集まっていた門人たちが残らず総髪で、文仲のみが剃髪であり不都合もあるので、稽古中のみ総髪をお願いしたいというものだった。(20) 亀井塾では、医者は僧体で剃髪をするものだという固定的な風俗とは異なり、自由な学問気風であったことがうかがえる。

亀井南冥門人に、のちに漢学者として全国的に著名になる日田出身の広瀬淡窓がおり、天明二年（一七八二）生まれの淡窓が、亀井塾に入門したのが十六歳の寛政九年なので、おそらく文仲は淡窓とも面識があったと推される。

寛政九年（一七九七）十月四日には、小城藩医馬渡元民が京都へ医学稽古をするため、五ヵ年のお暇願と一孤兵粮願がだされている。一孤兵粮とは医学稽古の支援金のことで、審査の結果、一孤兵粮として在京中に一ヵ月に正銀三〇匁以上支給することが申し渡されている。(21) 一年分に換算すると一孤兵粮は三六〇匁以上となる。元民は、京都での四年間の医学稽古を終え、享和元年（一八〇一）十二月十三日に帰藩し、小城藩での医療活動に従事した。

医学稽古のための藩からの支援金は、明和二年（一七六五）の小城藩医佐野回庵の倅芳庵の江戸稽古の場合に、毎年銀三〇〇目ずつ支給するべきところとあるので、十八世紀中ごろには、江戸への医学稽古に出る場合、毎年銀三〇〇目ずつの支給が定額となっていたことがわかる。ただし、距離や藩の財政状況で額は異なっていた。支給枠も決められていて、文政年間には、二人ずつ交代で遊学するシステムができていた。

十八世紀後半までに、小城藩では、他国への医学稽古の場合に、大儀料もしくは一孤兵粮という名目で、財政状況や稽古場所によっても異なるが、江戸稽古の場合は年に三〇〇匁程度の遊学支援金を支給することが制度化されていた。この制度は、佐賀本藩においても同様に制度化され、医師の医術向上を支援した先進的な制度であった。

医学の革新——古方派の登場

十八世紀前後から、京都の医師名古屋玄医や後藤艮山らが、中国の元や明代の医学を主とする曲直瀬流医学よりも、漢代の医学書である『傷寒論』を中心とする古医方がより実証的であると主張して、医学の革新運動を始めた。この派を曲直瀬流の後世派にたいして、古方派とよび、以後の江戸時代の漢方医学の主流となった。

古方派医学を推進したのが、後藤艮山の門人で京都の医師山脇東洋だった。彼は漢方医であるが、人体内部の構造に深い関心をもち、かわうそなどの解剖のあと、宝暦四年（一七五四）に京都所司代の許可を得て、京都六角獄舎で刑死人の人体解剖を初めて実施した。この解剖での観察結果を、五年後の宝暦九年（一七五九）に『蔵志』として出版し、漢方医学の五臓六腑説の誤りなどを指摘した。東洋の子である東門もまた解剖が得意で、山脇家は解剖の家として著名になった。

山脇家の門人帳[22]をみると、一八九人中肥前国（含む長崎県）出身は一二人が見いだされる。1．平野立安（唐津）、2．松隈仙庵（小城鍋島加賀守家中）、3．松崎元酷（佐賀）、4．天埜元載（長崎）、5．浅岡玄哲（平戸・松浦肥前守殿家来）、6．村里文哲（島原）、7．相良玄同（松原）、8．横尾友三（佐賀）、9．天野元晶（長崎）、10．城台繁蔵（島原）、11．近藤寿貞（嶋原）、12．芥川章甫（平戸・松浦壱岐守家来）であり、彼らのうち、松隈仙庵は、曲直瀬家門人の松隈玄磋の子孫で、代々小城藩に眼科と内科で仕えていた。

吉益東洞と佐賀門人

山脇東洋の医説を発展させたのが、安芸国（広島県）出身の医師吉益東洞だった。東洞は三十歳のころ、万病の原因は毒にありとする万病一毒説を唱え、毒には毒（強い薬）をもって制するとした。この理論は、漢方医学を一新させるもので、門人が全国から集まった。

多久出身医師鶴田元逸も東洞に入門した一人である。元逸は、東洞の医説を『医断』に集録しはじめたが、刊行前に亡くなったため、同門の京都の医師中西深斎らが補筆して、宝暦九年（一七五九）に刊行した。『医断』には東洞の天命説が載っている。東洞は「死生は命なり、天より之を作す。医も之を救うこと能わず」[23]とし、病気は医治の対象であるが、患者の生命は天命であって、医のあずかり知らないところであるから、人事をつくして天命を待つ覚悟で、治療に専念せよと述べた。これに対し、医師の義務の放棄であるといった批判が起き、江戸時代最大の医学論争になった。

近江出身上村春庵も東洞門人となり、数年の修業後、明和元年（一七六四）に長崎へ修業の旅に出た。東洞は、春庵の出発にあたり、諸国にいる門人に対し、もし春庵が旅の途中で困ったら面倒をみてほしいという内容の手紙を渡している[24]。

春庵は長崎で修業後、同地で開業し、やがて佐賀藩長崎屋敷への出入り医師となり、その治療が評価され、安永六年（一七七七）になって正式に佐賀藩医に召し抱えられた。

春庵は、佐賀藩八代藩主鍋島治茂の命令で、長崎オランダ通詞で外科医の楢林栄哲高連に入門し、佐賀藩医の佐野壽仙・富永逸哉・林梅馥・川副牛庵・納富春友とともに紅毛流外科を学んだ[25]。佐野壽仙は、佐野孺仙のことで佐賀藩の外科医で、その孫が佐野常民である。富永逸哉も林梅馥も納富春友も外科医であり、佐賀藩主が積極的に彼らに西洋医学を学ばせていたことがわかる。

佐賀藩の薬種政策

初代上村春庵が佐賀藩医になったころ、藩主鍋島治茂は、薬種の国産化政策をすすめ、天明元年（一七八一）に、国産薬種を仕立てるため、藩医の西岡春益や江上友益を山へ派遣し薬草採取をさせている[26]。天明三年（一七八三）には、薬種への統制を強化し、白山町（佐賀市）伊東利三郎の手判（許可印）のない薬種の取扱いを禁止した。同年に、越中富山からの薬売りを国内出入り禁止し、白山町武富順蔵らの家伝丸散薬の販売を許可しており[27]、医薬の特産化をはかっていた。

寛政八年（一七九六）には、藩医上村春庵、久保三桂、西岡春益の三人の藩医に、練り薬・烏犀圓を調剤させ、代々佐賀の地で薬種業者を営んでいた野中忠兵衛にその処方を与え、製薬販売を許可した[28]。これが野中烏犀圓の始まりとなった。烏犀圓の原材料は、中国の薬方書『太平恵民和剤局方』（一一五一）にみえる五八種の薬味からなるもので、以後、佐賀の名薬として、各地に知られるようになった。

こうして、野中家は烏犀圓を一手に製造販売することになった。上村春庵や久保三桂、西岡春益は、藩の施薬方に勤めており、十八世紀後半の佐賀藩医療政策の推進者であった。

佐賀藩医学教育の開始

天明元年（一七八一）佐賀藩八代藩主鍋島治茂が、佐賀城下松原小路に藩校弘道館を設立し、朱子学者古賀精里を教授として学規と学則を定めて、藩士の再教育を開始した。

武士と同様に、領内の医師を育てるために、天明五年（一七八五）正月十五日に領内へ次のような達を出した。

> 今般〔天明五年〕医術取立て候につき、向こう二月朔日、弘道館において御直医師・諸家医師・町医・郷医迄集会仕り、御達しの御儀、会業の儀、申し断じられ儀の条、右日限、何れも弘道館出席これあり候様、筋々、懇ろに相達せらるべく旨に候哉[29]

弘道館において医学教育を開始するにあたり、藩医はもとより村や町の医師まで弘道館での医学講義に参加できるようにした。佐賀藩による医学教育の開始である。しかし、弘道館での医学教育は領内医師らに十分理解されずにまた強制力もなかったため、あまり振るわなかった。

3　西洋医学との出会い

佐賀藩と紅毛流医学

「鎖国」により、幕府と西洋との公的貿易窓口は、長崎でオランダとの貿易に限られた。出島にオランダ商館が置かれ、商館員と幕府長崎奉行所役人とが貿易にあたった。その通訳が長崎オランダ通詞（以下長崎通詞と呼ぶ）であった。佐賀藩は、寛永十九年（一六四二）に、前年に命ぜられた福岡藩と交互に長崎警備にあたることになった。そのため、長崎通詞を通じてオランダ船の来航や海外情報も入手し、警備に備えるようになった。

オランダ商館には医師が二、三人随行してきていた。オランダ人医師らがわが国に伝えた医学を紅毛流医学と呼ぶ。初期の商館医でよく知られるのが、慶安二年（一六四九）に来日したカスパル・シャムベルゲルで、新任の商館長とともに江戸参府に同道して、幕府要人らの治療にあたり、名医であることが知られたので、医学伝習と砲術伝習のために江戸滞在を命じられた。カスパルは一〇カ月ほど江戸に滞在し、翌年春も参府し、西洋医学を日本人医師らに伝授し、幕府要人の診療にあたった。

カスパル流医学を学んだ医師の一人に、唐津藩医の河口良庵がいる。カスパルに師事し、「阿蘭陀語」という単語帳を編集した。京都の医師や大洲藩（現愛媛県）の医師らにカスパル流の外科を指導した。良庵のあとは、門人野田房頼が養子にはいり、河口良閑となって、藩主の移動に伴い、唐津藩から古河藩（現茨城県）へ移った。[30]

江戸前期オランダ通詞楢林鎮山は、通詞のかたわら、フランスの外科医パレのオランダ語訳版を『紅夷外科宗伝』(宝永三年)として訳し、元禄五年(一六九二)に通詞職を嫡男量右衛門に譲り、剃髪して名を栄休と改め楢林流外科を創始した。通詞職は二代量右衛門のあと長右衛門、重右衛門と続いた。外科医としての楢林家は、二男栄久が継ぎ、テーゲル膏という万能膏を発明した。栄久のあとは四男の栄哲豊矩、次いで養子の栄哲高茂が医業を継いだ。栄哲高茂は元文二年(一七三七)生まれで、著書に紅毛流外科書『司命秘嚢』があり、複数の門人を有し、佐賀藩より五人扶持を給されていた。

栄哲高茂のあとは、栄哲高連が養子に入った。父についで佐賀藩長崎屋敷に出入りし、扶持をもらっていた。享和元年(一八〇一)には、佐賀藩より御切米三〇石を拝領し、長崎在住の正式な藩医となった[31]。栄哲高連が、佐賀藩医になった記録によれば、栄哲高連は内科と外科で治療しており、佐賀藩長崎番所では、病人治療のためには、従来は筑前から内科・外科の医師を派遣させていたが、栄哲高連を召し抱えたことによりその必要がなくなった。さらに、藩医佐野孺仙や上村春庵ら数人が楢林家で紅毛流外科の修業をしていた。

宝暦七年(一七五七)に、小城藩医牟田玄益が長崎外治稽古(外科修業)を終了するための願いを藩役人に提出した。その願には、長崎での外治稽古が明年(宝暦八年)までのところ、当年(宝暦七年)暮れまでに修業を終えるので、来年拝領予定の渡し米も当年暮れに拝領したいこと、療治道具代も同様に暮れまでに拝領したいことが願い出されている(『小城藩日記』)。医学稽古のために渡し米と療治道具代が出されていた。医学稽古は三カ年から五カ年が通例のようだったので、牟田玄益は少なくとも宝暦五年ごろから、長崎で紅毛流外科医に学んでいたとみられる。宝暦八年(一七五八)には、小城藩医相良柳碩が、長崎修業から外療稽古(外科修業)から戻ってきている。牟田玄益や相良柳碩の具体的な師匠名は不明であるが、代々の佐賀藩医が楢林家へ医学修業に出かけているところから、楢林家が有力であろうし、佐賀藩医の紅毛流外科修業は十八世紀中ごろから活発になっていた。

横尾元丈と『紅毛秘方』

天明三年（一七八三）に、川久保村（現佐賀市久保泉町）神代家侍医横尾元丈の悴横尾文助は、京都遊学中に友人矢部直へ、父元丈の記した『紅毛秘方』を紹介している。『紅毛秘方』末尾に「右紅毛秘方備之横尾先生。先生鍋島之人也。字文助、其父嘗テ受外科ノ術ヲ紅毛ノ人、後文助遊京師、友人矢部直請而謹写之有我友加藤仲学言者術矢部為受先生、予又従加藤与之言　寛政元年」とある。横尾文助の父（元丈）が紅毛外科を学んで記した『紅毛秘方』を、横尾文助が所持し、文助が京都遊学中に、文助友人矢部直、加藤仲学、当時の所蔵者へと写されたことがわかる。『紅毛秘方』は財団法人武田振興財団杏雨書屋に所蔵されている。

文助の父横尾元丈は、宝永七年（一七一〇）生まれで安永五年（一七七六）に没した。鍋島家臣川久保邑主神代家侍医として仕え、禄高二五石で春日村尼寺に住居した。『紅毛秘方』の薬方の一例をあげると、「〇カンフラン□□一本洗条ノトキハ少シ温ム　焼酒九十六銭　樟脳十二銭　右七日干ス」、「〇テリヤアカ焼酒ニテネルヲ云テンキテエルテリアアカ　主治毒虫、蛇□タルニホツシ（木綿）ニ浸シ疵ノ上ニオキ火鉄ヲ用」、「〇スヒイルテスマテリカアリス　乳香十六匁　没薬同、琥珀同　焼酒百九十二戔　金瘡腐メ止生肉ヲ育シ婦人子宮ヲ健ニシ、経水ヲ調脾胃ヲ調フ〇ノミクスリ也」などとある(32)。この薬方は長崎蘭方医の吉雄耕牛系統のようである。

横尾元丈が、長崎で修業した時期は十八世紀中頃とみられ、彼は佐賀藩領内での史料的に確認できる最初期の紅毛流外科医の一人ということができる。

オランダ通詞と佐賀藩

佐賀藩は長崎警備を続けていたため、オランダ通詞から海外情報をいち早く入手していた。たとえば、明和八年（一七七一）七月二十日に、長崎通詞今村源右衛門から内密に入った情報によれば、阿波国ヒワサ浦に漂着した異国船があり、ようやく「奥ドイチ国」の船とわかり、船は六月十二日に出港したという。このように今村源右衛門は佐賀藩の長崎屋敷出入り通詞として内密の情報を伝えてくれていた。

今村源右衛門が安永三年に亡くなった記録[33]をみると、佐賀藩は今村源右衛門を扶持米一五人扶持で召し抱えており、その死後は一五人扶持のうち、五人扶持を悴の大十郎へ、残りは紅毛方大通詞楢林重右衛門と唐方大通詞林市兵衛に各五人扶持ずつ与えて出入り扶持人として召し抱えたことがわかる。この場合、紅毛というのは阿蘭陀と同義である。

天明三年（一七八三）正月二十八日には、昨年長崎へ入港したオランダ商館長「いさあかてつゐんき（Isaac Titsingh）」が、ヨーロッパ、中国マカオなどの動向を記した書状をオランダ通詞が訳して佐賀藩へもたらしており、同年六月二十二日には、長崎より宿継ぎにて今度長崎に入港した唐船からの風説書を写した通詞から入手し、同年八月四日には、出入りの通詞たちが訳したオランダ風説書を入手している。[34]本来、幕府老中のみが秘すべき海外情報であるオランダ風説書は、このようにして佐賀藩にも伝えられていた。

安永六年（一七七七）四月、佐賀藩長崎御番所で長崎お屋敷出入り医師上村春庵を五人扶持で召し抱えた。唐津城下の日野屋常安久右衛門は一五人扶持を与えられ、寛政六年の江戸御屋敷類焼のときには、銅瓦を進上し、同七年正月十五日に進上品を持参して、藩主治茂にお目見えを許されている。その子の久十郎も藩主に献金などして佐賀藩の扶持を貰っているなど、佐賀藩はオランダ通詞からの情報入手に努めていた。

漢蘭折衷医荻野元凱門人

蘭方医学が広まってくると、漢方医のなかでも蘭方を取り入れて折衷して処方を出す医師らがあらわれた。これを漢蘭折衷医と呼ぶ。その代表的な医師が、京都の荻野元凱（1737–1806）で、彼は解剖なども積極的に行い、漢方に西洋医学を取り入れた。『荻野元凱門下姓名録[35]』には八〇六人もの門人名が記載され、そのなかの長崎を含む肥前門人には、1．原田雄伯（長崎大）、2．大木養賢（長崎人）、3．高崎宣蔵（長崎大）、4．西岡健順（佐嘉医官）、5．兵動友慶（肥州蓮池人）、6．尾形道純（肥前佐賀人）、7．初川玄須（肥州蓮池人）、8．中村道須（肥前唐津人）、9．岩崎栄順（肥前大村医官）、10．高橋宣蔵（長崎人）、11．今村松琵（肥前大村家中）、12．板坂充謀（肥前大村家中）、13．松崎雲仙（肥州小城郡）、14．岩永悌養（肥前大村家中）、15．渋川良玄（肥州彼杵郡大村）、16．山崎右仲（肥前彼杵郡大村）と、一六人が知られる。彼らの医療活動については今後の調査が待たれる。

産科学の新展開

京都の産科医賀川玄悦は、鉄製鉗子による分娩術を編み出し、正常胎位を発見した名産科医で、その産科術は賀川流として全国に広まった。長男有斎の門人帳(36)には九四九人もの門人が記載されている。肥前出身門人を抄出すると、1．徳久元寿（肥前、安永四年）、2．上田源吾（肥前、安永六年）、3．森元益（肥前、天明二年）、4．陣雄斎（肥前、天明四年）、5．志津田数馬（肥前、天明七年）、6．郡仲達（肥前、寛政元年）、7．池岱雲蔵（肥前、文化二年）、8．大浦玄立（肥前、文化五年）、9．中村令策（肥前、文化十二年）、10．渡辺玄良（佐賀、天保七年）、11．志津田元章（肥前、天保九年）、12．久布白泰輔（肥前、天保十一年）、13．貞方立泰（肥前、天保十四年）、14．楢崎俊朗調（肥前、安政二年）、15．近藤楠寿（肥前、文久元年）、16．北島道仙（肥前、明治二年）であり、父玄悦の門人も合わせると一〇〇〇人は軽く越える数の門人がいたと推測される。

賀川玄悦の治療経験を著述し、発展させたのが門人片倉鶴陵だった。相模生まれで、諱を元周、字は深浦、号を鶴陵という。片倉鶴陵の医学論で産科書『青嚢瑣探』の校訂に関わった三人の門人のうち、二人が肥前門人であった。『青嚢瑣探』の校訂者三人の門人横尾斐、西村翰、松村文郁のうち、横尾と松村が肥前出身医師である。『医業免札姓名簿』では嘉永六年の内科に横尾丈庵、横尾道碩、横尾柳陽、嘉永七年の内科に横尾栄仙、安政二年に横尾柳碩、嘉永五年内科松村文耕、松村忠庵門人、嘉永五年松村恕庵隠居とあるので、松村忠庵か恕庵と見られる。

賀川玄悦の鉄製鉗子を改良したのが、京都の産科医水原三折の探頷器である。三折は近江国出身で、京都で古方派医師宇津木昆台に本道（内科）を学び、奥劣斎に産科を、海上随鷗に蘭学を学び、帰郷して産科を開業した。その間に、ナガス鯨の髭で作った鉗子である探頷器を創案した。じつは、賀川流の鉄製鉗子は、医師が未熟な場合には母子ともに傷つける危険もあり、より安全な鉗子が求められていた。そこで三折は、鯨の髭は温めると軟化し、冷えると硬化するという性質を利用して、鯨の髭で円紐をつくり、その円紐を産道に挿入して、胎児の頷下にひっかけて挽出する探頷器を発明したのだった。

『産育全書』は水原三折が、当時の解剖学、妊娠の診断や、出産法、投薬などが総合的に網羅されている。全体が内篇・外篇・附録の三部から成り、内篇では三折の発明した産科種器の用法を論じている。『産育全書』醇生庵試験方」という巻の例言をみると、「肥前佐嘉北島常美」が謹誌したとある。北島常美は北島泰道（別名北島泰順）という産科医の二男である。[37]

華岡青洲とその門人

吉益東洞の子吉益南涯に医学を学び、さらに紅毛流医学を取り入れて独自の外科学をうちたてたのが、紀伊国医師の華岡青洲である。文化元年（一八〇四）に、勘女という六十歳ほどの老女に対して、麻酔薬である麻沸湯（通仙散とも）を用いて、全身麻酔下においての日本最初の乳ガン摘出手術を行った。この全身麻酔による乳ガン手術の成功の情報はたちまち全国に広まり、門人や患者が殺到することになった。紀伊の春林軒とのちに大坂に開いた合水堂の門人は、合わせて一八八四人の門人が記されている。[38]

門人帳に見える肥前出身者は、1．川口春台（唐津大川野）、2．井上友庵（蓮池家中）、3．佐野仲安（佐賀郡佐賀片田江）、4．松浦貞斎（唐津）、5．田代純碩（唐津堤川）、6．納富順益（佐賀郡佐賀）、7．河原文伯（杵島郡武雄）、8．奥川栄哲（杵島郡武雄）、9．納富宗益（藤津郡鹿島城）、10．永田杏庵（佐賀郡蓮池）、11．林道慶（佐賀）、12．井上仲乙（佐賀藩中）、13．納富宗益（藤津郡鹿島城）、14．三田昌仙（佐賀藩中）、15．相良春栄（佐賀）、16．香田文碩（佐賀藩中）、17．相良柳沢（小城郡小城町）、18．清水宗安（佐賀領柄崎）、19．川副孝哲（佐賀材木町）、20．川口左門（松浦郡大川野村)、21.川口春龍(松浦郡大川野村)、22.納富宗謙(藤津郡鹿島)、23.毛利理藤太(杵島郡)、24.坂井英春(神崎郡蓮池)、25.井上静軒(佐賀)、26.佐野栄寿(佐賀藩中)、27.鶴田文斎(唐津藩)、28.富永文英(鍋島藩)、29.阿部又男(鍋島藩)、30.河村東(唐津)

井上友庵は門人帳に「文化十二乙亥十月廿七日　肥州蓮池家中　井上友菴(庵)　紀州伊都郡妻村　請人　北垣小三郎」と記されており、文化十二年(一八一五)に紀伊の華岡塾に蓮池藩医として入門し、華岡青洲の麻酔による外科手術を学んだ。井上友庵は、修業後帰郷し、兄仲民の死後その遺児仲乙を助けて佐賀藩領内で治療を続け、文政七年二月に佐賀本藩鍋島斉直の切米二〇石で御側外科医に召し抱えられた。

草場佩川(珮川とも)という多久藩儒者で、後に佐賀藩弘道館教授となった儒学者がいる。佩川の日記を『草場珮川日記』[39]といい、ここに井上友庵が麻沸湯を使った外科手術記事が出ていた。

文政七年(一八二四)五月十七日に、佩川は、佩川妻の実家西家の五男在三郎姱叔(かしゅく)に瘤ができたので、その治療のために、華岡門人として知られていた井上友庵を訪ねて診察を乞うた。

手術は、文政七年閏八月九日に行われた。「姱叔在江原平治兵家、請井上友菴治瘤、友菴先遣弟徒、与麻沸湯、及夜、友菴至時、眄眩(べんげん)已甚、瞳子散乱、摘肌不覚、乃剖而療之」とあり、閏八月九日に、姱叔は江原平治兵家にて井上友庵の治療をうけることになった。友庵はまず弟子を派遣して麻沸湯を与えた。夜になって、友庵がやってきたとき、姱叔は両目がふさがり瞳が散乱した状態で、肌をつねってもわからない状態だった。そこで皮膚をさいて瘤をとって治療したとある。翌十日の未の刻(午後二時から四時)になって、「姱叔至未牌(みばい)(未の刻)、薬気始醒、譫語(せんご)(うわごと)乃止、問其痛否、答曰、曽不知医之来、豈覚其痛楚(つうそ)(痛み苦しみ)邪」とあり、午後に目覚めた姱叔は、医者の来たのも知らず、痛みも苦しみもまったく感じなかったと述べた。このときの手術は見事に成功した。その一年後、姱叔は江戸の幕府昌平校に学び、学力を高めて帰郷し、漢学者として高名になった。安政四年(一八五七)、多良岳で遭難して亡くなるまで、手術後三〇年以上生きていた。

友庵はその後、五年ほどして三十九歳で死去した。兄仲民の遺児仲乙も天保二年（一八三一）に華岡家に入門し、仲乙の子、仲民（静軒）もまた華岡家に嘉永二年（一八四九）に入門し、文久二年（一八六二）に、井上仲民が好生館指南役を仰せつかるなど、井上家は佐賀藩華岡流外科医としての活動が続いていた[40]。

他の華岡門人をみると、相良柳沢は小城藩医で、その子柳逸は幕末期に長崎に来日したオランダ人医師ボードインに学び、キュンストレーキ（解体人形）のオランダ語版解説書『人工体普録』を残している。佐野栄寿は、のちの佐野常民で、華岡青洲のほか、京都の広瀬元恭、大坂の緒方洪庵、江戸の伊東玄朴ら蘭学者に学び、嘉永六年（一八五三）に佐賀藩精煉方主任となり、蒸気機関などの製造や海軍伝習などに従事し、佐賀藩の幕末軍事改革を推進した。維新後は、新政府に仕え、大蔵卿や元老院議長などを歴任した。また西南戦争時には敵味方の別なく治療する博愛社（のちの日本赤十字社）を創立した。

4　西洋医学教育の普及

医学寮の設置

十九世紀前半になると、佐賀藩の儒学者で古賀穀堂が文化三年（一八〇六）に藩主斉直に提出した意見書『学政管見』のなかで、蘭学修業や人材教育の必要性のほかに、とくに、医学寮での医学稽古の必要性、医学寮では外科、小児科、口中科、眼科、鍼治、按摩、本草科等種々の科は残らず稽古したいものであるなどと述べ、藩による積極的な医学研修の場としての医学寮の創設を提言した。しかし九代藩主の時代にはこの提言は実現できなかった。

鍋島直正が天保元年（一八三〇）に一〇代藩主として家督相続してから、穀堂の提言が実を結ぶことになった。天保五年（一八三四）七月十六日に「医学寮被相建、取立之儀両御丸御医師之内より兼帯、さて又、学館教職より懸り合、御遣料為御試米拾石被差出度旨、請役所より伺之通被仰付[41]」という触れが出され、医学寮を建てること、医学寮の医師は（本丸と西の丸の）両御丸御医師のうちから兼業させ、また学館（弘道館）より事務の係を出すこと、御遣料（運営経費）は試しに米一〇石を出すことなどの方針が示された。

この三ヵ月後の十月二十一日、医学寮は八幡小路（後の水町昌庵宅）に開講し、「内科に西岡長垣、牧春堂、古賀安道、福地道林等、外科には町医納富春入あり。就中、納富は名声高く切腹をし損じたる者の腸を包み、陰嚢の瘤を切断し、婦人の陰門より情夫の挿入せる木片を抜き取りたるなどのことありて、のちに古賀穀堂の痔花を截りたるも此人なり、産科には北島泰順あり」[42]という陣容で発足した。

同年十二月十五日、多久領へも医学寮が設立されたので、町医や郷医（村医者）などまで、みんなここで修業するように、ついては、家臣や町や村の医師の名前と居所を取り調べ、十二月中に提出するようにという命令が本藩から来たので、多久領では、このとき（含む佐賀城下在住）は、木下補柏（六十八歳、山口村）、木下高庵（二十七歳、補伯世倅）、中山宗純（五十四歳、志久村）、山口玄洞（五十歳、多久町）、山口玄逸（二十歳、玄洞子）、松崎雲皓（三十二歳、上多久村）、岡橋文賢（三十四歳、志久村）、西元立（六十七歳、多久原村）、於保辰三郎（十一歳、多久原村）、山口玄智（五十八歳、小田）、山口友碩（二十六歳、玄智子）、尾形道次郎（十五歳、高尾）、前山三立（四十四歳、材木町）、松尾宗純（四十二歳、別府村）、鈴山俊庵（二十七歳、納所村）、鶴田宗哲（五十三歳、上多久）、池田宗哲（上多久村）、池田三省（四十六歳、宗哲子）、尾形良吉郎（十一歳、池田宗哲家に同居）、三根意圓（三十八歳、池田宗哲家に同居、外科医）、於保高洞（七十二歳、水ヶ江町）、於保玄庵（四十五歳、白山町）、吉田宗賢（三十四歳、上佐嘉北里村）、梶原林仙（二十五歳、水ヶ江町）、岩本仲健（五十四歳、水ヶ江針治）の二五人を書き上げて佐賀藩に報告している。[43]

蘭方医島本良順

この医学寮の初代寮監となったのが島本良順（号龍嘯）であった。蓮池町の漢方医の家に生れ、医業を継いだ。安永三年（一七七四）に杉田玄白らによって『解体新書』が刊行され、その後二、三〇年たった寛政年間（一七八九〜一八〇一）になると、地方にも蘭学書籍が普及し始めた。良順は、玄白門人宇田川玄随がまとめた『西説内科撰要』（寛政五年から刊行開始）という西洋内科書に刺激され、一念発起して長崎のオランダ通詞猪俣伝次右衛門について蘭学を学び、佐賀城下で蘭方医として開業した。

文政五年（一八二二）に神埼郡仁比山村（現神埼市）の農民の子、執行勘造（のちの伊東玄朴）が入門した。勘造の才能を見抜いた良順は、長崎で猪俣家で学ぶことをすすめ、自らは同年末に大坂に出て、漢学者篠崎小竹に入門した。篠崎小竹の門人帳『輔仁姓名録・麗沢簿』[44]に「330　島本良順　肥前佐嘉　医員　好蘭学　同（十一月三十日）但馬天民介」（数字は門人帳の最初からの通し番号で編集者がつけたもの）とある。大坂で、漢学と蘭学を修業した良順の学識は高まり、文政八年九月発行の『浪花御医師名所案内記』に頭取として「テンマ（天満）島本良順」と記されるまでになった。文政十二年三月刊の『俳優準観朧陽医師才能世評発句選』[45]には、「解剖　中環　糸町端、精緻　島本良順　西天満、窮理　橋本曹（宗）吉　塩町」とあり、中環（天游、緒方洪庵や大庭雪斎の師）や橋本宗吉と並んで記載されるほどの、西天満町に住む精緻な蘭方医として評価されていた。『海内医林伝』によれば、島本良順は、大坂の天満で西洋学専門の医師として開業しており、著書・訳書は、医譚、熱論、痘診要訣、略語解、履詞解、暦算図、求力論など一六部以上になるという[46]。良順は大坂でも西洋学全般に通じた大変な名医だった。

以後の大坂医師番付には良順の名前がでてこないので、おそらく文政年間末か文化年間初めまでに佐賀城下に戻り、蘭方医として開業し、初代医学寮監に抜擢され、大庭雪斎や山村（のち金武）良哲ら門人を指導したとみられる。嘉永元年（一八四五）十一月十三日に病没し、呉服元町の光明寺に葬られたが、のち柳町専福寺に改葬された。

医学寮では、漢方医学を基本としつつも、最新の西洋医学、とくにオランダ語版によるドイツ医学が導入されていた。小澤健志氏の研究によれば、佐賀藩の所蔵していた洋書目録には、兵砲書一五五部、船学書三五部、理学書三二部など全七三二部が掲載され、そのうち医学書では実際の六八部の医学書の原典を丁寧に調査すると、ドイツを原著とするオランダの医学書が多いこと、一八三五年ごろから、ドイツ医学書を原著とする教科書を使用しはじめている学生が集まらず、いったんは衰退したようである。

ことが判明した。(47)医学寮での西洋医学教育の内容は、すでにドイツ医学へと移行しつつあったのである。しかし、先進的な西洋医学教育をめざし、佐賀各藩領の医師の参加をよびかけたにもかかわらず、この医学寮へは思うように医学生が集まらず、いったんは衰退したようである。

伊東玄朴と象先堂門人

島本良順のもとから長崎通詞猪俣家へ就学した執行勘造は、滝野玄朴の名前で文政六年(一八二三)に来日したオランダ商館医シーボルトに学ぶことができた。鳴滝塾で猛勉強をして実力をつけた彼は、文政九年(一八二六)猪俣家とともに江戸に出て、開業した。文政十年に幕府天文方高橋景保からシーボルトに贈る地図を猪俣源三郎から託されたことにより、のちにシーボルト事件に関わることになった。事件後、自首して罪を逃れ、文政十二年に母方の親戚の伊東姓をうけ、伊東玄朴と改名した。

天保二年(一八三一)に鍋島直正に七人扶持で召し出され、天保四年には、江戸下谷和泉町に蘭学塾象先堂を開き、診療をするとともに人材育成を始めた。玄朴の象先堂は、坪井信道、戸塚静海と並ぶ江戸の三大蘭方医塾と評され、全国から四〇〇名を越す多くの門人が集まった。津田真道、神田孝平、松木弘安(寺島宗則)、武田斐三郎ら幕末から明治期にかけて活躍した人物が輩出した。

佐賀藩領出身門人は、門人帳記載四〇六人中四四人が知られる(48)(番号は筆者がつけた。以下同)。1.上村春庵(佐賀藩)、2.大石良英(佐賀藩)、3.小山良益(神埼)、4.堤柳翠(小城)、5.宮崎元益(小城)、6.志田文庵(武雄)、7.古河玄節(佐賀)、8.志津田元昌(佐賀)、9.水町玄道(小城)、10.久米良泰(佐賀)、11.山村(金武)良哲(佐賀)、12.奥川文郁(武雄)、13.後藤又次郎(佐賀藩)、14.村田有山(小城)、15.高宗榮倫(佐賀)、16.渡瀬長垣(佐賀)、17.池田洞雲(佐賀藩)、18.上村周聘(佐賀藩)、19.永松蕙橘(佐賀藩)、20.神代玄哲(小城)、21.杉谷雍助(佐賀藩)、22.島本謙亮(佐賀)、23.斎藤玄周(小城)、24.石井中貞(武雄)、25.城島禎庵(佐賀藩)、26.久池井辰吉（武雄）、27．島田東洋（栄城藩）、28．原稱南（佐賀）、29．山口元逸（多久）、30．鶴蔵六（多久）、31．高木元仲（佐賀藩）、32．宮田魯斎（佐賀藩）、33．尾形良益（多久）、34．石動貫吾（小城）、35．千々岩了庵（蓮池藩）、36．島本良順（佐賀）、37．津田春耕（佐賀藩）、38．岡橋賢道（多久）、39．深江謙三（多久）、40．水町三省（佐賀藩）、41．中野雲桂（佐賀藩）、42．香田文哉（小城藩）、43．小野宅右衛門（小城藩）、44．宮崎元立（小城藩）。

最初の門人、上村春庵の子孫は上村病院を起こした。大石良英は藩医として種痘普及に尽力した。宮崎元益は小城藩蘭方医として活躍し、その子宮崎元立は、幕府の洋書調所の教授手伝いをし、わが国英学研究の先駆者の一人となった。山村良哲は金武良哲として好生館の指南方を勤め、明治初年に顕微鏡を自製した。杉谷雍助は、嘉永三年（一八五三）に帰藩して蘭学寮の教導となり、反射炉と大砲製造に従事した。門人帳に記載がないが、佐野常民も象先堂で学んでいる。

西洋医学教育への傾斜

天保十一年（一八四〇）に起こったイギリスと清とのアヘン戦争（一八四〇〜四二）で、イギリスに清が敗北すると、長崎警備に危機感を抱いた鍋島直正は、蘭学学習、とりわけ砲術研究の重要性を認識した。天保十五年（＝弘化元年、一八四四）七月二日に開国勧告を携えてオランダ軍艦パレンバン号が長崎に入港すると、直正は長崎警備のため、パレンバン号に乗船し、鉄製大砲やオランダ式海軍の訓練などを視察した。佐賀藩は、弘化元年（一八四四）に火術方を設置し、西洋砲術研究を開始した。

鍋島直正は、天保十四年（一八四三）にシーボルト門人で蘭方医の伊東玄朴を側医に、弘化元年（一八四四）には、伊東玄朴門人で蘭方医の大石良英を側医とし、弘化四年には大庭雪斎を側医にして、西洋医学の導入と蘭学学習の強化をはかった。大庭雪斎は、大坂の蘭方医中天游に緒方洪庵とともに学び、さらに緒方洪庵塾で蘭語を学習し帰郷した医師である。こうして急速に西洋医学導入の動きが積極的になってきた。

種痘の実施と佐賀藩

江戸時代の病気のうち天然痘は、天然痘ウィルスで感染し、罹患すれば致死率も高く、治癒しても顔などに瘢痕が残る恐ろしい病気の一つだった。一七九六年にイギリスのジェンナーが牛の天然痘ウィルスを人間に接種する方法(牛痘種法、種痘という)を発明した。この方法は蘭方医らに知られ、わが国へも導入が図られた。

佐賀藩医牧春堂は、中国の種痘書をもとに『引痘新法全書』(弘化三年、一八四六)を著し、この牛痘種法を紹介し啓蒙した。伊東玄朴らは佐賀藩領での種痘普及を藩主直正に進言し、直正は、長崎に在住している佐賀藩医鍋島宗建へ牛痘苗の入手を命じた。嘉永元年(一八四八)にオランダ商館医モーニッケが到着し、牛痘接種のための膿を持参した。その膿を使って接種を試みたところ、善感しなかったため、翌嘉永二年に牛痘の痂をバタビアから導入し、これが嘉永二年六月二十六日に宗建の子建三郎らに接種されて善感した。

佐賀藩医楢林宗建の子に植え付けられた痘苗が、宗建により佐賀城下にもたらされ、初めは呉服元町の本陣で接種され、それらの中で最も良い牛痘苗を、藩医大石良英が藩主の子息淳一郎(のち直大)へも植え付けて成功した。さらにこの痘苗が江戸の伊東玄朴に伝えられ、藩主娘貢姫への接種成功により、桑田立斎、大槻俊斎ら蘭方医のほか、薩摩藩や伊達宇和島藩、水戸藩などへも伝えられ、全国へ数年のうちに普及していった[49]。

伊東玄朴ら八三人の蘭方医らは、安政五年(一八五八)に勘定奉行川路聖謨の屋敷内に私設のお玉ヶ池種痘所を設置することに成功した。さらに、万延元年(一八六〇)に幕府の公設種痘所となり、大槻俊斎が初代頭取となった。さらに文久元年(一八六一)には西洋医学所と改称し、種痘・医学教育・解剖の三科の西洋医学教育機関に発展させた。

佐賀藩では、「妄り」の植え方を防ぐために、引痘方を設置し、御側医を引痘方医師として任命した。このとき、引痘方に水町昌庵、馬渡耕雲、牧春堂、大石良英の四名と諸係に永松玄洋、山村良哲、外尾文庵が任命され、市中郷中所々に出張所をたてて医師を巡回させて種痘を実施することとなった[50]。

種痘の成功は西洋医学修業の機運を高めた。大坂の蘭方医緒方洪庵の肥前出身適塾修業者は、門人姓名録から三五人が知られる。[51]

1．迎文益（西肥神埼郡）、2．伊東玄敬（肥州藩、弘化三年九月十二日入門）、3．渋谷良耳（肥前佐賀）、4．志田春庵（肥前武雄）、5．坂本徳之助（肥前佐賀藩、嘉永元年初秋入門）、6．佐野栄寿（肥前佐賀藩嘉永元年中秋入門）、7．宮田魯斎（肥前佐賀藩）、8．大中玄哲（肥前佐賀、嘉永二年四月入門）、9．尾形良益（肥前多久、嘉永二年九月二十日入門）、10．井上静軒（肥前佐賀、嘉永二年十月五日入門）、11．朝日宗郁（肥前佐賀、嘉永二年十一月六日入門）、12．沢野健斎（肥前）、13．中村俊策（肥前、嘉永二年五月入門）、14．中西仲英（肥前武雄、嘉永五年初夏）、15．岩谷玄良（肥前武雄、嘉永六年五月）、16．吉田泰春（西肥佐賀、嘉永六年六月）、17．武富文益（肥前佐賀、嘉永六年）、18．永尾卯吉郎（肥前藤木田中村、安政二年三月二日入門）、19．瀧野文道（肥前佐賀、安政三年四月二日入門）、20．蒲原豊安（肥前佐賀、安政三年五月十七日入門）、21．本野周造（肥前、安政四年七月二十四日入門）、22．相良寛斎（肥州佐賀藩、安政五年二月八日入門）、23．馬渡礼介（肥前佐賀、安政五年十月八日入門）、24．河原謙吾（肥前佐賀、安政五年十一月二十五日入門）、25．西岡周碩（肥前佐賀藩、安政六年三月六日入門）、26．斎藤春庵（肥前、安政六年三月六日入門）、27．角春静（肥前佐賀、安政六年三月六日入門）、28．西春濤（肥州多久、安政六年三月十一日入門）、29．小出文堂（西肥佐賀、安政六年六月四日入門）、30．中野雲圭（鍋島藩、安政六年十二月十六日入門）、31．大須賀道貞（肥州佐賀、万延元年六月九日入門）、32．古賀元才（肥州佐賀、万延元年六月九日入門）、33．福地文安（肥州佐賀、万延元年六月九日入門）、34．花房元淑（西肥佐賀藩、万延二年二月二十三日入門）、35．後藤祐益（肥州佐賀、万延二年三月五日入門）。

その入門年は、迎文益（記載なし）、伊東玄敬（弘化三年入門）、渋谷良耳（入門年記載なし）、志田春庵（入門年記載なし）のあと嘉永元年に坂本徳之助、佐野栄寿の二名、同二年四名、同五年一名、同六年三名、安政二年一名、同三年二名、同四年一名、同五年三名、同六年六名、万延元年三名、同二年二名、不明一名の三五人で、嘉永二年以降急増している。嘉永二年の四名は、弘化四年に御側医になった緒方洪庵と同門でもある大庭雪斎の勧めと種痘の成功が影響したのだろう。安政六年の六名は、前年のコレラ流行への対策と、後述する好生館による西洋医学奨励策、蘭学学習の積極的奨励策によるところが大きい。佐賀藩は、嘉永三年（一八五〇）には、火術方（青銅砲製造）から大銃製造方を独立させて、築地に鉄製大砲製造のための反射炉築造に着手した。度重なる失敗を経て、同五年四月までに反射炉二基を完成させ、同年五月までに大砲製造のための融鉄に成功し、蘭学の先進的研究を続けることになった。

その間の嘉永三年八月には、家臣へ一定レベルの文武両課業達成を義務づける法令である文武課業法を制定し、人材登用をはかった。(52) 嘉永四年には医学寮が再建され、そこに蘭学寮を設置し、大庭雪斎と大石良英を頭取として、蘭学研究を推進した。元医学寮の向かいにあった古賀朝陽の旧宅を医学校とし、大石良英の本宅で医学を教え、寄宿舎を蘭学寮にし、大庭雪斎や渋谷良耳（緒方洪庵門人）、指南役に永田玄洋、宮田魯斎（伊東玄朴・緒方洪庵・松本良順門人）、坂本徳之助（緒方洪庵門人）、深川玄哲らが指導にあたった。

医業免札制度の開始

嘉永四年二月十七日、佐賀藩は領内医師に対し、次のような命令を出した。

> 御仕組所より医師之義ニ付、前々より委細被仰出候次第も有之、人命を預リ大切之業柄ニ付、何卒格別之良医出来候通被御取計度義ニ候、惣而術方巧拙ニ依リ家督等之吟味相成候と之義は、御印帳御書載之旨も有之候ニ付、医師之義、向後家業未熟之間は組迦被召置、段々熟達之上、組付等被仰付候様半は、若手之面々致奮発、一際差部術方熟達可相成、其内ニは格別之良医も出来、急度御趣意相貫候通可相成ニ付、大図左之通ニも可被御取計哉(53)

医師の仕事は、人命を預かり大切な仕事であるから、家業が未熟の者は組外れ（医師として認めず）にして、熟達したら医師として家業を継ぐことを認める、そのために試験を行って合格者に医師の開業免許状である医業免札を与えるというものであった。医業免札制度の開始である。

こうして佐賀藩領内の医師は、医学寮での試験や修業が義務づけられ、合格すれば開業免許証である免札が与えられた。ただし、この時期の試験や修業の内容は、初期免札者の顔ぶれから判断すると蘭学も含む医学全般であったと推察される。

その実施記録が『医業免札姓名簿』で、嘉永四年十二月十六日から安政五年(一八五八)九月二十一日までの七年間に六四八名の免札医師名が記載されている。この数は当時の佐賀藩領で開業しているほぼ全医師数といえるだろう。嘉永四年は、一番目に御側医で内科・口科を専門とする水町昌庵、ついで二番目に内科の牧春堂、三番目に外科の佐野孺仙、四番目に針科野口文郁など二六名が記載され、嘉永五年には外科の林梅馥、内科の大石良英など二五名が免札をうけたが、初期に記載されているのは教師層でかねてから名の知られる医師であったから、免札を無試験で与えていた。

専門医の数は、内科のみ四一四(含内科四四八)、外科のみ五六(含外科計一二五)、眼科のみ一四(含眼科計二八)、針科のみ五〇(含針科六六)、産科九(含産科一四)、あと婦人科一(12. 北島泰道)、蘭科一(24. 永松玄洋)であった。単独の科を合計すると、総計五四五名となる。内科のみ七五・九%、外科のみ九・二%、針科のみ九・二%、眼科のみ二・六%、産科のみ一・七%で、やはり内科がもっとも多い。

蘭方医の多くは、外科と内科を兼ねていた。唯一、蘭科を標榜していた永松玄洋は特異であった。また、嘉永七年あたりから外科が増加してきた印象がある。小城藩医原口養碩は、幕府眼科医土生玄碩や京都の産科医奥道逸など三人の師に就学し、内科、眼科、産科と三つの専門を掲げた、どのような師匠についたか、またその師匠のレベルが、藩医としての評価に影響していたようである(54)。

師匠名は、嘉永五年から記載が見られ、大石良英(内科・外科)二一人、牧春堂(内科)二〇人、島田南嶺(内科)一五人、野口槐庵(針科)一五人、島本龍嘯(内科・外科)一四人(外尾文庵、滝野文礼、塚原良仙、光武龍伯、山口如道、良雲、中島需庵、吉田泰庵、金武良琢、宮島長簡、原健栄）、清水原沢（内科）一二人、西岡春益（内科）一人、花房三柳（内科）一一人、島田魯堂（内科）九人、松隈甫庵（内科）一一人、山本源右衛門（内科・外科）一〇人、山本元胤（源右衛門跡）一〇人、犬塚良民（内科）九人、納富春入（外科）八人、佐野孺仙（外科）八人、久保順伯（内科）七人、北島泰道（産科）六人、山田元寿（内科）七人、牧春台（内科）五人、原口養碩（内科）六人、松隈元南（内科・眼科）五人、野口文郁（針科）六人、小川道春（針科）六人、大庭雪斎（内科・外科）六人、花房元春（内科）五人、西岡梅叟（内科）五人、楢林栄哲（外科）四人（坂井立元、仲達、古川立岱、文栄）、志田春庵（内科）四人、伊東玄朴（内科・外科）三人などが主な師匠と門人数であった。

佐賀藩領での師匠を記す例が多かったが、江戸の伊東玄朴門人と記すのが、「上村春庵、嘉永七年寅五月内科三六才、伊東玄朴門人益千代殿家来」、「高崎元益　嘉永七年寅閏七月内科　四八才　伊東玄朴門人山城殿家来」、「良泰丑十一月六日　内外科三九才　伊東玄朴門人」の三人で、象先堂門人録の四四人と合わせると四六人（上村春庵は重複）が伊東玄朴門人として知られる。江戸の竹内玄同門人は二名（原口養虎、石井範治）。佐野常民は、広瀬元恭、華岡青洲、伊東玄朴門人として知られるが、この姓名簿では、玄朴の知友でシーボルト門人の蘭方医戸塚静海門人として記載されている。

安政二年六月二十日には、「一、同廿日、御側御医師漢方相用候者、以来和蘭医術相兼候様被仰出[55]」という達しを出し、御側医で漢方医学を用いている者は以後、西洋医学を兼ねることとし、安政三年九月十一日には、「御側医御医師漢法相用候者、和蘭術相兼候様被仰付置候ニ付、外様医師之儀も右同様被仰付[56]」と御側医以外にも西洋医学修業を命じている。西洋医学導入の動きが急速に高まった。

好生館の創設

佐賀藩は領内医師の研修のために、安政五年（一八五八）に、医学寮を再建して医学校好生館を設立した。好生館での研修を徹底させるため、領内全医師に対し氏名、年齢のほか師匠なども書き上げさせ、領内全医師の掌握に努めるとともに、十六歳以上の医生は全員、寄宿稽古をさせるように命じた[57]。

（十一月六日）医術之議、大切之業柄ニ付、今般医学寮御立張被仰付候条一統共、於医学寮研究有之候様、拾六歳以上之医生ハ何連も則今より寄宿稽古有之候様陪医、町医、郷医たり共依頼寄宿被差免候条、此段筋々懇ニ可被相達候、以上

午十一月

医師は大切な職業なので一層研修ができるように新たに医学校を建てることにしたのである。教官は教頭大庭雪斎、大石良英、教導島田南嶺、永松玄洋、宮田魯斎、相良弘庵、教職山村良哲、楢林蒼寿、城島淡海、林梅馥、助手牧春堂であり[58]、ほとんどが蘭方医か漢蘭折衷医であった。

こうして発足した好生館の医則（年次不詳）には「医之為道所疾患而保健康者也、苟も欲学斯道者、必当明七科而従事於治術也、第一格物窮理　第二人身窮理　第三解剖学　第四病理学第五分析学　第六薬性学　第七治療学[59]」とあり、その医学教育の教育課程は、格物窮理・人身究理・解剖学など医学七科を基本とする西洋医学を主とするものであり、ポンペの医学教育に準じたものだった。それは、蘭方医緒方洪庵の友人医師大庭雪斎の指導のもと、安政四年（一八五七）に来日したオランダ人医師ポンペに修学した佐賀藩医宮田魯斎、井上仲民、島田東洋、永松玄洋らが、好生館にもたらしたものであった。

なお「好生館」の額は医学寮が建てられた時に藩主直正から下し置かれたもので、今度、「好生館」が正式名称となったとあるので[60]、安政五年以前にも好生館と呼ばれていたとみられる。事実、儒医で漢詩人古賀朝陽『朝陽詩集鈔[61]』に「冬至好生館清集分得冬韻医学黌成属仲冬適佳朝拝神農春光〔下略〕」とあり、「好生館」に集まって漢詩を詠

んだとあるのはそのことを裏付ける。

好生館建設後、佐賀藩領での西洋医学研修の機運は急速に領内へ広がり、まず、領内開業医の掌握と組織化がはかられた。安政七年（一八六〇＝文久元年）三月九日には好生館から開業免札のないまま配剤してはいけないという達しがだされ、多久役所へは三月十三日に届いた。[62]

この達には、医師は人命を預かる大切な仕事だから妄りに配剤などをしてはいけないこととある。さらに、同年閏三月二日には、請役所から多久役所へ、以前発行した開業免札を好生館へ返上させ、医師へ西洋医学の再教育を行う旨の達しが届いた。

この達しには、つぎの多久領内医師名が書き上げられている。「岡橋文賢　同賢道　鈴山俊庵　山口元逸　鶴蔵六　尾形良益　松崎雲江　三根道圓　西春濤　松尾俊益　池田文庵　尾形春園　於保玄庵　於保高益　吉田文仙　前山杏春　前山雲洞　岩永仲健　前山良意[63]」とあり、これらの多久領内一九名の医師へ西洋法研究をするように命じ、銘々が開業免札を三月二十日までに好生館へおさめること、西洋医学をまだ研修していない者でも、今、配剤を禁止すると諸人が難渋するから、配剤は当分さし許すことなどを達した。この達をうけて、名指しされた一人である尾形春園は、二十三歳になる悴の蛟南を好生館に三年修業させることにし、多久役所へ願い出ている。[64]好生館での医学修業を経てから、領外への医学稽古も許可されるようになった。

西洋医学への転換

佐賀藩領での西洋医学への転換奨励により、好生館だけでなく領外へ修学に出る者も増加した。多久の前山雲洞は、安政六年（一八五九）春から七年まで、医道稽古のため長崎遊学を許されて、幕府医師で蘭方医松本良順のもとで修業していた。父杏春の死去にあい、やむなく長崎遊学を中止せざるをえなくなったが、その関連の費用を援助してほしいという願書が小城藩へ提出された。[65]長崎でポンペに学んだ松本良順の門人名簿『登籍人名小記』には、佐賀出身門人が前山雲洞、渋谷良耳(次)、宮田魯斎、井上仲民、島田東洋の五名記載されており、この修業が裏付けられる[66]。渋谷良耳・宮田魯斎・井上仲民・島田東洋は、いずれも好生館教師となり、ポンペ式西洋医学教育を実施した。

安政六年ごろから、他領蘭学塾、たとえば緒方洪庵塾などへの修業が急増するのは、安政五年のコレラ大流行対策と、好生館および佐賀藩が全領医師へ西洋医学研修を義務づけたことが大きな要因であった。

それでも、領内では好生館への西洋医学修学を拒み、そのまま配剤を続けていた開業医もかなりいたとみられる。そこで、文久元年（一八六一）七月には、好生館から佐賀藩領内医師に対し、医師一統西洋法を学ぶようにすること、その再教育のために開業免札を与えられた者も好生館の講義をうけること、文久三年（一八六三）までに西洋医学へ改めない者は配剤を禁止することになるという厳しい達しが出された[67]。

さらに翌八月の本藩請役所からも、藩として西洋医学が精密であるから西洋医学研修を命じたにもかかわらず、旧来の宿習にとらわれて趣意が通らないのは決してよくないので、以後は漢方医学を一切禁止して西洋医学に改めることを命ずること、一定期限の後西洋医学に改めない者には営業を禁止することという厳しい通達を出した。その年限は、急に禁止すると難渋する者もいるので、佐賀城下およびその近在二里四方の者は亥年（文久三年＝一八六一）まで、遠在端々の者は丑年（慶応元年＝一八六五）までに西洋医学に改めることとした[68]。こうして、佐賀藩領の開業医師は慶応元年までにはすべて西洋医学を学ぶことになり、修業の程度差があっても実施されたと思われる。幕末に、このように徹底した西洋医学強制研修を行った藩は全国で佐賀藩だけである。

5　種痘の導入と民衆

佐賀藩領での種痘

天然痘予防のための牛痘種法（種痘）接種に最初に成功したのが佐賀藩だった。嘉永二年（一八四九）に接種に成功した牛痘漿や牛痘痂が長崎、佐賀、京都、江戸、大坂等、全国へ急速に広がり、種痘が各地で行われるようになった。佐賀藩では八月六日に佐賀城下に牛痘が伝わると、早速、引痘方を設置し、種痘を実施する医師を任命し、領内へ無料で実施する体制を整えた。が、各地で医師らがばらばらで接種していたために、嘉永三年段階で絶えそうになった。そこで嘉永四年（一八五一）からは、医学寮の引痘方医師を領内へ派遣して佐賀本藩の藩費で出張派遣し、種痘を実施していく体制を整えた。安政五年（一八五八）に好生館が出来てからは、引痘方事業は好生館の仕事となった。藩役人は代官や庄屋を通じて種痘対象児を集めさせ、村や町の医師を、派遣された引痘方医師のお手伝い医師として動員し種痘を実施していった。

松浦郡山代郷立岩村での実施事例について、同村の有力農民山本卯之吉の日記(69)をみると、安政三年（一八五六）四月十八日の日記には次の種痘記事がある。

四月十八日晴天極暖
今日引痘方植方有、会所久原糀屋ニ而、此度先日ノ植残、西分、西大久保邑、始テ植之分、久原、立岩邑惣テ久原百三拾人余、植方ニ成、脇村ハ都合植方立岩ハ不植ニ付、又々、其所三丁兵十其外、庄屋達心配ニ付き、再願いたし、都合八十人余植方ニ相成申、尤滑栄筋へ點念(天然)痘流行ニ付、浦崎ノ分ニ而再願ニ成、惣テ其内ニ、予倅源三願加へ植方いたし
医師　佐嘉原田玄龍　作土井峯静軒、イマリ森永見有、同山口謙順〔下略〕

前回植え残しの分が西分・西大久保村、初めての分が久原・立岩村、総じて一三〇人分を久原村の糀屋で植えたが、脇村や立岩村は都合により植えないというので、該当の村々の庄屋たちが心配して、種痘の再願をした。そのため、都合八十人ほど植え付けた。滑栄筋で天然痘が流行しているので、浦崎村の分で再願の者に種痘をした。卯之吉の子

源三もこのとき願いに加えて種痘をした。医師は佐嘉の引痘方医師で原田玄龍、手伝いの村医師は作土井の峯静軒、伊万里の森永見有、同山口謙順の計四人だった。

種痘をしないと言われてすぐ再願をする庄屋たちの意識は、天然痘に対して種痘が有効であることを認識しており、彼らが種痘の実施を求めていたことがわかる。また、引痘方でも、組織的に種を維持するなどの工夫もしていたこともわかる。種痘後、大体六日後に巡回して前回の結果を診断したり、新たに植えたりした。四月二十四日には、十八日に植えた卯之吉の子源三が付き方がよくなかったので再植をした。脇村のほうも今日までで大体、植え終わったことが記されている。その一週間後の五月一日が引痘方の検査日なので、源三を久原の糀屋に連れていって検査を受けたら、種痘済み証をくれた。

このように、引痘方の巡回により、安政三年には久原で一三〇人、脇村と立岩村で五〇人、安政六年に立岩村二〇人などの子供に種痘を実施した。庄屋の方から種痘を願っている様子も読み取れる。種痘が実施され、実効が理解されていくと、西洋医学の有用性は庶民レベルにも伝わっていった。また、西洋医薬も村に浸透し始めた。

引痘方医師松尾徳明

佐賀藩医松尾栄仙徳明は、安政六年（一八五九）から万延元年（一八六〇）まで、引痘方医師のうち、領内各町村を巡回して種痘を接種する一順医師に任命され、その実施記録『引痘方控』[70]を残している。安政六年四月十五日に引き継ぎがあり、徳明のほか田原文哉、平田亥蔵、三田道筑らが任命された。

徳明は、四月二十五日に東目村田村で一〇〇人ほどに接種した。五月十九日に川副下郷へ向かったが、実施できなかったため、六月二日に、再び川副下郷を訪れて九四人に接種している。このようにして領内各地を接種してまわり、その延べ接種人数は一二二四人にも及んだ。

徳明と同時期の引痘方一旬医師は、前述の四人のほかに、池尻玄栄、中野元龍、平川桃庵、冨永文英、納富春碩、塩田道圓、原田玄立など七人が『引痘方控』に記録されている。一一人前後の引痘方医師が、全領内を巡回して種痘を接種するシステムがきちんとできていた。

しかも、こうした引痘方医師の出張費用のほか、種痘接種料や諸運営費用はすべて、引痘方すなわち佐賀藩が負担しており、被接種者からは一銭も受け取らない、無料での種痘接種であった。徳明は約一年二ヵ月の出張経費などで約一二両二分の報酬を得ている。

天然痘予防の種痘（牛痘種法）の導入において、佐賀藩は、牛痘種法の最初の導入者であったことのほかに、種痘伝来直後から引痘方を設置し、藩費で種痘費用をまかない、藩医を領内に出張派遣させるなど先駆的で本格的な防疫システムをつくりあげたのである。

6　近代医学と佐賀藩

ドイツ医学と佐賀藩

佐賀藩は天保五年の医学寮創設時から、オランダ医学の背景にあるドイツ医学の導入に積極的であった。安政五年に設立された藩医学校好生館は、さらに西洋医学研修を推進し、維新後の明治四年（一八七一）の学則をみると、ドイツ医学を導入していたことがわかる。「第一条　医は人生死活の検をつかさどるの職にして、その任もっとも重し。第二条　幼年輩は独逸語を学ぶべき事、但し、蘭語等相学び、独見の場に至りたるものは勝手たるべし。また中途において、みだりに転学をゆるさず[71]」とあり、学則でこれから医学を学ぶ幼年者はドイツ語を学ぶことを決めている。ただし、蘭学で独見できる実力をもった者はそのままでよい、というものである。

佐賀藩出身医師相良知安は、好生館、佐倉の蘭方外科医佐藤泰然の順天堂、長崎でオランダ医師ボードインに学んだ。佐倉の順天堂へは、弟の相良元貞や佐賀城下の本庄町出身の永松東海らも学んでいる。

知安は、明治維新後の明治二年（一八六九）に文部省医学校取調御用係を命ぜられ、西洋医学導入の医学教育推進をはかった。彼は戊辰戦争で活躍したイギリス人医師ウィリスを推す薩摩などの意見を聞かず、ドイツ医学導入を熱心に推進し、明治三年にドイツ医学導入を決めた。

その背景には、相良知安の学んだ佐賀藩医学校好生館は、緒方洪庵の同門大庭雪斎らが進めるフーフェラント（ベルリン大学教授、『扶氏経験遺訓』原著者）らの影響があり、長崎を通じてのオランダ医学の背景にドイツ医学があったことなどで、ドイツ医学の基礎医学としての優秀性を認識していたことなどから、「西洋大学ノ盛ナルモノハ独乙ナリ、英仏ハ害アッテ利ナシ」[72]という信念でドイツ医学導入を目指したのだった。しかしその対立もあり、いったん部下の不正に連座して投獄されたが、明治四年に罪を許された。

冤罪のとけた知安は、明治五年に文部省に復職し、第一大学区医学校（前大学東校）校長に就任し、明治六年には文部省医務局長も兼務し、医制改革に乗り出したが、その直後にまた罷免された。

罷免された知安が構想していたのは、護健使（くすし）による医官制度をたて、国費による西洋医学校の全国への設置など医療国営制を骨子とするものであった。[73]彼の医制改革案は明治七年後任の長与専斎によって医制として公布された。知安の医療国営制は採用されず、私的開業を認め、公的医療への投資を軽減した内容であったが、西洋医学採用は基本方針となった。

医業免札制度による試験による開業免許制、藩医学校好生館での医師養成、ドイツ医学での西洋医学研修など、相良知安が近代医制改革をすすめる素地は、佐賀藩の藩営医療制度にあった。

松隈元南とその知友

江戸前期曲直瀬家門人の幕末期の子孫が松隈甫庵でありその子松隈元南である。松隈甫庵は、佐賀藩医として片田江堅小路に弘化二年（一八四五）から住んでいた。門人も多く、『医業免札姓名簿』によれば、有田泉山の郷医玄仲、弾馬殿家来内科原栄伯、内科中野宗三、播磨殿家来内科針科田尻柳仙、内科納冨寿伯、内外科西原文堂（甫庵・佐野孺仙・城島友竹門人）、内科吉原龍眠（甫庵・島田南嶺門人）、内科鳥巣南洋、内科迎仲益（熊次郎殿家来）ら九人が門人として記されている。(74) 子の元南にも門人があり、内科於保元通（主水殿家来）、内科峯亨（鍋島市佑被官・有田郷中里村）、内科迎亨叔（弾馬殿家来）、犬塚清逸（学四郎殿家来）、内科古川傳安（周防殿家来）、内科江上文哉ら六人が知られる。

元南の弟で、松隈甫庵の四男が須古侍医川崎道明の養子となった川崎道民である。道民は、江戸で漢学者・西洋砲術家として著名だった大槻磐渓の家塾に入門し、万延元年（一八六〇）の遣米使節団に参加している。帰国後は写真家・新聞発行などに尽力した。(75)

元南は安政六年（一八五九）、好生館機構改革により医官に採用され、西洋医術を研修し、万延元年（一八六〇）、教導方差次となる。文久四年（一八六四）教導方、明治二年（一八六九）二等医官教諭となり、病院長を命ぜられる。明治五年（一八七二）六月退職。新馬場で医院を開業した。(76)

甫庵と元南の墓と碑が光圓寺にある。元南の墓碑には、それを建てた門人らの名前が刻まれている。碑の南面に東京寄留　渋谷良耳、相良知安、永松東海、北島常泰、鐘ヶ江晴朝、秀島文生、城島陣善、西牟田豊親、大石良乙、峯源次郎、森永友健とあり、西面には高木文種、牧亮四郎、佐賀病院　山口錬治、江口保定、澤野種親、池田専助、野口秉助、山口亮橘、平野包朝、川﨑文敬、北面には森謙蔵、村岡安碩、納富六郎、迎當規、鹽田範一郎、高宗榮純、古川小次郎、門人　古川慎吾、高島景明、神田善純、木下元春、東面には、野口桃雲、佐藤昌九、於保玄賛、西安貞、田中宗哲、渋谷元英、横尾重興、小川良益、秋吉斟吾、江口愛之助、満壽女の名前が刻まれている。

東京寄留とある渋谷良耳（良次）は、安政六年（一八五九）七月には、好生館指南役宮田魯斎のもとで教導方差次を務め、万延元年（一八六〇）十二月に教導となった。明治二年四月、好生館内に医局を設け、一等医、二等医、三等医などの等級を定めたとき、一等医がなく、二等医教諭が松隈元南、三等医副教諭が渋谷良次であり、明治三年一月、好生館の副医長となっている。

明治五年七月に、札幌病院長として赴任し、札幌の医学教育を推進した。官費生を全道から募集し、発展後に外国医師を招特して純然たる医学校にする計画が、開拓使の財源難でついえたが、札幌の医学教育に尽力した功績は大きかった。[77]

相良知安は、前述したとおり、わが国の近代医学の礎を築いた一人である。永松東海は、佐賀城下本庄町の医師原家の出身で、蘭医ボードインに医学・化学を学び、佐賀の蘭方医永松玄洋の養嗣子となった。明治維新後、大阪府医学校講師を務めたのち、明治七年（一七七四）に初代東京司薬場長となったが、病気のためまもなく退任した。明治八年五月から東京医学校で生理学を講じた。『日本薬局方』の制定に尽力し、著書に『生理学』『定性化学試験要領』などがある。[78]

他の面々もまたわが国や佐賀の近代医学の発展に尽力したメンバーである。

佐賀藩医学教育と近代

佐賀藩の医学教育史を概観した。江戸前期曲直瀬家門人の肥前国出身者が最多であり、彼らの多くは佐賀藩医であったことなどから先進医学導入と医師養成に、佐賀藩は江戸前期から積極的であったことが判明した。藩費による医学稽古が十八世紀中頃から制度化されており、藩（国家）による医師養成が進んでいたことも先進的であった。さらに天明五年（一七八五）からの藩による医学教育は藩医だけでなく、町医や郷医ら領内全医師の医学的力量を高めようとするものであった。天保五年（一八三四）には医学寮が開設され、漢方医学だけでなく、ドイツ医学を背景とした西洋医学書も導入され、全領医師の学術向上が図られた。

医師はひとの生命にかかわる仕事だから、一定以上の学問と技術を必要とするという思想が、幕末期佐賀藩の医学教育の基本となり、嘉永四年（一八五一）から、全領内医師に対して試験に合格した者にのみ開業免許を与えるという医業免札制度を開始し、近代の開業医免許制度と医師の国家試験制度の先駆となった。

種痘（牛痘種法）を全国で最初に導入し、佐賀での実施ののち江戸へ分苗され、佐賀藩医伊東玄朴らの尽力でお玉が池種痘所が設立され、江戸から全国各地へ普及し、各地の蘭方医らの努力によって民衆を天然痘の恐怖から救うことになった。

佐賀藩領では引痘方を設置し、藩費による無料での種痘実施のシステムをつくりあげ、藩医だけでなく、町医・在村医や村民らにも西洋医学の有用性が伝わり、幕末期以後の佐賀藩における西洋医学化が進展した。

安政五年（一八五八）に創設された藩営西洋医学校好生館で、ポンペに師事した医師らにより、ドイツ医学を背景とする体系的な西洋医学教育が進められた。一方、江戸のお玉が池種痘所は、西洋医学所として幕府の公設西洋医学教育機関となり、維新後は、東校・大学東校となり、明治五年に第一大区医学校となった。

佐賀藩好生館で西洋医学を学んだ相良知安は、明治二年（一八六九）に文部省医務局長となり、わが国へのドイツ医学導入を推進し、明治五年には第一大区医学校校長となり、わが国近代医学の西洋医学化を推進し、『医制略則』などの医制改革案を起草し、明治七年（一八七四）の『医制』公布につながった。第一大学区医学校は東京医学校となり、明治十年（一八七七）には東京大学医学部となり、わが国明治期の西洋医学教育の中心的役割を担うこととなった。

佐賀藩の西洋医学教育が、人材を育て、わが国近代医学教育におけるドイツ医学導入や医制に大きく影響したことは確かであり、わが国近代医学教育の重要な礎となったのである。

注

（1）松田毅一・川崎桃太訳『フロイス日本史5』中央公論社、一九七八年、一七八頁。

（2）『医学天正記』（寛永四年・一六二七刊、佐賀市野中烏犀圓文庫本）の妊娠の部に「鍋島信濃守　内　年二十余　姙産月傷寒、寒熱汗無ク頭痛ニ嘔吐ス、脈浮数ナリ、解肌湯傳　芎蘇散芎　蘇　句　朮　門　飯　葛　等分　甘　葱　姜十一日〇衂出　又破水ノ如クナル者多ク下ル芷ヲ加フ　梔　十一日〇安産、産後身熱頭痛ニ清栄湯　小柴胡ニ四物地黄生用ヲ合ス

渋便　芷ヲ加フ」とある。

（3）『医学天正記』（同前）の淋三十七の部に「一鍋嶋信濃守年三十余　少年自リ淋病ヲ患フ、發ラ去フ時ラ不ス、須ク甚タ發シテ渋ヲ閉ツ、通シテ而後ニ痛甚タ張嚢ノ下ヲ引ク、大便結ス、脈弦實ナリ、清源湯　八正散ニテ　効ラ不ス、四物ニ加テ麹・通・梔・牠）各半、倍・虎ラ各小加テ、効アリ、関元ニ灸ス、五　十壮　膀胱ノ兪ヲ各五　十壮」とある。

（4）『當門弟之日記』写本、武田杏雨書屋蔵、史料番号乾五四六三。

（5）『明暦二年御直印之着到（嘉永二年子孫調書）』佐賀県立図書館寄託、財団法人鍋島報效会蔵。

（6）『葉隠聞書』一、小城市立歴史資料館寄託、個人蔵。

（7）『小城藩日記』にみる近世佐賀医学・洋学史料〈後編〉（以下『小城藩日記〈後編〉』）佐賀大学地域学歴史文化研究センター、二〇一〇年、七八―七九頁。

（8）『葉隠聞書』四、四七一、小城市立歴史資料館寄託、個人蔵。

（9）元和四年（一六一六）十一月七日、鍋島元茂より林利兵衛宛書状、小城市立歴史資料館所蔵。

（10）『佐賀医人伝』佐賀新聞社、二〇一八年、二一〇―二一一頁。

（11）『葉隠聞書校補』、佐賀県近世史料第八編第一巻、佐賀県立図書館、二〇〇五年、五一九頁。

（12）佐賀県医療センター好生館蔵、以下好生館蔵。

（13）鹿島医会編『藤津鹿島医師会史』、鹿島医会、一九六八年、五四四―五四七頁。

（14）同前、『藤津鹿島医師会史』、一―九頁。

（15）『鹿島藩日記』第四巻、一九八二年、三五三―六一五頁。

（16）『小城藩日記』にみる近世佐賀医学・洋学史料〈前編〉（以下『小城藩日記〈前編〉』）佐賀大学地域学歴史文化研究センター、二〇〇九年、一五―一六頁。

（17）『小城藩日記〈前編〉』、二二―二三頁。

（18）『小城藩日記〈前編〉』、三一頁。

（19）『小城藩日記〈前編〉』、四三頁。

（20）『小城藩日記〈前編〉』、一〇〇頁。

（21）『小城藩日記〈前編〉』、一〇〇頁。

（22）京都府医師会編『京都の医学史・資料編』思文閣出版、一九八〇年、二五一―二八六頁。

(23) 鶴田元逸『医断』、宝暦九年(一七五九)刊。原本は佐賀県立図書館所蔵。翻刻は『上村病院二五〇年史』医療法人春陽会うえむら病院、二〇一五年、一八一―二一二頁に所収。
(24) 『上村病院二五〇年史』口絵4。
(25) 『楢林家系図及累世履歴(以下楢林家系図)』長崎県歴史文化博物館所蔵。「左ニ記載スルハ佐賀公ヨリ蘭方医術修業被仰付、栄哲ノ門ニ入リ人々ナリ、尤モ服部文輔・高宗榮倫ノ両人ハ左ニ非ズ。佐野壽仙・富永逸哉・林梅馥・川副牛庵・上村春庵・納富春友(下略)」とある。
(26) 『佐賀県近世史料』第一編・第七巻(以下『近世史料一―七』)佐賀県立図書館、一九九九年、六五頁。
(27) 『近世史料』一―七、一四六頁、一七六頁。
(28) 野中忠兵衛宛烏犀圓製造許可書、佐賀市野中烏犀圓家所蔵。
(29) 天明五年(一七八五)医学教育開始触状(鍋島家文書、佐賀県立図書館寄託資料)。
(30) W・ミヒェル「カスパル・シャムベルゲル」『九州の蘭学』思文閣出版、二〇〇九年、一二―二〇頁。
(31) 『楢林家系図』長崎県歴史文化博物館所蔵。
(32) 副島廣之『勤王の先駆者　横尾紫陽』善本社、二〇〇一年。
(33) 「泰国院様御年譜地取七」『佐賀県近世史料　第一編第六巻』佐賀県立図書館、一九九八年、九三頁。
(34) 『近世史料』一―七、一三七―一三八頁。同一五九―一六〇頁、同一六七頁。
(35) 『京都の医学史・資料編』、三〇一―三三一頁。
(36) 『京都の医学史』資料編、三三二―三四八頁。
(37) 『佐賀医人伝』、八九―九〇頁。
(38) 高橋克伸「華岡家所蔵「門人録」翻刻資料」国立歴史民俗博物館研究報告第一一六集「地域蘭学の総合的研究」、二〇〇四年、四九八―五三七頁。
(39) 三好嘉子氏校注『草場珮川日記』西日本文化協会、一九七八年。
(40) 『佐賀医人伝』、三二―三三頁。
(41) 「直正公譜」『佐賀県近世史料　第一編第十一巻』佐賀県立図書館、二〇〇三年、三二頁。
(42) 中野禮四郎『鍋島直正公傳』第二巻、侯爵鍋島家編纂所、一九二〇年、一四四頁。
(43) 『多久御屋形日記』多久市立郷土資料館所蔵。

(44)『名家門人録集』上方藝文叢刊、一九八一年、一四六頁。

(45)『大坂医師番付集成』思文閣出版、一九八五年所収「浪花御医師名所案内記」、「俳優準観朧陽医師才能世評発句選」。

(46)『海内医林伝』・文政一一年・一八二八年刊。『新撰京都叢書』第九巻、新撰京都叢書刊行会、臨川書店、一九八六年所収。

(47)小澤健志「佐賀藩が所有していたオランダ語の医学書」佐賀大学地域学歴史文化研究センター研究紀要第八号、二〇一四年。

(48)伊東榮『伊東玄朴傳』所収「門人姓名録」による。

(49)『天然痘との闘い――九州の種痘』岩田書院、二〇〇八年、一二四―一四七頁。

(50)「直正公譜　三」『佐賀県近世史料第一編第一一巻、一八五―一八六頁。

(51)『緒方洪庵　適々斎塾姓名録』学校教育研究所、一九六七年所収。

(52)『佐賀県教育史』第四巻・通史編（一）、佐賀県教育委員会、一九九一年、八二―八三頁。

(53)「直正公御年譜地取七」『佐賀県近世史料　第一編第十一巻』、七四一―四二頁。

(54)青木歳幸「佐賀藩「医業免札姓名簿」について」、佐賀大学地域学歴史文化研究センター研究紀要第三号、二〇〇九年。

(55)「直正公御年譜地取八」『佐賀県近世史料　第一編第十一巻』、八〇二頁。

(56)前掲『佐賀県近世史料　第一編第十一巻』、八一一頁。

(57)多久『御屋形日記』安政五年の条、多久市立歴史資料館所蔵。

(58)『近世史料編　第一巻第十一編』、二六〇頁。

(59)『好生館史　好生館改築記念誌』佐賀県立病院好生館、一九七九年、一六頁。

(60)前掲『近世史料　第一巻第十一編』八四六頁に「同（安政五年十二月）廿六日、請役所ゟ　今般医学寮御改築ニ付而は、先年同所へ被下置候御文字之通、好生館と被相改方可有御座、其通申達候旨」とある。

(61)『朝陽詩集鈔』佐賀県立図書館所蔵、天保八年刻。

(62)『（多久）御屋形日記』多久市立歴史資料館所蔵、安政七年三月一三日条。

(63)同前、『（多久）御屋形日記』、安政七年閏三月二日条。

(64)同前、『（多久）御屋形日記』、万延元年四月十六日条。

(65)同前、『（多久）御屋形日記』、万延元年八月七日条。

(66)『登籍人名小記』鈴木要吾『蘭学全盛時代と蘭疇の生涯』伝記叢書一三七、大空社、一九九四年。

(67)『佐賀市史第二巻』同編さん委員会、一九七七年、四八三―四八四頁。「医師一統西洋法相学び候様仰せ付けられ候につき、最前相渡し置かれ候開業免札、旧年御取り立てに相成り候について追々改めて相渡され候わで叶わざる処、今に学業一新いたしかね、一般相渡さるべき様これなきにつき、余儀なく学業相改め候向々、当節相渡さる義に候、ついては御改築以来、毎々相渡され候次第もこれある処、今以て絶えて出席これなき向もこれあり、殊に一往開業差し免され候向は打ち追いの姿〔今までの状態〕にても苦しからざる哉に心得違いの向きもこれある哉相聞え宜しからざる義に候条、即今より一際出精、向〔来る〕亥年〔文久三年・一八六三〕まで学術共吃度右年限中相改めざる向は配剤をも差し留め相成る義に候条、其心得これあるべき事

　　西七月二日　　　好生館付役中」とある。

(68)『佐賀市史第三巻』(同編さん委員会、一九七七年)、四八四頁。「一件　西洋法の儀、治療は申すに及ばず　製薬等を初め諸事精密にこれあり候処より形の如く仰せ付け置かれ候処、宿習に泥み御趣意一貫いたしかね候通りにては決して相すまざる儀候条、漢法の向々一切取り止め西洋医に相改め候様仰せ付けられ候に付き、最も差しつけより〔直ちに〕取り止め候通りにては難渋の向もこれあるべく候条、御城下最寄より遠在にしたがい、左に書載の通り年限相立てられ候間、それまでの内、研究を遂げ吃度相改め候様、惣じて開業免札は西洋法熟達の向のみ、かつがつに〔そのたびごとに〕相渡され、自然右年限中相改めざる向は余儀なく七留〔治療禁止〕仰せつけらる義候条、此段筋々懇に相達さるべく候　已上」。

(69)伊万里市山代町山本進氏所蔵文書。

(70)『引痘方控』佐賀県立博物館所蔵。

(71)佐賀県医師会編『佐賀県医学史』佐賀県医師会、一九七一年、三四―三五頁。

(72)鍵山榮『相良知安』日本古医学資料センター、一九七三年、一〇六頁。

(73)『医制略則』佐賀県立図書館所蔵相良家文書。

(74)『佐賀医人伝』佐賀新聞社、二〇一八年、二三七頁。

(75)同前『佐賀医人伝』、七八―八一頁。

(76)同前『佐賀医人伝』、二三五―三六頁。

(77)同前『佐賀医人伝』、一二七―二八頁。

(78)同前『佐賀医人伝』、一八〇―八一頁。

第Ⅲ部
日本近現代の医学教育

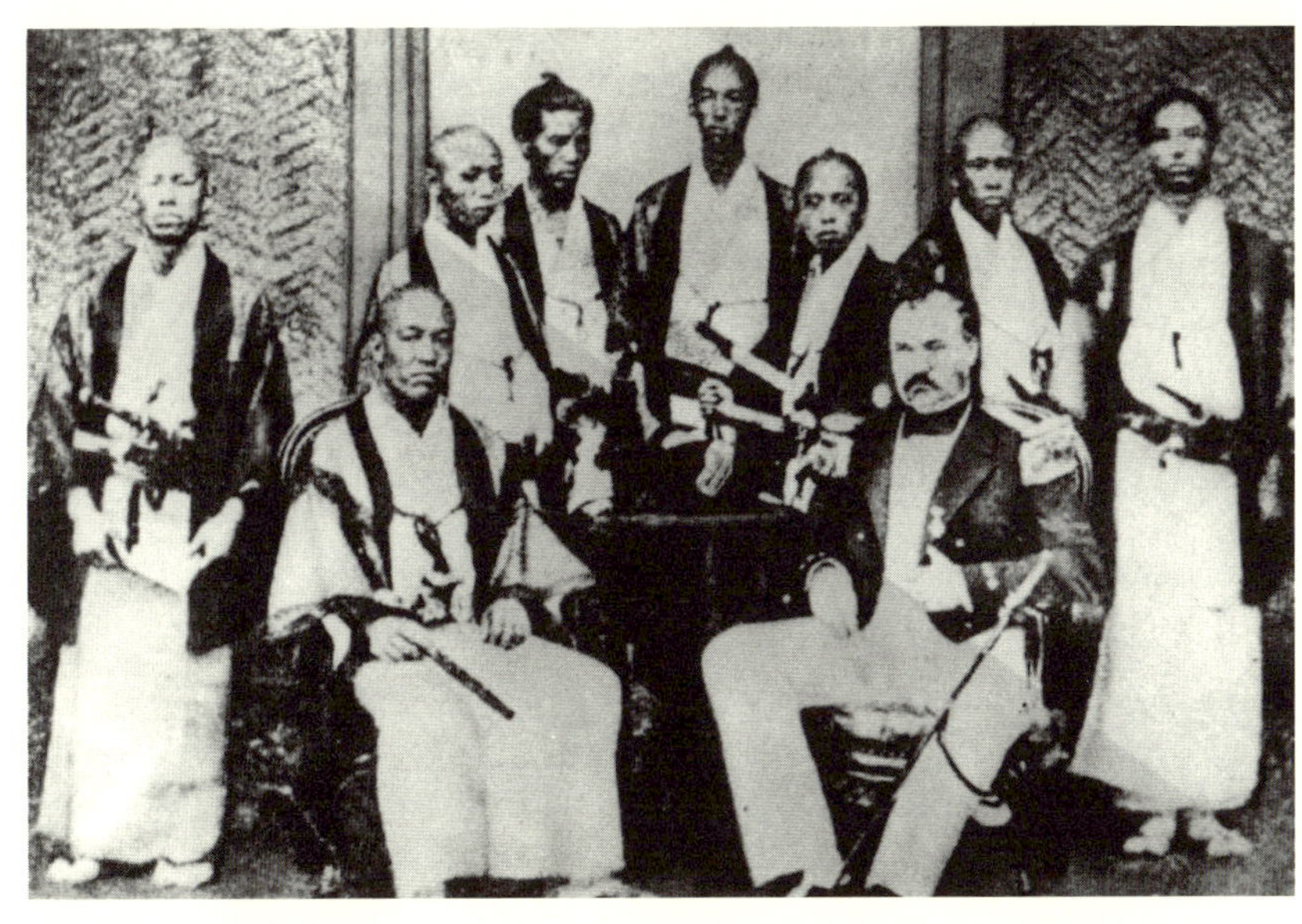

ポンペと松本良順，その弟子たち。順天堂大学・日本医学教育歴史館提供

第7章

近現代の医学教育の概観

明治以後の医師養成制度と医学校の変遷

坂井建雄

明治政府は、一八七二（明治五）年の学制により近代的な教育制度を定め、一八七四（明治七）年の医制によって西洋医学に基づく医療制度を定めた。その後も医学校における教育内容の充実と必要十分な数の医師の養成を図るために、さまざまな制度改革が積み重ねられた。医師資格に関する制度も変遷・発展し、戦前まで医師の資格には四種類のものが併存していたが、第二次大戦後の改革によって一種類に集約された。

その四種のうちの第一は従来開業で、申請により医師の資格を得るものである。江戸時代以来の漢方の開業医が明治以降にも医師として診療することができた。これによる医師の数は一八八五（明治十八）年がピークで、三万五三一九人にのぼった。

第二は各種学校で学び医術開業試験に合格するものである。これによる医師の数は一九一七（大正六）年がピークで、一万七九一二人にのぼった。

第三は一定の基準を満たした甲種医学校や専門学校を卒業するもので、その数は一九四八（昭和二十三）年がピークで三万四八二二人である。

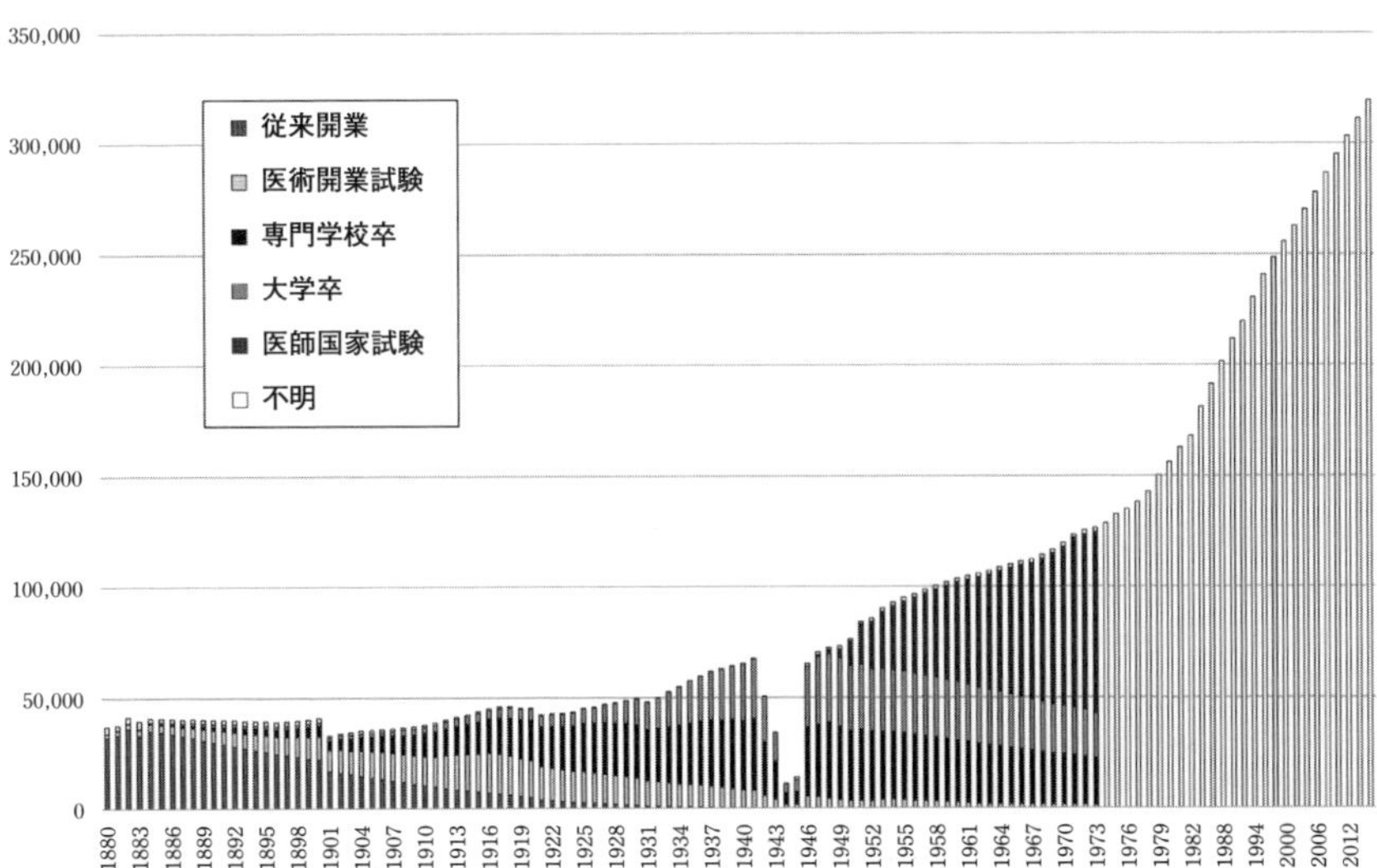

図1　医師の免許資格と医師数の推移　（厚生省医務局編『医制百年史』1976年による）

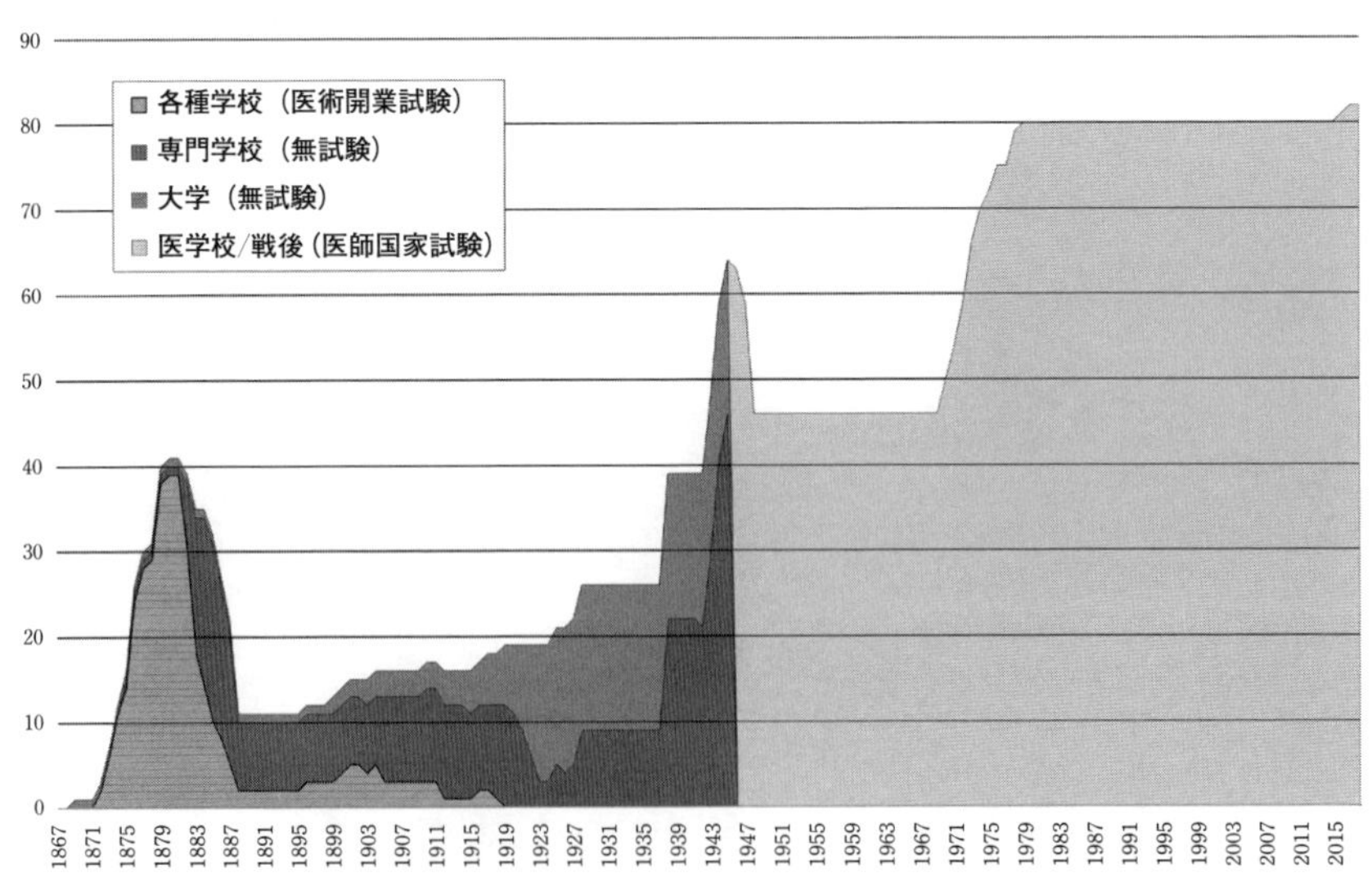

図2　医学校の種類と医学校数の変遷　（坂井建雄の調査による）

第四は帝国大学または大学医学部を卒業するもので、その数は一九二八（昭和三）年がピークで三万四六四人である。

これら四つの医師資格は併存しながら、明治以来の日本の医学の発展と成熟とともに変遷し、第二次大戦後に現在の制度に落ち着いた。医師の免許資格は一元化され、医科大学を卒業して医師国家試験に合格することが条件となった（**図1**、**図2**）。

明治初頭から現在に至るまで医学教育と医師資格付与制度は変遷を続けてきたが、ほぼ七つの段階に分けることができる。

前史　江戸時代の医師養成

江戸時代まで、医師として開業するための資格や公的な制度というものはとくになかった。新しく医師となろうとする者は、まず他の医師の下で徒弟として学び、さらに都市や先進地に遊学して高度な医学を学ぶのが通例であった。医師としての評価や名声は、有名な医師の元で学んで認められたという経歴によって得られ、いわゆる学統が重視された。和歌山の華岡青洲（1760–1835）や京都の新宮凉庭（1787–1854）など高名な医師が多くの門人を集めたのも、そのような背景がある。

江戸時代の後期には多くの藩が藩校を設立し、医学の専門教育機関を設ける藩も少なくなかった。これら藩の医学校では、医師を統制して医療の水準を確保することを大きな目的としていた。また十八世紀中期あたりから蘭方医学の習得に熱心な医師が増えてきたが、蘭方と漢方の医学は対立したわけではなく、医師たちは両者を折衷して医療を行っていた。蘭方医学を学ぶ塾として、緒方洪庵が大阪に開いた適塾（一八三九（天保十）年創立）と、佐藤泰然が佐倉に開いた順天堂（一八三八（天保九）年に和田塾として江戸に創設）はとくに多くの門下生を育てた。

幕末に江戸幕府は鎖国から開国に方針を転換し、長崎に海軍伝習所を置いてオランダ人から西洋の科学技術を学ばせた。オランダ海軍軍医のポンペ（1829–1908）も招かれて、基礎医学から臨床医学へと進む近代的な医学カリキュラムに基づいて西洋医学の教育を行った。ポンペによる医学教育は一八五七（安政四）年から五年間にわたり、処刑体を用いた人体解剖実習や、病院を設立して臨床実地教育を行った。ポンペの門下生からは、明治期の医学教育や医療行政を支える人たちが多数輩出した。

第一期　明治初頭の激動期

江戸幕府が倒れて明治政府が樹立されても、各藩で行われていた医学教育と医療行政に大きな変革はなかった。明治初頭には藩の設置した地方の医学校が少なくとも三三校あり、また政府の設立した医学校が四校（東京、大阪、長崎、陸軍）あり、その一部では外国人教師を雇い入れて医学教育を行っていた。しかし一八七一（明治四）年の廃藩置県によって、地方の医学校の多くは存立の基盤を失い、閉鎖を余儀なくされた。

明治の新政府にとって、西洋医学を取り入れて医学・医療を刷新することは急務であった。明治政府は一八六九（明治二）年に大学東校（現在の東京大学医学部）でドイツ医学を採用することを決定し、ドイツ人教師の招聘を図った。東京大学医学部での解剖学教育は当初はドイツ人教師が担ったが、一八八五（明治十八）年に小金井良精がドイツ留学から戻り最初の日本人の解剖学教授になった。日本語で教育する別課の解剖学教授には、一八七六（明治九）年に田口和美が着任した。東京大学医学部の最初の卒業生は一八七六（明治九）年に三一名が卒業し、一八七九（明治十二）年以後に毎年二〇～三〇名程度が卒業した。卒業生の多くは、その後に全国の公立医学校に採用されて医学教育を担うようになった。

学校教育制度を定めた法令として、学制が一八七二（明治五）年に公布された。学制は一八七九（明治十二）年に廃止され、わが国の教育の実状を考慮した教育令が新たに公布された。

医事衛生制度を定めた法令として、医制が一八七四（明治七）年に公布された。医制では、医師は医学教育の課程を修めさらに臨床経験を有することが条件とされたが、従来開業の者には実績を考慮して仮免状が与えられ、また試験を受けて開業の免許が与えられることも認められた。医制に基づいて一八七五（明治八）年から三府において、一八七六（明治九）年からは各府県において医師開業試験が行われることになった。試験科目は①物理、②化学、③解剖学、④生理学、⑤病理学、⑥薬剤学、⑦内科学外科学の七科目であった。医師開業試験は当初地方の実状に合わせて個別に実施されていたが、一八七九（明治十二）年に内務省から医師試験規則が出されて、試験の水準を確保して全国で統一的な試験が行われるようになった。医師開業試験を受験するための予備校的な医学校がこの頃急激に増える。公立の医学校は一八八一（明治十四）年には三七校に達して多くの医師を輩出したが、府県の財政の大きな負担となり、一八八七（明治二十）年を境に淘汰・集約される。一八八三（明治十六）年に医師免許規則と医術開業試験規則が公布され、試験は前期と後期に分けられ、受験するためにはそれぞれ一年半以上の修学履歴が必要となった。

医制の規定に基づいて東京大学医学部（一八七七（明治十）年までは東京医学校）の卒業生は本課と別課ともに無試験で医師の開業免状を下付された。しかし別課と同等の教育を行っている公立医学校にも同じ権利を求める運動が起こり、一八八二（明治十五）年の太政官達により一定の条件を具えた医学校の卒業生も無試験で免状を得ることができるようになった。そして同年の医学校通則によって医学校が甲・乙の二種に分けられた。甲種医学校は修業年限が四年で、東京大学医学部の卒業生（学士）を三名以上の教師が必要とされたが、卒業生は無試験で免状を与えられることになった。乙種医学校では必要な学士の教師は一名以上、修業年限は三年以上で、卒業後に医術開業試験を受ける必要があった。

明治初期に四四校の公立医学校があった（一校が移転したために四五ヵ所）。そのうち医学校通則による甲種は二一校、乙種は九校であった。また一八七七（明治二十）年以後に医学校として存続したものが八校、医学校としては廃止されたが病院として存続したものが三〇校（三一ヵ所）、医学校としても病院としても廃止されたのが六校である。医学校として存続した八校のうち、五校が高等中学校医学部となり、三校が公立医学校のまま存続した。これらは現

表1　明治初期の公立医学校＊

	所在地	医学校通則	後身	現在
〔関東地方〕				
埼玉県医学校	さいたま市	−	−	−
栃木医学校	栃木市	−	−	−
群馬県医学校	前橋市	−	−	−
茨城医学校	水戸市	乙種	私立茨城済生病院	−
千葉医学校	千葉市	甲種	第一高等中学校医学部	千葉大学医学部
〔甲信越地方〕				
新潟医学校	新潟市	甲種	新潟区病院	新潟大学医学部
長野県医学校	長野市	乙種	長野町外四ヶ町村公立病院	長野赤十字病院
山梨学校医学科	甲府市	−	山梨県病院	山梨県立中央病院
〔北陸地方〕				
金沢医学校	金沢市	甲種	第四高等中学校医学部	金沢大学医学部
福井医学校	福井市	乙種	福井県立病院	福井赤十字病院
富山医学所	富山市	−	富山病院	富山赤十字病院
〔中部東海地方〕				
愛知医学校	名古屋市	甲種	−	名古屋大学医学部
三重県医学校	津市	甲種	三重県立病院	三重大学医学部
岐阜県医学校	岐阜市	乙種	岐阜県病院	岐阜大学医学部
浜松医学校	浜松市	−	県立浜松病院	−
〔近畿地方〕				
大阪府立医学校	大阪市	甲種	−	大阪大学医学部
堺県医学校	堺市	−	−	−
京都府医学校	京都市	甲種	−	京都府立医科大学
神戸医学校	神戸市	甲種	県立神戸病院	神戸大学医学部
和歌山医学校	和歌山市	甲種	和歌山県病院	和歌山赤十字病院
〔中国地方〕				
岡山県医学校	岡山市	甲種	第三高等中学校医学部	岡山大学医学部
広島医学校	広島市	甲種	広島県病院	県立広島病院
華浦医学校	防府市	−	−	−
鳥取病院附属学校	鳥取市	乙種	県立鳥取病院	鳥取赤十字病院
島根県医学校	松江市	甲種	県立松江病院	松江赤十字病院
〔四国地方〕				
徳島医学校	徳島市	甲種	県立徳島病院	−
高知医学校	高知市	乙種	県立高知病院	医療法人野並会高知病院
高松医学校	高松市	−	愛媛県立高松病院	高松赤十字病院
松山医学校	松山市	乙種	県立松山病院	松山赤十字病院

〔九州地方〕				
福岡医学校	福岡市	甲種	県立福岡病院	九州大学医学部
小倉医学校	北九州市	−	企救郡立小倉病院	北九州市立医療センター
長崎医学校	長崎市	甲種	第五高等中学校医学部	長崎大学医学部
佐賀医学校	佐賀市	−	公立佐賀病院	佐賀県立病院好生館
大分県立医学校	大分市	甲種	大分県立病院	大分県立病院
熊本医学校	熊本市	甲種	県立熊本病院	熊本大学医学部
鹿児島医学校	鹿児島市	乙種	県立鹿児島病院	鹿児島大学医学部
宮崎病院附属医学校	宮崎市	−	公立宮崎病院	−
〔東北北海道地方〕				
須賀川医学校 ／福島医学校	須賀川市／ 福島市	甲種	公立岩瀬病院 ／県立福島病院	公立岩瀬病院 ／福島県立医科大学
宮城医学校	仙台市	甲種	第二高等中学校医学部	東北大学医学部
岩手医学校	盛岡市	甲種	県立岩手病院	岩手医科大学
済生館医学校	山形市	乙種	私立病院済生館	山形市立病院済生館
秋田医学校	秋田市	甲種	−	−
青森県医学校	弘前市	−	公立弘前病院	−
函館医学所	函館市	−	函館病院	市立函館病院

＊坂井建雄（2012）「明治初期の公立医学校」による

在の大学医学部へと発展している。病院として残った三〇校（三一病院）のうち、九病院は後に医学専門学校もしくは大学になり、現在の大学医学部につながっている。一七病院は現在でも病院として存続し、公立病院が八病院、赤十字病院が八病院、私立病院が一病院である。残りの五病院はその後に廃止された。公立医学校のない都道府県は、東京、神奈川、滋賀、奈良、沖縄の五つである。明治初期の公立医学校の多くは学校としては廃止されたが、現在の多くの府県において重要な医育・医療機関の礎となっている（**表1**）。

第二期　帝国大学と官立五校、公立三校の安定期

森有礼文部大臣は医学教育制度の大改革を行い、一八八六（明治十九）年に諸学校令を公布した。帝国大学令で東京大学は五つの分科大学をもつ帝国大学となり、医学部はその医科大学となって、大学院も設置された。簡易な医学教育を行っていた東京大学医学部の別課は、それに先立って一八八五（明治十八）年に廃止されていた。中学校令により中学校は高等・尋常の二等に分けられた。高等中学校は文部大臣の管理に属し、全国に五校設置され、帝国大学

に入るための予備教育を行うとともに、専門学部をおいて専門教育も行った。

一八八七（明治二十）年に、公立医学校の存立基盤を揺るがす大きな制度変更が行われた。勅令により、府県立医学校の費用を、明治二十一年以降、地方税から支弁することが禁止された。その頃、東京大学医学部を卒業した医学士の給料は知事に準じるほどの高給で、医学校の費用は府県の財政を大きく圧迫していた。甲種医学校のうちの五校（千葉、仙台、岡山、金沢、長崎）は官立に移管されて高等中学校の医学専門部になったが、多くは廃校となった。公立の医学校として残ったのは、経営基盤の安定している京都、大阪、愛知の三校のみであった。

この時期の著名な私立医学校として、済生学舎と成医会講習所がある。済生学舎は一八七六（明治九）年に長谷川泰（1842–1912）により本郷元町に設立され、医術開業試験のための準備教育を行い、約一万人の医師を送り出したといわれる。専門学校令の公布に伴い一九〇三（明治三十六）年に廃校した。成医会講習所は一八八一（明治十四）年に高木兼寛（1849–1920）が設立し、東京慈恵医院医学専門学校（一九〇三／明治三十六）を経て東京慈恵会医科大学（一九二一／大正十）となった。

第三期　私立医学専門学校への庇護と統制

一九〇三（明治三十六）年に専門学校令が公布された。この勅令では帝国大学・高等学校・高等師範学校以外のすべての高等教育機関を専門学校として位置づけ、私立専門学校にも庇護と統制を及ぼすものであった。一九〇五（明治三十八）年には医師免許規則が改正され、私立専門学校にも無試験で医師免許授与の特典が与えられることになった。

一九〇六（明治三十九）年に医師法が施行され、医師の免許資格が積極的に規定された。医師となるには一定の資格を有し内務大臣の免許を受けることとされた。その資格としては、①医科の大学または専門学校の卒業、②医師試験の合格、③外国の医師、とされた。また医術開業試験の廃止を予定（一九一四／大正三）し、一九一六（大正五）年に実際に廃止された。医術開業試験のみで医師になる道はなくなり、医師になるためには国によって認められた医科大学もしくは医学専門学校を卒業することが必要になった。

第四期　私立医学専門学校への規制強化と大学昇格への道

医術開業試験の廃止以後、医師の資格を得るためには、官立、公立および文部大臣の指定を受けた私立の医学専門学校を卒業するか、それ以外の私立の医学専門学校を卒業して医師試験を受けて合格する必要があった。私立の医学校は専門学校の認可をまず受けて卒業生の医師試験受験資格を確保する必要があり、さらに文部大臣の指定を受けて試験免除の指定資格を得ることが目標となった。

この頃大阪医学校長の佐多愛彦（1871–1950）は、ドイツ留学の経験をもとに医育一元論を主張した。医師養成は専門学校のような実務的で年限の短い教育機関に任せるのではなく、ドイツのように学問の府たる大学で一元化して行われるべきであるとした。一九〇一（明治三十四）年には「医育論」を、一九〇八（明治四十一）年には「医育に関する意見書」を発表した。一九〇九（明治四十二）年には東京帝大医科大学教授の大澤岳太郎、入沢達吉らとともに医育統一を求める建議を文部大臣に提出した。

一九一八（大正七）年に大学令が公布されて、帝国大学以外の官立・公立・私立の大学や、総合大学ではない単科の大学も認められることになった。

医学教育をもっぱら大学で行うべしとする医育一元論に対して、医学専門学校が必要だと主張する論者もいた。額田豊は日本大学医学専門学部（現・日本大学医学部）と帝国女子医学専門学校（現・東邦大学医学部）の設立者で、医育を大学教育だけに統一すると、気位ばかり高い医師ができて、農山漁村には医師の行き手がなくなり、地方ではますます不足する結果となると論じた。上條秀介が設立した昭和医学専門学校の創設趣旨には、「昇格大学は頻りに最高権威たる帝大を模倣し、動物実験に化学実験に、学問の蘊奥を究めんとせり。〔…〕年々歳々、崇高なる理論に通暁せる学徒の各大学より輩出を見るも、実地診療に経験ある真の臨床家は誠に寥々たるのみ」と記されている。

これ以後、一九三〇（昭和五）年頃までに、帝国大学医学部が増設され、医学専門学校が大学に昇格する一方、私立医学専門学校の創設も行われて、わが国の医学校が量的にも質的にも充実していく。

第五期　戦時下の医師需要への対応

一九三七（昭和十二）年の日華事変の勃発と戦域の拡大によって軍医として応召される者が増加し、医師の増員が急務となった。一九三九（昭和十四）年に陸軍省・海軍省・厚生省の発起により、各帝国大学医学部と官公立医科大学宛に三カ年の期限つきで臨時附属医学専門学校の設置が要請された。一九三九（昭和十四）年五月に、七つの帝国大学と六つの官立医科大学に臨時附属医学専門部が附置された。一九四二（昭和十七）年頃より一九四五（昭和二十）年の終戦の直前までの間に、公立と私立の医科大学に附属医学専門部が附置された。また医学専門学校が各地に新設され、国立の医学専門学校が六校と公立の医学専門学校が一八校設立された。私立では順天堂医学専門学校が一九四四（昭和十九）年に開校した。また医学教育の教育年限にも若干の短縮が行われた。

日本の海外進出に伴って、その統治下に入った台湾、朝鮮、樺太にも医学校が設置された。実質的に日本の支配下にあった満洲・関東州でも五校の医科大学があり、また官立旅順医学専門学校も日本人を含む卒業生を送りだしていた。

第六期　戦後の医学教育改革

終戦後に連合国軍総司令部の指導により衛生行政の広範な改革が行われた。医師の制度に関しては、実地修練制度（インターン制度）と国家試験制度が実施された。これは戦時中に行われた医学校の急増設、教育機関の短縮などによる教育内容の低下や、欧米諸国の資格水準の向上といった状況に対処するものであった。①医師国家試験を新たに設けた。②従来の医師試験は医師国家試験予備試験に代えられた。③医師国家試験の受験資格として、所定の医学校の卒業（または国家試験予備試験合格）の後に、一年以上の実地研修が要件とされた。医師国家試験の第一回は一九四六（昭和二十一）年に部分的に行われたが、全国的な医師国家試験は一九四七（昭和二十二）年五月に始まった。

学校教育も戦後になって改革された。一九四七年に教育基本法と学校教育法が公布され、小学校六年・中学校三年・高等学校三年・大学四年（医学部は六年）の新しい学制が始まった。それまでの専門学校は新制の大学に含められることになった。医学専門学校は施設・設備および医学教育の水準が多様であったために、大学昇格の可能性を調査・判定されることになり、旧制の医科大学ないし医学部に昇格し、次いで新制大学に転換したものが多いが、一部は大学に昇格できずに廃止された。

一九四八（昭和二十三）年に医師法が公布され、医師国家試験の受験要件として文部大臣の認定した大学を卒業し一年以上の実地修練を行うことが定められた。一九四九（昭和二十四）年の国立大学設置法により新制国立大学が発足した。医師の資格を得るためにはこれまで複数のコースがあり、医学教育の水準や資格の要件も多様であったが、ここで初めて医科大学での六年間の学習を経て、医師国家試験に合格するという共通の基準によって、医師の資格が付与されることになった。

第七期　インターン制度の廃止と医科大学の新設

一九六〇年代から、大学医学部卒業後の一年間の実地修練生（インターン）について、地位と身分の不明確さが問題となった。実地修練病院の指導体制が整っておらず、実地修練生に対し生活基盤を保証する措置がなかった。一九六七年にはインターン制度完全廃止を求める学生運動が活発になり、その年の医師国家試験では八〇％ほどの学生が受験をボイコットするなど大きな社会問題となった。一九六八（昭和四十三）年に医師法が改正されてインターン制度は廃止され、大学の医学部を卒業した者は直ちに医師国家試験を受験することができるようになった。これに代わ

表2　日本の医科大学（2019年現在）

種別	名称	所在地	設立	由来
国立	東京大学医学部	東京都	1869	大学東校／帝国大学医科大学
国立	京都大学医学部	京都市	1899	京都帝国大学医科大学
国立	東北大学医学部	仙台市	1879	宮城医学校／東北帝国大学医科大学
国立	九州大学医学部	福岡市	1880/1896	福岡医学校／九州帝国大学医科大学
国立	北海道大学医学部	札幌市	1919	北海道帝国大学医学部
国立	大阪大学医学部	吹田市	1873	大阪府立医学校／大阪帝国大学医学部
国立	名古屋大学医学部	名古屋市	1873	愛知医学校／名古屋帝国大学医学部
国立	新潟大学医学部	新潟市	1873/1910	新潟医学校／新潟医学専門学校
国立	岡山大学医学部	岡山市	1879	岡山県医学校
国立	千葉大学医学部	千葉市	1876	千葉医学校
国立	金沢大学医学部	金沢市	1872	金沢医学校
国立	長崎大学医学部	長崎市	1857/1876	医学所／長崎医学校
国立	熊本大学医学部	熊本市	1878/1896	熊本医学校／熊本医科大学
国立	東京医科歯科大学医学部	東京都	1944	東京医学歯学専門学校
国立	弘前大学医学部	弘前市	1944	青森医学専門学校
国立	徳島大学医学部	徳島市	1943	徳島医学専門学校
国立	鳥取大学医学部	米子市	1945	米子医学専門学校
国立	群馬大学医学部	前橋市	1943	前橋医学専門学校
国立	信州大学医学部	松本市	1944	松本医学専門学校
国立	広島大学医学部	広島市	1877/1945	広島医学校／広島医学専門学校
国立	鹿児島大学医学部	鹿児島市	1880/1943	鹿児島医学校／鹿児島医学専門学校
国立	神戸大学医学部	神戸市	1876/1944	神戸医学校／兵庫県立医学専門学校
国立	岐阜大学医学部	岐阜市	1875/1944	岐阜県医学校／岐阜県立女子医学専門学校
国立	山口大学医学部	宇部市	1944	山口県立医学専門学校
国立	三重大学医学部	津市	1876/1943	三重県医学校／三重県立医学専門学校
国立	秋田大学医学部	秋田市	1945/1970	秋田県立女子医学専門学校／－
国立	筑波大学医学専門学群	つくば市	1973	－
国立	山形大学医学部	山形市	1973	－
国立	愛媛大学医学部	東温市	1973	－
国立	宮崎大学医学部	宮崎市	1973	宮崎医科大学
国立	旭川医科大学	旭川市	1973	－
国立	浜松医科大学	浜松市	1974	－
国立	滋賀医科大学	大津市	1974	－
国立	富山大学医学部	富山市	1975	富山医科薬科大学
国立	島根大学医学部	出雲市	1975	島根医科大学
国立	高知大学医学部	南国市	1976	高知医科大学
国立	大分大学医学部	由布市	1976	大分医科大学
国立	佐賀大学医学部	佐賀市	1976	佐賀医科大学
国立	福井大学医学部	永平寺町	1978	福井医科大学
国立	山梨大学医学部	中央市	1978	山梨医科大学

国立	香川大学医学部	三木町	1978	香川医科大学
国立	琉球大学医学部	西原町	1979	−
国立	防衛医科大学校	所沢市	1973	−
公立	京都府立医科大学	京都市	1872	京都府医学校
公立	札幌医科大学	札幌市	1945	道立女子医学専門学校
公立	福島県立医科大学	福島市	1879/1944	須賀川医学校／福島県立女子医学専門学校
公立	横浜市立大学医学部	横浜市	1944	横浜市立医学専門学校
公立	名古屋市立大学医学部	名古屋市	1944	名古屋市立女子医学専門学校
公立	大阪市立大学医学部	大阪市	1944	大阪市立医学専門学校
公立	和歌山県立医科大学	和歌山市	1945	和歌山県立医学専門学校
公立	奈良県立医科大学	橿原市	1945	奈良県立医学専門学校
私立	慶応大学医学部	東京都	1873/1917	慶應義塾医学所／−
私立	東京慈恵会医科大学	東京都	1881	成医会講習所
私立	日本医科大学	東京都	1904	私立日本医学校
私立	日本大学医学部	東京都	1925	日本大学専門部医学科
私立	東京女子医科大学	東京都	1900	東京女医学校
私立	東京医科大学	東京都	1916	東京医学講習所
私立	東邦大学医学部	東京都	1925	帝国女子医学専門学校
私立	昭和大学医学部	東京都	1928	昭和医学専門学校
私立	順天堂大学医学部	東京都	1838/1943	順天堂／順天堂医学専門学校
私立	大阪医科大学	高槻市	1927	大阪高等医学専門学校
私立	関西医科大学	枚方市	1928	大阪女子医学専門学校
私立	久留米大学医学部	久留米市	1928	九州医学専門学校
私立	岩手医科大学医学部	盛岡市	1902/1928	私立岩手医学校／岩手医学専門学校
私立	北里大学医学部	相模原市	1970	−
私立	杏林大学医学部	三鷹市	1970	−
私立	聖マリアンナ医科大学	川崎市	1971	東洋医科大学
私立	帝京大学医学部	東京都	1971	−
私立	埼玉医科大学	毛呂山町	1972	−
私立	獨協医科大学	壬生町	1973	−
私立	東海大学医学部	伊勢原市	1974	−
私立	愛知医科大学	長久手市	1971	−
私立	藤田医科大学医学部	豊明市	1971	名古屋保健衛生大学医学部
私立	金沢医科大学	内灘町	1972	−
私立	兵庫医科大学	西宮市	1972	−
私立	近畿大学医学部	大阪狭山市	1974	−
私立	川崎医科大学	倉敷市	1970	−
私立	福岡大学医学部	福岡市	1972	−
私立	自治医科大学	下野市	1972	−
私立	産業医科大学	北九州市	1978	−
私立	東北医科薬科大学医学部	仙台市	2016	−
私立	国際医療福祉大学医学部	成田市	2017	−

って研修医制度が始まり、医師は免許を受けた後も二年以上臨床研修を行うよう努めることとなった。

戦後に医学専門学校が新制大学に昇格して以後、医師数は過剰であるとの認識のもと、医科大学の新設は抑制されていた。一九六一（昭和三十六）年の国民皆保険制度発足から医療需要が急速に拡大し、一九六三（昭和三十八）年度から医科大学の定員増が図られるようになった。一九七〇（昭和四十五）年の秋田大学医学部の開設をきっかけとして、その後一〇年ほどの間に国立および私立の医科大学が急激に新設されていった。一九七九（昭和五十四）年の琉球大学医学部の開設が最後になり、その後ながらく新設は行われなかったが、二〇一六・一七（平成二十八・二十九）年に私立医科大学が二校新設された（**表2**）。

医学教育に関わるその後の制度変更として、一九九一（平成三）年の大学設置基準の改正により、授業科目の開設や教育課程の編成が自由化され、大学の責任のもとに行われることになった（いわゆる大綱化）。文部科学省主催の医学・歯学教育のあり方に関する調査研究協力者会議から、二〇〇一（平成十三）年に医学教育モデル・コア・カリキュラムが提示され、各医科大学でカリキュラム改革が進められた。またモデル・コア・カリキュラムの到達目標に準拠した臨床実習開始前の全国的に共通な標準評価試験である共用試験（ＣＢＴおよびＯＳＣＥ）が、二〇〇二（平成十四）年から試行され、二〇〇五（平成十七）年から正式実施されている。卒後の臨床研修は二〇〇四（平成十六）年度から必修化され、多くの新人医師が大学病院を離れて一般病院で臨床研修を行うようになった。医師の不足が社会的な問題となり、二〇〇八（平成二十）年から医学部の定員増が図られ、定員総数はそれまでの七六二五人から、二〇一四（平成二十六）年には九〇六九人となった。また米国医師免許取得の第一段階である米国医師免許試験（ＵＳＭＬＥ）の受験に際し、二〇二三年から、アメリカ医科大学協会（ＡＡＭＣ）または世界医学教育連盟（ＷＦＭＥ）の基準により認証を受けた医学部を卒業することが必須となった。これに合わせてわが国の医科大学はこぞって、国際基準の認証評価を受けるべくカリキュラムを初め規則・制度の改革に動き始めている。

参考文献

相川忠臣『出島の医学』長崎文献社、二〇一二年
天野郁夫『大学の誕生』中央公論社、二〇〇九年
泉孝英『外地の医学校』メディカルレビュー社、二〇〇九年
海原亮『近世医療の社会史——知識・技術・情報』吉川弘文館、二〇〇七年
海原亮『江戸時代の医師修業——学問・学統・遊学』吉川弘文館、二〇一四年
小川鼎三編『東京大学医学部百年史』東京大学医学部創立百周年記念会、一九六七年
吉良枝郎『幕末から廃藩置県までの西洋医学』築地書館、二〇〇五年
吉良枝郎『明治期におけるドイツ医学の受容と普及——東京大学医学部外史』築地書館、二〇一〇年
厚生省医務局『医制八十年史』印刷局朝陽会、一九五五年
厚生省医務局編『医制百年史』ぎょうせい、一九七六年
坂井建雄「我が国の近代解剖学教育の成立過程」『解剖学雑誌』第八三巻、一〇五—一一六頁、二〇〇八年
坂井建雄「明治初期の公立医学校」所収、坂井建雄編『日本医学教育史』東北大学出版会、二〇一二年、六一—一一三頁
坂井建雄「近代医学教育のあゆみ」『医譚』第118号、九—二五頁、二〇一五年
坂井建雄・澤井直・瀧澤利行・福島統・島田和幸「我が国の医学教育・医師資格付与制度の歴史的変遷」『医学教育』四一巻、二〇一〇年、三三七—三四六頁
C・F・サムス著、竹前栄治編訳『GHQサムス准将の改革——戦後日本の医療福祉政策の原点』桐書房、二〇〇七年
志村俊郎「明治期における私立医学校の教育」所収、坂井建雄編『日本医学教育史』東北大学出版会、二〇一二年、一一五—一四七頁
橋本鉱市『専門職養成の政策過程—戦後日本の医師数をめぐって』学術出版会、二〇〇八年
文部省『学制八十年史』大蔵省印刷局、一九五四年
文部省『学制百年史』帝国地方行政学会、一九七二年

第8章

近現代の医学教育の諸相〈1〉

十九世紀のオランダ語基礎医学教科書と蘭人教師たちの影響

相川忠臣
ハルメン・ボイケルス

1　西洋式近代医学教育の創始

モーニッケ（O. G. J. Mohnike　在日期間 1848–51）は初めて聴診器をもたらし、牛痘の普及に成功した日本近代医学のさきがけである。彼の『日本医療報告』によれば、西欧が統治しないアジアの国々に比べ、幕府は精密で賢明な施策をおこなっている。しかしハンセン氏病、梅毒、天然痘等の伝染病対策は欠如しており、隔離する病院もない。医師国家試験や開業医試験はなく、医師は塾で学んだ後家業の医家を継いでいる。国立医学校がなく、法医学や公衆衛生の発展は望めない。西欧のやぶ医者より知識のある蘭方医が多くいるが、患者の診療となると診断学の知識はなく、解剖生理などの基礎医学を学んでいないので、疾患臓器を判断できないとある。(1)この厳しい指摘がポンペの近代医学教育創始の指針となったと思われる。

表1　ポンペの基礎医学講義日程

	1858年			1859年	
	午前	午後		午前	午後
月	物理学	化学	月	病理学総論	化学→薬理学
火	解剖学	包帯学→*生理学総論	火	解剖学	生理学各論
水	物理学	化学	水	病理学総論	化学→薬理学
木	解剖学	*生理学総論	木	解剖学	生理学各論
金	物理学	包帯学→*化学	金	病理学総論	化学→薬理学
土	解剖学	化学	土	解剖学	採鉱学

日本近代医学教育の父、ポンペ（J. L. C. Pompe van Meerdervoort 在日期間 1857–62）は、一八四五年十六歳でユトレヒト陸軍軍医学校に入学し、ドンデルス（F. C. Donders, 1818–89）に解剖学と生理学を学んだ。ドンデルスはヨーロッパを代表する生理学者の一人である。ポンペの実験医学を重視する科学的精神は彼の教えによるものであろう。ポンペは最初に長崎奉行所西役所で医学伝習を開始し、学生が増えてからは大村町の旧高島秋帆邸内の長屋に移った。一八五九年前半まで続いた海軍伝習中は、医学生だけでなく海軍伝習生を対象に自然科学分野科目、物理学、化学、採鉱学を教え、同時に医学生には解剖学、包帯学、生理学を教えた。一八五九年には病理学総論と薬理学を開始し、翌年、病理学各論・治療（内科学）と外科学の臨床医学を始めた。一八六一年九月二十日の近代的西洋式病院、養生所の開院前後には内科学、外科学、眼科学の講義は終了し、病院のベッドサイドで診療と治療の実際が教えられた。臨床講義が始まり、臨床検査学、法医学、産科学も教えられた。自然科学、基礎医学、臨床医学、病院実習と進む整然とした近代的医学教育が実施されたのである。(2)

表1のポンペの基礎医学講義日程は参考文献にあげたポンペの医療報告(3)と佐賀藩史料『松乃落葉』(4)によって作成した。

包帯学は一八五八年九月に終了。そのあとに「生理学総論」と「化学」をいれた。『松乃落葉』に一八五八年度の木曜午後に記載がないが、一八五九年二月に週四時間の生理学総論は終了し、一八五九年の生理学と同時間帯であるので、生理学総論を入れた。化学は一八五九年中途に終了し薬理学を開始。ポンペの講義時間は一コマ一時間半である。『松乃落葉』には、解剖学は解体術、物理学は究理学、化学は月曜のみ分析学但出島、他の曜日は分析術出島、包帯学は巻木綿と表記されている。金曜日には本来の講義以外に土曜日の講義が重複して記載されているが、重複部分をを削除した。

ポンペの後を継いだボードイン（A. F. Bauduin　在日期間 1862–70、一時帰国有）はユトレヒト陸軍軍医学校で一五年の教官歴がある練達の教官であった。長崎と大学東校で日本初の新興の神経生理学を講義している。彼は初めて検眼鏡と喉頭鏡をもたらし、最新の臓器別の医学を教えた。すなわち臓器別内科学、近代眼科学、耳鼻科学、喉頭の発声の生理学、腎泌尿器学、婦人科学である。(5)

ボードインは一八六四年物理学や化学、博物学、薬学などを学ぶ分析窮理所を建設、ユトレヒト陸軍軍医学校を卒業後ユトレヒト大学で化学を学び、軍医学校の助手を務めていたハラタマ（K. W. Gratama, 1831–88）の招聘に成功した。養生所・医学所は理学校に相当する分析窮理所をあわせ持ち、自然科学と医学を学ぶ大学レベルの教育機関となり、精得館と改称した。ボードインは江戸に医学校と理学校を設立することを幕府に提案、まずハラタマが江戸の開成所に赴任したが、一八六七年の大政奉還で水泡に帰した。しかし明治維新政府の医学校取調御用掛に登用されたボードインの弟子の相良知安と岩佐純は、江戸でオランダ医学に代わってドイツ医学を導入することに成功した。政府は幕府とボードインの約定を無にせず、大坂での開校を許し、ハラタマは舎蜜局（せいみ、化学の意）を、ボードインは緒方惟準とともに大坂医学校を設立した。(6)

十九世紀前半とポンペ来日前後のオランダ語教科書使用の調査

十九世紀前半は、オランダがフランスに占領され蘭領インドを失った時期である。再び蘭領インドがオランダに戻り、商館医チューリンフ（N. Tullingh）とフォン・シーボルト（P. F. von Siebold, 1796–1860）の頃活発な交流があった。しかしフォン・シーボルトが一八二九年末に国外追放されて後、出島商館医は一九年間も赴任しなかった。一八四八年、ようやく近代医学のさきがけモーニッケが来日した。ポンペが系統的な近代医学教育を一八五七年に開始し、ボードインがポンペの後を継いで活躍した時代にオランダ医学は組織的に導入されたのである。しかし明治維新政府がドイツ医学を採用すると状況は激変した。

十九世紀前半と、一八五七年のポンペ来日前後とで、どのようなオランダ語基礎医学と自然科学の教科書が日本で使用され、どのような教科書が使用されなかったかを調査し、日本の近代医学導入の実像を少しでも明らかにしたいと思った。本章後半の〈資料編〉には、解剖学、生理学、化学、病理学総論のオランダ語教科書を『オランダ医学書目録 *Bibliotheca Medica Neerlandica*』(一九三〇年)を基にし、リストアップした。本邦での利用を知る目的で、一.江戸幕府蘭書、二.佐賀藩、武雄藩、佐倉藩、越前藩、大野藩、松江藩、萩藩、加賀藩の各藩蘭書、三.江戸の坪井塾、京都の新宮、山脇、小石の各蘭方塾の蘭書、四.モーニッケの『日本医療報告』にある出島蘭医書、五.宮下三郎氏による蘭方医書の原典調査、六.永積洋子氏による輸入蘭書目録、を調べて教科書リストと対比してみた。

蘭書の目録中で重要なのは次の二つである。江戸幕府蘭書は、国立国会図書館上野支部で見つかった大部分蘭書である三六三〇冊の洋書に加え、さらに五つの図書館の蘭書を集めて蘭学資料研究会(会長緒方富雄)が編集した『江戸幕府旧蔵蘭書総合目録』によるものである。佐賀藩および武雄藩蘭書は主に『佐賀藩旧蔵蘭書目録』(松田清編)によるが、その規模は大きく、目録には蘭医書タイトル翻訳と、ドイツやフランスの原典も示されている。

さらに続編として薬物学、衛生・公衆衛生学、法医学の基礎医学分野と物理学、植物学の自然科学分野のオランダ語教科書についても将来報告する予定である。

2　ポンペの解剖学、生理学、病理学総論と化学のオランダ語講義ノートとその原典

ポンペは信頼できる講義内容の正確な伝達に配慮して、定評のあるオランダ語教科書から重要部分を抜粋して講義のためのノートを作成し、それに基づいて講義をしている。講義終了後そのノートを弟子たちが翻訳し、ポンペの日

本語講義録として世に広まった。

一九九九年、筆者らは日本赤十字社松江病院にあるポンペのオランダ語講義ノートを調査した。H・ボイケルスによれば、ポンペの自筆ではなく、日本人の弟子がポンペの化学、生理学総論と各論、病理学総論と眼科学のオランダ語講義ノートを出島で筆写したものであった。化学のオランダ語講義ノートは故・芝哲夫大阪大学名誉教授により調査され、原典を見つけて『ポンペ化学書』（二〇〇五年）として出版された。その中で化学の講義ノートの筆跡は松本良順であると断定されている。生理学各論の一部を除いて他の講義ノートも化学と同一の筆跡であり、松本良順の筆写によるものであろう。これらの講義ノートの装丁は日本人によるものとは違い、タイトルの書かれた背表紙と傷つきやすい四隅のみ革皮で覆われている。ポンペのオランダ語薬物学講義ノート、『簡約薬物学提要 *Beknopte handleiding tot de geneesmiddelleer*』が三冊、日本赤十字社松江病院にある。『簡約薬物学提要』は一八六二年、Desima の Nederlandsche Drukkerij（出島阿蘭陀出版所）で印刷されており、本格的な印刷である。良順らの筆写したポンペ講義ノートの表紙はその装丁よりはるかに立派である。出島阿蘭陀出版所で特別に装丁されたものであろう。『簡約薬物学提要』にはインデルマウル（G. Indermaur, 1831-88）の名が中表紙裏にある。一八五九年末海軍伝習派遣隊がオランダに帰国する際、派遣隊が設けた出島阿蘭陀出版所はフォン・シーボルトに引き継がれ、出版所の責任者インデルマウル（派遣隊の看護長、家業が印刷業）は帰国せず、別名シーボルト出島印刷所で働いていた。

一方佐倉市の国立歴史民俗博物館には佐藤尚中が筆写したポンペの内科学、病理学総論、外科学のオランダ語講義ノートが、佐藤家から寄託されている。順天堂大学医史学教室には解剖学オランダ語講義ノートが、日本大学には生理学オランダ語講義ノートがあった。これらのポンペのオランダ語講義ノートのうち、解剖学、生理学、病理学総論の主要な原典を明らかにできた[7]。

解剖学、生理学、化学、病理学総論の各項でポンペの講義録の原典と内容について述べる。A、B、C、Dの略号に付した文献資料番号は、後半の〈資料編〉に対応している。

A　解剖学

解剖学の登場

西洋の解剖学は長い発展の歴史をもっている一方、東洋では解剖学はほとんど発展することがなかった。『蘭学事始』には、小塚原の刑場で杉田玄白と前野良沢が、それぞれ持参したJ・A・クルムスの解剖図（A2）と実際の屍体の内臓とを照らし合わせ、完全に一致したときの感激が書かれている。日本人医師の西洋医学への信頼はまさに解剖学に始まった(8)。

オランダ通詞の本木良意はJ・レメリンの立体的に人体の構造のわかる解剖図の付いた『小宇宙鑑 *Pinax microcosmographicus*』の蘭訳書（舶載、一六七五年）の翻訳を命ぜられ、十二指腸を指十二幅長の腸、鼓膜を太鼓の音する薄皮などと訳した。十二指腸、鼓膜は九〇数年後の『解体新書』（一七七四年）の訳語である(9)。

『解体新書』以前、S・ブランカールト、パルフィンの解剖図（A1）を主とした著作が使用され、十八世紀末から十九世紀初期には、プレンキ（A3、A5）、エユウスタキュース（A6、A7）、スハールシュミット（A8）の著作が使用された。京などの蘭方の塾にはこれらの解剖図譜や写本が備えてあり、全国から医家を継ぐべく蘭方を学ぶために集まった若者が利用した。

十九世紀半ば解剖図は精密になり、解説書も付くようになった。クロッケー（A18、A19）やボック（A22、A23）、マッセ（A36）が利用された。ポンペが使用したボックのドイツ語版解剖図譜やウェーベルの解剖図譜（A24）は、動脈と静脈が赤と青で示されており現在でも使用できる。『解体新書』と大槻玄沢の『重訂解体新書』で大きな骨格をなす骨の名は決まったが、手、足の小骨の名は決まっていない。すべての骨、筋肉、靱帯等に訳語がついていくのはポンペ以降である。それに対応できるほど詳細で精密である。

解剖学の発展と蘭書

解剖学は、組織学 Weefselleer が一般解剖学の基本をなすに至って、解剖学総論（一般解剖学）Algemeene anatomie と解剖学各論（局所解剖学）Bijzondere anatomie に截然と分けられるようになった。各器官の解剖学にとどまらず、さらに例えば消化器系として各器官が相呼応して機能する系統的解剖学 Stelselmatige Anatomie に発展していった。

（1）**解剖学総論と組織学**　顕微鏡の発展と化学の進展に伴い染色技術が進歩し、臓器の各組織の特徴を知りうるようになった。その組織は各種の細胞からなることもわかり、組織学が誕生した。解剖学総論に組織学が含まれていくが、ビシャ（A12）、ベクラル（A14）、マンヂ（A25）、ヘンレ（A26）の四つの解剖学総論（一般解剖学）のうち、ベクラルが読まれている。先駆的なビシャの書は読まれていないが、ヘンレの顕微鏡による組織学を含む書A26は一八五六年に輸入されている。

（2）**外科解剖学** Heelkundige ontleedkunde は比較的多い。ボック（A22）、ローセル（A28、A39）、クロード・ベルナール&フッテ（A32）が読まれている。クロード・ベルナールはフランスが生んだ最も偉大な生理学者である。

（3）**病理解剖学** Ziektekundige anatomie はコンスブルック（A59）、フローリック（A62）とフェレステル（A66）が読まれ、生涯に三万体もの病理解剖をおこなった病理解剖学の泰斗ロキタンスキーの書（A65）や一八六〇年に蘭訳されたフィルヒョーの『細胞病理学』（A68）をはじめとして、多数の書が読まれていない。病死体の解剖は松本良順自伝によればポンペに始まっている。それ以前、病理解剖学は書籍上のもので、病死体に対応しての切実なものではなかった。

（4）**系統的解剖学**は一八五〇年代以降に多く登場する。ポンペも使用したユトレヒト陸軍軍医学校教官フレス（A40）の著作が読まれ、ヘンレ（A35）、デュッセウ（A43）の書は読まれていない。

ポンペのオランダ語解剖学講義ノートの原典と内容

故小川鼎三教授蔵のポンペのオランダ語解剖学講義ノートが順天堂大学医史学教室にある。H・ボイケルスが判読し、その主な原典はC・E・ボック著（P・H・ポール蘭訳）の『生理学と外科解剖学とを関連づけた人体解剖学書』（A22）であることがわかった。ポンペのノートは、1．解剖学とは、2．骨学、3．靭帯、4．筋学、5．脈管系、6．神経系、7．内臓、8．感覚器からなる。7章「内臓」は原典では最初に細胞組織、膜、腺、感覚器（眼、耳、鼻、味覚器官）があり、発声器官、呼吸器、消化器、泌尿器、生殖器と続く。ノートは呼吸器（含喉頭）、消化器、泌尿器、生殖器からなる。感覚を別に独立させていて、細胞組織、膜、腺の記載はない。したがって組織学の記載はポンペのノートに少ない。ポンペは彼のノートと独語版のボック解剖図譜（A23）を用いて肉眼解剖学を教えた。オランダ語版（A23）もあるが、独語版より小さく省略が多い。ノートの各所で指定する解剖図譜の図の番号が独語版と一致した。また講義のデモには大型の掛図を利用した。彼の医務報告に使用したとあるM・I・ウェーベルの解剖図譜（A24）は等身大の解剖図が一二もあり、動脈は赤、静脈は青で示されていて現在でも通用する。[10]

佐藤尚中が佐倉順天堂で講義した『朋百氏解剖書骨骸篇』（国立国会図書館蔵、舜海佐藤先生譯述、朋百氏解剖書巻1．内田正図書記）をポンペのノートと比較した。内田正の名は順天堂門人録にある。骨骸篇はポンペのノートにある「1．解剖学とは、2．骨、3．靭帯」の内容である。「2．骨」には佐藤の組織学の豊富な知識が挿入されている。ポンペのノートの骨の成分表はJ・J・ベルゼリウスによるものでボックの原典と同じである。しかし佐藤の骨の成分表とその説明はC・G・レーマン著『生理化学提要 *Handboek der physiologische scheikunde*』（B29）からの引用である。さらに三つの骨組織図と詳しい説明が加えられている。[11]

日本初の人体解剖学実習

松本良順はポンペの望む人体解剖実習を実現するために、長崎奉行に、斬首の刑を受ける罪人の刑屍による人体解剖実習を願い出た。牢内の囚人たちが反対の騒動を起こした時、良順は牢医に解剖実習に献体する意義を説き聞かせて、献体した囚人には処刑後の僧による読経を許し、石塔を建て手厚く供養することを約束して騒ぎをおさめた(12)。一八五九年九月九日西坂の刑場で約一五〇人の警備に守られてポンペによる日本初の解剖学実習が行われた。朝早くから夕闇迫るまで丸二日を要して四五名の医師たちの前で刑屍を解剖し、外科手術を教えた。同年十一月七日二回目の解剖実習には六〇名以上の医師たちとただ一人の女医楠本イネが参加した。非常に聡明であることがわかるような質問をした彼女に外科手術の助手を務めさせた。解剖後のアルコール保存標本を用いて眼耳の解剖学講義が最後になされ、一八五九年末に解剖学は終了した(13)。デ・ウィッテ（J. K. de Wit）の一八六〇年八月の月例報告によれば、奉行所より死刑囚の死体がポンペの医学教育のために提供されたため、一八五九年と翌年に人体解剖学実習が行われたことになる(14)。『ポンペ日本滞在見聞記(15)』によると、養生所開院後は、遺族が引き取らなかった二遺体を解剖実習用に供することが許されている。松本良順自伝に、「病院落成の後は欧人の賤役を執る者の病死せし体は、大概我が解剖室にて解剖せり。予が在崎中三回ありし」とあるので、三回は西欧人病死体の病理解剖が行われた(16)。

オズー博士の精巧な紙製解剖模型キュンストレーキ kunstlijk も使用された。オランダ領インドでの新人医師の教育では、病理解剖室を設け、キュンストレーキが活用されていたので、ポンペも長崎で活用したのであろう。オランダ領インド軍軍医ミュンニッヒによるキュンストレーキの手引き書（A29）が一八四八年にバタビアから出版され、海軍伝習以前に三度輸入されている。

ポンペは一台の顕微鏡を用いて、ミクロの解剖も、彼の言葉によれば組織学と解剖学を結びつけて教えた。ウェーベルの解剖図譜はボックの図譜にはみられない種々の器官の組織図を含む。この図譜からその内容を想像するしかない。

佐藤尚中による組織学の導入

組織学は成立から言えば、生理学であり、生理学者J・ミュラーのもとを巣立ったTh・シュヴァン、ヘンレ、ゲルラッハ、シュルツェ、ケリカーが組織学の成立にかかわっている。例えばシュヴァンは動物の組織も植物と同じように細胞からなる細胞説を植物学者M・シュライデンと共に明らかにした。ヘンレは腎ネフロンの「ヘンレの係蹄」として名が残るように、各組織のミクロ構造をあきらかにしている。組織学ではヘンレの『人体の化学的および形態学的構成要素の一般解剖学』（A26）が一八五六年に、ユトレヒトのハルティングの有名な顕微鏡の歴史書（A54）が一八五三年に輸入されている。神経組織のカルミン染色を始めたゲルラッハ（A53）が三カ所で読まれている。遅れてドリエルスマ（A55、一八五九年）、ウィリコム（A56、一八六〇年）、ケリカーの五回も版を重ねた『簡約人体組織学』（A57、一八六四年四版）も読まれている。長崎医学校図書之印のあるA57は萩藩にあった。フュニングの書C59（一八六四年版）とともに長崎医学校が東京医学校に合併吸収されたときに、多く在校していた山口の医学生によって持ち出されたのであろう。

一方ユトレヒト陸軍軍医学校でポンペに解剖学と生理学を教えたドンデルスが序文を書いたヒルトルの『人体解剖学教本』は組織学を含んでいる。このヒルトルの書をポンペが保持していたからであろう、この書の組織の章を佐藤尚中が翻訳し、大学東校の教官に筆写させている。この翻訳が大学東校の教官の組織学講義に利用された可能性があり、日本の組織学が解剖学に根を下ろしたのはこの時かもしれない。

早稲田大学図書館蔵の佐藤舜海著の「済衆録」は、佐藤尚中（舜海）が組織学を熱心に研究していたことを証明する重要な写本である。巻1―4は人體篇、組織論であり、主な項目を列挙すると、人体成分論、房、結組織、弾力性組織、脂織、色素、角織、エピテリウム、筋織、腱織、繊維織、水膜、血脈、水脈、乳糜脈、血、淋巴、乳糜、神経、軟骨、硬骨、粘膜、腺である。巻5は衆骨靭帯論中の頭骨である。巻末に「大博士佐藤氏所譯を、大学東校で少助教源（細川）廣世が明治三年に書写した」と書かれている。『済衆録』とは一般的には佐藤尚中が晩年に蘭訳から重訳して出版したF・フォン・ニーマイエルの臓器別内科学書を指す。ドイツの代表的内科書の翻訳であり、広く読まれた。しかし済衆は佐藤の号で、「済衆録」とは本来は佐藤のメモ帳であったのであろう。写本「済衆録」の内容はヒルトルのドイツ語原典をP・ペーレンが蘭訳した『人体解剖学教本 *Leerboek van de ontleedkunde van den mensch*』（蘭訳初版一八五〇、二版一八五七、〝生理学と治療を関連づけた〟とある部分は書名から省略。A30）の一章：組織論と一般解剖学、二章：衆骨靭帯論と項目の順序と内容が一致する。人体成分論の中にG・J・ミュルデルの蛋白質 proteine についての記載があるが、初版にはなく、その記載のある二版が原典である。ヒルトル解剖書の蘭訳本二版（A30）は佐倉順天堂にあり、佐藤は講義に用いていた。組織学語彙には細胞を房、結合組織を結組織、漿膜を水膜、リンパ管を水脈としているように、現代と異なるものがある。ポンペがノートには入れなかった組織学と組織化学の内容を、ヒルトルとレーマンの教科書から翻訳した佐藤尚中は、佐倉順天堂におけるポンペの講義録を使用した解剖学講義で組織学的内容を補い、大学東校でも組織学が教えられるように配慮していた(17)。

B　生理学

ポンペ以前の生理学

新宮涼庭の「生理則」の原著名『生理学、人体の物理学的分析』（B1）に生理学の定義があり、生理則という言葉は〝生理学〟の定着に意味がある。解剖学書の随所にみられる生理学的知識に飽き足らず、ラ・ファエ（B2）、ブルーメンバッハ（B4）、ローゼ（B6）などの生理学書を読んで、「人身発蒙」、『西説医原枢要』、「人身活理」を著した高野長英は日本の生理学の発祥に寄与した人である。『西説医原枢要』は内篇五巻、外篇六巻からなり、現存するのは内篇であり、その一巻のみが一八三二年に出版された。ラ・ファエの著は外科学であるが、生理学部分が利用された。ブルーメンバッハは頭蓋骨の構造で人種の分類を行ったことで有名である。岡研介の「生機論」、緒方洪庵の「人身窮理学小解」は同時期に著されたが、出版されていない。後者はローゼに依拠しており、生理学の普及に貢献している。〝人身窮理学〟は緒方洪庵のみならず、宇田川榕庵も使用していて、島村鼎甫の〝生理発蒙〟に始まる〝生理学〟という言葉の定着まで数多く使用されている。当時、刺激に反応して筋が収縮する刺激性（Haller）、外感に応じて変動する感覚性は生命力Lebenskragtに由来すると考えられていた[18]。

激動動乱の幕末、京の広瀬元恭の時習堂塾には、医学だけでなく兵学を学ぶべく吉田松陰、佐野常民をはじめ多士済々が集まった。生理学のための物理学だけでなく、兵学のための物理学習得も大切であった。イペイ（B7）を訳した『知生論』、リセランド（B9）を訳した『利攝蘭度人身窮理書』、イスホルヂンク（B10）を訳した『理学提要』が広瀬元恭により出版された。生理学としてはリセランドが、物理学の理解にはイスホルヂンクが便利であったであろう。多くの人々により二書は利用されている。

組織学が発展し、生理学総論の基本になると、セバスチャンの『生理学総論』（B17）と『生理学各論基礎』（B16）に分けた教科書が利用され始めた。しかし生化学の濫觴ともいうべき蛋白質proteine（英protein）という言葉を生み出した有名なオランダの化学者ミュルデル（G. J. Mulder）の『一般生理化学試論 *Proeve eener algemeene physiologische scheikunde*』（B18）はようやく一八五二年と一八五三年に輸入されている。

一八四〇年代後半から、漠然とした生命力Lebenskragtに飽き足らず、物理学と化学に基づいた新しい生理学の成立を目指す活発な研究開発が進んだ。ドイツではH・L・F・フォン・ヘルムホルツ（検眼鏡）、C・ルートヴィヒ（循環生理学、キモグラフ）、E・デュ・ボア＝レーモン（電気生理学）、J・リービヒ（動物化学）らが精力的に推進し、オランダではユトレヒトのミュルデル（蛋白の概念）とドンデルス（水晶体の順応）が指導的役割を果たした。

ポンペのオランダ語生理学講義ノートの原典と内容

ポンペは、恩師のドンデルスとボードイン共著の『人体生理学提要 *Handleiding tot de natuurkunde van den gezonden mensch*』（B25）を用いて生理学を講義した。二巻まではユトレヒト陸軍軍医学校の教科書として出版されたが、生殖と新興の神経生理学を含むはずの三巻は出版されなかった。ドンデルスが教科書を作成する義務のあった陸軍軍医学校を離れてユトレヒト大学の生理学の教授に出世したからであろう。ポンペは生殖と発生の講義には瞳孔の散大が毛様体中枢にあることを明らかにしたブートケの『要約人体生理学各論 *Kort begrip der bijzondere natuurkunde van den mensch*』（B24）を使用し、新興の神経学は教えていない。しかし充実した神経解剖学を講義し、後述するようにブートケの『生理学に基づく病理学総論』（D15）を利用して神経系の病態生理を教えるように配慮している。

ポンペの「人身窮理学書」（長崎医科大学貴重図書）を見ると、生理学は物理学、化学などの自然科学を基礎として、隣接する動物学や植物学と関連し、医学の解剖学や病理学と密接に連携する学問であり、人身窮理学総論では人身舎蜜学（生化学）と組織学が重要であることを述べている。血性論の中で、ミュルデルの提唱した蛋白（プロチーネ）抱合が登場する。蛋白と抱合すれば水に溶けやすくなる。その最たるものはヘム（血色素）である。血球赤分（赤血球）には七〇％ものグロブリンが含まれていて、彼の見つけた大量の酸素を包含する酸化プロチーネについても述べている。血球赤分にあるヘマチンから鉄を外すと無色に、鉄を加えると赤色になることにふれている。血液をはじめ、リンパ、尿の炭水化物、蛋白、脂肪各成分の化学的所見は詳細であり、顕微鏡的所見もある。

人身窮理学各論では血液循環、消化、吸収、リンパ、呼吸、排泄、分泌、受精、発生、分娩と植物性官能に限られ、神経系、動物性官能は教えられていない。原典は、唾液腺、胃腺、小腸の絨毛、腎臓の糸球体、尿細管などの組織図、各腺の分泌物成分の化学的分析、スパイロメーターのような測定機器などの図があり、化学、組織学、物理学の進展で新たに展開した近代的生理学を網羅しており、ドイツ語版（B28）とロシア語版（B33）も出され、広くヨーロッパで読まれた。

リュバックの生理発蒙とボードインの生理学講義

リュバックの『基礎人体生理学入門』（B27）は『生理発蒙』として島村鼎甫により幕末の一八六六年に出版され、広く読まれた。生理学の呼称はこの本からである。その島村が帰国直前のボードインに大学東校での神経生理学の講義を依頼している、一八六二年から一八六六年まで在住した長崎と一八七〇年大学東校で講義したボードインの神経生理学講義はリュバックのレベルをはるかに上回るもので、交感神経と迷走神経の心臓拍動と腸の運動での相反する働きや緊張性支配にもふれ、電気刺激で明らかとなった多くの神経の役割を述べている。感覚の生理学は、ラエンネックの聴診器やヘルムホルツの検眼鏡の発明以降に発展している。ヘルムホルツ（B52）とドンデルス（B53）は水晶体の順応、凹凸の調節機能で競っていた。ドンデルスと共同執筆者のボードインは視覚、聴覚、発声の生理学でも優れた講義をした。ボードインの教えた最新の生理学は大坂医学校と大学東校から出版された『日講記聞』と『日講紀聞』で広く読まれた。日本に新興の神経生理学を最初に教えたのはボードインである。[19] 彼の臓器別医学の講義録では各臓器の解剖生理が最初に教えられている。

一八六〇年代に読まれた生理学教科書はコステルの『基礎人体生理学』（B35）、ヘルマンの『基礎人体生理学』（B36）の二冊である。コステルの書はボードインが講義に使用していてその講義録が長崎大学図書館医学分館にある。ヘルマンの書は緒方惟準が翻訳、長崎で活版印刷されている。

幕末、新興の神経生理学に興味をもったのは佐賀藩、武雄藩であり、脊髄前根の刺激で筋痙攣が起こることを見つけたチャールズ・ベル（B47）や脊髄レベルでの反射弓で有名なマーシャル・ホール（B48）が読まれている。感覚教育を取り上げた本（B51）も読まれた。

C　化　学

『舎密開宗』の登場

宇田川榕庵は一八二二年二十五歳のとき、宇田川榛斎（養父）著、同榕庵校捕の『遠西医方名物考・補遺』中で、化学の基本概念を紹介している。そこに登場する化学専門用語の訳語、水素、酸素、炭素、窒素、炭酸、酸、アルカり、中和、酸化、還元などは現在も使われている。[20] 一八三七年四十歳のときに出版が開始された『舎密開宗』は内篇一八巻、外篇三巻である。内篇二一巻、外篇一五巻おおよそ三六巻になるところ、他は未定稿のままである。ラヴォアジエの化学体系によって、無機化合物はラヴォアジエの命名法に従って命名され、日本最初の化学の体系を紹介した大規模な化学書であり、明治に至るまで重きをなした。二四の参考文献には、カステレイン（C2）、ラヴォアジエ（C6）、プレンキ（C8）、ヒーマンス（C12）、スマルレンビュルク（C14）らの化学書が含まれる。主となる原典はウィリアム・ヘンリーの『実験化学要綱 *Elements of Experimental Chemistry*』であり、トロムスドルフによる独訳をイペイにより蘭語に重訳された書（C9、C10）である。原典は版を重ねて大著となったが、この重訳本は他でも読まれている。『舎密開宗』は医学だけでなく、幕末の対外危機以降の、爆薬などの兵学や化学工業の発展に寄与している。[21]

モーニッケの『日本医療報告』の化学の項では、「日本人は化学に興味を持つが、読んでいるオランダ語教科書が古く、最近のベルゼリウス、リービヒ、ミチェルリヒ（Eilhard Mitscherlich、結晶学、版を重ねた『化学教本 *Lehrbuch der Chemie*』を著す）、ミュルデルの教科書を読んでいない。多くの新しい概念、化学親和性、化学平衡、化学量論、電気化学理論を理解していない。西洋の新しい化学を理解した化学者はまったくいないと言ってよい」と書いている。[22] 永積氏の輸入蘭書目録の輸入年度から判断すると、ベルゼリウス（C17）は一八四七年以降に輸入されており、ミュルデル（B18、C26、C50）とリービヒ（C35）はモーニッケ帰国後の一八五二年以降に読まれ、ミチェルリヒは彼の言うように読まれていない。火が付いたように、幕府や海に接する各藩の人々が化学に興味を示し、実験するようになるのは、一八五三年のペリー来航以降である。

『舎密開宗』以後

幕府は対外危機に対応して洋学所を一八五五年に設立した。直後の安政の大地震で全焼消失し、翌年改称して蕃書調所が設立された。のち開成所となる。その化学部門の指導者、川本幸民の「化学新書」は〝舎蜜〟に代わって〝化学〟が定着するきっかけとなった書である。出版されなくても蕃書調所の教科書であった。「化学新書」の原典はF・C・ステックハルト著、J・W・フュニング蘭訳の『無機・有機化学』（C49）である。一八五五年三版を見て補訂して「化学新書」は稿了した。幸民没後明治七年陸軍文庫から集大成の二一冊の『化学読本』が出版された。[23]この蘭書の第二版（一八五〇年）は金属活字印刷された和刻本がある。佐賀蘭書の野中家和刻本のほか、活字の不鮮明な和刻本とおもわれるものが松江蘭書にもあった。海軍伝習後、本格的な印刷物を発行した出島阿蘭陀出版所（のちのシーボルト印刷所）の出版ではなく、もちろんオランダから舶載されたものではない。欧文活字の活版印刷は長崎だけでなく、オランダから将軍家慶公に献上されたスタンホープ印刷機と欧文活字一式があった江戸蕃書調所も活字方を置いており、蘭書の印刷は可能であった。[24]物理学や化学の蘭書が大量増刷を必要とするとき、長崎と江戸で蘭書が活版印刷されたのである。

筑前藩河野禎造は商館医J・K・ファン・デン・ブルックに教えてもらったH・ローゼの試薬表のあるホーンメス（C30）の書を翻訳し、『舎蜜便覧』を出版している。川本幸民も同書に着目し「ホーンメス氏舎蜜読本」を著している。上野彦馬の『舎密局必携』は『舎密開宗』より簡約であり、実験科学に適し広く読まれた。その原典はフレセニウス（C27）、ギラルディン（C39）、ヂュフロス（C44）、ステックハルト（C49）、ワグネル（C52）などである。フレセニウスの『定性化学分析提要』（C27、C55）と『定量化学分析提要』（C28）は実用性が高く、長い間よく利用されている。

ポンペのオランダ語化学講義ノートの原典と内容

佐賀藩旧蔵蘭書目録（松田清編）中に、ポンペの署名入りのC・G・レーマンの『理論化学提要』（C23）とO・L・エルドマンの『新化学概論』（C20）が佐賀藩蘭書にあるのを知って感動した。佐賀好生館にはポンペ家の人々が使いまわした蘭英・英蘭辞典があり、実見したことがある。ポンペと佐賀藩の密接な交流を裏付けるものである。ポンペがユトレヒト陸軍軍医学校に一八四五年、十六歳で入学したときに購入している。無機化学篇と有機化学篇からなるレーマンの書から、ポンペは化学の基礎知識を得て、エルドマンの書から化学の応用の知識を得た。

　ポンペ化学講義録の原典は、『ポンペ化学書』（芝哲夫、二〇〇五年）によれば、R・ワグネル著の *De scheikunde, volgens het nieuwste standpunt der wetenschap, bevattelijk voorgesteld aan beoefenaars en liefhebbers*. Utrecht 1856（C52）である。この幕府蘭書には精得館の印があるので、ポンペも手に取ったかもしれない。無機化学のみで、炭素の項で一部有機化学の内容がある以外、ほとんど有機化学が含まれていない。第一冊に、序文、概論、各論化学と進み、一四種の非金属元素、第二冊に四八種の金属元素が挙げられている。現在は使われず不明の二つの元素が含まれている。末尾に無機化学終了、出島一八五九年四月二十日とある。(25) しかし将来ポンペの有機化学の講義ノートが見つかるかもしれない。

　長崎大学附属図書館が購入した「朋百氏舎蜜撮要」はポンペのオランダ語化学講義ノートであり、松本良順のノートにはないオランダ語書名、「*Beknopte handleiding tot de scheikunde, ten gebruike van de Keizerlijke Japansche Geneesche School te Nagasaki voor Jhr. J. l. c. Pompe van Meerdervoort*. 簡約化学提要――ポンペ著、日本王国長崎医学校用」がある。内容は両者ほぼ一致する。ポンペの出版された『*Beknopte handleiding tot de geneesmiddelleer, ten gebruike van de Keizerlijke Japansche Geneeskundige School te Nagasaki voor Jhr. J. L. C. Pompe van Meerdervoort*. 簡約薬物学提要―ポンペ著、日本王国長崎医学校用』とよく類似しており、ポンペの付けたノート名の可能性が高い。このオランダ語の達者な日本人による流麗な筆写本と良順のノートを対比させながら、部分的にワグネル以外の化学書を引用している可能性はないか調べていきたい。

　ポンペが使用できた化学書は司馬凌海が出島の図書室に通い、著した『七新薬』（一八六二年）の例言九則からわかる。司馬はレーマンの化学書（B29）、ワグネルの化学簡明（C52）、ギラルディンの化学高歩（C45）、トィリクトの化学韻府（J. P. C. Tricht en J. J. Woltersom, *Woordenboek der zuivere en toegepaste scheikunde*, 12 dln. Rotterdam enz. 1856–70の初期版）を引證したと書いている。宗田一[26]は、司馬の刊本以前の「七新薬説」を調べて、〝化学〟の使用は司馬と川本幸民はほぼ同時期（一八六〇年）であり、一八五七年の中国での使用の影響によったものであるという。

ポンペの化学の授業の内容は主に無機化学であり、彼が鉱物や鉱物水の分析をやってみせると、伝習生たちは興奮し、そのやり方を正確に模倣して行った。その後政府の認可がようやくおりて、化学実験室が設けられると、小さなガラス工作所も併設され、必要なガラス製品も制作されるようになった。[27]

ハラタマ、ヘールツとリッテル

ミュルデルは恩師スウェーデンのベルゼリウスの『化学教本』（C17）を蘭訳する一方、ベルゼリウスはミュルデルの Proteine 説を支援している。大坂舎密局でのミュルデルの弟子ハラタマの講義録『理化新説』にはベルゼリウスの説である水気（水素H）1、酸気（酸素O）8、炭精（炭素C）6の化合量であり、水はHOと示されている。ポンペの化学講義やヘールツ（A. J. C. Geerts）の舎密学講義ノート（佐藤方朔筆記、長崎大学附属図書館医学分館蔵）でも同様である。ドイツのミュルデルの競争相手J・リービヒの弟子であるF・A・ケクレは一八五八年メタンの研究で炭素は四つの反応する手を持つと着想、一八六〇年に自ら開いたカールスルーエの国際会議で原子価と原子量についての新たな説を提唱した。Hが一つ、Oが二つ、Cが四つの反応する手を持ち、原子であるHを1、Oを16、Cを12の原子量とする説で、こののち水の分子式はH_2Oとあらわされるようになる。ヘールツ来日の一八六九年直前まで、この説はまだ広くオランダで受け入れられてはいなかったようである。舎密局は一八七〇年に大学の所管となり、大阪理学所と改称した。ハラタマは満期退職し、ドイツ人化学者ヘルマン・リッテル（Hermann Ritter）が赴任した。彼の講義録である『理化日記』（大阪開成学校一八七〇年（化学）出版）を見ると、H 1、C 12、N 14、O 16、Cl 35・5の原子量で教えられている。舎密局・大阪理学所・大阪開成学校の理化学教育は高度すぎて生徒が少なかったが、大阪医学校学生が多数理化学の授業を聴講した。その中にアドレナリンを結晶化した高峰譲吉がいて、ハラタマの講義を聞いている。[28]

ヘールツはユトレヒト陸軍軍医学校の教官でありながら、軍医総監のハッセルトの推薦で来日したのはユトレヒト陸軍軍医学校の廃止の危機に際してボードインとともに日本に医学校と理学校を設立したいとの思いからかもしれない。司薬場の開設や日本薬局方の編纂に関わり、長崎、京都、横浜で活躍した。彼の翻訳した『基礎定量分析化学』（C60）がよく読まれている。

D　病理学総論

『病学通論』

江戸時代、稀に刑屍を解剖することはあっても、病死体の解剖が行われることはなかった。ポンペが人体解剖実習と三回の西洋人の病死体の解剖を行うまでは、病理解剖症例の翻訳紹介にとどまった。病理学は病理学総論と病理学各論・治療（内科学）に分けられるが、関心は治療にのみに偏りがちであった。

小関三英はC・W・フーフェラントのpathogenie（D3）を読んで「西医原病略」を、高野長英はコンスブルック（D8）を読んで、「現病發徴」、「病学篇」を書いている。

緒方洪庵は病理学が原病学と呼称されていたのを病学とし、通論（総論）と各論に分け、病学通論とした。洪庵の『病学通論』はC・W・フーフェラント（D3）、コンスブルック（D8）、ハルトマン（D10）、コンラディ（D11）の病理学総論とを研究し、まとめたものである。宇田川榛斎は『医範提綱』という蘭医学の入門書を編纂した。その門下緒方洪庵は病理学書の作成を目指す師の命により、青木周弼はフーフェラントを、洪庵はコンスブルック、コンラディの病理学書の研究にとりかかった。師の死去後は坪井信道の指導を受けながら、『病学通論』を発刊した。[29] 冒頭の生機論には抵抗という言葉で反射を表現しており、不随意の内臓運動をつかさどる運化神経の一つとして交感神経もあるといった神経生理学的内容があり、疾病総論、病因総論、病證総論と続いて病理学総論の構成を踏んでいる。

ポンペのオランダ語病理学総論講義ノートの原典と内容

日本赤十字社松江病院には松本良順が、佐倉市の国立歴史民俗博物館（佐藤家寄贈）には佐藤尚中が、それぞれ筆写したポンペの病理学総論オランダ語講義ノートがあった。どちらも欠落があるが、合わせれば全章がわかる。その主要な原典はJ・ブートケの『生理学に基づく病理学総論 *Algemeene pathologie gegrond op physiologie*』（D15）であった。ポンペのノートを翻訳した原病総論（長崎医科大学貴重図書114）によれば、「1．誘動篇（体中各部交感）、2．病徴論（運動、行血器、呼吸器、滋養器、泌尿器、蕃殖器、覚知・感触・意思之疾患）、3．養衛分泌の病的変化を論ず。4．身体及其諸器械の異形を論ず。5．外因の失常の病原となるを論ず。6．体中機運の変じて病因たるものを論ず。7．産業と病籍。8．居所による。9．八質各箇性。10．疾病蔓延及び経過を論ず。」からなり、その構成は原典とよく一致する[30]。

(1) 交感神経と脊髄神経の電気的生理学的研究で有名なブートケの教科書の冒頭の誘動篇では、体中各部の交感を、神経叢レベルのコンタクトシンパシーと神経節レベルで脳脊髄も関与しておこる反射（レフレキシー）の概念で説明している。その内容は、神経生理学を補いたいポンペの意図にかなっていた。病徴論の覚知・感触・意思之疾患で詳細な神経系の病態が教えられ、充実した神経系の病態生理学となるよう配慮されている[31]。

(2)「養衛及分泌の病的変化を論ず」の章には血液成分の病的変化、「排泄物の変化を論ず」の章に尿成分の変化についての臨床化学的内容が述べられている。

順天堂大学医学部医史学教室の山崎佐文庫にある『朋氏吉利仁（クリニク）幾備忘録』はポンペの臨床講義録であるが、その末尾に日本最初の近代的臨床検査学が教えられている。当時の病理化学発展の成果である。ポンペが一八六二年帰国直前に内科臨床講義を終了するにあたり、新たに登場した近代臨床検査学を加えた意図は、「今茲に顕微鏡及舎密（化学）の験査を細論するは如此時に当て、治方に尤も緊要なる者なり、是等の事件を以て、古方を去り新説に著き事肝要とすべし」という序文からうかがえる。「汾泌排泄中に顕わるる有無両機分を舎密術及び顕微鏡を以て之を験査し病徴を説（く）」という題で始まり、有機無機両成分のそれぞれに試薬、試薬験査、顕微鏡験査、験證、病徴の詳細が述べられている。化学分析検査と顕微鏡検査を併用して病気を診断する高度な内容である。その項目を列挙すると、尿酸、蛋白、安没尼亜機、尿無形澱渣（安没尼亜機、尿酸加尔（ル）基、燐酸加尔基、炭酸加尔基、加尔基塩）、脂肪球、ヒリフーイネ（biliphaine, biirubine）、血液、血圏（血球）、膿圏、膿液、エピテリウム、繊維原、炎球、燐酸安没尼亜麻屈涅失亜、精虫、糖尿、尿素、脂肪である。各生体成分の化学的分析および顕微鏡的所見と病気との関係は病理学総論の内容と共通する。血球を白色血球と赤色血球に分け、炎球（多核白血球の特徴をもつが、毛細血管を漏出し炎症部位に浸潤することはまだ認識されていない）の特徴を示している。尿酸や尿素の顕微鏡的尿所見の重要性を述べ、尿酸はリューマチ、痛風、間歇熱で上昇、尿素は長期の腎臓炎で上昇すると述べている。尿崩症と糖尿病の尿の鑑別、コレステロールの動脈への沈着にもふれている。病理化学の内容を基礎に、必要な検査項目を網羅して整えた近代臨床検査学講義での伝習内容は、日本の医師たちが病気を診断するために大変有益であったと推察される。(32)

(3) 講義録の五から一〇の内容は現在の衛生学に近い内容である。もちろん社会医学としての衛生学は病理学総論の衛生学的内容とは違う。ポンペの衛生学の講義内容はわからない。実際に非衛生的な現場を見学させるなどしてそこで教えたのかもしれない。ポンペは衛生学的内容を教えると同時に、日本人がおこなうべき、肉食、牛乳の導入といった食生活改善と、風土と住居に合った暮らし方を具体的に教えていたと思われる。弟子の松本良順や緒方惟準は肉食、牛乳の導入とその定着に尽力している。良順は『養生法』（一八六四年）で日本人の食事改善や暮らしのあり方を詳述している。養生所建設にあたってはポンペの指示通りに換気に特別な配慮をし、病院食に肉食を導入、明治維新後、良順の建てた早稲田の蘭疇医院では牛乳が提供された。長崎のロシア兵のためのマタロス休息所で検梅を導入しただけでなく、江戸根津遊郭でも検梅を実施した。いくつもの衛生学的啓蒙書を著し、衛生知識と牛痘種痘の普及に努力している。

ポンペは一八五九年度の医療報告に、病理学総論を講義するにあたってブートケ以外に、C・R・A・ウンデルリヒ Wunderlich とL・F・ペルシーレ Persille を参照したと書いているが[33]、ユトレヒト陸軍軍医学校でポンペが教えを受けたペルシーレの二書（D16、D17）とウンデルリヒのどの書がどこに引用されたかを調べる必要がある。

ポンペ以降の病理学総論

フィルヒョーの『細胞病理学』（一八五八年、A68）は一八六〇年に蘭訳が出版されているので、緒方富雄が指摘するようにポンペはその内容を教えていない。ウーレとワグネルの蘭訳病理学総論（一八六三年。ドイツ語原典一八六二年。D20）は『細胞病理学』出版後の定評のある教科書であり、ドイツの新しい病理学の理解に貢献したと思われる。

ボードインがどのような病理学総論の講義をしたかはわからない。C・G・ファン・マンスフェルトが長崎で講義した病理学総論の講義録は、長崎医学校が東京医学校（大学東校を改名）に合併吸収された際に転校した学生の佐藤方朔（のち京都、大坂でのファン・マンスフェルトの講義の通訳を務め、その講義録を翻訳）によって大学東校に伝わり、『病理略論』（一八七一年）として出版されている。大阪ではC・J・エルメレンスの『原病学通論』（一八七四年）が出版されている。明治維新後オランダ医学がドイツ医学に切りかわるにあたってドイツ語原典でなく、その蘭訳を読み、オランダ人教師たちの講義録を利用したことがわかる。

3　考　察

幕末の対外危機の近代医学への影響

一八四八年から五一年まで滞在したモーニッケは、『日本医療報告』で、日本にはまだ西洋の最新の化学を理解した化学者はいないと言っている。

一八五三年ペリーが浦賀に来航、対外危機に対応して一八五五年より長崎で海軍伝習を実施、一八五九年に開国した激動の時代、オランダ語に堪能な医学者に求められたのは、爆薬、大砲などの軍事科学技術、製造工業を育成するための物理学や化学の知識習得であった。

一八五三年に出島に赴任し第一次海軍伝習に関わった商館医J・K・ファン・デン・ブルック（1853–57）は物理学、化学、電磁電信機や写真機などについての豊富な科学的知識で着目され、幕府と肥前、筑前、薩摩等の諸藩から殺到する人々に応えて、鋳鉄製造、蒸気機関製造など軍事科学技術導入の指導者として活躍した。彼はロッテルダム医学校でミュルデルに物理学と化学を学んだ。アーネムで開業し、市民に化学実験を供覧し科学雑誌の編集に携わっている。反射鏡を利用した耳鏡の開発や側頭骨中の聴器の解剖生理学的研究（B49）で優れた業績をあげて、十九世紀のオランダの耳科学の発展に寄与した三人のパイオニアの一人に選ばれている。一八五三年に輸入されたB49の論文には、彼の開発した太陽光を用いた顕微鏡からの像を暗箱を利用し観察した聴覚器の組織学図がある。しかし幕末激動の渦の中では、彼の優れた医学が着目されることはなかった[34]。第二次海軍伝習ではポンペが物理学と化学を本格的に教授した。幕府と各藩は化学に力を注ぎ、川本幸民、上野彦馬ら多くの化学者が育っていった。

解剖学、生理学、化学、病理学総論の読まれた総蘭医書数を出版年で示すと、一八〇〇―一八〇九年は一四（四）、一八一〇―一九年は三（二）、一八二〇―二九年は一三（三）、一八三〇―三九年は一一（五）、一八四〇―四九年は三五（一三）、一八五〇―五九年は三七（一八）、一八六〇―六九年は一七（六）、一八七〇年以後は一（一）である。（　）には化学書の数を示した。一〇年ごとの蘭医書数は、一八〇〇年から一八三〇年代までは少ないが、一八四〇年代と一八五〇年代に大きく増加し、一八六〇年代に急速に減少し、一八七〇年代はほとんど読まれていない。永積氏によれば、一八五六年一三九四冊、一八五七年三七七九冊、一八五八年一万二六一四冊、一八六〇年七二四〇冊と爆発的に開国前後に広範囲の分野の蘭書が輸入された。その後蘭書からドイツ語、英語の教科書に急速に切りかわった。明治維新政府がドイツ医学を採用して以後、解剖、生理、病理学総論の蘭書がかえりみられることはなかった。

声価の高かったオランダ語教科書のほとんどはドイツの原書からの翻訳

慶応元年に江戸医学所に入学した石黒忠悳は、『懐旧九十年』で、解剖学書としてはフレスの書（A34）とボック氏の解剖書と解剖図譜（A22、A23）があり、ウェーベル氏の解剖図譜（A24）とキュンストレーキは長崎と江戸にしかないと書いている。人体の実地解剖は在学中一回しかなく、犬や猫で間に合わせている。その頃声価のあった書として、ハンデンブルグの理学書、ワグネルの化学書（C52）、ボックの解剖学及解剖図（A22、A23）、コステルの生理学（B35）、ウーレ、ワグネル合著の病理学（D20）、ウンデルリヒの内科学、ストロマイエルの外科学を挙げている。[35] いずれもポンペやボードインが用いたか推薦した教科書である。J・K・ファン・デン・ブルック、コステル（仏書から蘭訳）以外は、ドイツの原書を蘭訳したものである。基礎医学分野で読まれる教科書は限定されていて、ユトレヒト陸軍軍医学校の教科書やオランダ人教師が使用したか、推薦する書であり、ヨーロッパで定評のある教科書の蘭訳書が必ずしも読まれたわけではない。明治維新前、ロキタンスキー、ケリカー、フィルヒョーなどの名著はほとんど読まれていない。

近代自然科学・医学発展の中心ユトレヒトの人脈

ミュルデルは動物由来のアルブミンや植物由来のフィブリンの化学的組成の共通性に着目した。ロッテルダム医学校からユトレヒト大学に栄転して炭水化物と脂肪とは違う蛋白質 proteine という概念を提唱した。生理学と化学との境界領域がホットスポットとなり、化学研究誌（C26）を編集発行して、ユトレヒトはその研究の中心となっていく。数多い研究者の中で三人をあげれば、化学者ミュルデル、生理学者ドンデルス、組織学者P・ハルティングである。ミュルデルの先駆的な『生理化学試論』（B18）はドイツ語版（B19）や英語版で出版され、ヨーロッパで高い評価を受けた[36]。この歴史的な著作にドンデルスは貢献している。ユトレヒト陸軍医学校にいた生理学者のドンデルスは、ミュルデルとはこの分野でのライバル、リービヒの『動物化学と有機化学』（C24）を翻訳している。軍医学校教官から、ユトレヒト大学の生理学の教授に昇格した。視覚領域で水晶体の凹凸の順応など多くの業績をあげ、心電図の開拓など多岐にわたって活躍している。ヨーロッパ各国で読まれた顕微鏡とレンズの歴史の書を著し、ユトレヒト大学の動物学の教授となったP・ハルティングが、組織学の分野で重きをなしていた（A50、51、54[37]）。ハラタマ以外にミュルデルの弟子で日本と関連のある人々をあげれば、ユトレヒト陸軍軍医学校で化学をポンペに教えた化学者J・K・ファン・デン・ブルックと同軍医学校教官で陸軍薬剤官のヘールツである。ファン・デン・ブルックの化学書（C47）と日本で活躍したヘールツの翻訳した分析化学書（C60）もよく読まれている。フェニングもミュルデルの弟子であり、アムステルダム大学の教授になった彼の『化学教本』（C59）と『無機・有機化学』（翻訳本C49）もよく読まれている。

ポンペがドイツの化学者レーマンの『理論化学提要』（C23）とエルドマンの『新化学概論』（C20）をユトレヒト陸軍軍医学校一年生の時買い求めたのは授業に不可欠であったのか、あるいは教官に推薦されたからであろうか。一八五三年以降に化学への関心が高まった日本では先駆的な一八四〇年代のミュルデルの『生理化学試論』でなく、最新のレーマンの『生理化学提要』の蘭訳（B29）が受け入れられている。ポンペが出島でこの本を所持していたにちがいない。

ボードインはユトレヒト陸軍軍医学校でドンデルスと同僚であった。ドイツやロシアで翻訳されたほどの『人体生理学提要』（B25）をドンデルスと共著で出している。新興の神経生理学を含む高度な生理学を教えている。検眼鏡と喉頭鏡を日本にもたらし、網膜を含めた近代眼科学や発声、談話の生理学を教えた。彼が陸軍軍医学校用に翻訳したリーブライヒの『検眼鏡による眼検査提要』には、ドンデルスが技工のエプキンスに作らせた検眼鏡の図と眼底図がある[38]。

ヨーロッパの近代科学の発展の中心の一つ、ユトレヒトで育ったポンペとボードインというまたとない教官を得て、ハイレベルで最新の基礎医学が日本に導入されたのである。ユトレヒトから、ファン・マンスフェルト、ハラタマ、ヘールツ、そして加賀藩にはスロイス（P. J. A. Sluys）と優れた人材が両者の後に続いた。

ポンペの近代医学教育創始の成功の背景

ポンペは一八五七年十一月十五日の一四名の学生を前にしての就任講演で、自然科学の本質と状態およびその文化に与える影響の概要を述べ、その後自然科学の詳細な内科や外科への応用について話した。自分が派遣された目的、成就される事柄の重要性、自然科学の大要、自然科学の各分野のすべてがお互いに連携して成立していること、その結果各分野が自然科学のすべての鎖と連結していることを学生たちに説明している[39]。このように全体を俯瞰する自然科学観はポンペに解剖学と生理学を教えたドンデルス譲りであろう。まさに十九世紀は、物理学と化学の発展により、解剖学、生理学、化学、病理学の境界領域の組織学、生理化学、病理解剖学、病理化学が発展した時代であった。ポンペを教えていたころ、ドンデルスはこれらの境界領域で多数の論文を書き、生理学を病理学にも応用しようとしていた。

顕微鏡の発展と化学の進展に伴い染色技術が進歩し、臓器の各組織の特徴を知りうるようになり、組織学が生まれた。その組織学はポンペから佐藤尚中に受け継がれた。化学の発展により、生理化学が進展し、薬物となりうる化学的特徴がわかり、精製された薬物の使用が可能となった。ポンペは発展した生理学、化学や薬物学を教え、精製された薬物による治療を行い、化学分析と顕微鏡検査による臨床検査学を教えた。日本では死体の解剖は困難であり、病理解剖学の本はあまり読まれることはなかったが、人体解剖実習と病死体の解剖もポンペに始まっている。ポンペは病理学総論の講義を通して牛乳、肉食などの食生活、生活習慣や生活環境を改善し、伝染病患者を病院に隔離し防疫を図るなど衛生学的知識を弟子たちに教えた。

オランダ領インドでの医学教育改革は一八四五年から一八五四年までボッシュ（Willem Bosch）医務局長によって行われた。彼は現地人のために医学校を設立し、天然痘や腸チフスの対策に努力した人である。スホウテ（D. Schoute）は『十九世紀のオランダ領インドの医療』の中でボッシュの時代という一章を設けている。ヨーロッパでのヘンレやロキタンスキーによる組織学や病理解剖学の発展、ラエンネックの聴診法以降進歩した打聴診などの診断法、麻酔法の発展に対応して、オランダ領インドの新人医師のためのバタビアの病院における臨床教育を改善している。顕微鏡の教育、病理解剖とその教育のための資料室の整備と医学図書館の充実、医学雑誌の創刊、多数のオズーのキュンストレーキの使用、臨床経過表（質問リストや病歴用紙）、書籍購入基金などの対策をおこなった[40]。ポンペは一八五一年から五五年までオランダ領インドで過ごしている。オズーのキュンストレーキや顕微鏡の導入はその時の経験からであろう。

一方母校ユトレヒト陸軍軍医学校は当時の旧態依然とした大学医学部とは異なり、病棟実習を重視する近代的医学教育カリキュラムであった。彼は母校カリキュラムに基本的に忠実に従って教えている。例えば解剖学と包帯学を並行させ、臨床早期体験としての包帯学実習ではユトレヒト陸軍軍医学校と関連の深い高官マタイセン（A. Mathijsen）の開発した石膏ギプスによる骨折の固定を学生に行わせて西洋医学と解剖学への興味をいだかせるように配慮している。ポンペが医学校を建て、基礎・臨床医学教育を系統的に教えることができたのは、近代的医学教育カリキュラムを実施していた母校ユトレヒト陸軍軍医学校で学んだことと、オランダ領インドで経験した近代的な臨床教育とを役立てたからである。

オランダの日本近代化への貢献

日本の近代医学の導入は明治維新以降のドイツ医学の導入に始まったわけではない。オランダからの長い年月をかけた学術の導入があった。十八世紀半ば、オランダ語文法を初めて正確に理解したのは志筑忠雄である。彼の弟子馬場佐十郎らが江戸や関西の蘭学者にオランダ語文法を教え、多くの蘭学者が蘭書を翻訳できるようになった。十九世紀前半、オランダはフランスに占領され、蘭領インドを失った。長期滞在を余儀なくされた商館長ヅーフやブロムホフが日蘭辞書、日蘭英辞書、日蘭仏辞書の作成に貢献した。蘭領インドが再びオランダのものとなり、商館医チューリンフやフォン・シーボルトが活躍する時代があった。フォン・シーボルトは弟子たちがオランダ語を読み書きできるのに驚き、弟子たちにテーマを与えオランダ語で論文を書かせている。フォン・シーボルトが一八二九年末に国外に追放されて後、モーニッケが赴任する一八四八年まで一九年間、出島に商館医は赴任しなかった。その間オランダ語教科書の翻訳で自然科学に基づく近代医学の台頭に対応するしかなかった。一八四〇年以前の蘭医書数の長い低迷には、出島の商館医の長期間不在が影響している。

翻訳の際には、専門用語を作り、その基盤となる諸概念の理解が不可欠である。志筑忠雄は先駆的翻訳書『暦象新書』を著して物理学の専門用語と諸概念を、十九世紀前半には宇田川榕庵が『舎密開宗』を著し化学の専門用語と諸概念を確立した。天文地理、物理学、化学、植物学、医学の専門用語は一八五五年から始まる海軍伝習以前に用意されていた。

モーニッケが目の当たりにした、知識はあっても医療に生かせない日本の医療人の現状は、ポンペ、ボードインをはじめとするオランダ人教師たちによって変革された。養生所・医学所と分析窮理所に始まる医学校・理学校の設立という大学レベルの教育機関は、オランダ人教師の尽力があって長崎、江戸、大坂で拓かれたのである。

日本語はオランダ語翻訳に苦労する過程で、オランダ語の文法を日本語に取り入れ、主語、述語、目的語、動詞の時制を明確にしてわかりやすい近代的な文章に変貌していった。広範な自然科学の専門用語がオランダ語から日本語となっただけでなく、開国後は速やかに政治、法学、経済、思想などの人文科学の専門用語と概念が日本語に取り込まれていった。すべての分野の翻訳にも耐えうる近代的日本語に変貌していったのである。

オランダはドイツ、フランスと接し、英国とも近い。ドイツ、フランスと英国の教科書や辞書の蘭訳版を翻訳することにより、オランダ語教科書は独仏英の近代医学の導入にも寄与している。オランダ語はドイツ語、英語とともに同じ西ゲルマン語に属する。ドイツ語とはきわめて類似性が高い。蘭学を学んだ若者はドイツ、英国に留学しても容易に現地の言葉になじむことができた。

明治十五年ごろまで、ドイツ医学の導入にも蘭訳されたドイツ医学教科書の重訳本やオランダ人教師たちの講義録が貢献している。大学東校の取締であった佐藤尚中はドイツの代表的な内科書と外科書、ニーマイエルの臓器別内科学書と整形外科の祖ストロマイエルの外科書の蘭訳を重訳している。ボードイン、ファン・マンスフェルト、エルメレンスらのオランダ人教師たちの講義録がドイツ医学の導入の基礎として役立っている。

昨二〇一八年は明治維新より一五〇年であった。日本の近代化をあらためて考えてみると、国家の観点からは産業を興し、富国強兵であるが、国民の観点からは、近代化の本質は、民主的な考え方が受け入れられ、国民すべてが近代教育と公衆衛生行政の恩恵を受けることであろう。後者の観点に立てば、一八四八年の憲法改正で国王を象徴とし民主的国家となったオランダが日本の近代化に果たした貢献はきわめて大きい。残された十九世紀の衛生・公衆衛生学、法医学、物理学、薬理学、医用植物学のオランダ語基礎医学教科書の利用を調べてそのことをさらに明らかにせねばと思っている。

注

（1）相川忠臣「オットー・モーニッケが見た幕末期の日本の医療」『日本医史学雑誌』第61巻第1号、二〇一五年、三三頁。原文A21。

（2）相川忠臣『出島の医学』長崎文献社、二〇一二年、一一二—一三二頁、一三四—一五四頁。

（3）J. L. C. Pompe van Meerdervoort. Verslag over de gouvernements geneeskundige dienst op het eiland Desima en in Japan over 1857–1858. *Geneeskundig tijdschrift voor Nederlandsch-Indie* 7, 1859, p. 495–572.

J. L. C. Pompe van Meerdervoort. Verslag over de geneeskundige dienst op het eiland Decima en Japan gedurende het jaar 1859. *Geneeskundig tijdschrift voor Nederlandsch-Indie* 9, 1862, p. 536–564.

（4）杉本勲・酒井泰治・向井晃編著『幕末軍事技術の軌跡——佐賀藩史料『松乃落葉』』思文閣出版、一九八七年、二一八—二一九頁。

（5）相川忠臣「幕末と明治初期の関西医学の隆盛」『医譚』日本医史学会関西支部、復巻101号（通巻118号）、二〇一五年、一—一四頁。

（6）相川前掲『出島の医学』、一三八—一三九頁。

（7）相川忠臣、ハルメン・ボイケルス、酒井シヅ、山之内夘一「ポンペのオランダ語講義ノートの研究」『西洋医学発祥一五〇年記念国際医学史科学史会議プログラム・抄録集』長崎大学医学部創立一五〇数年記念会、二〇〇七年、四七—四八頁。

（8）片桐一男全訳註、杉田玄白『蘭学事始』講談社学術文庫、二〇〇〇年、三五—四三頁、一〇四—一〇九頁。

（9）相川前掲『出島の医学』、一二〇—一二一頁。

（10）相川忠臣、ハルメン・ボイケルス、酒井シヅ「ポンペのオランダ語解剖学講義ノートの原典はボックの人体解剖学書と解剖図譜である」『日本医史学雑誌』第57巻第2号、二〇一一年、一八二頁。

（11）相川忠臣、ハルメン・ボイケルス、酒井シヅ「ポンペの解剖学講義録と佐藤尚中の組織学研究」『日本医史学雑誌』第62巻第2号、二〇一六年、一八二頁。

（12）小川鼎三・酒井シヅ校注『松本良順自伝・長与専斎自伝』東洋文庫、平凡社、一九八〇年、一一一—一一二頁。

（13）J.L.C. Pompe van Meerdervoort, Dissection of a Japanese criminal. *Journal of the North China Branch of the Royal Asiatic Society of Great Britain and Ireland*, 2: 1860, p. 85–91.

（14） Yokoyama Yoshinori, Dutch-Japanese relations during the Bakumatsu Period: The Monthly report of J. K. de Wit. *Journal of the Japan-Nederlands Institute*, vol. V. 1993, p. 75.

（15） 沼田次郎・荒瀬進共訳『ポンペ日本滞在見聞記――日本における五年間』雄松堂、一九六八年、三二二頁。

（16） 小川・酒井前掲『松本良順自伝・長与専斎自伝』、二四頁。

（17） 相川、ボイケルス、酒井前掲「ポンペの解剖学講義録と佐藤尚中の組織学研究」、一八二頁。

（18） 内山孝一「明治前日本生理学史」『明治前日本医学史　二巻』増訂復刻版、日本学士院、日本科学史刊行会編纂、一九七八年、二〇九―二四六頁。

（19） 相川忠臣、楊紅「ボードウィンのもたらした新しい神経生理学――ボードウィンの人身窮理をポンペの原病総論及びリバックの生理発蒙と比較して」『長崎医学会雑誌』六九巻四号、一九九四年、二六〇―二六九頁。相川忠臣「ボードウィンの神経生理学講義録」『長崎医学会雑誌』七二巻四号、一九九七年、一七八―一九五頁。

（20） 田中実「化学」『明治前日本物理化学史』日本学士院日本科学史刊行会編纂、日本学術振興会、一九六四年、二九六―三〇三頁。

（21） 田中前掲「化学」『明治前日本物理化学史』、三〇四―三四二頁。

（22） O. G. J. Mohnike, "Aanteekeningen over de geneeskunde der Japanezen", *Tijdschrift der Vereeniging tot Bevordering der Geneeskundige Wetenschappen in Nederlandsch-Indië*, 1, 1852, p. 198–300.

（23） 田中前掲「化学」『明治前日本物理化学史』、三九四―四〇四頁。

（24） 矢野道也「江戸から明治への印刷術の推移」『江戸時代の科学』東京科学博物館編、一九三四年、二七三―二七四、二八二―二八三頁。

（25） 芝哲夫『ポンペ化学書――日本最初の化学講義録』化学同人、二〇〇五年、vii―xxvi頁。

（26） 宗田一「司馬凌海の「七新薬説」と〝化学〟」『日本医史学雑誌』第17巻第1号、一九七一年、二二頁。

（27） 前掲 J. L. C. Pompe van Meerdervoort. Verslag over de geneeskundige dienst op het eiland Decima en Japan gedurende het jaar 1859, p. 558–559.

（28） 相川前掲『出島の医学』、一四二―一四三頁。

（29） 緒方富雄「明治前日本病理学史」『明治前日本医学史二巻』増訂復刻版、日本学士院、日本科学史刊行会編纂、一九七八年、四〇六―四三三頁。

（30）朋百氏講述、松本良順筆記『原病総論（ポンペ病理学総論講義録）』長崎大学附属図書館、医学分館長崎医科大学貴重図書、No. 114。

（31）相川忠臣、ハルメン・ボイケルス「ポンペの病理学総論オランダ語講義ノートの研究」『日本医史学雑誌』第53巻第1号、二〇〇七年、三六―三七頁。

（32）相川忠臣・酒井シヅ「ポンペ・ファン・メールデルフォールトの近代臨床検査学伝習」『日本検査血液学会雑誌』七巻二号、二〇〇六年、二二九―二四〇頁。

（33）前掲 J. L. C. Pompe van Meerdervoort. Verslag over de geneeskundige dienst op het eiland Decima en Japan gedurende het jaar 1859, p. 558.

（34）相川忠臣「近代的な科学技術と医学の組織的導入――海軍伝習」『長崎　東西文化交渉史の舞台――ポルトガル時代・オランダ時代』勉誠出版、二〇一三年、三三二―三五五頁。

（35）石黒忠悳『懐旧九十年』博文館、一九三六年、九九―一〇七頁。

（36）Klaas van Berkel, Albert van Helden, L. C. Palm, *The history of science in the Netherlands*. Brill, Leiden 1990

H. Beukers, De wisseling der stof. De fysiologische scheikunde in Nederland tussen 1840–1870. *Kracht en Stof*. De introductie van moderne natuurwetenschappelijke denkwijzen in de geneeskunde, zoals blijkt uit Nederlandse medische vakbladen. 1840–1870. Verslag van een symposium, gehouden te Nijmegen op 21 september 1985, onder redactie van D. de Moulin.

（37）Harting P., *Het mikroskoop, deszelfe gebruik, geschiedenis en tegenwoordigen toestand, Een handboek*. 4 dln. Utrecht enz. 1845–54.

（38）Liebreich R., *Handleiding tot het onderzoek van het oog met ten oogspiegel, ten dienste van het onderwijs aan 's Rijks militaire geneeskundige school in het Nederduitsche bewerkt door Dr. A. F. Bauduin*. Utrecht 1859.

（39）J. L. C. Pompe van Meerdervoort, “On the study of natural sciences in Japan”, *Journal of the North China Branch of the Royal Asiatic Society of Great Britain and Ireland*, 1（1859）211–221.

（40）D. Schoute. *De geneeskunde in nederlandsch-indie gedurende negentiende eeuw*. Druk G. Kolf & Co. Batavia. Dit werk verscheen eerst in de jaargangen 1934 en 1935 van het *Geneeskundig Tijdschrift voor Nederlandsch-Indie*. 247–259p

〈十九世紀のオランダ語基礎医学教科書　資料編〉

出典一覧

Bibliotheca Medica Neerlandica

Catalogus van de bibliotheek der Nederlandsche Maatschappij tot bevordering der Geneeskunst in bruikleen vereenigd met de bibliotheek der Universiteit van Amsterdam. 1930

オランダの基礎医学各分野の教科書の大部分が Algemeene onderwerpen の項にある。十九世紀に限定して（日本で使用された主要な教科書は十八世紀から加え）教科書リストを作成して、幕府、各藩の蘭医書情報を加えた。

A．解剖学　Ontleedkunde

I．Algemeene onderwerpen en beschrijvende ontleedkunde（Handboeken en plaatwerken）

VI．組織学　Werken over weefselleer

VIII．病理解剖学　Ziektekundige ontleedkunde

A．Algemeene onderwerpen.

外科解剖学は Ontleedkunde V か Chirurgie II から

B．生理学　Physiologie

I．Algemeene onderwerpen

新興の神経生理学

II．Centrale zenuwstelsel, periphere zenuwen, spierfuncties.

Ⅶ．Zintuigen

ⅡとⅦから一部引用。

C．化学　Scheikunde

Ⅰ．Algemeene onderwerpen

D．病理学総論　Algemeene Pathologie

Kennis en Behandeling der ziekten（pathologie en therapie）から

Ⅰ．Pathologie

A．Algemeene onderwerpen en stelsels.

＊Bibliotheca Medica Neerlandica で同定できなかった教科書

日本の蘭医書情報

イ　幕府蘭書：

江戸時代日蘭文化交流資料集（二）『江戸幕府旧蔵蘭書総合目録』日蘭学会編、緒方富雄監修、吉川弘文館、一九八〇年

江戸幕府旧蔵洋書目録、蘭学資料研究会編、一九五七年

一九五四年、国立国会図書館支部上野図書館で古い洋書三六三〇冊が発見され、大部分が蘭書で、その多くが十九世紀前半に刊行されたものであった。

蘭学資料研究会（会長緒方富雄）編の『江戸幕府旧蔵洋書目録』が一九五七年に刊行された。この目録だけでなく、静岡県立中央図書館の江戸幕府旧蔵洋書目録（AN）、さらに、東京国立博物館（東博）、東京大学東京天文台（東天）、東京外国語大学（東外）、慶應義塾大学図書館（慶図）、一橋大学の収蔵蘭書をまとめて、一九八〇年に日蘭学会編、緒方富雄監修で『江戸幕府旧蔵蘭書総合目録』が刊行された。十分類されていて、400自然科学・医学のみを対象として調

査した。所蔵先の印と整理番号も併記。

ロ　佐賀蘭書：

1．『佐賀藩旧蔵蘭書目録』松田清編、平成十六年度文部省科学研究費補助金特定領域研究（1）「蘭学基礎資料の調査研究」研究報告書、二〇〇四年

2．『佐賀鍋島藩「洋書目録」所収原書復元目録』文部科学省科学研究補助金：我が国の科学技術黎明期資料の体系化に関する調査・研究、江戸のモノ作り、二〇〇六年

3．『安政五年の幕末佐賀藩購入書籍に見る西洋医学の受容』小澤健志 佐賀大学地域学歴史文化センター研究紀要11号（二〇一七）、一七―三六頁（武藤長蔵遺品、「安政牛十二月御買入蘭書目録」長崎大学附属図書館経済学部分館蔵）

蘭医書タイトルの翻訳とドイツやフランスの原典が示されているので併記。

3の蘭書は佐賀蘭書（安政五年）と表示

ハ　武雄蘭書：

『佐賀藩旧蔵蘭書目録』松田清編、平成十六年度文部省科学研究費補助金特定領域研究（1）「蘭学基礎資料の調査研究」研究報告書、二〇〇四年

ニ　佐倉蘭書：

『鹿山文庫目録』、千葉県立佐倉高等学校、一九七一年。日本語書名も表記。

ホ　越前蘭書：

福井市立図書館で複写させていただいた越前藩済生館所蔵の蘭書リストと思われる下記の目録を使用。蘭書の多くは戦災で焼失。

福井市立図書館　和蘭図書目録　浅井敏彦編

済生館所蔵の和蘭及び欧文図書目録　菱本丈夫編

へ　大野蘭書：

ト 『大野藩の洋学』岩治勇一著、一九八四（補訂）から、大野藩洋学館蘭書目録。
松江蘭書：
松江赤十字病院旧蔵古医書目録（島根県立図書館に寄託）
松本良順が雲州松江藩に寄贈したポンペのオランダ語講義ノートと蘭書がある。

チ 萩蘭書：松田清著「幕末萩藩旧蔵蘭書の伝存本」。第2回リレーシンポジウム「近代を開いた江戸のモノづくり――幕末の地域ネットワークと近代化の諸相」報告書 萩博物館編集発行、平成十八年、六七―七六頁。
内容は『杏雨書屋洋書目録』武田化学進行財団編、松田清、フレデリック・クレインス執筆、二〇〇六年）の阿知波五郎旧蔵洋書中の幕末萩藩旧蔵蘭書七九冊と萩高等学校所蔵蘭書と萩市立図書館所蔵蘭書が含まれる。阿知波蔵の整理番号を併記。

リ 加賀蘭書：板垣英治著：加賀藩旧蔵洋書の目録作成：壮猶館旧蔵洋書目録，卯辰山養生所旧蔵洋書目録、金沢医学館旧蔵洋書目録、加州軍艦所旧蔵洋書目録、加州弾薬所旧蔵洋書目録、加州海軍所文庫旧蔵洋書目録、および藩校「学校」旧蔵洋書目録と金沢医学校旧蔵洋書目録。附録：石川県勧業博異物感時代の蘭書目録。
『日本海域研究』三八号、二一―六六頁、二〇〇七年。整理番号を併記。

ヌ 坪井家蘭書：松田清著『洋学の書誌学的研究』（一九九八年）所載の坪井家旧蔵洋学資料
京都大学附属図書館にあり、松田清氏により見いだされた。坪井信道は、江戸深川に安懐堂を開き、1832年日習堂を開塾、号は誠軒。

ル 京都蘭書：
1.『京都の医学史』一九八〇年。第七篇第一七節。京都と洋書中の、新宮家旧蔵蘭書目録と山脇家旧蔵蘭書目録（蘭学資料研究会『研究報告』一〇〇号、一九六一年、片桐一男作成の京都大学寄託蔵書の蘭書目録から）
2.『京都の医学史　資料編』一九八〇年。究理堂図書目録（小石家）

ヲ モーニッケ（オットー）：Mohnike, O. G. J., *Aanteekeningen over de geneeskunde der Japanezen*. Tijdschrift der Vereeniging tot Bevordering der Geneeskunde Wetenschappen in Nederlandsch-Indië 1–（1852）198–300

モーニッケの『日本の医療報告』には出島にある蘭書和文リストから通詞の蘭訳による七一の医書が示されている。著者名と科目のみで著者名のスペルに間違いが多く、一部のみ、おおよその特定しかできない。モーニッケ滞在時期（一八四八―一八五一）の出島の蘭医書がわかる貴重な情報なのでスペルの間違いにアンダーラインをつけて提示した。（　）内のスペルはモーニッケの変更。

ワ　宮下（三郎）：Miyashita, Saburo, *A bibliography of the Dutch medical books translated into Japanese*. Archives internationales d'histoire des sciences 25（96）, 1975, 8–72.

宮下三郎氏のご労作により翻訳された教科書がわかる。

『　』は出版書で出版年記載、「　」は未出版書である。

カ　永積洋子：18世紀の蘭書注文とその流布　平成七年度～平成九年度科学研究費補助金〈基盤研究〉（B）研究成果報告書。

一八三九年から一八五九年の輸入蘭書目録。

併記した目録番号から輸入年度がわかるよう、輸入年度別目録番号を下記に示す。

1839（1～65）　1845（66～353）　1847（354～479）　1848（480～664）　1849（665～846）　1850（847～975）
1851（976～1260）　1852（1261～1442）　1853（1443～1908）　1854（1909～2168）　1855（2169～2490）
1856（2491～2732）　1857（2733～3324）　1858（3325～3471）　1859（3472～3592）

頻出する略語と訳語

uitg(aaf)　出版、版	verm(eerderde)　増補の	enz(ovoorts)　その他、etc.	
d(e)l(e)n deel → 複数 delen 巻、冊	vert(aling)　翻訳	verb(etering)　改正	
dr(uk)　版、刷	voorrede　序文	8º　octavo　八つ折判の本	
Hoogd(uits)　ドイツ語（の）	Nederd(uits)　オランダ語（の）	Nederl(and)　オランダ	
Lat(ijn)　ラテン語	en = and	door = by	
naar = according to	uit = from	van = of, from	met =with

A. 解剖学　Ontleedkunde

A 1　**Palfyn, Joh.**, *Heelkonstige ontleeding van 's menschen lighaam,* Met fig. Leyden 1718. 8°.

——. 2^e dr. Met aanmerk. verm. Met pl. Leyden 1733. 8°.

モーニッケ（Parhem, Ontleedkunde、出版年不詳）

宮下：『解体新書』（杉田玄白ら、一七七四）の原典の一つ、「巴爾靴員解体書和解」（橋本宗吉）、『把而翕湮解剖図と図譜』（斉藤方策と中環、一八二二、一八二四）

A 2　**Kulmus, Joh. Ad**. *Ontleedkundige tafelen, benevens de daar toe behoorende afbeeldingen en aanmerkingen, waar in het zaamenstel des menschelyken lichaams, en het gebruik van alle des zelfs deelen afgebeeld en geleerd word.* In het Nederd. gebr. door Ger. Dicten. Amsterdam 1734. 8°.– Met titelpl. en afb.

宮下：『解体約図』（杉田玄白ら、一七七三）、『解体新書』と『解体図』（杉田玄白ら、一七七四）、『官能真言』（大槻玄沢、一七九七）、「身幹儀説」（大槻玄沢）、『重訂解体新書』と『鳩盧暮斯解体譜』（大槻玄沢、一八二六）、「解屍篇」（藤林泰輔）

A 3　**Plenck, Jos. Jac.**, *Schets der ontleedkunde.* Uit het Lat. vert. en met bijvoegzelen verm. door Dav. van Gesscher. 2 dln. 1 bd. Amsterdam 1777. 8°

宮下：「泰西医源」（杉田立卿）、「骨譜」（堀内素堂、高橋玄益）

——. 2^e dr. 2 dln. 1 bd.. Amsterdam 1785. 8°.

モーニッケ（Plenk, Ontleedkunde, 出版年不詳）

A 4　**Sabatier, Raph. B.**, *De ontleedkunde volledig verhandeld, of naauwkeurige beschryving van alle de deelen des menschelyken ligchaams.* Uit het Fransch vert. en verm. door Alb. Lentfrinck en Joh. Laur. van der Wagt. 2 dln. 1^e deel: Goes,'s Gravenhage 1780 , 2^e deel: Amsterdam 1785. 8°.

萩蘭書：解剖学詳説。（阿知波826: 1^{e} deel, 810: 2^{e} deel. 二巻ともに好生堂文庫記、好生局印、明倫館印、好生館印）

モーニッケ（Sabatier, Ontleedkunde, 出版年不詳）

A5 **Plenck, Jos. Jac.** en **Dav. van Gesscher**, *Schets der ontleedkunde*. 3^{e} dr. 2 dln. Amsterdam 1794. 8°.

——. 4^{e} dr. 2 dln. 1 bd. Amsterdam 1804. 8°.

宮下：『解体則』（新宮涼庭、一八五八）

——. 5^{e} dr. 2 dln. Amsterdam 1827. 8°.

A6 **Eustachius, B.**, *De ontleedkundige plaaten van B. Eustachius met eene verklaaring derzelve vervaardigd onder toezicht van Andr. Bomn*. Amsterdam 1798, f°.

佐倉蘭書：エウスタキュース解剖図。

——. Met voorber. van G. C. B. Suringar. Amsterdam 1830. f°.

A7 **Eustachius, B.**, *Anatomische Kupfer-Tafeln des B. Eustachius nebst derselben Erklärungen. Verfertigt unter der Aufsicht von Andr. Bomn*. Aus dem Holl. von J. C. Krauss. Amsterdam 1800. f°.

A8 **Schaarschmidt, Aug.**, *Ontleedkundige tafelen*. Amsterdam 1781. 8°.

——. 2^{e} verb. dr. verrijkt met een bladwijzer en aanhaalingen der plaaten van B. Eustachius. Amsterdam 1801. 8°

京都蘭書（山脇家）

A9 **Hempel, A. F.**, *Grondbeginselen der ontleedkunde*. Naar het Hoogd. door Jac. Vosmaer. Met voorber. van G. Bakker, gedat. 1809. Haarlem 1811. 8°.

——. 2^{e} verm. en verb. dr. Met voorr. van W. Vrolik ged. 1825. Haarlem 1824. 8°.

——. 3^{e} verm. en verb. dr. Haarlem 1833. 8°.

永積（1667 刊行年なし）

A10 **Ypey, Ad.**, *Principia anatomico-physiologica*. Luguni Bat. 1817. 8°

A11 **Maygrier, J. P.**, *Handboek voor de praktische en theoretische ontleedkunde*. Naar de 4e uitg. uit het Fransch door G. J.

van Epen, Met eene voorr. van A. G. van Onsenoort. 2 dln. Amsterdam 1824. 8°.

佐賀：野中家所蔵蘭書筆写本：解剖学の理論と実践　フランス語原著 *Manuel de l'anatomiste, ou Traité sur la manière de préparer toutes les parties de l'anatomie* 4e éd. 1818.

佐賀蘭書（安政五年）

坪井家蘭書（第二巻、日習堂塾本）

宮下：「究理治療解剖科」（小森宗二）、「銀海燃犀録」（箕作阮甫）。

永積（800, 2771）

A 12 **Bichat, Xav.**, *Algemeene ontleedkunde, op de natuurkunde van den mensch en de geneeskunde toegepast.* Met de bijvoegsels van P. A. Béclard. Naar het Fransch door H. J. Schouten. Dl. I. 1. Amsterdam 1825. 8°.

A 13 **Edwards, H. M.**, *Handboek der heelkundige ontleedkunde of beschrijving van het menschelijk ligchaam, verdeeld in afperkingen.* Uit het Fransch vert. en vermeerd. door G. A. F. Quarin Willemier. Met eene voorr. van A. G. van Onsenoort. 3 stkn. 1 bd. Utrecht 1829–35. 8°.

A 14 **Béclard, P. A.**, *Grondbeginselen der algemeene ontleedkunde; of beschrijving van al de weefsels, waaruit het menschelijke ligchaam is zamengesteld.* Naar den 2en dr. uit het Fransch door G. J. van Epen. 2 dln. Amsterdam 1828, 29. 8°.

武雄蘭書：一般解剖学基礎。フランス語原書 *Éléments d'anatomie générale, ou Description de tous les genres d'organes qui composent le corps humain.* 2e éd. Paris 1827.

A 15 **Lauth, Ern. Alex.**, *Handboek der praktische ontleedkunde, of beschrijving van al de deelen des menschelijken ligchaams.* Naar de laatste omgewerkte, oorspronkelijke Duitsche uitg. vert. en verm. door H. A. Schreuder. 2 dln. Met pl. Rotterdam 1836, 39. 8°.

佐賀蘭書（安政五年）：実践の解剖学ハンドブック。一八三六—三七年。フランス語原書 *Nouveau manuel de l'anatomiste, comprenant la description succincte de toutes les parties du corps humain et la manière de préparer.* Paris 1829.

永積（1917, 2973）

A16 **Blumrich, G.,** *Korte schets der ontleedkunde.* Amsterdam 1836, 16°.

——, Utrecht enz. 1847. 16°.

A17 **Conspectus,** *Brevis anatomiae corporis humani Conspectus. Kort overzigt der ontleedkunde van den menschelijk ligchaam….* naar Albinus, Loder, Hempel enz. Utrecht 1837. 8°.

A18 **Cloquet, Jul.,** *Ontleedkundige atlas.* 15 platen gevolgd naar Jul. Cloquet, onder toezicht van H. A. Schreuder. Leyden 1839. f°. obl.

佐賀蘭書：解剖図譜。解剖図譜解説 Verklaring van den ontleedkundige atlas. フランス語原書 Jaubert. A., *Atlas anatomique: quinze planches d'après Jules Cloquet*. Bruxelles. 1834.

A19 **Cloquet, Jul.,** *Verklaring van den ontleedkundigen atlas*, gevolgd door H. A. Schreuder. Leyden 1839. 8°.

A20 ***Memoranda*** *der algemeene ontleedkunde.* Uit het Hoogd. Amsterdam 1840. 16°.

佐賀蘭書（安政五年）：一般解剖学の覚書。

永積（2756 刊行年なし）

A21 * **Bock, C. E.,** *Ontleedkundig zakboek, of kort, doch volledig overzigt van de ontleedkunde van den mensch.* Naar het Hoogd. door P. H. Pool. Amsterdam.1840.

佐倉蘭書：ボック解剖書。

永積（740）（1765 刊行年なし）

A22の解剖書の簡約版であるが、ポンペ解剖学講義の原典ではない。

A22 **Bock, C. E.,** *Handboek der ontleedkunde van den mensch, in verband beschouwd met de natuurkunde van den mensch en de heelkundige ontleedkunde.* Naar het Hoogd. door P. H. Pool. 3 dln. Amsterdam 1840, 41. 8°.

ポンペ解剖学講義の主要な原典

幕府蘭書（1436 長崎東衙官許、安政戊午）

佐賀蘭書：生理学および外科解剖学から見た解剖学提要。ドイツ語原書 *Handbuch der Anatomie des Menschen mit*

Berücksichtigung der Physiologie und chirurgischen Anatomie. Leipzig. 1838.
佐倉蘭書：朴屈解剖書。
萩蘭書（阿知波94、一・二巻ともに好生局印、好生堂文庫記、長崎東衙官許）
永積（2004, 2149, 2206, 2597）（2613 刊行一八四二年）（1655, 1674, 3445 刊行年なし）

A23 **Bock, C. E.**, *Hand-atlas der ontleedkunde van den mensch in verband beschouwd met de natuurkunde van den mensch en de heelkundige ontleedkunde*. Naar het Hoogd. door P. H. Pool. Amsterdam 1842. 8°.
ドイツ語原典：*Hand-atlas der Anatomie des Menschen*. Leipzig 1844.
蘭語版はドイツ語版より小さく、省略がある。ポンペはドイツ語版を使用。
永積（2148, 2295）

A24 ***Weber, M. I.**, *Anatomischer Atlas des menschlichen Körpers*. zweite Aufl. Düsseldorf 1831.
ポンペは掛図として使用。等身大の全身解剖図、局所解剖図、組織図がある。養生所と江戸医学所にあった。萩蘭書にこの解剖図の解説書 Weber, Moritz Ignaz. *Erklärung des anatomischen Atlasses*. Zweite Auflage. Düsseldorf. 1840.（阿知波1014、医院之印）がある。

A25 **Mandi, L.**, *Leerboek der algemeene ontleedkunde, toegepast op de natuur- en ziektekunde van den mensch*. Uit het Fransch vert. en met aanmerk. voorz. door J. G. Kloppert. 2 dln. Met pl. 's-Hertogenbosch 1844. 8°.
永積（1651 刊行年なし）

A26 **Henle, J.**, *Algemeene ontleedkunde of leer van de scheikundige en morphologische bestanddeelen van het menschelijk ligchaam*. In het Nederd. overgebr. door C. E. Heynsius. Met pl. 3 dln. Amsterdam 1847–53. 8°.
永積（2511）（2226 著者名なし）

A27 **Tulk, Alfr., en Arth. Henfrey**, *Handleiding tot de practische beoefening der vergelijkende anatomie en physiologie, enz*. Naar het Engelsch door C. J. Snijders. Met houtsn. Middelburg 1847. 8°.

A28 **Roser, Wilhelm**, *Heelkundig–ontleedkundig vademecum voor studerenden en artsen*. In het Nederd. overgebr. door J.

H. Jansen. Utrecht, enz. 1848. 8°.

佐賀蘭書：医家・医学生用外科解剖学必携。ドイツ語原書 *Chirurgisch-anatomisches Vademecum für Studierende un Ärzte*. Stuttgart 1847.

永積（3517 刊行年なし）

A 29 **Munnich, J.**, *Ontleed- en natuurkundige beshouwingen over het menschelijk ligchaam en leven, naar aanleiding van demonstratien op het kunstkadaver van Dr. Auzoux, gehouden in het Bataviaasch Genootschap van Kunsten en Wetenschappen*. Dl. I. Batavia 1848. 8°.

永積（1345, 1919）（1585 刊行年なし）

A 30 **Hyrtl, Jos.**, *Leerboek van de ontleedkunde van den mensch, in verband met physiologie en praktijk*. In het Nederd. overgebr. en met aant. voorz. door P. Peelen. Met voorr. van F. C. Donders. Tiel 1850. 8°.

幕府蘭書（1652 長崎東衙官許）

永積（3567）

——. Naar de 4^{e} Hoogd. uitg. door P. Peelen. Met voorr. van F. C. Donders. 2^{e} dr. Tiel 1857. 8°.

加賀蘭書（4001 金澤藩医学館）

越前蘭書

佐賀蘭書：解剖学教本第二版。ドイツ語原書 *Lehrbuch der Anatomie des Menschen*. Wien. Braumüller 1855.

萩蘭書（阿知波 457、好生局印、好生堂文庫記）

永積（3428 刊行年なし）

佐藤尚中は所持していた第二版から組織学部分を翻訳。

A 31 **Ilcken, A.**, *Schets der ontleedkunde van den mensch*. Deventer 1854. 8°.

A 32 **Bernard, Claude & Charles Huette**, *Handboek der kunstbewerkingen en heelkundige ontleedkunde*. Met pl. vert. door C. Rademaker. Arnhem 1854. 8°.

宮下：『切断要法』（田代基徳、一八六八）
永積（2615）

——. *Handboek der heelkundige ontleedkunde en der kunstbewerkingen*. 2^{e} verm. dr. Amsterdam 1856. 8°.
佐賀蘭書：外科解剖学・手術的治療提要。
萩蘭書（阿知波 261、好生堂文庫記）

A 33 **Hyrtl, Jos.**, *Handboek der topographische ontleedkunde en hare toepassing op praktische genees- en heelkunde*. Naar den 2^{en} Hoogd. dr. door E. J. J. Kleijn, 2 dln. 1 bd. Schiedam 1855, 57. 8°.

A 34 **Fles, J. A.**, *Handleiding tot de stelselmatig beschrijvende ontleedkunde van den mensch, ten gebruike bij het onderwijs aan 's Rijks kweekschool voor militaire geneeskundigen*. Met houtsn. fig. Utrecht 1855. 8°.
佐賀蘭書：オランダ国立軍医学校用、体系的解剖学提要。
ポンペも解剖学講義にこれを一部使用。

A 35 **Henle, J.**, *Handboek der stelselmatige ontleedkunde van den mensch*. Naar het Hoogd. door J. L. Dusseau, Deel I. 2 stkn. Utrecht 1856. 57. 8°. — Met houtsn.

A 36 **Masse J. N.**, *Ontleedkundige hand-atlas van den mensch.* Volgens de Hoogd. bewerking van F. W. Assmann vert. door P. Harttenroth en C. Rademaker. 2 dln. Amsterdam 1856. 12°.
京都蘭書（新宮家）
越前蘭書（Masse J. N., *Kleine ontleedkundige hand-atlas van den mensch*, Amst. 1858）

A 37 **Dusseau, J. L.**, *De mensch. Korte schets van het maaksel en de verrigtingen van het menschelijk ligchaam.* I^{e} Helft. Met pl. Amsterdam 1857, 8°.

A 38 ***Vademecum*** *der bijzondere ontleedkunde van den mensch. Een zakboek*. Naar de 5^{e} uitg. van den Anatomical Remembrancer uit het Hoogd. verb. en verm. door E. Koetser. Tiel 1859. 16°.

A 39 **Roser, Wilhelm**, *Handboek der ontleedkundige heelkunde,* Naar de 3^{e} omgew. Duitsche uitg. in het Nederl. bew.

door J. H. Jansen. Met fig. Utrecht enz. 1860. 8°.

加賀蘭書（4079 金澤藩医学館）

越前蘭書（出版年一八五九年）

A 40 **Fles, J. A.**, *Handleiding tot de stelselmatig beschrijvende ontleedkunde van den mensch*, enz. 2^{e} druk. Met fig. Utrecht 1866. 8°.

加賀蘭書（4004, 4005 金澤藩医学館）

萩蘭書：体系的解剖学提要。（阿知波 279a, b.　a に好生局印、b に医院文章之印）

京都蘭書（山脇家と小石家究理堂文庫）

A 41 **Hyrtl, Jos.**, *Handboek der topographische ontleedkunde en harer toepassing op praktische genees- en heelkunde.* Naar den 4^{en} Hoogd. dr. onder toez. van H. J. Halbertsma vert. en met aant. voorzien door E. Hanlo, 2^{e} verm. dr. 2 dln. Schiedam 1864, 65. 8°.

加賀蘭書（4002：一巻 金澤藩医学館、金沢病院。4003：二巻 金澤藩医学館）

A 42 **Hyrtl Jos.**, *Handboek der praktische ontleedkunst, als leiddraad bij de anatomische oefeningen en tot het vervaardigen van praeparaten*. Naar het Hoogd. door J. A. Boogaard en T. Zaaijer. Schiedam 1865. 8°.

A 43 **Dusseau, J. L.**, *Beknopt handboek der systematische ontleedkunde van den mensch.* Tiel 1866. 8°.

A 44 **Winkelman, B. J.**, *Leerboek der ontleedkunde van den mensch.* Vrij bew. naar C. Langer's Lehrbuch der Anatomie des Menschen. Tiel 1871. 8°.

A 45 **Masse, J. N.**, *Volledige hand-atlas der beschrijvende ontleedkunde van den mensch.* Vrij bewerkt door C.H. Eshuys. Met grav. Rotterdam 1872. 8°.

A 46 **Winkler, T. C.**, *Het lichaam van den mensch*. Met afb. Haarlem 1873. 8°.

A 47 **Hoek, P. P. C.**, *Atlas van de ontleedkunde van den mensch*, get. door B. H. Obst. Leiden 1887. f^{o}. obl.

A 48 **Hoek, P. P. C.**, *Schets van de ontleedkunde van den mensch,* Verklarende tekst bij den atlas, get. door. H. Obst.

Leiden 1887. 8°. — Met fig.

A 49 **Jonge G. W. Kiewiet de**, *Ontleedkunde van den mensch.* 2 dln. 1 bd. Batavia 1890, 91. 8°.

——. Herz. door W. Pauw. 1e dl. Batavia 1901. 8°.

組織学　Werken over weefselleer

A 50 **Harting P.**, *Histologische aanteekeningen*. Z. pl. 1844. 8°. — Met pl.

A 51 **Harting, P.**, *Bijdragen tot de geschiedenis der mikroskopen in ons Vaderland*. Utrecht, 1846. 8°.

幕府蘭書（350 蕃書調所、長崎東衙官許、文久辛酉）（1376, 1660 長崎東衙官許）

永積（2989）

A 52 **Paget J.** en **W. B. Carpenter**, *Verslag over de verkregene uitkomsten in de studie der anatomie en physiologie, door het gebruik van het mikroscoop*. Met. Pl. Leiden 1846. 8°.

A 53 **Gerlach, J.**, *Handboek van de algemeene en bijzondere weefselleer van het menschelijk ligchaam.* Uit het Hoogd. door H. H. Hageman. Met afb. Utrecht enz. 1850. 8°.

佐賀蘭書：一般・特殊人体組織論提要、医家・医学生用。ドイツ語原書 *Handbuch der allgemeinen und speciellen Gewebe lehre des menschlichen Körpers für Ärzte und Studirende.* Mainz. 1848.

幕府蘭書（1532, 1998 長長崎東衙官許）

越前蘭書

永積（2970）

——. Utrecht enz. 1851. 8°.

A 54 **Harting, P.**, *Het mikroskoop,deszelfs gebruik, geschiedenis en tegenwoordigen toestand*, Een handboek. 4 dln. Utrecht enz. 1845–54. 80. — Met. pl.

永積（2988）（1653 刊行年なし）

A 55 **Drielsma, A.**, *Het mikroskoop in zijne toepassing bij de diagnose*. Naar Bennett en Reinhard bewerkt. Met aanteekeningen en bijvoegsels vermeerderd. Met eene voorr. van J. van Deen. Met houtsn. Tiel 1859. 8º

幕府蘭書：（ＡＮ58開成所，静岡学校）

A 56 **Willkom, M.**, *De wonderen van het mikroskoop of de natuur beschouwd in hare kleinste voortbgenselen voor vrienden der natuur bewerkt.* Leyden 1860.

幕府蘭書（906 理学校印）

A 57 **Kölliker, A.**, *Beknopte weefselleer van den mensch*. Uit het Duitsch vert, en verm. naar de 4e uitg. van het *Handbuch der Gewebelehre des Menschen* van A. Kölliker door K. J. van Duyl. Tiel 1864. 8º.

萩蘭書：人身組織学略説。（阿知波 521，東州生と墨書，長崎医学校図書之印）

病理解剖学　Ziektekundige ontleedkunde

A 58 **Guyot, Car.**, *De cadaverum sectionibus pathologicis, et recto ex illis ferendo judicio.* Groningae 1818. 8º. — Diss.

A 59 **Consbruch G. W.**, *Handboek der ziektekundige ontleedkunde*. Naar het Hoogd. door G. J. Pool. Amsterdam 1825. 8º.

松江蘭書

A 60 **Andral, G.**, *Grondbeginselen der ziektekundige ontleedkunde*. Uit het Fransch, naar de 2e uitg. door E. C. Buchner. 2 dln. Amsterdam 1838,39. 8º.

A 61 **Amador, Ris d'**, *De ontleedkundige ziektekunde, hare strekking en grenzen, en den algemeenen invloed, dien zij op de geneeskunde uitgeoefend heeft*. Uitgeg. door F. van der Breggen Cz. Amsterdam 1839. 8º.

A 62 **Vrolik, W.**, *Handboek der ziektekundige ontleedkunde*. 2 dln. Amsterdam 1840, 42. 8º.

幕府蘭書（2912, 2913 長崎東衙官許，安政戊午）

永積（2524）

A 63 **Verwey, L. H.**, *Handboek der ziektekundige ontleedkunde*. 3 Stukken 1 bd. Schoonhoven 1843–46. 8°.

A 64 **Bock, Carl Ernst**, *Handboek der ziektekundige ontleedkunde met toepassing op het gebruik aan het ziekbed.* Uit het Hoogd. vert. door J. L. Dusseau. 2 dln. Amsterdam 1848. 8°.

A 65 **Rokitansky, Carl**, *Handboek der bijzondere ziektekundige ontleedkunde*. Naar het Hoogd. door J. Moleschott en G. E. V. Schneevoogt. 2 dln. Haarlem 1849. 8°.

A 66 **Foerster, Aug.**, *Leerboek der pathologische anatomie*. Uit het Hoogd. vert. door M. Imans. Met pl. Tiel. 1851. 8°.

——. 2^{e} dr. Naar de 5^{e} omgew. uitg. in het Nederd. overgebr. Tiel. 1861. 8°.

加賀蘭書（4042 金澤藩医学館）

萩蘭書：病理解剖教程。（阿知波 285、好生堂文庫記、好生局印）。

A 67 **Wedl, Carl**, *Handboek der pathologische histologie*. Met aanmerkingen en bijvoegsels voorzien en vert. door J. M. Schrant en J. Zeeman. Met houtsn. Amsterdam 1855. 8°.

A 68 **Virchow, Rud.**, *Cellular-pathologie, gegrond op physiologische en patholog. weefselleer*. Nederd. vert. van W. M. Gunning en A. C. van Trigt. Met fig. Utrecht, enz. 1860. 8°

A 69 **Foerster, Aug.**, *Beknopte pathologische anatomie*, bew. naar den 6^{en} verm. dr. van het *Lehrbuch der Pathologischen Anatomie* van Aug. Foerster door H. L. Verspyck. Tiel. 1865. 8°.

A 70 **Joseph, Herm.**, *Beknopte handleiding tot de pathologische anatomie.* Uit het Hoogd. vert. Tiel. 1872. 8°.

B. 生理学　Physiologie

B 1 ***Physiologia**, of natuurkundige ontleding van het menschelycke lichaam*,waarin deszelfs maaksel, werking, enz. verklaart wordt... getrokken uit de schriften van.... Boerhaave, Malpighius, Ruysch,... doch inzonderheid uit de werken en lessen van B. S. Albinus. Amsterdam 1758. 8°.

——. Amsterdam 1769. 8°.

宮下：「生理則」（新宮涼庭）

B 2 **La Faye, Joris de**, *Beginselen der heel-kunde*, Naar den 6^{en} dr. Uit het Fransch vert. door Joh. Daams, 2 dln. 1 bd. Utrecht enz. 1777, 78. 8°.

宮下：「人身発蒙」（附録に「平体論」、高野長英）、『西説医原枢要』（高野長英、一八三二）の原著の一つ

B 3 ***Vierordt, Karl.** *Grondbeginselen van de physiologie van den mensch*. Tiel. 1782.

萩蘭書：生理学基礎。（阿知波 991、医院文章之印）

B 4 **Blumenbach, Jo. Frid.**, *Grondbeginselen der natuurkunde van den mensch*. Uit het Lat. door G. J. Wolff, Met voorr. van R. Forsten. Met pl. Harderwijck 1791. 8°.

宮下：「蒲略縣抜弗抜萃訳稿」（訳者不詳）、『西説医原枢要』（高野長英）の原著の一つ

『舎密開宗』（宇田川榕庵）の参考文献の一つ

佐賀：金武良哲蘭文写本

——. Naar de laatste Lat. uitg. vert. 2^e dr. door Jac. Vosmaer. Met pl. Amsterdam 1807. 8°.

永積（1371）（30 刊行年なし）

——. Naar de 4^e Lat. uitg. vert. 2^e dr. door A, J. van Houte en F. van der Breggen Cz. Amsterdam 1822 8°.

永積（518, 809）

——. 4^e dr. Met pl. door F. van der Breggen Cz. Amsterdam 1830. 8°.

——. 4^e dr. Met pl. door F. van der Breggen Cz. Amsterdam 1835. 8°.

B 5 **Doornik J. E.**, *Verhandeling over de levenskragt, volgens dynamische grondbeginselen.* Amsterdam 1802. 8°.

武雄蘭書：生命力論

永積（514）

B 6 **Roose, T. G. A.**, *Handboek der natuurkunde van den mensch*. Uit het Hoogd. door M. S. Ypma. Amsterdam 1809, 8º.
宮下：「人身活理」（高野長英）、『西説医原枢要』（高野長英）の原著の一つ、「人身窮理学小解」（緒方洪庵）、「知生輯略」（箕作阮甫）

B 7 **Ypey, Adolph.**, *Handleiding tot de phijsiologie, ofte tot de kennis, van het maaksel en van de werking der deelen, uit welke het menschelijk lichaam is te zamen gesteld*. Amsterdam 1809, 8º.
宮下：『知生論』（広瀬元恭一八五六）、「依百乙人身窮理」（川本幸民）

B 8 **Hijmans, H. S.**, *Grondbeginselen van eene algemeene physiologie, of natuurkunde van den mensch*. Dordrecht 1820. 8º.
坪井家蘭書：一般生理学基礎。（誠軒図書）

B 9 **Richerand, Anth.**, *Nieuwe grondbeginselen der natuurkunde van den mensch*. Naar de 8e uitg, uit het Fr. vert. door A. van Erpecum. 2dln. Amsterdam 1821. 8º.
坪井家蘭書：人身窮理新論。（二巻本の第一巻、一七三―五九〇頁を仮製本）
京都蘭書（山脇家）

——. Naar de 9e uitg. uit het Fr. vert. door A. van Erpecum. 2e verm. en verb. uitg. 2 dln. Amsterdam 1826. 8º.
佐賀：金武良哲蘭文写本
宮下：「人身窮理書」（宇田川榕庵）、「医理学源」（堀内素堂）、『利攝蘭度人身窮理』（広瀬元恭、一八五六年、時習堂蔵版）、「人生鏡原総論」（箕作阮甫）、「里施蘭士氏非叔殑義新書」（訳者不詳）

B 10 ***Isfordink (g) Edler von Kostnitz, Johann Nepomuk I.**
Natuurkundig handboek voor leerlingen in de heel- en geneeskunde Naar het Hoogd. door G. J.van Epen, Amsterdam 1826
佐賀蘭書：医学生用理学提要。
佐賀：野中家所蔵蘭書筆写本（用箋の版心に象先堂蔵）
幕府蘭書（138 蕃書調所、東京開成所印）（156）
京都蘭書（新宮家）

坪井家蘭書（誠軒図書）

『気海観瀾広義』（川本幸民、一八五一）の原典の一つ

宮下：「伊斯忽爾陳屈教示内外科学徒究理説」（宇田川玄真）、「光篇」（宇田川榕庵）、「物理約説」と「医科須読理学入門」（緒方洪庵）、「理学初歩」（赤坂圭斎）、『理学提要』（広瀬元恭、一八五四、一八六〇）、『理学入門』（蘭書和刻本、信夫古作、一八五七）、「イスホルヂング天体之部」（森沢加芳）

B 11 **Bakker G.**, *De natura hominis liber elementarius*. 2 part. Groningae 1827. 8°..

B 12 **Sebastian, Aug. Arn.**, *Physiologia generalis*. Groningae 1835.8^{o}..

B 13 **Richerand, Anth.** en **Berard Aine**, *Nieuwe grondbeginselen der natuurkunde van den mensch*. Naar de 10e verm. Fr. uitg. vert. door A. van Erpecum. 3e verm. en verb. uitg. 4 dln. 2 bln. Amsterdam 1835–38. 8°.

佐賀蘭書：新生理学基礎。フランス語原書 *Nouveaux élémens de physiologie*. Paris, 1833.

佐倉蘭書：リセランド人身窮理（3 dln, 1835–37）。

大野蘭書

モーニッケ：(Racel(her) and, Menschlijke natuurkunde, 出版年不詳)

永積（2）（2772 著者リゲロウト）（16 刊行年なし）（3443 刊行年なく、著者リグテンギ）

B 14 **Lord, Perc. B.**, *Volks-natuurkunde van den mensch*, enz. Met voorr. van W. Vrolik Gz. Uit het Eng. door H. B. van Horstok. Met pl. 1^{e} dl. Amsterdam 1837. 8°.

B 15 **Sebastian, Aug. Arn.**, *Elementa physiologiae specialis corporis humani*. Groningae 1838. 8°.

——. Ed. 2^{a} emend. et aucta Groningae 1842. 8°.

B 16 **Sebastian, Aug. Arn.**, *Grondbeginselen der bijzondere natuurkunde van den mensch, ten dienste van de clinische scholen en toekomstige plattelands-heelmeesters*. Groningen 1839. 8°.

佐賀蘭書：特殊生理学基礎——医学校および将来のオランダ外科医のために。

永積（433 人体窮理書、セバスティヤーン、1839 とある）

B 17 **Sebastian, Aug. Arn.**, *Algemeene natuurkunde van den mensch*. Uit het Lat. vert. door J. B. Dompeling. Met een voorber. van F. S. Alexander. Groningen 1840. 8°.

幕府蘭書（3349 佐倉蔵書）

佐賀蘭書：一般生理学。ラテン語原書 *Elementa physiologiae specialis corporis humani*. Groningen 1838. 8°.

B 18 **Mulder, G. J.**, *Proeve eener algemeene physiologische scheikunde*. Rotterdam 1843–1850. 8°. — Met pl.

永積（1277）（1647 刊行年なし）

B 19 **Mulder, G. J.**, *Versuch einer allgemeinen physiologischen Chemie*.

Mit Zusätzen des Verfassers. Deutsche Ausgabe. Aus dem Holländ. übers. von Schnedermann und Kolbe. Mit Kupfert. 2 Thle. Braunschweig 1844–51. 8°.

B 20 ***Roose, T. G. A.**, *Handboek der natuurkunde van den mensch*. Uit het Hoogd. met ophelderingen en aanm. door M. S. Ypma. Amsterdam 1845.

幕府蘭書（1362, 2308 Gedrukt in Japan）

佐倉蘭書：ローセ人身窮理書。

モーニッケ（Rooze, Menschlijke natuurkunde　出版年不詳）

B 21 **Valentin, G.**, *Natuurkunde van den mensch*, Uit het Hoogd., door J.G. Rooseboom. 2 dln. Met fig. Gouda 1845, 46. 8°.

幕府蘭書（155 長崎東衙官許、蕃書調所、文久辛酉）

佐賀蘭書：生理学。ドイツ語原書 *Lehrbuch der Physiologie des Menschen für Aerzte und Studirende*. Bramschweig. 1844

B 22 **Valentin, G.**, *Handleiding tot de kennis van de physiologie van den mensch*. In het Nederd. vert. door H. H. Hagemann Jr. Met houtsnee-fig. Utrecht enz. 1847. 8°.

B 23 **Vogt, C.**, *Brieven over de natuurkunde van den mensch*. Uit het Hoogd. Nieuwe uitg. Alkmaar 1848. 8°.

永積（3586 刊行年なし）

B 24 **Budge, Jul.**, *Kort begrip der bijzondere natuurkunde van den mensch*. *Eene leiddraad voor voorlezingen en eigen* *onderrigt*. Naar den 2 dr. In 't Nederd. bewerkt onder toezigt van L. Ali Cohen, Met pl. Groningen 1850. 8°.

ポンペ生理学講義（生殖）の原典

佐賀蘭書：特殊生理学基礎。ドイツ語原書 *Memoranda der speciellen Physiologie des Menschen. Ein Leitfaden für Vorlesungen und zum Selbststudium*. Weimar 1848

B25 **Donders, F. C. en A. F. Bauduin**, *Handleiding tot de natuurkunde van den gezonden mensch*. 2 dln. Met pl. Utrecht enz. 1851, 53. 8°.

ポンペ生理学講義の主要な原典

加賀藩蘭書（4011：一巻、4012：二巻、共に養生所医局蔵、金澤藩医学館永積（2617, 2688）

B26 **Moleschott, Jac.**, *Der Kreislauf des Lebens, Physiologische Antworten auf Liebig's chemische Briefe*. Mainz. 1852. 8°.

——. 2^{e} Aufl. Mainz 1855. 8°.

——. 5^{e} Aufl. 2 Bde Mainz 1877,87. 8°.

B27 **Lubach, D.**, *Eerste grondbeginselen der natuurkunde van den mensch*. Gouda 1855. 8°.

萩蘭書：生理学基礎。（萩市立図書館所蔵、江馬氏蔵書印）。

佐倉蘭書（木邨氏蔵）：リュバック人身窮理書。

宮下：『生理発蒙』（島村鼎甫、一八六六）

加賀蘭書（4143 Natuurkunde van den mensch 1855. B27と異なる本か）

——. 3^{e} dr. Rotterdam 1882. 8°.

B28 **Donders, F. C.**, *Physiologie des Menschen*. Vom Verf. revid. und vervollst. und aus dem Holländ. übers. von Fr. Wilh. Theile. Bd. I. Die Ernährung (verf. unter Mitw. von A. F. Bauduin). Mit Holzschn; Leipzig 1856. 8°.

——. 2^{e} verb. Aufl. Leipzig 1859. 8°.

ドンデルスとボードインの生理学教科書ドイツで出版

B 29 **Lehman, C. G.**, *Handboek der physiologische scheikunde*. Onder medewerking van den schrijver vertaald. door L. J. Egeling. Utrecht. 1856. 8°.
佐倉順天堂での佐藤尚中のポンペ解剖講義録に尚中によるこの本からの引用あり。
幕府蘭書（775 長崎東衙官許、東京開成所印）（1542, 1633 長崎東衙官許）
佐賀蘭書：生理化学提要。ドイツ語原書 *Handbuch der physiologische Chemie*. Leipzig. 1854.
加賀蘭書（3215 壮猷館文庫、養生所旧蔵）（4021 壮猷館文庫、養生所医局蔵、金沢医学館）
永積（3444 刊行年なし）
司馬凌海が『七新薬』を著す際、出島で参照。

B 30 **Liebig, Just.**, *De onbewerktuigde natuur en het bewerktuigde leven. Eene redevoering tegen het materialisme dezer dagen*. Naar het hoogd. door H. Kloete Nortier. Rotterdam 1856. 8°.

B 31 **Funke, Otto**, *Leerboek der physiologie*. (Vierde uitgaaf van Rudolf Wagner's Leerboek). Uit het Hoogd. door L. J. Egeling en J. C. ten Noever de Brauw. Tiel 1858. 8°. — Met afb.
加賀蘭書（4013 金澤藩医学館）

B 32 **Lewes, Geo. Henr.**, *Ons leven. Handleiding tot de kennis van het menschelijk ligchaam, zijne behoeften en krachten*. Voor Nederl. bew. door H. van Cappelle. 2 dln. 1 bd. Haarlem 1860, 61. 8°.
——. 3e goedkoope uitg. Amsterdam 1870. 8°. — geïll.

B 33 **Donders, F. C.**, *Fisiologia tcheloveka* St. Petersbourg 1860. 8°.
ドンデルスとボードインの生理学教科書ロシアで出版

B 34 **Funke, Otto**, *Beknopte bijzondere natuurkunde van den gezonden mensch*. Bewerkt naar den 2en verm. dr. van het Lehrbuch der Physiologie van O. Funke door C. J. van der Burcht van Lichtenbergh. Tiel 1860. 8°.

B 35 **Koster, W.**, *Grondbeginselen der natuurkunde van den mensch*. Vrij bew. naar het Fr. van J. Béclard e.a. Met voorrede van H. J. Halbertsma. Met fig. Tiel 1862. 8°.

加賀蘭書（4014 金澤藩医学館）
萩蘭書：人身窮理基礎。（阿知波 493ab.　a 好生局印、　b 好生局印、　巌国小学之印）
越前蘭書
京都蘭書（小石家究理堂文庫、一八六〇とある）
胡西哲児（コステル）の生理書を参訂口授したボードイン講義録が長崎大学附属図書館医学分館にある。

B36 **Hermann, L.**, *Grondbeginselen der physiologie van den mensch*. Uit het Hoogd. overgebr. door A. Drielsma. Met fig. Groningen 1864. 8°.
加賀蘭書（4015 金澤藩医学館）
宮下：「歇爾満氏原生學」（緒方惟準）、長崎で活版印刷

B37 **Moleschott, Jac.**, *Die Einheit des Lebens. Vortrag*. Giessen 1864. 8^0.

B38 **Moleschott, Jac.**, *De eenheid des levens, Redevoering*. Naar het Hoogd. Kampen 1864. 8°

B39 **Wundt, Wilh.**, *Leerboek der physiologie van den mensch*. Uit het Hoogd. in het Nederd. overgebr. door C. E. Daniëls. Met voorw. van A. Heynsius. Met fig. Utrecht, enz. 1866. 8°.
加賀蘭書（4017 金澤藩医学館）

B40 **Vierordt, K.**, *Grondbeginselen van de physiologie van den mensch*. Naar de 4e geh. nieuw bew. uitg. uit het Hoogd. vert. door J. P. van Braam Houckgeest. Met fig. Tiel 1872. 8°.

B41 **Elst, A. van der**, *Beknopte handleiding der physiologie* Deel I. Met altas, Batavia 1881. 8°, 4^0.

B42 **Eijkman, C.**, *Physiologie van den mensch*. Batavia 1893. 8°.

新興の神経生理学

B43 **Ypey, A.**'s *Physiologische Beobachtungen über die willkührliche und unwillkührliche Bewegung der Muskeln*. Aus dem Lat. übers, und mit Aanmerk. begleitet von J. C. F. Leune. Leipzig. 1789. 8°.

B 44 **Deen I. van**, *Nieuwe bijdragen tot de physiologie der zenuwen*. Leiden 1838. 8°.

B 45 **Deen I. van**, *Nadere ontdekkingen over de eigenschappen van het ruggemerg, bijzonder over den daarin gevondenen zenuw-omloop*（circulatio nerva）. Leiden 1839. 8°.

B 46 **Dassen H. Jz. M.**, *Verhandeling over werkzaamheden van het zenuwstelsel*. Groningen 1839. 8°.

B 47 **Bell Kar**'*s Physiologische en pathologische onderzoekingen van het zenuwstelsel*, door P. Middel. Naar de Hoogd. vert. van Moritz Heinr. Romberg. Amsterdam 1840. 8°.

佐賀蘭書：チャールズ・ベル著生理学的病理学的神経系統研究。ドイツ語原著：*Physiologische und pathologische Untersuchungen des Nerven system*. Berlin. 1832. 英語原著：Bell Charles, *The nervous system of the human body*.

B 48 **Hall, Marshall**, *Het zenuwstelsel, en deszelfs ziekten in hare grodvormen en wijzigingen. Nieuwe verhandeling over het zenuwstelsel*. Met pl. Naar het Eng. door L. C. E. E. Fock. Amersfoort. 1845. 8°.

武雄蘭書：神経系統とその疾患。第一部の英語原書は *On the diseases of the nervous system*. London 1841. 第二部の英語原書は *New memoir on the nervous system*. London 1843.

佐賀藩（安政五年、島田）

永積（1923, 2749）（1423 刊行一八三五年）（1658 刊行年なし）

B 49 ***Van den Broek, J. K.**, *Ontleedkundige en physiologische beschrijving van het werktuig des gehoors*. Arnhem 1852.

「聴覚の働きについての解剖学的生理学的記述」J・K・ファン・デン・ブルックの解剖学的、組織学的手法を用いて聴覚器の構造を解明した論文

永積（1628 耳解体の絵図、ファンデンブルックとあり、刊行年なし）

B 50 **Cramer A.**, *Het accomodatievermogen der oogen, physiologisch toegelicht*. Haarlem 1853. 4°. — Met pl.

B 51 **Suringar, G. C. B.**, *De opvoeding der zintuigen. Eene bijdrage tot de de leer van het onderwijs, inzonderheid van de natuur- en geneeskundige wetenschappen*. Amsterdam, 1855. 8°.

佐賀蘭書：感覚教育論　特に自然科学・医学教育のために。

B 52 **Helmholz H.**, *Ons zien. Eene wetenschappelijke volksvoordragt*. In het Nederd. overgez. door J. W. Schubaert. Met pl. Utrecht 1855. 8°.

B 53 **Donders F. C.**, *Bepaling van den brandpuntsafstand van lensen.* —*De formule der accomodatiebreedte, getoetst aan de inwendige veranderingen van het oog.* Amsterdam 1863. 8°.

C. 化学　Scheikunde

C 1 ***Kasteleijn P. J.**, *Chemische oefeningen, voor de beminnaars der scheikunst in 't algemeen, en apothekers, fabrikanten en trafikanten in 't bizonder.* 3 dln. Amsterdam 1785–88.
幕府蘭書（160~162 蕃書調所）

C 2 ***Kasteleijn P. J.**, *Beschouwende en werkende pharmaceutische, oeconomische, en natuurkundig chemie*. 2 dln Amsterdam 1788.
モーニッケ（Kaster(l)ijn, Scheikunde, 出版年不詳）
加賀蘭書（3202 壮猷館文庫、養生所旧蔵）
宮下：「舎蜜書」（宇田川榕庵）、『舎蜜開宗』（宇田川榕庵）の参考文献の一つ、「万宝叢書硝石篇」（伊藤圭介）

C 3 **Kasteleijn P. J.**, *Chemische en physische oefeningen* enz. 2 dln Amsterdam 1792, 93. 8°. —Met pl.
——. Leyden 1793. 8°. —Met pl.

C 4 ***Plenck, Jos. Jac.** *Natuur- en scheikundige verhandeling over de vochten des menschlijken ligchaam.* Uit het Lat. vert, door H. A. Bake. Dordrecht, 1797.
宮下：『人身分離則』（新宮凉庭、一八五九）、「体液究理分離則」（大場雪斎）

C 5 **Fourcroy, A. F.**, *Scheikundige wijsbegeerte, of grondwaarheden der hedendaagsche scheikunde, op eene nieuwe wijze gerangschikt.* Uit het Fransch vert. door Iz. Corn.Vinc. Sterk. Amsterdam 1799. 8°.

宮下：「分離学律」（日高凉台）

C6 ***Lavoisier, A. L.** *Grondbeginselen der scheikunde.* Uit het Fr. vert. met aanmerkingen byvoegselen verm. door N. C. Fremery en P. van Werkhoven. 2 dln. Utrecht, 1800.

武雄蘭書：化学基礎。

宮下：「ラホイシール動酸舎蜜加」、「ラホイシール山酸舎蜜加」と「舎蜜器械図彙」（宇田川榕庵）

永積（632）（一八二六年に注文）

『舎蜜開宗』（宇田川榕庵）の参考文献の一つ

C7 **Plenck Jos. Jac. a.**, *Elementa chymiae*. Ed. 2^e. Lugduni Bat. 1801. 8°.

C8 **Plenck Jos. Jac. van**, *Grondbeginselen der scheikunde.* Uit het Lat.vert. door J. S. Swaan. Amsterdam 1803. 8°.

モーニッケ（Plenk, Scheikunde, 出版年不詳）

宮下：「離合源本」（藤林泰輔）、「人身舎蜜」（訳者不詳）

『舎蜜開宗』（宇田川榕庵）の参考文献の一つ

C9 ***Henry William**, *Chemie voor de beginnende liefhebbers*. Uit het Engelsch, naar de 2^e oorspronkelijke uitgave, vert. en met aanmerk. van den heer J. B. Trommsdorff, verm. uitg. door Adolphus Ypey. Amsterdam, 1803 .

京都蘭書（新宮家）

モーニッケ（Tromsdorf, Scheikunde, 出版年不詳）

宮下：『舎蜜開宗』（宇田川榕庵、一八三七―三八、一八四六）

C10 ***Ypey Adolphus**, *Sijstematisch handboek der beschouwende en werkdaadige scheikunde:* ingericht volgens den leidraad der chemie, voor beginnende liefhebbers; door W. Henry. Om te dienen, tot opheldering en uitbreiding van gemelde werkje. Amsterdam, Willem van Vliet. 1804–1807. 5 dln. Ditto. Verbeteringen en bijvoegsels. 1808–1810. 3 dln. Bladwijzer 1812. 8°.

佐賀蘭書：体系　化学の理論と実践。全九冊。武雄蘭書は一八〇四―〇七の五冊。

佐倉蘭書：イペイシケイキユンデ。全九冊。
モーニッケ（Ypei, Scheikunde, 出版年不詳）
永積（776）（61, 2982, 3447 刊行年なし）（一八一九、二一、二四、二六、二七、二九、三〇年に注文）
『舎蜜開宗』（宇田川榕庵）の原典

C11 ***Werkhoven, P. van**, *Nieuwe chemischen- en physische oefeningen*. 2 dln. Amsterdam 1810.
京都蘭書（新宮家）

C12 **Hijmans, H. S.**, *Ontwerp van eene algemeene scheikunde*. Dordrecht, 1820. 8°. — Met pl.
宮下：「親和論」（宇田川榕庵）
『舎蜜開宗』（宇田川榕庵）の参考文献の一つ

C13 ***Mulder Claas**, *Handleiding tot de scheikunde, ten gebruike bij mijne lessen, en voor eigene oefening van apothecars leerlingen en liefhebbers dier wetenschap*. 3 dln. Amsterdam 1824–25.
佐賀蘭書：化学提要　著者講義用および薬剤師見習・化学愛好家自習用。
永積（602）

C14 ***Smallenburg, F. van Catz**, *Leerboek der scheikunde*. 3 dln. Leyden 1827–33.
幕府蘭書（164~166 蕃書調所、長崎東衙官許、安政庚申）（769, 777~779 東京開成所、長崎東衙官許）（1546~1548, 2223, 2916 長崎東衙官許）
佐賀蘭書と武雄蘭書：化学教程。
加賀蘭書（壮猷館文庫、現存しない）
モーニッケ（Smarrenburg, Scheikunde、出版年不詳）
宮下：「舎蜜全書」（緒方洪庵）、『扶氏経験遺訓附録』（緒方洪庵、一八五七）の原典の一つ、「泰西名医彙考」（箕作阮甫）
永積（775, 1416, 2981）（3429 刊行年なし）
『舎蜜開宗』（宇田川榕庵）の参考文献の一つ

C 15 **Overduin Joh.**, *Leere der scheikunde, bijzonder wat de eigenschappen en verhoudingen van de bestanddeelen der ligchamen betreft, aangemeten aan den tegenwoordigen toestand der wetenschappen in het electrochemische tijdperk.* Breda 1826. 8°.

C 16 **Mulder G. J.**, *Leerboek voor scheikundige werktuigkunde*. 2 dln. Rotterdam 1832–35. 8°. — Met pl.

C 17 **Berzelius, J. J.**, *Leerboek der scheikunde.* Uit het Duitsch naar de 3e uitg. vert. door G. J. Mulder, A. S. Tischauser e.a. 6 dln. Met pl. Rotterdam enz. 1834–41. 8⁰.

幕府蘭書（803, 804, 2895~2897 長崎東衙官許、東京開成所印）（1553~1557, 2898 長崎東衙官許）（A N 11-1~6 蕃書調所）

佐賀蘭書と武雄蘭書：化学教程。武雄蘭書は七冊本。最終巻 6de deel（1841）の巻末に総合索引 Algemeene register. 1845 あり。ドイツ語原書 *Lehrbuch der Chemie*. Dresden, 1825–1831.

加賀蘭書（3203 養生所旧蔵）

永積（402, 672, 1202, 2069, 2143）（1640, 2979, 3399, 3496 刊行年なし）

C 18 ***Meijlink Bernardus**, *Allereerste beginselen der scheikunde. Eene handleiding voor allen, die eene oppervlakkijge kennis dezer wetenschap wenschen te verkrijgen.* Deventer 1835.

佐賀蘭書：化学初歩　化学の表面的知識を得たいすべての人の手引。

佐賀：金武良哲蘭文写本

C 19 ***Rose Hans**, *Handboek der analytische scheikunde*. Naar de derde uitgaaf vertaald door J. E. de Vry. 2 dln. Rotterdam. 1835–36

佐賀蘭書：分析化学提要。

C 20 ***Erdmann, Otto Linne**, *Algemeen overzigt der nieuwere scheikunde met bijzondere aanwijzing van derzelver nuttige toepassingen door Otto Linne Erdmann.* Uit het Hoogd. overgezet met eene voorrede van W. S. Swart. 2 dln. Amsterdam 1836.

佐賀蘭書（野中家所蔵）：新化学概論。刻版表題紙。第一冊：見返しの小貼紙に「エルドマン　分離書」の墨書。遊紙裏に「三六番」との墨書。略表題紙に「J. L. C. Pompe van Meerdervoort Kw. Utrecht 1 February 1846」とのペン書き署名。Kw は Kweekeling（学生）の略。第二冊：略表題紙に「J. L. C. Pompe van Meerdervoo [---] Utrecht den 1 Febr: [---]」とのペン書き署名（佐賀藩旧蔵蘭書目録、松田清編から）。ドイツ語原著：*Populäre Darstellung der neueren Chemie mit Berücksichtung ihrer technischen Anwendung*. Hildescheim, Barth, 1828.（2e uitg. Leipzig, 1834）

C21　***Marchand, L. M.**, *Schets der bewerktuigde scheikunde*. Uit het Hoogduitsch. Amsterdam, 1840.

佐賀蘭書：有機化学略説。

C22　***Meijer. Moritz**, *Natuurkundige leer-cursus ten gebruike der Koninklijke Militaire Akademie. Gronden der krijgskundige scheikunde voor de kadetten der artilleri en genie*. Naar het Hoogd. Breda 1840.

幕府蘭書（955 福山誠之館印）

佐賀蘭書：オランダ王立兵学校理学課程　軍陣化学基礎　砲兵・工兵士官候補生用。ドイツ語原書 *Grundzuge der Militair-Chemie. Entworfen von Dr. Moritz Meyer Koningl. Preuss. Hauptmann*. Berlin, 1834.

宮下：「兵家須読舎蜜真言」（川本幸民）

永積（1244, 2591）（2121, 2223 著者名なし）

C23　***Lehmann, Carl Gottlief**, *Volledig zakboek der theoretische scheikunde*. Door Dr. C. G. Lehman. Naar het Hoogduitsch door N. W. de Voogt. Onwerktuigde-bewerktuige scheikunde. Utrecht, Amsterdam. 1841.

佐賀蘭書：理論化学提要。

背表紙裏を十字に結んだ紐で補強。見返しに「T. J. Wijnhoven Hendriksen, Boekhandelaar, Boek- Kantoor- Plaat- Steendrukker-Hoogstraat, H.28.Rotterdam」との書店ラベル。遊紙表に「J.L.C.Pompe van Meerdervoort. Kweekeling. Utrecht den 2 December 1845.」との自筆ペン書き署名あり。Johannes Catherinus Pompe van Meerdervoort（1829–1908）はこのとき十六歳、ユトレヒト軍医学校の学生であった。

本書のドイツ語原書は、*Vollstandigers Taschenbuch der theoretischen Chemie, zur schnellen Ueberscht und leichten Repetition bearbeitet von Dr. C. G. Lehman*.Leipzig, Volckmar. 1840.
裏見返しに「十月十二日」との墨書。（佐賀藩旧蔵蘭書目録、松田清編から）
永積（2296）

C 24 **Liebig, Just.**, *Dierlijke scheikunde of bewerktuigde scheikunde, toegepast op physiologie en pathologie*. Vert. uit het Eng. naar de van het Hoogd. ms. des schrijvers, bezorgde uitg. van W. Gregory door F.C.Donders. 's-Gravenhage 1842. 8º.

C 25 ***Millard**. N. B., *Scheikunde ten algemeenen nutte*. Door meer dan 60 afbeeldingen opgehelderd. Amsterdam 1842.
武雄蘭書：通俗化学。
永積（1315, 1425）

C 26 ***Mulder, G. J.**, *Scheikundige onderzoekingen, gedaan in het laboratorium der Utrechtsche Hoogeschool*. 1 deel. Rotterdam 1842.
幕府蘭書（1535）
永積（1934）
ミュルデル編集の化学研究誌（1842–1851）の第1巻。

C 27 ***Fresenius, C. Rem.**, *Handleiding bij qualitatieve scheikundige ontledingen, of de leer der scheikundige bewerkingen, der herkenningsmiddelen, en van derzelver verhouding ten opzigte van de meest bekende ligchamen*.... Met een aanprijzend voorberigt van Justus Liebig. Uit het Hoogd., volgens de 2^e verm. en verb. uitg. Amsterdam 1843.
幕府蘭書（1226, 1408, 1507, 1543, 1544, 1626, 2093 長崎東衙官許）
佐賀蘭書と武雄蘭書：定性化学分析提要。ドイツ語原書：*Anleitung zur qualitativen chemischen analyse oder Die Lehre*.... Braunschweig, 1842.
永積（1418, 2933）（3363 刊行年と著者名なし）
『舎蜜局必携』（上野彦馬、一八六二）の原典の一つ

C28 ***Fresenius, C. Rem.**, *Handleiding bij quatitatieve scheikundige ontledingen, voor aanvangers en meergeoefenden*. Uit het Hoogd. vert. en met aant. verm. door C. F. Donnadieu. 's Gravenhage 1847.

幕府蘭書（177 長崎東衙官許、蕃書調所、安政己未）（976 精得館）（1243 ほか 1 1 冊長崎東衙官許）

佐賀蘭書と野中家所蔵蘭書：定量分析提要。ドイツ語原書：*Anleitung zur quatitativen chemischen analyse oder die Lehre*.... Braunschweig, 1845

松江蘭書

萩蘭書（阿知波 301、長崎東衙官許、長門書籍之印、一八四七年）

永積（2374, 2934, 3532）（3362 刊行年と著者名なし）

C29 **Graham, Thom.**, *Scheikunde der bewerktuigde ligchamen*. Naar de Hoogd. omwerking van F. J. Otto, in het Nederd. overgebr. door C. de Bordes. Afl. 1. Met houtsn. Amsterdam 1844. 8°.

C30 ***Kramer Hommes, H.**, Systematische handleiding of tafelvormig overzigt tot het doen van en ten gebruike bij qualitative, chemisch-analytische onderzoekingen, ter ontdekking van stoffen, bevat in eene zamengestelde onbewerktuigde verbinding, voor beoefenaren der chemie en pharmacie, volgens H. Rose's handboek der analytische scheikunde. Amsterdam 1845

佐賀：野中家蘭文筆写本（木箱にトンメス氏分析表との貼紙）

宮下：『舎蜜便覧』（河野禎造、一八五九）、「ボーンメス氏舎蜜読本」（川本幸民）

C31 **Mulder, Cl.**, *Populaire scheikundige lessen, gehouden bij het Genootschap ter bevordering van de natuurkundige wetenschappen*, te Groningen. 3 Stn. Amsterdam 1845. 8°.

C32 **Poesselt, L.**, *De analytische scheikunde in tafels*. Uit het Hoogd. vert. en verm. onder opzigt van S. Bleekroode. Utrecht enz. 1847. 4°.

幕府蘭書（178 蕃書調所、安政丁巳）

C33 ***Kipp, P. J.**, *Tabellarisch overzigt van de kenteekenen der alkaliën en metaaloxyden in het vuur voor de blaaspijp*.

Getrokken uit het werk van Carl Friedrich Plattner. 's Gravenhage 1847.
佐賀蘭書：金属酸化物とアルカリの吹管分析表。
ドイツ語原書 C. F. Plattner, *Die Probirkunst mit dem Löthrohre*. Leipzig 1835.

C 34 ***Millard**. N. B., *Grondbeginselen der scheikunde strekkende tot een leesboek voor alle standen.* 1849.（版種不明）
佐賀蘭書：通俗化学基礎。
永積（3248）

C 35 ***Liebig, Just.**, *Onderzoekingen over eenige oorzaken van de beweging der vochten in het dierlijk organismus.* Met een uitslaande plaat. Groningen 1849.
佐賀蘭書（安政五年、大庭）
幕府蘭書（AN134 長崎東衙官許、蕃書調所、文久辛酉、静岡学校）
永積（2983）

C 36 ***Meulen, P. H. van der**, *Natuurkundige leercursus ten gebruike der Koninklijke Militaire Akademie. Handleiding bij het onderwijs in de scheikunde, voor de kadetten der artillerie en genie.* Eerste gedeelte. 1 tafel. 2pl. Breda 1850.
幕府蘭書（1113, 1685, 1698, 2474 長崎東衙官許）、（1697 長崎東衙官許、東京開成所印）、（3600 安政丁巳）外三冊
佐賀蘭書：オランダ王立兵学校理学教程　化学教育案内　騎兵工兵士官候補生用
永積（2202, 2534, 2944）（3321 刊行年なし）

C 37 ***Plattner, C. F.**, *Het scheikundig onderzoek met de blaaspijp, of handeleiding om mineralen, ertsen, huttenprodukten, verschillende metaalmengsels, enz., met behulp van de blaaspijp, qualitatief, naar hunne gezamentlijke bestanddeelen, en quantitatief, met betrekking tot hun zilver, goud, koper, lood, tin, nikkel, kobalt en ijzergehalte te onderzoeken.* Naar de 2e, geheel omgewerkte en verm. uitgaaf uit het Hoogd. vert.door P. J. Kipp. Met-houtsnee-pl. 's Gravenhage 1850.
幕府蘭書（2122, 2134）
佐賀蘭書：吹管分析による化学研究。ドイツ語原書 *Die Probirkunst mit dem Löthrohre: Oder Anleitung Mineralien,*

Erze, Hüttenproducte und verschiedene Metalverbindungen mit Hilfe des Löthrohrs qualitativ auf ihre sämmtlichen Bestandtheile und quantitativ auf Silber, Gold, Kupfer, Blei, Zinn, Nickel, Kobalt ind Eisen zu untersuchen. 2., ganz umgearb. und verm. Auflage, Leipzig 1847.

永積（2302, 2375, 3249）

C38 **Regnault, Victor**, *Beknopt leerboek der scheikunde*. Naar de Hoogd. bewerk. van Ad. Strecker in het Nederd. overgebr. door J. J. Blekkingh. Met afb. Utrecht enz. 1851. 8°.

加賀蘭書（3205 壮猷館文庫）

永積（3000）

C39 ***Girardin, Jean**, *Scheikunde. Voor den beschaafden stand en het fabriekwezen*. 2e aanz. verm. dr. Gouda 1851.

幕府蘭書（158 蕃書調所、安政丙辰）（163 長崎東衙官許、蕃書調所、文久辛酉）（AN76蕃書調所、静岡学校、安政丙辰）（慶図：B430–1–1 海軍弘通）（1179）

武雄蘭書：教養化学

佐倉蘭書（長崎、木邨氏蔵）：ギユラルディン舎蜜書

越前蘭書

宮下：『舎蜜局必携』（上野彦馬、一八六二）の原典の一つ、『化学入門』（竹原平次郎、桂川甫策、石橋八郎、一八六七―七〇）

永積（2060,2309,2310,2479）（1417 刊行 1845年、1e版か）（3203 刊行年なし）

C40 ***Fresenius, C. Rem.**, *Leerboek der scheikunde*, voor land- en boschbouwers en staathuishoudkundigen. In het Nederduitsch bewerkt door F. A. Enklaar. Gorinchem.1852

佐賀蘭書：化学教本

萩蘭書（阿知波 262）

永積（2136）（3541 刊行年なし）

C41 ***Mulder, Eduardus**, *Historisch-kritisch overzigt van de bepalingen der aequivalent-gewigten van 13 enkelvoudige ligchamen*（zwavel, selenium, tellurium...). Utrecht 1853.
幕府蘭書（1490 長崎東衙官許）
佐賀蘭書：一三元素の当量定義の歴史的批判的概観。
永積（2007）

C42 ***Girardin, Jean**, *Algemeene scheikunde*. Voor Nederland bewerkt door F. H. van Moorsel. Amsterdam 1854.
幕府蘭書（174 蕃書調所、長崎東衙官許）（175, 176 蕃書調所、長崎東衙官許、安政己未）（1751）
佐賀蘭書：一般化学
加賀蘭書（3208 壮猷館文庫）
永積（2405）（3298 刊行一八六四年）

C43 ***Strecker, Adolph**, *Beknopt leerboek der scheikunde*. In het Nederd. overgbr. door J.J. Blekkingh. Utrecht etc. 1854.
佐賀蘭書：簡約化学教本。ドイツ語原書：*Kurzes Lehrbuch der organischen Chemie*, Braunschweig. 1853.
永積（2363,3084）（3288 刊行年なし）

C44 ***Duflos, Adolf**, De scheikunde toegepast op het dagelijksch leven en Nijverheid. Uit het Hoogd. vert. door J. H. Ciltaij. Dordrecht 1854, 55.
幕府蘭書（170 長崎東衙官許、蕃書調所、文久辛酉。一巻169、二巻170）
永積（3239）
『舎蜜局必携』（上野彦馬）の原典の一つ

C45 ***Girardin, Jean**, *Toegepaste scheikunde*. Voor Nederland bewerkt door F. H. van Moorsel. Amsterdam 1855.
佐賀蘭書：応用化学。フランス語原書：*Manuel de chimie appliquée*, Bruxelles, 1851.
永積（3522 刊行年なし）
司馬凌海が『七新薬』を著す際、出島で参照。

C 46 ***Gottlieb, Johann**, Volledig handboek der scheikundige technologie. Ten gebruike voor zelfonderrigt, en op industrie-scholen, alsmede voor een algemeen overzigt. Naar het Hoogd. door J. R. F. Nievergeld. Eerste stukje. 's Gravenhage 1855.

佐賀蘭書：化学技術提要　独学者・工業学校用のみならず一般的概説として。

C 47 ***Broek, J. H. van den**, *Handleiding der scheikunde, ten gebruike bij het onderwijs aan 's Rijks kweekschool voor militaire geneeskundigen*. Utrecht 1855. 8^0

幕府蘭書（1484, 1752, 3223 長崎東衙官許）

ユトレヒト陸軍軍医学校教科書

C 48 **Schneider, F. C.**, *Proeve van eene geregtelijke scheikunde. Handboek*. Voor Nederland bewerkt door W. M. Perk. houtsneéfig. Tiel 1855. 8^0.

C 49 **Stoeckhardt, Jul, Ad.**, *De scheikunde van het onbewerktuigde en bewerktuigde rijk, bevattelijk voorgesteld en met eenvoudige proeven opgehelderd*. 3e Nederd. uitg. van Stockhardt's Schule der Chemie, bewerkt door J.W. Gunning. Schoonhoven 1855 8^0. — Met fig.

幕府蘭書（1682 東京開成所印）（1683 長崎東衙官許）

佐賀蘭書：無機・有機化学、わかりやすい記述、単純明快な例証。

加賀蘭書（3212, 3213 加州海軍局文庫）

越前蘭書

宮下：「化学新書」（川本幸民）。

『舎蜜局必携』（上野彦馬）の原典の一つ

永積（3120）

——. 2^e 1850.

佐賀：蘭書和刻本、和紙に金属活字印刷、挿絵は木版。巻末遊紙の精煉所御蔵書と墨書。

松江蘭書（活字が不鮮明、和紙か）
永積（2383, 2483, 2522）（1623 刊行年なし）

C50 **Mulder, G. J.**, *De wijn scheikundig beschouwd door G. J. Mulder*. Rotterdam 1855.
佐賀蘭書
永積（3119 刊行一八五四年）

C51 ***Pelouze, Jules & Edmond Fremy**, *Handboek der scheikunde*. Voor Nederland bewerkt door L Mulder en W. J. N. de Rijk. 2 dln. Utrecht 1855, 56
佐賀蘭書（野中家所蔵）：化学提要。フランス語原著：*Abrégé de chimie*. Paris, 1852.
加賀蘭書（3214 壮猷館文庫）
永積（3150）（3434 刊行年なし）

C52 ***Wagner, Rudolph**, *De scheikunde, volgens het nieuwste standpunt der wetenschap, bevattelijk voorgesteld aan beoefenaars en liefhebbers*. Naar Hoogd. uitg. vert. door D. Van der Waal Spruijt. Utrecht 1856.
ポンペ化学講義録の原典、『ポンペ化学書』（芝哲夫、二〇〇五年）
幕府蘭書（972 精得館）
佐賀蘭書：最新精説化学　自然科学学習者および愛好家向き。
『舎蜜局必携』（上野彦馬）の原典の一つ。
司馬凌海が『七新薬』を著す際、出島で参照。

C53 **Baumhauer, E. H. von**, *Beknopt leerboek der onbewerktuigde scheikunde*. Met afb. Utrecht enz. 1856. 8^0.
幕府蘭書（東外：DIX547 長崎東衙官許、川北文庫）（慶図：B430-R1-1 長崎東衙官許、海事弘通）
—— 3^e uitgabe. Utrecht, Amsterdam 1864.
幕府蘭書（890-893 理学校印）
萩蘭書：簡約無機化学教程。（阿知波 61、好生局印）

C54 ***Schramm, Th.** *Onbewerktuigde scheikunde*. 2^{e} verm. dr. door P. J. Hollman. Amsterdam 1857.

幕府蘭書（171 長崎東衙官許、番書調所、文久辛酉）

C55 **Fresenius, C. Rem.**, *Handleiding tot de qualitative chemische analyse*. Met voorw. van Just. Liebig. Naar de 9^{e} uitg. uit het Hoogd. vert. door C. F. Donnadieu. Met fig. Delft 1857. 8^{0}.

幕府蘭書（970, 971 精得館）（1090, 1486, 1487 長崎東衙官許）（東外：DIX538）

加賀蘭書（3217 壮猷館文庫、3216 加州海軍局文庫。発行は共に一八五七年）

宮下：『薬品雑物試験表』（三崎嘯輔、一八七一）

C56 ***Johnston, J. F. W.**, *De scheikunde in het dagelijksch leven*. Voor Nederland bewerkt door J. W. Gunning. Sneek 1861.

幕府蘭書（ＡＮ 106 開成所）

C57 ***Strecker Adolph**, *Regnault-Strecker. Beknopt leerboek der scheikunde*. Bewerkt door R. J. Opwijrda. 2de deel. 2de druk. Utrecht, Amsterdam 1862.

幕府蘭書（885~889 理学校印）（3517）

萩蘭書：簡約化学教程（阿知波 721）

C58 *** Postel Emil**, *Grondbeginselen der anorganische en organische scheikude*. Naar het Hoogduitsch door Th. H. A. J. Ableven, Met vele Houtsneê-figuren. 2de Uitg. Sneek 1864.

幕府蘭書（697 開成所）。年代不明とあるが、2de Uitg. は一八六四年。

C59 ***Gunning, J. W.**, *Leerboek der scheikunde ten behoeven van het elementaire onderwijs in deze wetenschap, (ten gebruike aan inrigtingen van lager en middelbaar onderwijs, en tot zelf-onderrigt.)* Utrecht.

Dl. 1. De scheikunde der niet-metalen,（1858）, 1865, Dl. 2. De scheikunde der metalen.（1859）,1864, Dl. 3. Organsiche scheikunde.（1862）, 1866.

幕府蘭書（894~896 理学校印、出版年一八六五、一八六四、一八六六）
京都蘭書（小石家究理堂文庫一八六五年）
松江蘭書
萩蘭書：化学教程。（阿知波 355、Dl. 1，一八五八年発行に好生局印、開成所文庫。Dl. 2，一八六四年発行に医学校、長崎医学校図書之印、医院文章之印）
越前蘭書
宮下：「化学書」（川本幸民）、『化学読本』（川本幸民、一八七四年陸軍から出版）

C 60 ***Geerts, A. J. C.**, *Beginselen der quantitatieve analytische scheikunde ten gebruike bij het hooger en middelbaar onderwijs*. Naar Sonnenschein's "*Anleitinung zur quantitativen chemischen Analyse*." Utrecht 1867.
幕府蘭書（877~879 理学校印）
京都蘭書（小石家究理堂文庫）
越前蘭書

C 61 ***Fresenius, C. Rem.**, *Handleiding tot de qualitatieve scheikundige analyse*. Naar 12de uitg. uit Hoogd. vert. door W. F. Koppeschaar. Arnhem 1870.
幕府蘭書（912–916, 1069, 1135 理学校印）
越前蘭書

C 62 **Bemmelen, J. M. van**, *De scheikunde als leer der stofwisseling. Redev*. Amsterdam 1874. 8⁰.

C 63 **Eijkman, C., B. W. Ferguson en J. W. van Eek**, *Leerboek der scheikunde*. Batavia 1896. 8⁰.

D. 病理学総論　Algemeene pathologie

D 1 **Macquet, J.**, *Inleiding tot de pathologie of beschouwing van het menschlijk lichaem in den zieken staet*, 3 dln. Utrecht

1783–86.
萩蔵書：病理学入門。（阿知波615、一、二巻共明倫館印、好生館印、一巻に好生堂文庫記、好生局印）

D2 **Hufeland, Christ. Guill.**, *Pathologia* e Germanico in Lat. translata a J. van der Linden. *Pars 1ª. Pathogenia*. Lugduni Bat. 1800. 8º.

D3 **Hufeland, Christ. Wilh.**, *Pathologie; of ziektekunde, Dl. I. Pathogenie*. Uit het Hoogd. vert. door C. H. Brink. Amsterdam 1801. 8º.
佐倉蘭書：扶氏原病論（写本、出版年一八三五―三七年）
モーニッケ（Hufeland, pathogenie、出版年不詳）
坪井家蘭書：病理学。刊本とともに筆写本もあり
宮下：「遠西医鑑病機論」（宇田川玄真）、「遠西原病約論」（緒方洪庵）、『病学通論』（緒方洪庵、一八四九）、「西医原病略」（小関三英）の原典の一つ、「猨歇蘭土原病論」（石川元翠）

D4 **Macquet, J.**, *Pathologie of ziektenkunde, eene beschouwing van het menschlyk ligchaam in den ziekten staat*. Nieuwe uitg. aangeprezen door J. E. Doornik. 3 dln. Amsterdam 1808. 8º.

D5 **Hecker, A. F.**, *De geneeskunde op hare wegen tot zekerheid, of de theorien, stelsels en geneeswijzen der artsen sedert den leeftijd van Hippocrates tot in onze dagen*. Naar den 3en verb. dr. Uit het Hoogd. vert. door F. v. d. Breggen Cz. Haarlem 1809. 8º.
——. Vermeerderd met de nieuwste stelsels in de geneeskunst door G. A. Richter. Uit het Hoogd. vert. door A. van Erpecum. Amstelodami 1829. 8º.

D6 **Sprengel, Curt.**, *Institutiones pathologiae generalis. Tom. III. Institutiones medicae. Pathologica generalis*. Amsterdam 1813. 8º.

D7 **Ypey, Adolph**, *Primae lineae pathologiae generalis*. Lugduni Bat. 1815. 8º.

D8 **Consbruch, G. W.**, *Handboek der algemeene ziektekunde*. Naar het Hoogd. door F. van der Breggen Cornz.

Amsterdam 1817. 8°.
モーニッケ（Consbruch, ziektekunde、出版年不詳）
宮下：「コンスブリュク第十三篇」（宇田川玄真）、「掌中病理論」（静嘉堂?·）
「原病発微」と「病学篇」（高野長英）、「公斯貌律屈病理書」（長柄春龍）、『病学通論』（緒方洪庵）の原典の一つ。
永積（510, 802 刊行一八二一年）（9 刊行年なし）

D9 **Lassus P.**, *Heelkundige ziektekunde*. Uit het Fransch vert. en met aanteek. verm. door A. Van Erpecum. 2 dln. 4 bdn. Amsterdam 1822–28. 8°.
越前蘭書
佐賀：金武良哲旧蔵蘭文写本
永積（780）

D10 **Hartmann, Ph. C.**, *Ziekte-leer of algemeene ziektekunde*. In het Nederd. overgez. door M. J. Reinhout. 3 dln. Amsterdam 1827, 28. 8°.
病学通論」（緒方洪庵）の原典の一つ

D11 **Conradi, J. W. H.**, *Handboek der algemeene ziektekunde*. Naar de 4e verb. Hoogd. uitg. vert. door J. J. Gaaswijk. Amsterdam 1828. 8°.
——. 2e uitg. verb. en naar de 5e Hoogd. uitg. verm. Amsterdam 1833. 8°.
佐倉蘭書：コンラヂー原病論。
坪井家蘭書：一般病理学提要（筆写本）
永積（1372）（434 刊行一八三七年）（2776 刊行年なし）
『病学通論』（緒方洪庵）の原典の一つ
——. Naar de 6e verb. en verm. Hoogd. uitg. opnieuw in het Nederd. vert. Amsterdam 1842. 8°.
佐賀：金武良哲蘭文写本

D12 **Richter, Georg. Aug.**, *De nieuwste stelsels in de geneeskunst*. Uit het Hoogd. vert. door A. van Erpecum. Amsterdam 1829. 8°.

D13 **Le Roy, L. D.**, *Geneeskundig zuiveringsleer, of de beschrijving en ontwikkeling van de oorzaak der ziekten, en derzelver bestrijding door middel van zuivering*. Naar het Fr. vert. door I. M. V. Amsterdam 1834. 8°.

——. Naar den 12den Fr. dr. vert. door I. M. V.. Nieuw uitg. nagez. door een oudgeneesheer d. L.. Amsterdam 1875.

D14 ***Memoranda*** *der algemeene ziektekunde*. Uit het Hoogd. Amsterdam 1840.16°.

永積（2757 刊行年なし）

D15 **Budge, Jul.**, *Algemeene pathologie, gegrond op physiologie*. Uit het Hoogd. vert. door A. G. van der Hout en J. J. Souter, Met pl. Utrecht enz. 1846. 8°.

加賀蘭書（4035 金澤藩医学館）

ポンペ病理学総論講義録の主要な原典

D16 **Persille, L. F.** *Handleiding der algemeene natuurkunde van den zieken mensch, ten gebruike bij het onderwijs aan 's Rijks kweekschool voor militaire geneeskundigen.* Utrecht 1850. 8°.

幕府蘭書（1274 長崎東衙官許）

佐賀蘭書（安政五年、島田）：オランダ国立軍医学校教育用、一般病理学提要

永積（2207）（1796 刊行年なし）

D17 **Persille, L. F.** *Handleiding tot de algemeene geneesleer, ten gebruike bij het onderwijs aan 's Rijks kweekschool voor militaire geneeskundigen.* Utrecht 1855. 8°.

佐賀蘭書：オランダ国立軍医学校教育用　一般病理学提要

永積（3505 刊行年なし）

ユトレヒト陸軍軍医学校教科書

D18 **Rademacher, J. G.**, *Ervaringsgeneesleer*. Bew. naar de 3e Duitsche uitg. door A. Th. Winkler. 2 dln. Zultphen 1853,

54. 8°.

D 19 **Koster, W.**, *De aard van het onderwijs in de algemeene ziektekunde.* Redev. Leiden 1862 8°.

D 20 **Uhle, Paul**, en **Ernst Wagner**, *Handboek der algemeene pathologie*. In het Nederd. overgebr. door A. Utrecht 1863. 8°.

佐倉蘭書：ワフネル病理書

加賀蘭書（4043 金澤藩医学館）

萩蘭書：病理学提要°（阿知波 970´ 好生局印）

京都蘭書（小石家究理堂文庫）

越前蘭書

D 21 **Hartmann, Franz**, *Handboek der algemeene pathologie*. Met houtsn. Uit het Hoogd. vert. door B. G. van der Hegge Zijnen. Utrecht 1865. 8°.

D 22 ***Lebert, Hermann**, *Handboek der algemeene pathologie en therapie*. Uit het Hoogd. vert. door K. J. van Dijl. Utrecht 1868.

加賀蘭書（4044 金澤藩医学館）

D 23 **Stokvis, B. J.**, *De eenheid der physiologie en der pathologie in hare beteekenis voor de beoefening van beide wetenschappen geschetst.* Inwijdingsrede. Amsterdam 1874. 8°.

D 24 **Mac Gillavry Th, H.**, *De wetenschappelijke beoefening der ziektekunde.* Rede. Leiden 1877 8°.

D 25 **Freytag, C. J., de**, *Beknopte handleiding der algemeene pathologie.* Batavia 1882. 8°.

D 26 **Eecke, J. W. F. J. van**, *Algemeene zieketekunde van den mensch*. Batavia 1895. 8°.

第9章

近現代の医学教育の諸相〈2〉

明治・大正・昭和初期の医師資格制度と医学教育機関

澤井　直

1　はじめに――医師資格規定と医学教育

現在の日本において医師になるためには、「医師法」の定めるところに従い、医師国家試験に合格し、厚生労働大臣の免許を受けなければならない。その医師国家試験は厚生労働大臣が行なうこととされ、さらに医師国家試験を受験するためには「学校教育法」に基づく大学において医学の正規の課程を修めて卒業した者でなければならない。「学校教育法」では医学を履修する課程の修業年限は六年とされている。医師国家試験には厚生労働省から出題基準が示されており、六年間の大学時代の教育はその基準で示される内容を包含すべきとされる。現在、教育カリキュラムは大学が独自に策定するものとされながらも、文部科学省が示す到達モデル「医学教育モデル・コア・カリキュラム」を全大学が共通してカリキュラム内で教育するように求められている（その他には外国の医学部卒業者や外国の医師免許取得者のために、医師国家試験受験資格が認定される場合や、医師国家試験予備試験受験資格が認定され、医師国家試験予備試験を合格することで医師国家試験受験が可能になる場合もある)。

このように「医師法」は医師でない者と医師である者の区分として医師国家試験に合格したかどうかという基準を提示し、さらに大学での医学教育の修了を医師国家試験の受験要件として示している。また医師国家試験の出題基準が医学教育のカリキュラム策定に大きく関わっている。

大学における医学教育とは医師となるべく非医師に知識・技能を習得させる場であり、医師と非医師の区分の設定が医学教育の機関や教育内容に影響を与えていると言える。

このように全国で同一の基準による医師が存在するようになったのは、明治新政府が近代的な医事衛生制度を導入するために「医制」を制定し、西洋医学に基づく医学教育を確立して医師開業免許制度を樹立してからだということは広く知られている。(1)

それでは、明治以降どのような医師・非医師の区分が規定され、その区分に対応してどのような教育機関や資格付与法が設けられたのだろうか。

本章ではこの二点について、内務省衛生局と文部省が関わった布告や省令、規則などの法令、および内務省衛生局と文部省の年報における医師・医学教育に関する記述を辿りながら、明治期から昭和初期(厚生省設立)までの医師資格制度および医学教育機関の変遷を辿る。

2　明治初年の医学教育の状況――「医制」制定まで

明治新政府はその初期より医師の資格について旧来からの変革の必要を表明している。太政官が明治元年(一八六八)十二月に出した布告「医学所ヲ建テ医学ヲ研究セシム」にはすでに医師である者、医師となる者に制限を設けるべく、試験制度と免許制度の実現を求めている。(2)

医師之儀ハ人之性命ニ関係シ実ニ不容易職ニ候然ルニ近世不学無術之徒狼リニ方薬ヲ弄シ生命ヲ誤リ候者往々不少哉ニ相聞大ニ聖朝仁慈之御趣旨ニ相背キ甚以不相済事ニ候今般医学所御取建ニ相成候ニ付テハ屹度規則ヲ相立学之成否術之巧拙ヲ篤ト試考シ免許有之候上ナラテハ其業ヲ行フコト不相成様遊被度思食ニ候条於府藩県兼テ此旨相心得治下医業ノ徒ヘ改テ申開置各其覚悟ヲ以テ益学術ヲ研究可致旨布令有之様被仰出候事

（強調は筆者による）[3]

すでに同年の三月に「西洋医術採用方建白」が出されており、西洋医学を採用するほか、制度によって医師の質を担保するという方針が示されていた。

さらに明治初年には医学教育のための機関の整備も図られている。明治元年（一八六八）六月に旧幕府の設けた医学所を収める。この「医学所」は医学校であるとともに、兵士の治療を行っていた横浜病院、旧幕府医学館に起源をもつ種痘所を東京に移し、医学所の管轄に置く。

この「医学所」は改称・組織変更を繰り返す。明治二年（一八六九）に医学所は東京府所管となり、病院と合併して「医学校兼病院」となる。医学所およびその後継機関を管轄する組織は、東京府（明治元年八月）→鎮守府（明治元年九月）→東京府（明治元年十月）→軍務官（明治元年十月）→東京府（明治元年十一月）→昌平校（明治元年十二月）→東京府（明治二年二月）→昌平校（明治二年五月）→大学校（明治二年六月）と変更を繰り返す。

明治二年六月には開成学校とともに大学校に位置づけられ、同年十二月に大学校が「大学」と改称するとともに、医学校も「大学東校」と改められる。

大学東校は大阪府の医学校病院、長崎病院、函館病院を管轄に置くようになり、単なる教育機関ではなく、全国的な医療行政に関与するようになる。全国的な種痘の実施にも大学東校が関わろうとしている。明治三年（一八七〇）

三月には「大学東校種痘館規則」として「種痘館ヲ建施行ノ規則ヲ設ケ府藩県随所ニ館ヲ置キ本館ノ規律ニ倣ヒ広ク施シテ〔…〕種痘ハ人命ニ関係スルモノナレハ今後必ス東校ニ入学シ芸術成就ノ者ニ非サレハ此法ヲ行フ事ヲ許サス」[4]と記し、種痘の実施および実施者の養成を行なう機関を目指している。これは全国的な種痘の実施を命じた太政官達「種痘法ヲ普ク実施セシム」（明治三年四月二十四日）においても「但施行之法則等取調度向ハ大学種痘館へ申出伝習可致事」[5]と踏襲されている。大学東校内の種痘館はいったん廃止された後、大学東校内に新たに種痘局が設けられ、種痘医の免許と痘苗の分与を司る。[6]ほかにも大学東校は売薬取締事務を管轄していた。

その後、新たに設立された文部省が中央教育行政機能を受け持ち、全国の教育統括を行なうようになり、大学東校は大学とともに廃止され、明治四年（一八七一）七月に教育機関としての東校となった。明治五年（一八七二）八月の「学制」発布と同日に東校は「第一大学区医学校」と改称している。「学制」における、全国を八大学区に分けて各大学区に大学校を一校置くという計画に応じた変化である。大阪医学校は第四大学区医学校、長崎医学校は第六大学区医学校（明治学制改正第五大学区医学校）になっている。その後も一八七三（明治六）年に「学制二編追加」で専門学校が規定されたあとに「東京医学校」と改称し、[7]一八七七（明治十）年四月に「東京大学医学部」へと至る。

明治初年の中央政府による医学教育行政機関は医学教育以外に医務も管轄していたが、文部省設立以降も同様である。文部省の中に医務課（明治五年二月）が設置され、一八七三（明治六）年三月から医務局に昇格し、いったん第一大学区医学校に移され、また文部省内に戻っていたことなどからも、当時の医務・医学教育を一括して管轄するという方針が見て取れる。[8]

一八七三（明治六）年に文部省から各府県への布達「醫術開業ノ者ヲ査點セシム」も、文部省が医務を管轄する機関であることを示している。「於当省医務取調候ニ付其府県管下当時医術開業ノ者別紙雛形ノ通明細書為差出且管下大小区ノ人口及ヒ其区医師ノ員数取調ヘ早々可差出候此段相達候也」[9]とあるように、現存する医師数を全国的規模で把握することを目指している。医術開業の各人に提出させる明細書の雛形では、禄高、府県、氏族・平民、氏名、年齢、開業した時期、専門、開業した場所、旧藩での経歴を記入することとなっており、布達にある人口に対する医師数よりも詳細な情報を求めている。同年十二月二十三日には、明細書提出後に変化（新たな開業、廃業、転籍、死去など）があった場合はそのつど報告させるように求めている。

同年六月二十二日の文部省布達第九十号では薬店商業の者にも同様の明細書の提出を求めている。さらに七月九日の文部省布達第百一号では家塾を開いて医術を教授する医師に対して、塾則、弟子の人数・属籍姓名・年齢、醫術教授用の書籍、専門、同様の明細書を提出させて、医学教育の実態を報告させている。[10]

一八七三（明治六）年に布達されたこれらの調査報告は同年六月に文部省に対して「医制取調」が命じられた後のものであり、「医制」制定の準備のための調査だったと考えられる。一八七四（明治七）年の文部省年報に衛生事項表として各府県の病院、開業医、薬舗、鉱泉の数が掲載されている。開業医は洋・漢に分けられ、全国で計二万八二六二人の開業医が存在し、そのうちの五二四七人が洋方、二万三〇一五人が漢方となっている。[11] このような形で文部省は当時の医療の状況を把握し始めた。

ただし、文部省自身は医務全般を統率することが難しいと考えていたようでもある。明治五年（一八七二）七月に東校から文部省宛で出された建議では、「其医院ヲ統率スルノ局ヲ置タマヒ制度ヲ立テ医員ノ工拙ヲ試ミ至当ヲ得セシムルヲ衛生ノ急務トスル」と訴え、文部省に各地の医院統率を求めたが、それに対して文部省は難しいと回答している。[12]

このように明治初年の中央政府が関係する医学教育機関については、それを管轄する機関、あるいはそれが管轄するものについて、目まぐるしい変化が見られる。

一八七三（明治六）年十二月に文部省が太政官に出した「医制上申書」からも当時の混乱が窺える。「従来医術之儀は古昔より一定の法制無之其弊習深く人心に浸淫し一時に収集難致殊に医師等級診察料等に至りては医俗とも目前の不便に係り規則に堪兼候事情も有之候得共…」[13]という言葉は、当時における医学・医学教育に関わる制度の不備を問題視していたことを反映している。

3 「医制」制定

一八七三（明治六）年六月に太政官から文部省に「医制」の取調が命じられるが、それに先立って外務省からの申し出により、薬剤を取り締まる司薬局創立のための調査が文部省に伝えられている。この司薬局も含めて医務全般に関する医制の取調が命じられている。[14]

文部省医務局は明治六年中に「医制」原案をまとめ、十二月に太政官に「医制上申書」を出しているが、決裁されなかった。[15] 一八七四（明治七）年三月二日に文部省から伺書が出され、[16] 太政官左院で審議され、同月十二日に太政官より東京・京都・大阪の三府で先行して着手するように司令が出される。[17] 三府の先行実施という案は「医制上申書」にもあり、全国的に一挙に実施することが難しいと医務局側が考えていたことを示している。

「医制」は七十六条からなり、五つの要素を含んでいる。[18]

一般（一～十二）
第一　医学校（十二～二十六）
第二　教育附外国教師（二十七～三十六）
第三　医師（三十七～五十三）
第四　薬舗附売業（五十四～七十六）

最初に一般的なこととして、「医制ハ即人民ノ健康ヲ保護シ疾病ヲ療治シ及ヒ其学ヲ興隆スル所以ノ事務トス」（第二条）と規定し、それを管轄するのは、「全国ノ「医制」ハ之ヲ文部省ニ統フ」（第一条）とするが、第三条からは地方の医務管理のために全国に置く衛生局を扱う。

「第一　医学校」の部分では「各大学区ニ医学校一所ヲ置キ病院ヲ属ス」（第十二条）とあり、「学制」の大学区および「学制」への「追加二編」の専門学校を念頭に置いた専門教育機関の設置が記されている。第十三条は、医学校での学習期間は予科三年、本科五年とし、予科入学者を十四歳以上十八歳以下の小学校卒業証書所持者に限っている。予科では数学・ドイツ語学・ラテン語学・理学・化学・植物学大意・動物学および鉱物学大意を学ぶものとする。予科卒業生に本科入学を認めている。第十四条では本科について記し、二十五歳以下で予科卒業証書所持者に入学試業を課して入学者を選抜し、本科科目として解剖学・生理学・病理学・薬剤学・内科・外科・公法医学を学び、大試業を経て卒業したものに卒業証書と医学士の称号を与えるとしている。第十五条は第一大学区医学校に専門局を置き、医学卒業証書を所持し才器大成すべき者を入れると規定され、本科の七教授科目が専門科目とされ、家畜医学校も専門局に属させると記されている。第十九条から二十六条は病院についての規定である。官費の病院を医学校に付属するものに限る（第十九条）、公私の病院についても院長の資格を開業免状所持者に限る（第二十条）、すべての病院院長は来院した人数や死亡・治癒の人数、病名の明細を衛生局・地方庁に報告し、難病奇病は文部省に届け出る規定（第二十三条）など、文部省が全国の病院を管下に置くものとなっている。

「第二　教員附外国教師」では、教員について、医学校や病院私塾の教員は教授免許を所持すべきという規定（第二十七条）から始まり、教官から選ばれた学長の任務（第二十九条）、外国教師雇入れについて（第三十三条から第三十六条）などが記されている。

「第三　医師」は第三十七条において医師・開業医を規定している。

医師ハ医学卒業ノ証書及ヒ内科外科眼科産科等専門ノ科目二箇年以上実験ノ証書（従来所就ノ院長或ハ医師ヨ

リ出スモノトス）ヲ所持スル者ヲ検シ免状ヲ与ヘテ開業ヲ許ス

（当分）従来開業ノ医師ハ学術ノ試業ヲ要セス唯其履歴ト治績トヲ較量シ姑ク之ヲ二等ニ分テ仮免状ヲ授ク

（「医制」発行後凡ソ十年ノ間）ニ開業ヲ乞フ者ハ左ノ試業ヲ経テ免状ヲ受クヘシ

（甲）解剖学大意

（乙）生理学大意

（丙）病理学大意

（丁）薬剤学大意

（戊）内外科学大意

（己）病状処方並手術

即今開業ノ仮免状ヲ得タル者ト雖モ三十歳以下ノ者ハ毎三年必ス右ノ試業ヲ遂ケ其免状ヲ受クヘシ但シ篤志ノ者ハ年齢ニ拘ハラス試業ヲ請フコトヲ得ヘシ

産科眼科整骨科及ヒロ中科等専ラ一科ヲ修ムル者ハ各其部局ノ解剖生理病理及ヒ手術ヲ検シテ免状を授ク

種痘ハ天然痘病理治方ノ概略及ヒ牛痘ノ性状種法ヲ心得タル者ヲ検シ仮免状ヲ与ヘテ施術ヲ許ス（牛痘種痘法条例別冊アリ）

第三十八条は海陸軍軍医に、第三十九条は典医と侍医に、医学卒業証書所持を求めている。第四十条は開業免状を持たずに処方書を与えたり手術を行ったりした場合に処分を行なうこと、第四十一条から第四十三条は医師と薬舗の分業、第四十四条から第四十九条では、医師の取締、死亡者の届け出、悪性流行病の届け出、医師が移動時の開業の許可、診察料未払いの対応、出生胎児の届け出など医師の業務に関する規定が書かれている。第五十条から第五十二条は産婆について、第五十三条は鍼灸治療者についての規定であるが、いずれも産科医や内科医、外科医の差図を受けて実施するように求め、産婆については免状に関する規定も記されている。「第四　薬舗附売業」は薬舗開業時の免状の必要性や試験科目、医師と薬舗の関係、薬剤の管理について記されている。

この七十六条の「医制」の制定は売薬の取り締まりが主目的だったと理解されている。『文部省第一年報』にも衛生事務の報告として「明治六年六月医制取調ノ事務本省ニ管スルヲ以テ省中ニ医務局ヲ置キ専ラ「医制」創定ノ事ヲ任シ十二月ニ至リ医制ヲ編成シ之ヲ上申ス此際ヤ全国ノ医師薬舗鉱泉及産出薬品ノ概数ヲ調査スヘク且劇薬売買売薬検査ノ両件ハ目下緩慢ニ付ス可サルニヨリ其取扱規則及試薬場設立ノ方法経費等ヲ調査訂定スル等衛生事務ノ一端ヲ起手セリ[19]」とある。しかし、従来から指摘されているように医学教育に関しても重要な意味をもっている。特に注目したいのは、医師と非医師の区分がなされている点である。

右に全文を掲載した第三十七条にあるように、医師として開業できる者は試験を受けて免状を与えられた者であり、そうでない場合は医師としての開業を認めないことを原則としている。さらに開業のための試験を受けるには、医学卒業証書を所持し、専門科目を二年以上実地で経験するという条件があり、開業のための条件を厳しく設定している。「第一　医学校」の第十五条の医学校本科とはこの医学卒業証書を与える機関であり、非医師を医師として育てる医学教育機関の役割が定められたことになる。開業の試験の科目は医学校で教授されるべき西洋医学の科目に沿っており、明治初年から謂われてきた西洋医学採用の方針が明確になり、漢方医を排除する規定となっている。

しかし、第三十七条本文のうしろでは、「当分」と断わりながら、経過処置規定として、従来から開業していた医師に履歴と治療実績によって試験を課さずに仮免状を与えることとし、医師と非医師の実際の区分に関して、別の基準を示している。

このような二つの基準の存在について、後に『内務省第一回年報』の「医師処分」の項目で説明がなされている。

医師ノ習弊ヲ除キ学術ヲ奨励シテ真正ノ医学ヲ陶冶スルコト衛生普及ノ根基ニシテ緊急ノ要務ナリ而シテ従来開業ノ医師其員数調査ヲ得タルモノ二府四十三県ニシテ合計二万三千百八十四人アリ中ニ就テ洋方ヲ修メタルモノ凡百人中二十一人余ニ居リ余ハ皆漢洋折衷或ハ和或ハ和漢折衷ト唱フルモノニシテ錯雑不純学術規模ナキモノトス然ルニ今此開業医師ヲシテ其学ヒ得タルモノヲ措テ新ニ真正実理ノ医学ニ就カシムルハ到底行フ可カラサルノミナラス障碍百出行政上ノ限界ヲ分チテ姑ラク之ヲ不問ニ置キ専ラ後進子弟ノ誘導ニ力ヲ竭シ医学改良ノ成績ハ之ヲ久シキニ期シテ其完全ヲ要ス(20)

洋方の医学を「真正実理」の医学としながらも、現状の和漢医が開業の大半を占める状況に対応するため、すでに開業している医師には開業を認め、その後進世代が「医制」第三十七条に基づくような西洋医学を身に着けた医師となることが意図されていた。

したがって第三十七条の条文本文の規定は未来への指針であり、経過処置規定によって「医制」制定と同時に大量の開業医師が存在するようにしている。そのため、経過処置として、従来から開業していた医師に履歴と治療実績によって試験を課さずに仮免状を与えることとし、医師と非医師の実際の区分を（履歴・実績を伴い）従来開業していたかどうかということに置いたのである。

一八七四（明治七）年中に「医制」は東京府、大阪府、京都府で施行され(21)、第三十七条に基づく開業免状の発行や医師開業の試業についても三府に布達され(22)、医師と非医師を区分する規定として機能し始める。

一八七五（明治八）年五月に「医制」は改正され、改正内容が文部省より三府に通達されている(23)。「第一　医学校」など医学教育に関する部分が削除されたが、開業医師の規定に関する第三十七条は第十九条として存続し、試業科目が六科目であることは変わらないが、病状処方並手術の代わりに物理学化学大意が入っている。

「医制」および「改正医制」の規定により、経過処置の結果存在することになった漢方医を含む従来からの大量の開業医師と医学校で西洋医学を身に着けた本来の原則に則った医師の両者が同時に存在することが認められたのである。

「医制」、および「改正医制」から遡って考えると、明治初年は確固たる指針がないままに医療・医学教育が行われていたことが分かる。国家の中でどのような存在を医師として位置づけ、その医師をどのようにして存在させるかという規定がないまま、西洋医学の浸透を目標にし、官立の医学校ではそのための人員・カリキュラムが用意されていた。「医制」の制定がその後の医師養成・医学教育にどのような影響を与えたのだろうか。

4　「医制」制定後の医学教育機関師免許制度

文部省医務局所管の衛生事務は一八七五（明治八）年六月に内務省（当初は第七局、のちに衛生局）に移管される。医育行政と衛生行政が分離されるが、「医制」および「改正医制」に基づく医師の掌握は内務省が引き継ぎ、医学教育は文部省が行なうという体制に移行する。

先に引用した一八七五（明治八）年七月から一八七六（明治九）年六月までの内務省の業務報告である『内務省第一回年報』では、内務省衛生局発足当初の衛生・医務の現状について、十二の項目に分けて記している。教育に関する記載はなく、医務取締、医師処分、薬舗、病院処分、薬品取締、売薬、製薬、鉱泉、死亡表、黴毒検査、流行病予防、種痘について項目別に記されている。(24)

医務に関しては医師数の把握が出発点だった。一八七五（明治八）年七月二十五日付で内務省から出された「内務省火災ニ付医師及薬舗履歴幷売薬等ノ願伺更ニ申達セシム」では「文部省宛差出有之候書類ノ内医師履歴明細書薬舗履歴幷売薬検査ニ係ル願伺当悉皆焼亡候」とある。(25) 文部省布達第八十九号（明治六年六月十九日）によって集積した医師についての全国調査の結果を内務省は引き継いだが、その書類が焼失したため再提出を求めている。

上記引用箇所の次頁には医師を試験免許・漢・洋・漢洋・和・和漢・和洋・和漢洋・流派未詳に区分し、各医師を府県ごとに集計した表が掲載されている。全国の集計はそれぞれ、二五人、一万四八〇四人、五〇九七人、二五二五人、二五人、三二人、一七人、七四四人であり、五〇九七人の洋方医師は全医師の二一%を占めるに留まっている。洋方医師は少数にすぎないが、西洋医学こそが「真正実理ノ医学」であり、それを日本のすべての医師が実践することを理想としている。

「改正医制」に基づく医師開業試験は一八七六（明治九）年一月より実施が開始され、同年一月十二日内務省達乙第五号各県「医師開業試験ヲセシム」では「自今新ニ医術開業セント欲スルモノハ左ノ試験ヲ遂テ免状ヲ授クヘシ」と新規開業医師には試験を義務づけるが、ただし、すでに開業していた医師に対しては「従来開業ノ医師ハ試験ヲ要セス故ニ県庁ニ於テハ新ニ免状ヲ受ケ開業スルモノト混雑セサル様処分スヘシ尤従来開業ノ医師タリトモ志願ノモノハ試験ヲ遂テ免状ヲ授クヘシ」とあり、試験を経ずに開業を認めた[26]。試験科目は「改正医制」に記されていたとおり物理学化学・解剖学・生理学・病理学・薬剤学・内外科学であり、西洋医学の習得を測る試験となっている。

他にも試験を経ずに開業を認められた存在があった。一八七七（明治十）年八月十六日の内務省達乙第七十六号「医術ヲ以テ奉職スル者ハ試験ヲ須ヒス免状交付」では「維新以来該術ヲ以諸官庁及地方公立病院ニ奉職従事シ主トシテ医療若クハ教授ノ任ニ当リタル者ハ志願ニヨリ試験ヲ不須直ニ免状可交付」とし、内務省警視病院・陸軍省軍医・海軍省軍医や文部省および大学東校の教師、司法省の医員、宮内庁侍医、開拓使病院や府県病院および地方公立病院の医師にも無試験で免状を与える[27]。

この二つの布達により、免状を持つか持たないかによって医師と非医師の線引きがなされ、「医制」三十七条と「改正医制」十九条に基づく医師の規定が現実のものとして機能し始めた。大量に存在する従来開業していた者や奉職していた者に無試験で例外処置として免状を与えたが、大学東校などで行われていたような西洋医学による教育があるべき医師養成だった。そのため、同じ内務省達乙第七十六号では官立の医学校卒業生への試験での無試験での免状交付に関して「但自今官立医学校ニ於テ卒業証書ヲ得シモノノ外ハ総テ成規之試験ヲ遂候儀ト可相心得事」とある。記述における表現の違いから明らかなのは、官立医学校卒業証書所持者への処置は例外処置ではなく、本流の教育を受けた者の特権として認められたということである。

一八七七（明治十）年の『内務省第二回年報』衛生事項では前年の医師数の報告には七八一九人の漏れがあったと記し、当該年度に免状を得た一七五人を加え、七九一八人が前年の人数よりも増加し、全国で計三万一一六八人の開業医が存在すると報告している。医師を試験免許・漢・洋・雑と区分して各府県と全国の人数の表も掲載されている。表についての説明文では、各区分の比較が行われているが、「又殊ニ漢医と洋医トノ多寡ヲ対照スレハ漢ノ洋ヨリ多キコト一万三千九百六十六人」と漢医と洋医の比率に特に注目しており、前年と同じく西洋医学を推す姿勢が垣間見られる。[28]

一八七八（明治十一）年の『衛生局第三次年報』の医師数の報告では漢医・洋医の区分はなくなり、新規に免許を得た者と従来開業の者の二つに区分している。前年度までの報告で漢医・洋医の人数の把握は終わり、新たに免許を得る医師、すなわち西洋医学を学んだ新規医師の増加に関心が移ったと考えられる。このことは同報告書の「第五項　病院及地方医学生徒　附黴毒病院」の記述からも窺える。

> 医学生徒ノ調査ハ本局主掌ノ事項ニ非スト雖モ各地方病院設置ノ際医学ノ教育ヲ此ニ属シ院長以下ヲ以テ其教授ヲ負担セシムルモノ多シ抑全国ノ人口三千三百三十五万八千八百十一人（開拓使琉球藩鹿児島県管内ヲ除キ）ニシテ其内医ト称スル者凡ソ三万三千五百三名アリ試ニ此医ヲ以テ此人口ニ配センニ九百九十六人中一医アルヲ得テ殆ント千分ノ一ニ近シトス而シテ此医タルヤ多クハ従来開業ノ者ニシテ未タ必スシモ医学ノ全科ヲ学ヒ得タルモノニアラス（医師ノ条参考スヘシ）故ニ医学生ノ教育ハ一日モ忽諸ニ附スヘカラサルナリ而シテ其教育ノ方法完全セルモノ独リ東京大学医学部ノ一官校アルノミニシテ其生徒ノ数モ亦総ニ四五百員ニ過キス

仮令全校ノ生徒ヲシテ悉ク其業ヲ卒ヘシムルモ方今医師ノ現員六十分ノ一ヲ過キス他日彼ノ三万有余ノ現員ニ代ハルヘキ学士ヲ陶造センコト蓋シ至難ノ事業タルヲ免レサルヘシ況ヤ近来医師試験ノ法アリテ其開業容易ナラサルニ於イテオヤ各地病院ニ於テ速成教育ノ法ヲ設クルハ今日必須ノ便法ニシテ最本局ノ大ニ奨励スル所タリ故ニ今病院ノ事ヲ記スルニ及テ爰ニ附記スルコト左ノ如シ(29)

管轄外の事と断わりながらも、年次報告として公開されている中に、医学を学ぶ生徒についての言及を行なっている。ここでは従来開業の医師と近い将来に新規に免許を得るはずの者が比較され、現存の医師のなかにも前年度までに試験を合格して免許を得た者もいるのだが、微々たるものとして無視されているようであり、（西洋）医学の全科目を学んだ者が増えて従来開業医師に取って代わるという目標が浮かび上がってくる。そのために東京大学以外に病院でも短期教育を行なうことを奨励している。衛生局が管轄する病院で教育を受ける人数を増やすことで衛生局側が積極的に新規医師の増加に努めようとしていたと窺える。また東京大学医学部の学生に対しても、卒業後に地方に赴任を約束させて学資を提供し、東京大学卒業の医師が一地方に偏らないように配慮していた(30)。

上記引用において十分な医学教育を行なっていると評された東京大学は、一八七七（明治十）年に東京医学校と東京開成学校が合わさって作られたものであるが、この東京大学医学部は前身時代に引き続き、多くの医師を輩出しようとしていた。

東校が第一学区医学校となった明治五年以降毎年予科の生徒を一〇〇名募集し、それが予科三年（明治六年までは二年）を経て本科で五年学ぶものとしていた(31)。予科の入学については、東校時代の募集では「中小学ノ教科ヲ卒業シタルモノ入学スルヲ許ス」(32)、「医制」では「十四歳以上十八歳以下ニシテ小学卒業ノ証書ヲ所持スルモノヲ選ヒ体質ヲ検シテ之ヲ許ス」とあるように、若い学生を入学させて教育することを主眼においていた。東京医学校は一八七五（明治八）年に「年歯既ニ長シ外国語数学拉丁学等ヲ修ムルノ暇ナキモノ及ヒ学資ニ乏シク大学七年ノ久シキニ耐サルモノ導テ学緒ニ就カシメ、以テ医学ノ普及ヲ謀ラントス」という目的から通学生教場を設置した。(33) この教場では毎年二十歳以上の入学生六〇名に、三年間実地修行を中心に教育し、試験を経て卒業したものに普通医学卒業の証書を与えることになっていた。

東京大学創設後も東京医学校時代と同じように、医学生は本科・予科・通学生を受け入れた。本科では東京医学校時代の一八七六（明治九）年に第一回の卒業生を出し、その後も毎年二〇名から三〇名が本科を卒業し、通学生は平均で毎年一〇〇名を超える卒業生を出していた。

これ以外にも「医制」制定以降に医学を教える教育機関が存在する。一八七六（明治九）年の『文部省年報第四年報』の「専門学校一覧表」は医学を教える専門学校として九校を挙げ、官立が一校（東京医学校）、公立が四校、私立が四校となっている。翌一八七七（明治十）年の『文部省年報第五年報』の「大学及専門学校一覧表」では十九校（官立－一校（東京大学医学部）、公立、十一校、私立、七校）、十一年は三十四校（官立、一校（東京大学医学部）、公立－十六校、私立－十七校）、十二年は四十七校（官立－一校（東京大学医学部）、公立－二十一校、私立－二十五校）、十三年は四十七校（官立－二校（東京大学医学部と官立大阪英語学校から改組された文部省管轄の大阪専門学校。大阪専門学校はすぐに廃止されて中学校となる）、公立－三十校、私立－十五校）と学校数が増加していく。一八七九（明治十二）年の『文部省第七年報』には「目下良医ノ供給欠乏セルヲ以テ各地方ニ於テ殆ト医学校ヲ設置セザルモノ無キニ至リシハ亦以テ医術開進ノ佳徴ト謂フベキナリ」と専門学校増加を評価し、さらに「加之各府県ノ公立病院中ニ実地験修等ノ名義ヲ設ケテ医学生徒ヲ教養スルモノ」があるとしているが、これらの実地研修をさせた病院は表の集計には加えられていない。(34)

東京大学以外の医学校の卒業生は医術開業試験を合格することで、開業が認められていた。「医制」および「改正医制」に基づいた医術開業試験は一八七五（明治八）年から実施され、翌年度以降は各県で実施されたが、その医術開業試験の内容は全国的に統一されていなかった。

そのため「甲地試験ノ難キを避ケテ乙地ノ易キニ就クノ弊鮮カラス各地ノ医学ハ之カ為ニ殆ト退却ニ赴クノ勢イアル」とあるように、試験の簡単な府県に受験者が集まるようになっていた[35]。『衛生局第四次年報』には、当時の試験の状況への対応として新たな規則「医師試験規則」が作られた経緯を以下のように述べている。

各地ニ精粗軽重ノ差アルヲ免レサルハ固ヨリ予期スル所ナリト雖其弊ノ漸ク積ムニ至リテハ亦之ヲ担擱ス可カラサルヲ以テ更ニ一歩ヲ進メ十二年ニ至リテ此規則ヲ改正シ其問題ハ内務省ヨリ交付シ地方庁之ヲ受ケテ公立病院長等適宜管下医師ノ学術アル者及ヒ理化学士ヲ選ヒテ委員ト為シ以テ試験ヲ施行ス[36]

こうして一八七九（明治十二）年に「医師試験規則」が布達され、試験問題は内務省が選定し、地方庁が試験を実施し、採点は内務省が行なって合格者を決定するという、全国で統一された試験が行なわれるようになった[37]。「医師試験規則」が定める試験科目は、理学、化学、解剖学、生理学、病理学、薬物学、内科学、外科学の八科目（第一条）で、専門的内科・専門的外科・産科・眼科・歯科などの専門各科は内科学・外科学の代わりに当該の科の試験が課された。受験の制限としては満二十歳以上とあるが、願書には修学履歴と教師からの証書を添えさせる（第二条）。第三条では試験免除の規定が記される。日本官立大学と欧米諸国の大学校の医学卒業証書を得た者に対しては無試験で免状を出すことが明記され、一八七七（明治十）年八月に出された例外規定の布達ではなく、試験そのものの規則の中に無試験での免状授与規定が盛り込まれている。

このような改革が行われたが、内務省側ではそれで完全な試験になったとは記していない。同じく『衛生局年報第四年次』の記述からそのことが窺える。

然トモ此方法モ固ヨリ完備セル者ニ非ス医学士又ハ適当ノ学術ヲ有セル医士ノ四方ニ教授シ専門医学校ノ設立

各地ニ普及シ試験委員ヲ其中ヨリ挙ケ問題選択等ノ事ノ如キモ皆之ヲ該委員ニ委託シ内務省ヨリハ監視官ヲ派出シ地方随所ニ便宜ヲ以テ試験ヲ挙行スルニ至リテ始テ完全ナル試験法ノ目的ヲ達スルコトヲ得ヘシ(38)

統一による問題が生じたために内務省が出題・採点の主体になるようにしたのだが、本来あるべきあり方は各地の試験委員が出題することだとしている。そのような試験を実施する条件が、十分な教育を行なう医学専門学校および教員だった。そしてその教員として期待されていたのは大学を卒業した医学士だった。

漢方医についてはすでに開業していた医師に対して免状は交付していたが、東京府下の医師に対するコレラ患者の届け出規則に対し、「漢方医医師ノ如キハ其流派ノ異ナルヨリ故ラニ他ノ病名ヲ附シ或ハ隠匿ノ弊ヲ生スルニ至ルヲ以テ吐瀉ノ二症ヲ兼備フル病者ヲ診断スルトキハ総テ届出上申シ」とあるように、(39)衛生行政の実施上、漢方医の存在は統一的な情報収集・管理を阻むものとして捉えられていた。一八七九（明治十二）年の「医師試験規則」でも漢方医学は試験科目になく、漢方医にとっては西洋医学に統一され後進開業権を剝奪されることを決定づけた規則となっている。(40)

5　医術開業試験の実施と医師資格の確定

「医師試験規則」に基づいて全国で統一された試験が実施されるようになり、受験者は増加したが、内務省はさらに免許付与のあり方を変化させた。その理由を一八八四（明治十七）年の『衛生局年報』は次のように記した。

然レトモ完全ナル試験法ノ目的ヲ達セントスルニハ医学士又ハ適当ノ学術ヲ有セル医士ノ四方ニ教授シ専門学校ノ設立各地ニ普及シ試験委員ヲ其中ヨリ選ヒ問題選択等ノ事ヲ挙ケテ之ヲ委員ニ委託シ内務省ヨリハ監視官

ヲ派出シ地方随所ニ便宜試験ヲ虚構スルニ在アリ其後内務省ヨリ学資ヲ給シタル生徒漸ク卒業シ散シテ各府県ノ教官医員トナリ其外数多ノ医学士及ヒ適当ノ教育ヲ受ケテ卒業セシ者多ク出テ又専門医学校ノ設立モ粗々普及シテ就学ノ生徒月ニ増シ試験ヲ請フ者年ニ加リ十五年ニ至リテハ則受験人ノ数千百有余人ノ多キニ達シ大ニ医師ノ体面ヲ一変シテ已ニ試験ノ方法ヲ改正シ試験場ノ取締ヲ整頓ス可キ時期至レリ(41)

この部分は先に挙げた『衛生局年報第四年次』と共通した現状認識を記し、さらに「医師試験規則」以降の状況が加えられている。地方の医学専門学校で教授することを期待されていた医学士が東京大学医学部を卒業するようになり、しかもその中には卒業後に地方に赴任を約束させて内務省が学資を提供した学生もいたのであり、地方での医学教育が充実してきたのだった。

このような状況の変化に加え、「医師試験規則」の試験方法では問題送付・解答用紙の返送に時間がかかり、受験から免状授与まで半年かかるという問題も生じていた。そのため医術開業試験の規則を改正することになったのである。

変わったのは試験方法だけではない。開業免状取得に必要な要件も変化している。一八八一（明治十四）年十二月二十七日に内務卿山田顕義から太政大臣三条実美に「医学校卒業生試験ヲ要セス医術開業免状下付ノ件」という伺いが行われ、文部省の認可を得た医学校で、三名以上の医学士の教員を配し、十分な数の助教を置き、四年以上の学期を有し、教則・試験法が完備し、生徒が実地演習できる附属病院を備える医学校の卒業生に医師試験なしで免状を交付することの検討を求めた(42)。この中では東京大学医学部の別課生を引き合いに出している。かつて通学生と呼ばれていた別課生には、ドイツ語を中心に西洋医学を教授する予科・本科とは異なる課程であっても卒業により免状が認められていた。伺書では地方の医学校には「別課生ノ教授方ト大差ナキモノ有之候」ため、同じように無試験での免状交付を求めたのである。地方の医学校は内務省の管轄ではなく文部省の管轄だったが、文部省からも異議がないことを申し添え、無試験での免状交付を拡大しようとしていた。またこの伺いには岡山県令高﨑五六の「本県医学校特典ノ儀ニ付伺」が付され、やはり別課生を引き合いに出して、試験を受けずに開業免除授与の特典を認めるように求めている。

内務省からの申し出を受けて、翌一八八二（明治十五）年二月に太政官から「医学校卒業生試験ヲ要セス医術開業免状下付」（明治十五年二月十七日太政官布達第四号）が布達される。[43] さらに「医師試験規則中修行履歴書ハ三年以上修行ノ実跡ヲ明記スルモノニ非レハ試験セス」、その後、内務省からは三月に「開業医ノ子弟ニシテ其ノ助手ト成リ医業ヲ以テ家名相続ヲ欲スル者ハ試験ヲ要セス開業許可」[44]、四月に「開業医ノ子弟へ開業許可ノ証ヲ与フルハ十五年八月限リトス」[45]、文部省からは五月に「医学校通則」の各布達が出され、一連の変更がなされる。

内務省から三月と四月に出された二つの布達は、従来から開業し、医学校で学ばなかった者に対する無試験での開業許可を与える最後の機会を設定していた。

一八八三（明治十六）年には、一八七九（明治十二）年の「医師試験規則」以降の布達をまとめ、太政官から「医師免許規則」と「医術開業試験規則」が布告される。

「医師免許規則」は、第一条で医師を「医術開業試験ヲ受ケ内務卿ヨリ開業免状ヲ得タル者」で、「但此規則以前ニ於テ受ケタル医術開業ノ証ハ仍ホ其効アリトス」と記し、この規則制定以降の医師とは医術開業試験を経た者とする。試験を経ずに医師と認められるのは、「官立及県立医学校ノ卒業証書ヲ得タル者」（第三条）、「外国ノ大学医学部若クハ医学校ニ於テ卒業シタル者或ハ外国ニ於テ医術開業免許ヲ得タル者」（第四条）、「医師ニ乏キ地」で府知事県令から要請があった者とされた。これにより、漢方医に開業免状を与えることを可能にしていた「従来開業」という条件がこれ以降意味をなさなくなる。その他、免状を持つ者は内務省の医籍に登録すること、死亡・廃業時は免状を返納すること、犯罪・不正の場合には中央衛生会の審議を経て業務停止・禁止になること、が記されている。また、開業免状の授与は従来のように府県ではなく、すべて内務省が行うことになった。[46]

「医師免許規則」は試験合格あるいは特定の学校卒業を非医師から医師になるための条件とする一方、死亡・廃業・

犯罪・不正の場合に医師が非医師になることを記し、医師を明確に規定する規則となっている。

もう一方の「医術開業試験規則」は「医師免許規則」と同日に布告され、内務卿の告示によって行われる医術開業試験の実施内容が記される。試験科目は前期と後期に分けられ、前期は物理学・化学・解剖学・生理学、後期は外科学・内科学・薬物学・眼科学・産科学・臨床実験（第六条）とし、前期試験受験のためには一箇年半以上、後期試験受験のためにはさらに一箇年半以上の修学を義務づけた。歯科は別科目と二箇年以上の修学義務が定められる（第七条）。地方庁が願書を受け付け、内務省がそれを取りまとめ、内務省から派遣された主事が各地で選出された試験委員と協議して試験問題を選定する。[47]

ここにおいて内務省と地方の関係は『衛生局年報第四年次』に書かれていたあるべき試験法の形となっている。試験の実施に際して、全国で試験問題は一律でなく、試験日も全国で統一されていない。一八八三（明治十六）年十月に翌十七年の第一回試験を行う場所と時期の布達が内務省から出されているが、[48]東京府下東京（三月上旬）、愛知県下名古屋（四月中旬）、宮城県下（四月中旬）、岡山県下岡山（四月中旬）、大阪府下大阪（五月中旬）、愛媛県下松山（五月中旬）、青森県下青森（五月中旬）、石川県下金沢（六月中旬）、長崎県下長崎（六月中旬）と、三カ月かけて全国で実施されることになっている。各地に独自性を認めたとしても全国的に質が担保された試験が可能になったと内務省が当時の状況を見ていたことが窺われる。

太政官から布告された「医師免許規則」の第三条に関連し、翌十一月に内務省は「試験ヲ要セスシテ医師ノ免状ヲ授与スヘキ者格例」を布達し、前年の「医学校卒業生試験ヲ要セス医術開業免状下付」と同じく、三名以上の医学士の教員、十分な数の助教、四年以上の学期、教則・試験法の完備、生徒が実地演習できる附属病院という条件を備える医学校には、その卒業者に無試験で医師の免状を与える特許を内務省が認めることになった。[49]「医師免許規則」の第三条では「官立及府県立医学校ノ卒業証書ヲ得タル者〔…〕試験ヲ要セスシテ免状ヲ授与スルコトアルヘシ」と可能性の言及に留まっていた条件が、明らかになった。この布達では府県立医学校という制限は明記されていないが、

「医師免許規則」の第三条により、実質は府県立医学校のみに制限されている。

「医術開業試験規則」と「医師免許規則」は医師の規定であるとともに、医師資格を得る要件の一つである試験の規則を示していたが、いかなる場合でも新規に免状を与える場合には数年の修学を必要としていた。無試験で免状を得るためには四年以上の学期を持つなどの条件を満たした学校の卒業、試験受験で免状を得るためには前期試験・後期試験それぞれで一箇年半以上の修学が必要とされ、条件を満たす医学教育機関に入ることが医師免許を得るために必要になった。

これと同時期に、医学教育機関は文部省の下で大きく変化する。

一八八二（明治十五）年五月二十七日、文部省は「医学校通則」を制定し、医学校を甲種と乙種の二種に分け、甲種は「尋常ノ医学科ヲ教授」し、乙種は「簡易ノ医学科ヲ教授シ以テ医師ノ速成ヲ図ルトキ若クハ甲種ヲ設置スル能ハサルトキ」に設置するとされた(50)。甲種設置のためには、四年以上の修業年限で、教員の三名以上は東京大学で医学士の学位を得ている必要があった。入学者の資格は初等中等科以上の学力を有するか、和漢文・算術・代数・幾何・物理学・化学・動物学・植物学において初等中等科以上の学力を有する十八歳以上で、品行端正体質強健な者としていた。乙種は、三年以上の修業年限で少なくとも一名の教員が東京大学で医学士の学位を得ていることを条件としていた。入学者は和漢文・算術・物理学において概ね初等中等科以上の学力を有する十八歳以上で、品行端正体質強健な者としていた。

甲種医学校の四年という年限、また三名以上の東京大学卒業の医学士教員という条件は、「医師免許規則」の第三条「医学校卒業生試験ヲ要セス医術開業免状下付」で明示された、試験を免除する医学校の条件に当てはまる。乙種医学校の三年という年限は、「医術開業試験規則」の前期試験・後期試験それぞれで一箇年半以上の修学という条件を満たしている。「医学校通則」に則った二種類の医学校と東京大学医学部が、「医師免許規則」と「医術開業試験規則」で規定された、新規に医師となるために必ず経るべき教育課程を提供しているのである。

一八八三（明治十六）年に布告された二つの規則はその後数十年にわたって医師の資格と医師資格付与のための試験を規定する制度として存在し続けた。非医師と医師の境界が明確に確定したことになるが、非医師から医師を生み出す場としての医学教育機関は、内務省ではなく文部省の下でさらに変化をしていく。

6　医学教育機関の変化

明治十年代後半は医学校の数が増加し、新たに医師となる者も増加した。一八八七（明治二十）年には初めて卒業証書及び試験合格によって免状を得た者が、死亡・廃業により免状を返納した数を上回り、「医学ヲ卒業シ及試験ヲ受クルモノ日ニ増シ従来ノ老医ハ多ク前数年間ニ於テ減シタル」とあるように[51]、西洋医学の教育を受けた医師が従来の開業医に置き換わっていく状況が形成されていた。この状況もそのまま維持されなかった。

一八八六（明治十九）年に「帝国大学令」が公布され、東京大学は帝国大学となり、医学部は帝国大学医科大学となる。その前年には一八八一年（明治十四）「医学校卒業生試験ヲ要セス医術開業免状下付ノ件」で無試験で免状授与する範囲の拡大を求める際に引き合いに出された別課医学生の募集が廃止されていた。

同じく一八八六（明治十九）年の「中学校令」では中学が尋常中学校と高等中学校に分けられ、全国五区に一ヵ所設置される高等中学校は、分科の一つとして「医学部」を設けることができた。各高等中学校医学部の定員は第一高等中学校四〇〇人、第二高等中学校二〇〇人、第三高等中学校四〇〇人、第四高等中学校二〇〇人、第五高等中学校四〇〇人で計一六〇〇人と定められたが[52]、これは一八八六（明治十九）年の官公立医学校生徒三二八三人、私立医学校生徒五三九人、一八八七（明治二十）年の官公立医学校生徒二七四一人、私立医学校生徒六一三人と比べ、既存の医学校生徒の半数近くとなり、必ずや医学教育機関に大規模な変化をもたらすであろう数だった。

経費に関しては、尋常中学校の経費は府県が地方税で支弁することとされる一方、高等中学校の経費は国庫から支弁または国庫と地方税から支弁することとされた(53)。

この学校経費の支弁の区分に類似する勅令が府県立医学校に出されている。一八八七（明治二十）年九月三十日の「勅令四十八号」は一八八八（明治二十一）年以降、府県立医学校の費用を地方税で支弁することを禁じた(54)。これ以降、府県立医学校の数は激減し、一八八七年に二十二校あった官公立医学校が一八八八年には三校になった。

『文部省年報』では高等中学校医学部設立後に府県立医学校が減少したことについて以下のように記す。

明治二十年勅令第四十八号ヲ以テ府県立医学校ノ費用ハ明治二十一年度以降地方税ヲ以テ支弁スルコトヲ得サル旨ヲ公布セラレタルニヨリ府県立医学校ノ之ニ由リテ廃止シタルモノ本年十五箇アリテ其ノ授業料若クハ寄附金等ヲ以テ維持スルヲ得ルモノハ僅ニ京都府大阪府及ヒ愛知県ノ三箇トナレリ故ニ之ニ因リテ減シタル生徒ノ数ハ凡ソ二千余名ニ及ヒ随ヒテ卒業生徒ヲ減シタルモノトス然レトモ本省ニ於テ更ニ五箇ノ高等中学校ニ医学部ヲ置キタルヲ以テ廃校生徒等ノ之ニ入学スルヲ得タルモノ千三百二十五名アリテ殆ト其ノ闕ヲ補フヲ得タルカ如シ(55)

府県立医学校への地方税支弁の禁止が医学校廃止につながり、高等中学校医学部が廃止された医学校生徒の受け皿となることを見越していたかのように記されている。

また、内務省の一八八八（明治二十一）年の報告にも「勅令第四十八号」が府県立医学校廃校を意図したものだと窺わせる記述が見られる

府県立医学校生徒ニシテ明治二十年勅令四十八号ニ拠リ廃校ノ砌在学シ第四年前半期ヲ了シタル者ニ限リ此際特ニ兵庫県下神戸ニ於テ試験ヲ挙行ス(56)

医学校ノ費用ハ二十一年度以降地方税ヲ以テ支弁スルヲ得サル旨発布アリシニ依リ他ニ維持ノ目的ナキ地方ハ廃校セサルヲ得サル場合ニ立至レリ(57)

一八八九(明治二十二)年に高等中学校医学部の最初の卒業生が出るが、東京大学医学部や甲種府県立医学校が得ていた卒業による無試験での開業免状取得が認められる。

高等中学校医学部が甲種府県立医学校に代わって医師を輩出する体制が作られ、この状況は十年近く維持される。一八九〇(明治二十三)年の『内務省年報』からは開業免状を得た際の資格別に、全医師数に対する百分率表が掲載されるようになる。医師全体に占める卒業や試験による医師数の割合が大きくなり、従来開業医の割合が徐々に減っていく様子がはっきりと分かるようにしている。各種の医師の増減以外に、それらの医師が割合によって従来開業医が取って代わられていることを示そうとしていたようである。

一九〇一(明治三十四)年に医籍の見直しが行われ、全国一斉に医師の名簿を編成し直し、死亡・廃業後も届け出がなかったために現存の開業医師とされていた数が判明し、また歯科医師と分けて集計されるようになった結果、医師数は三万三五〇八人で、それまでより六千人以上少ないことが明らかにされた。

高等中学校医学部設置以降も教育機関は大きく変化しているが、『内務省年報』と『文部省年報』は医師数の増減や学校在校生・卒業生の数を中心に記載している。大きな変化としては、一八九九(明治三十二)年に京都帝国大学が設置され、その中に医科大学が置かれる。一九〇三(明治三十六)年に京都帝国大学の医科大学は京都医科大学と福岡医科大学に分割される。一八九四(明治二十七)年の「高等学校令」により高等中学校は高等学校に改称、一九〇三(明治三十六)年には「専門学校令」により高等学校医学部は独立した医学専門学校と改称し、さらに三校が存続していた府県立医学校は公立医学専門学校となる。済生学舎という有力な学校が閉鎖されるという出来事も起こったが、私立医学校の一部も私立医学専門学校となる。一九〇五（明治三十八）年に医師免許規則中の無試験での開業免状付与について「文部大臣ノ指定シタル私立医学専門学校ノ卒業者ヲモ此特例中ニ加フルコトト為シタリ」と私立医学専門学校にも無試験の特権を認めるようになる。[58] また一九〇三（明治三十六）年四月には勅令により医術開業試験は文部省の所管に移るが、これらの件については、その報告のみ記すに留まっている。

7　医師法制定

明治後半の医師資格に関する大きな変化は一九〇六（明治三十九）年に制定された「医師法」である。同年の『衛生局年報』では「医師法」とそれまで医師を規定していた「医師免許規則」の類似する条文を上下に並べて対照させている。[59] 開業免状の取得を第一とする「医師免許規則」とは異なり、「医師法」では、資格を満たして内務大臣から医師免許を付与された者を医師とし（第一条）、医師の免許資格が規定されるようになった。免許付与に必要だったのは、帝国大学医科大学医学科または官公立医学専門学校医学科または文部大臣の指定した私立専門学校医学科を卒業した者、医師試験に合格した者、外国で医学校を卒業するか医師免許を得た者とされた。医師試験受験のための資格も明記されるようになった。中学校か四年以上の修業年限の高等女学校卒業者で医学専門学校または外国の医学校で四年以上の課程を修了した者に限定された。欠格の条件も明記されるようになり、重犯罪を犯した者や、公権停止中の者は免許を与えず、禁治産者や未成年者や禁固刑に処せられた者などにも与えないことがあるとされている。[60] 免許取得者の医籍への登録と登録時の記載内容、医師会の設置についても明記された。医師免許を取り消す場合についても、基準を明確に記している。

医師の少ない地域で仮開業免状が与えられて診療していた限地開業医師は、その土地において継続して診療を行なうことが可能とされたが、新たにこのような形での免許授与はないとされている。

最後の第十四条では、医師試験は「医師法」施行後八年間は実施されず、旧来の医術開業試験が継続されることが記されている。

「医師法」は「医師免許規則」よりも医師と非医師の境界を明確にしている。従来は医師として開業できるかどうかが主眼に置かれていたが、「医師法」では医師であるかどうかが規定されている。非医師が医師になるために、規定の学校を卒業し、学校によってはさらに試験を受ける必要があった。「医師免許規則」では医術開業試験の受験者の修学履歴の規定がなかったのと比べると、一定のレベルの教育を受けた者のみが免許を取得できるようになっている。

「医師法」で導入が決定された医師試験については、一九一三（大正二）年九月十九日の「文部省令二十七号」で「医師試験規則」が定められ、毎年二回東京で試験を行ない、解剖学・生理学・病理学・薬物学・外科学・内科学・眼科学・産科学・婦人科学・衛生学・臨床試験を試験することが定められた。[61]受験資格に関して、無期・六年以上の懲役・禁固刑に処せられた者や聾者・唖者・盲者は受験を認めず、医事に関して罰金に処せられた者も認めない場合があるとしている。また出願時に提出を求めた履歴書では、中学校（高等女学校）卒業歴と医学専門学校（外国医学校）卒業歴を必ず書く必要があり、受験資格としてこの二つの修学歴が必須となっており、「医師法」の受験資格に対応している。

新しい医師試験は一九〇六（明治三十九）年の「医師法」第十四条では同法施行後八年後に開始となっており、一九一四年十月一日を「医師試験規則」を施行日とし、それをもって旧医術開業試験は廃止されることになっていた。実際は、一九一三（大正二）年に文部大臣から衆議院への請議において、一九一四（大正三）年までに医術開業試験の前期試験を及第した者が一年半以上の後期試験科目修学の後に後期試験受験させるための救済処置が必要だとし、一九一四年に「医師法」第十四条を改正し、一九一六（大正五）年まで後期試験を継続することになった。[62]同年の文部省令により前期試験は一九一四年十月が最後となった。

一九一六（大正五）年から医師試験が実施されるようになったが、試験を受験して免許を取得する医師は激減した。一九一七（大正六）年の一四〇人が最大で、その後は二桁、大正十年以降は一桁だった。この数は死亡・廃業によって免許を返納する試験及第医師を下回り、試験及第による医師の総数は大正六年をピークに減少に転じた。医師試験の導入は試験合格による免許取得者を激減させ、一九二九（昭和四）年に医師試験の所管が文部省から内務省に移るが、新規医師数に対する影響は見られない。

8　大学の伸長

一九一八（大正七）年の「大学令」はそれまで認められていた帝国大学以外の大学設置を可能にした。官立・公立・私立の大学が認められ、一つの学部のみを有する大学も設置可能だった。医学部は大学予科修了か高等学校高等科卒業の学力を持つ者に入学が許可され、四年以上を経て学修した場合に医学士の学位を得ることができた。私立・公立大学の設立・廃止さらに学部の設置・廃止は文部大臣が認可し、公立大学で官吏待遇の場合を除き、教員の採用も文部大臣が認可するなど、大学は文部省・文部大臣の強い管理下に置かれた。

一九一九（大正八）年に高等諸学校を創設拡張するための事務の臨時職員を文部省に増置することが閣議で諮られたが、その理由書の中に官立医学専門学校五校を単科大学に昇格させるという計画が記されている。[63] その後、この計画も含め、「大学令」による新医科大学設置は着実に実行に移された。かつての公立医学専門学校で「専門学校令」の下で単科大学となっていた大阪医科大学（一九一九年）が作られたのが最初で、他の公立医学専門学校の愛知県立医科大学（一九二〇年）、京都府立医科大学（一九二一年）も公立医科大学となった。一九二一（大正十一）年に県立の医科大学となった熊本医科大学は、一九二九（昭和四）年に官立に移行した。大阪医科大学も一九三一（昭和六）年に帝国大学大阪大学の医学部へと移行している。官立医科大学は一九二二（大正十一）年に新潟医科大学、岡山医科大学が、一九二三（大正十二）年に千葉医科大学、金沢医科大学、長崎医科大学が医学専門学校から「大学令」の下での官立医科大学へと移行した。

私立では一九二〇（大正九）年に慶應義塾大学医学部、一九二一（大正十）年に東京慈恵会医科大学、大正十五年に日本医科大学が設置されている。

いずれの大学も卒業者には医師免許を与えた。試験及第による医師免許取得者が激減し、試験及第による医学専門学校と大学卒業が新規医師免許取得者の中心となった。

9　明治後期から昭和初期にかけての医師構造の変化

医師数についての最初の記載は『文部省第二年報』（一八七四年）であり、その後は内務省衛生局の年報に各年次の医師数が本文・表に記載されている。各年代で記載内容に違いがあるが、一八八四（明治十七）年以降は開業免状取得時に「大学卒業」・「専門学校（高等中学校、高等学校）卒業」・「外国学校卒業」・「試験及第」・「奉職履歴」・「従来開業」のいずれの資格で取得したかの情報を得ることができる。ただし、開業医師の死亡・廃業の届けが徹底されておらず、免許取得者を年度ごとに追加していったため、一九〇一（明治三十四）年に医師の現況調査をして医師名簿を再編成したときには、前年と比較して医師総数は七千人以上少ないことが判明した。一九〇一年以降は、死亡・廃業の届け出が厳格化し、『衛生局年報』の情報の精度も高まったとされているが、一九二二（大正十一）年と一九二三（大正十二）年は関東大震災のために死亡・廃業の情報が欠如している。

情報の信頼性が高まった一九〇一（明治三十四）年以降の全国の医師数の情報を元に、昭和初期までに医師構造がどのように変化したかを見ることにする。

表 1　医師免許取得者数

	大学卒業	官公立医学専門学校卒業	指定私立医学専門学校卒業	外国医学校卒業	試験及第	奉職履歴	従来開業	限地開業	計
1901（明 34）		476		4	702		1		1183
1902（明 35）		404		6	722			1	1133
1903（明 36）		523		17	806	2		1	1349
1904（明 37）		679		8	616	1		3	1307
1905（明 38）		612		11	551		1	3	1178
1906（明 39）		517	4	7	450		0	3	981
1907（明 40）		736	47	6	342				1131
1908（明 41）		785	91	3	317	1			1197
1909（明 42）		764	155	1	309	1			1230
1910（明 43）		871	183	2	442				1498
1911（明 44）		801	177	2	554				1534
1912（大 1）		712	179	2	686				1579
1913（大 2）		632	174	4	902				1712
1914（大 3）		741	208	4	849				1802
1915（大 4）		801	325	7	856				1989
1916（大 5）		893	257	3	1092				2245
1917（大 6）	318	932	241	2	140				1633
1918（大 7）	290	759	232	4	53				1338
1919（大 8）	338	779	249	8	88				1462
1920（大 9）	444	726	491	16	54				1731
1921（大 10）	416	944	421	10	19				1810
1922（大 11）	393	842	400	18	6				1659
1923（大 12）	463	831	385	6	1				1686
1924（大 13）	467	787	509	3	3				1769
1925（大 14）	546	523	491	6	0				1566
1926（大 15）	606	144	451	7	1				1209
1927（昭 2）	941	115	481	7	1				1545
1928（昭 3）	1157	137	415	1	3				1713
1929（昭 4）	1288	102	608	3	3				2004

医師免許取得者数

各年度の医師免許取得者を取得時の資格別に**表1**にまとめた。大学卒業による免許取得者はこの期間で五〇倍近くに増えているが、特に昭和以降に急激に増加している。「大学令」によって新たに作られた医科大学から卒業生が輩出され始めた時期に相当する。同じように増加が続くのが文部省によって指定を受けた私立医学専門学校卒業者である。昭和三年に前年度の五校から九校に増えた結果、その卒業生により昭和七年以降でほぼ二倍の人数が卒業によって医師免許を得ている。

減少した要素のうち、官公立医学専門卒業生については、医学専門学校から大学に移行したための減少となっている。そのため真に減少したのは試験及第による免許取得者である。一九〇六（明治三十九）年の「医師法」制定時に、学歴による受験資格の制限がなかった医術開業試験の廃止が予告された後、駆け込み需要のように試験受験者が増加したが、大正三年から大正五年までの移行期間を経て医術開業試験が完全に廃止されて新たな医師試験に移行した後は激減している。

医師の年齢構成

一九〇一（明治三十四）年、一九〇二（明治三十五）年、一九〇八（明治四十一）年の『衛生局年報』には各種別の医師の年齢構成が掲載されている。他の年度では医師全体の年齢構成のみであり、種別に各年齢の医師数が記載されているのは上記の三つの年度のみである。一九〇二年と一九〇八年の各種別の年齢構成の割合を算出し**表2**にまとめた。一九〇二年では明らかに開業免除の取得資格によって年齢構成が異なっている。若い年代が中心なのは、試験及第（一八八三（明治十六）年の「医師開業試験規則」以降）、府県立医学校卒業、高等学校卒業である。大学卒業は別課卒業による取得者が多かったことを反映し、三十五歳から五十歳までが中心である。

高齢の医師に多いのは、従来開業による医師である。一八八三年の「医師免許規則」以降は従来開業による免許取

表 2　医師の年齢構成

1902（明治 35）年

	20 〜 25 歳	25 〜 30 歳	30 〜 35 歳	35 〜 40 歳	40 〜 45 歳	45 〜 50 歳	50 〜 55 歳	55 〜 60 歳	60 歳以上
試験及第	7.84%	24.24%	29.28%	27.19%	9.45%	1.82%	0.18%	0.00%	0.01%
旧試験及第	0.00%	0.00%	0.00%	6.54%	36.96%	37.48%	12.95%	4.60%	1.46%
府県立医学校卒業	7.57%	24.01%	23.70%	33.03%	10.20%	1.45%	0.04%	0.00%	0.00%
大学卒業	0.00%	3.48%	8.91%	26.93%	35.56%	20.88%	4.18%	0.07%	0.00%
高等学校卒業	8.88%	40.78%	33.41%	15.61%	1.24%	0.08%	0.00%	0.00%	0.00%
外国医学校卒業	0.00%	8.43%	15.66%	21.69%	19.28%	15.66%	6.02%	8.43%	4.82%
奉職履歴	0.00%	0.00%	0.00%	0.24%	5.33%	18.84%	28.20%	22.75%	24.64%
従来開業	0.00%	0.00%	0.01%	0.64%	4.35%	13.15%	20.17%	19.69%	41.99%
従来医子弟	0.00%	0.00%	0.00%	1.53%	7.09%	67.12%	15.31%	5.33%	3.63%
限地開業	0.00%	2.55%	14.29%	31.12%	25.26%	16.33%	5.61%	1.79%	3.06%

1908（明治 41）年

	20 〜 25 歳	25 〜 30 歳	30 〜 35 歳	35 〜 40 歳	40 〜 45 歳	45 〜 50 歳	50 〜 55 歳	55 〜 60 歳	60 歳以上
試験及第	4.13%	15.00%	24.06%	23.31%	22.66%	9.03%	1.62%	0.20%	0.00%
旧試験及第	0.00%	0.00%	0.00%	0.00%	2.73%	34.76%	40.27%	15.36%	6.87%
府県立医学校卒業	5.62%	23.50%	22.28%	15.31%	22.86%	8.90%	1.48%	0.05%	0.00%
大学卒業	0.41%	19.38%	19.42%	8.04%	13.80%	21.85%	13.35%	3.34%	0.41%
官立医学専門学校卒業	7.45%	33.73%	30.38%	17.33%	10.21%	0.87%	0.02%	0.00%	0.00%
外国医学校卒業	0.00%	3.45%	8.62%	32.76%	20.69%	18.97%	6.90%	3.45%	5.17%
奉職履歴	0.00%	0.00%	0.00%	0.00%	0.15%	4.42%	20.32%	26.36%	48.75%
従来開業	0.00%	0.00%	0.00%	0.03%	0.47%	4.15%	14.31%	23.12%	57.92%
従来医子弟	0.00%	0.00%	0.00%	0.00%	1.02%	5.62%	65.84%	17.62%	9.90%
限地開業	0.00%	0.00%	1.42%	12.18%	28.61%	30.88%	16.71%	5.95%	4.25%
私立医学専門学校卒業	28.17%	68.31%	2.82%	0.70%	0.00%	0.00%	0.00%	0.00%	0.00%

得が不可能となったため、それ以前に取得した医師がそのまま歳を重ねていった結果である。従来開業医師の子弟に対する開業免許も一八八二（明治十五）年までとなっており、従来開業医師の一世代下の医師が中心となっている。

六年後の一九〇八年では、特に若い世代が中心となっているのは、官立医学専門医学校（かつての高等学校卒業も含む）と府県立医学専門学校卒業による免許取得者であり、一九〇二年と変わらない。大学卒業は二十五歳から三十五歳、四十歳から四十五歳で多く、その間の三十五歳から四十歳でわずかに少なくなっている。別課廃止以降の東京大学卒業者の減少と、京都帝国大学内に一八九九（明治三十二）年の京都医科大学、一九〇三（明治三十六）年の福岡医科大学の二つが設置されて以降（福岡医科大学は明治四十四年に京都帝国大学から独立して九州帝国大学内に移管）、東京大学（及び後身の帝国大学、東京帝国大学）以外にも卒業生を出す大学が増えたためである。

新規の取得者が存在しない奉職履歴・従来開業・従来医子弟の中心は一九〇二年よりも高い年代へと移っている。明治初年にすでに開業医だった医師が中心の従来開業は半数以上が六十歳以上である。『衛生局年報』に記載された一九〇八年末の日本全体の人口構成で六十五歳以上が五・一四％であることと比較しても、従来開業医師が高い年代が中心であることがよく分かる。

死亡医師数

一九〇二（明治三十五）年から一九二一（大正十）年までの資格取得別の医師について、前年度の医師数と当該年度の死亡数の割合を算出したのが**表3**である。括弧内の数字が死亡率である。

表2の年齢構成に対応し、高齢の医師が多い従来開業医と奉職履歴の医師で割合が高く、その他では低い。

各種別医師割合

医師免許資格取得別に医師数の全体に占める割合を各年の『衛生局年報』に記載されている数値を元に**表4**として

まとめた。

この割合に影響を与えるのは**表1**の新規免許取得者数と**表3**の死亡による資格喪失者の両方である。

表3　死亡医師数

	試験及第死亡者	学校卒業死亡者	奉職履歴死亡者	従来開業死亡者	限地開業死亡者
1902（明35）	120（1.23%）	55（0.96%）	39（4.42%）	715（4.27%）	8（2.00%）
1903（明36）	122（1.12%）	74（1.13%）	29（3.44%）	678（4.26%）	7（1.79%）
1904（明37）	120（1.10%）	74（1.04%）	34（4.07%）	693（4.52%）	6（1.55%）
1905（明38）	123（1.07%）	81（1.02%）	41（5.11%）	740（5.06%）	6（1.57%）
1906（明39）	152（1.27%）	86（0.99%）	25（3.29%）	734（5.32%）	8（2.13%）
1907（明40）	162（1.32%）	87（0.93%）	34（4.60%）	754（5.72%）	5（1.35%）
1908（明41）	168（1.34%）	114（1.11%）	29（4.10%）	666（5.38%）	8（2.20%）
1909（明42）	165（1.30%）	115（1.02%）	30（4.42%）	729（6.24%）	7（1.98%）
1910（明43）	152（1.18%）	131（1.06%）	22（3.39%）	550（5.03%）	1（0.29%）
1911（明44）	184（1.40%）	149（1.10%）	29（4.62%）	613（5.92%）	9（2.65%）
1912（大1）	178（1.32%）	148（1.01%）	39（6.51%）	580（5.96%）	7（2.13%）
1913（大2）	208（1.39%）	161（1.05%）	28（4.91%）	549（6.16%）	7（2.37%）
1914（大3）	208（1.32%）	180（1.09%）	36（6.61%）	496（5.94%）	9（3.07%）
1915（大4）	193（1.17%）	169（0.98%）	27（5.39%）	447（5.65%）	9（3.19%）
1916（大5）	202（1.18%）	169（0.91%）	24（5.22%）	435（5.84%）	5（1.82%）
1917（大6）	148（0.83%）	165（0.84%）	19（4.29%）	457（6.59%）	11（4.09%）
1918（大7）	239（1.33%）	229（1.09%）	24（5.59%）	414（6.34%）	8（3.11%）
1919（大8）	312（1.77%）	341（1.56%）	21（5.59%）	473（7.91%）	5（1.99%）
1920（大9）	247（1.45%）	262（1.17%）	18（4.97%）	393（7.24%）	6（2.45%）
1921（大10）	250（1.50%）	226（0.97%）	15（4.62%）	306（6.22%）	4（1.72%）

従来開業医師（その子弟も含む）の割合は、この期間で新規取得者が存在しないためつねに減少しているが、特に減少が顕著である。明治三十四年には半数を占めていたが、昭和十年には一%を切っている。「医制」以来の西洋医学を中心とする医療という目的がこの期間に達成されたことになる。

従来開業医師を置き換えた資格種が一定でないことも**表4**から窺える。最初は試験及第による医師が西洋医学を身につけた医師として従来開業医師に次ぐ割合を占めるようになっていったが、医術開業試験が最後に実施された一九一六（大正五）年以降は減少に転じた。医学専門学校卒業者（官立、公立、私立及び高等中学

表4　各種別医師割合　（『衛生局年報』より作成）

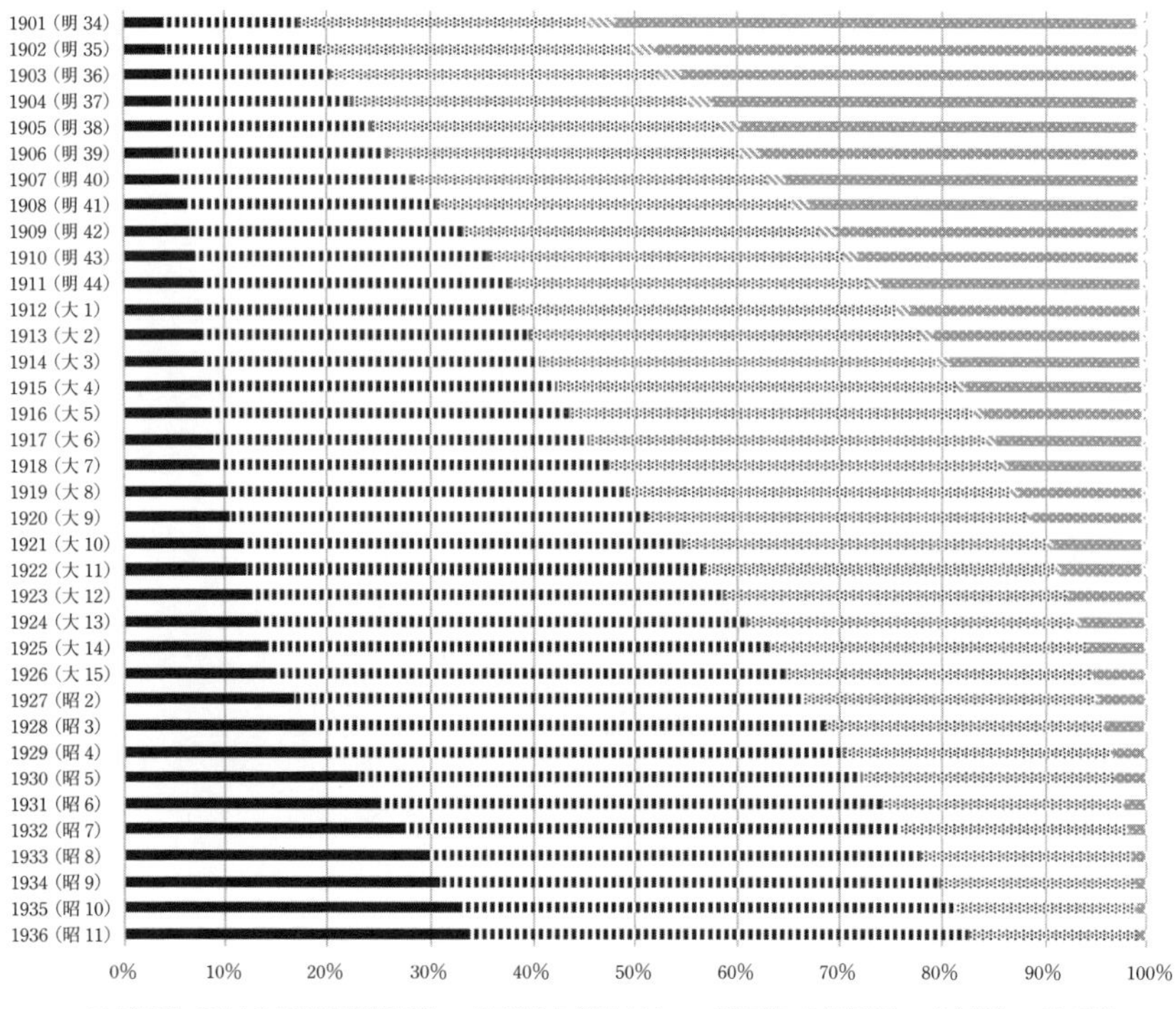

校、高等学校卒業を含む）は大正期まで増加し続け、その後は半数弱を保っている。大学卒業による免許取得者はこの期間を通じて常に増加し続け、昭和六年に試験及第を抜き、第二の勢力となった。

一九三六（昭和十一）年の段階では、ほぼすべての医師が西洋医学を学んだ上で医師となっているが、八〇％以上は学校卒業によって免許を取得し、高い年代層が試験合格による免許取得者となっている。

このように、記録の信頼性が高まった一九〇一（明治三十四）年以降の医師・医師数の変化には、明治期を通じての医師・医師資格付与・医学教育の各制度の影響が見られる。資格付与制度・医学教育機関が変化しながら、明治初期以来の西洋医学を学んだ医師を中心とする医療体制が実現に至ったのである。

年表1　医師資格・教育関連法令と無試験免許取得条件の変遷

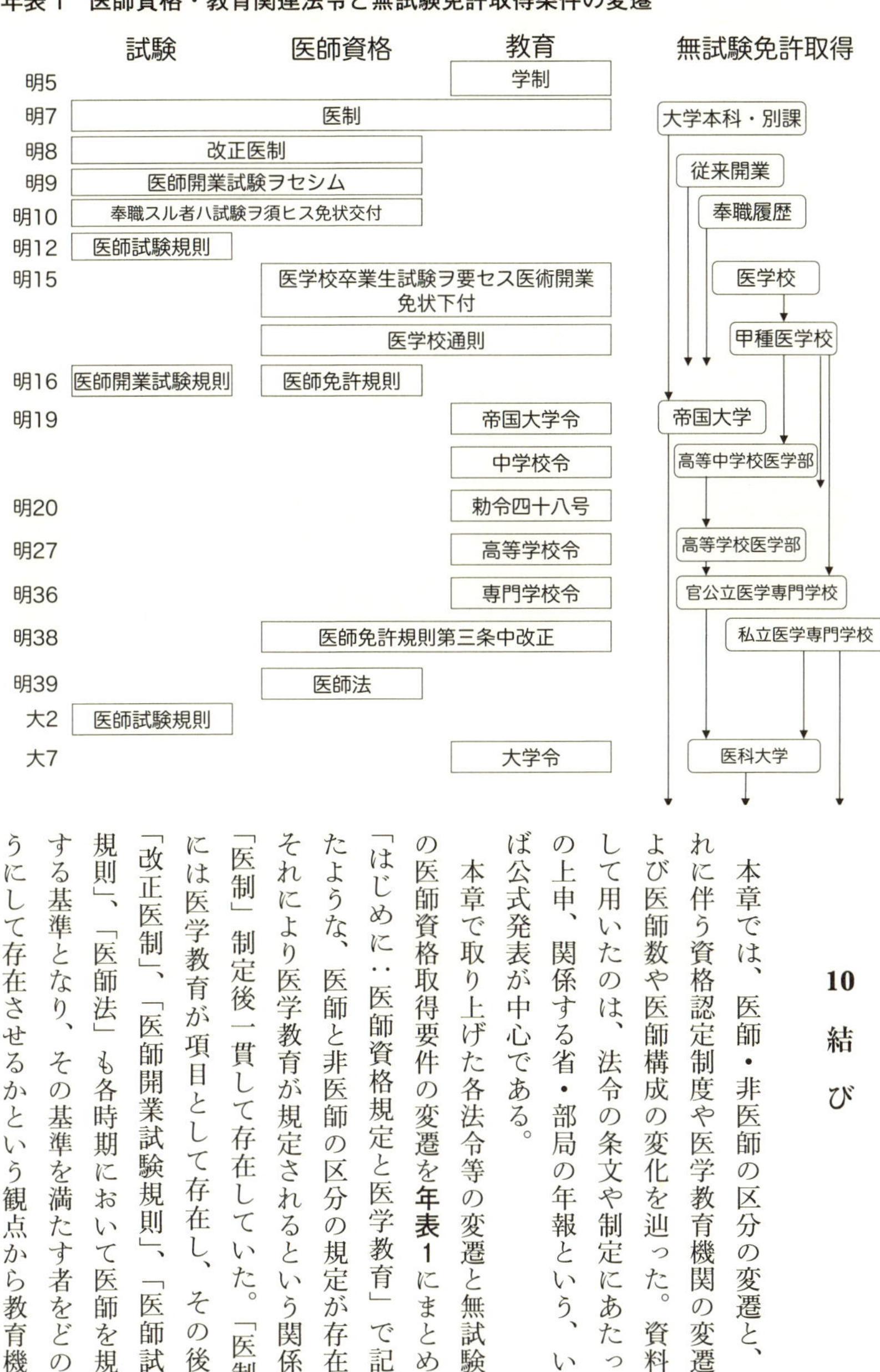

10　結び

本章では、医師・非医師の区分の変遷と、それに伴う資格認定制度や医学教育機関の変遷および医師数や医師構成の変化を辿った。資料として用いたのは、法令の条文や制定にあたっての上申、関係する省・部局の年報という、いわば公式発表が中心である。

本章で取り上げた各法令等の変遷と無試験での医師資格取得要件の変遷を**年表1**にまとめた。「はじめに：医師資格規定と医学教育」で記したような、医師と非医師の区分の規定が存在し、それにより医学教育が規定されるという関係は「医制」制定後一貫して存在していた。「医制」には医学教育が項目として存在し、その後の「改正医制」、「医師開業試験規則」、「医師試験規則」、「医師法」も各時期において医師を規定する基準となり、その基準を満たす者をどのようにして存在させるかという観点から教育機関や資格試験の細目に影響を与えていた。「医制」は自然消滅したとされるが、[64]それが持っていた医師を規定した上で医学教育の規定するという機能は存続し、また約六十年かけて、西洋医学を身に着けた医師による医療という目標が実現された。この間、無試験で資格取得可能な要件は変化し続けるが、教育の高等化関連の法令に応じて無試験での免許取得特権を有する医学教育機関は増加し続けた。

扱った資料の制約上、当然ながら、各種制度・規則の策定・制定に関与した個人・団体の存在は本章では現れない。先行研究には、制度の変遷を制度設計に関わった人物・団体の動きと関係づけたものがすでに多数ある。そのような研究で指摘されてきた多くの重要な事項を本章は扱っていない。また、『医海時報』などで同時代に盛んに議論されていた問題があったことも本章で扱った資料から窺うことは難しい。以下のような重要な事項を本章では扱っていない。

- 「医制」の制定における、相良知安らの東校の指導者と長与専斎らの関与
- 東校陣営と長与陣営の主導権争いと「医制」の改正及び医務取締の文部省医務局から内務省衛生局への移動との関係
- 文部省と内務省衛生局の間の緊張関係
- 「医師試験規則」の後に生じた漢方医学存続運動などの西洋医と漢方医の間の緊張関係
- 長年にわたる医薬分業についての議論
- 各種医師間の序列および「医師法」制定に関して起こった「大日本医会」と「明治医会」の対立
- 佐多愛彦らの医育統一論
- 各医学教育機関の設立・廃止の背景

ただし、文部省と内務省に関しては本章で扱った資料からもその複雑な関係の一端を窺うことができる。「改正医制」後に医務取締が内務省衛生局に移ったあとは、医務を含む衛生行政は衛生局、教育行政は文部省、つまり医師と非医師の区分については衛生局に、非医師を医師に育てる機関については文部省が管轄するようになる。衛生局としては非医師を医師に育てる医育についてコントロールできず、第4節で引用した『内務省第三回年報』のように「医学生徒ノ調査ハ本局主掌ノ事項ニ非スト雖モ」と記しながら、西洋医学を学んだ医師を速やかに育成するために病院での教育を推奨することも行なっている。衛生局側の医学教育に対する不満は一八九八（明治三十一）年に後藤新平から長谷川泰へ衛生局長が交代した際の引継ぎ事項にも記されている。

医師ノ養成ハ目下文部省ノ主管ニ属スト雖トモ衛生行政ノ希望ニ添ハサルハ事実ノ示ス所ナリ殊ニ年々卒業生ヲ出スノ数少ナク限地開業医ノ設置漸ク増加シ来リ夫ノ伝染病流行ノ隆各地ニ於テ医師ノ欠乏ノ為メ予防ノ時機ヲ失ヒ蔓延ニ至ラシメタル実例ハ到ル処トシテ之ヲ見サルハナシ而カモ文部省ノ当局者幷ニ二三ノ医師ハ之ヲ等閑ニ附シ去リ徒ラニ医学術ノ高尚深遠ナラサル可ラストノ理由ヲ籍リテ以テ開業試験ノ程度ヲ高メントスル者アリ(65)

文部省に関してその管轄下の教育機関が輩出する医師数が充分でないことや開業試験の難易度を上げて学術的なレベルの低下を懸念していることに対して強く批判し、現状では医師不足のために伝染病予防が失敗しているというかなり逼迫した状況にあることを説いている。衛生行政と医学教育行政を別組織が管轄したことによる弊害は確かに認識されていた。

第9節で見たように医師不足の問題を解消したのは、文部省が認定した医科大学や専門学校の卒業生だった。この点では文部省主導で医師数の増加が図られたように見える。しかし、学校卒業によって医師資格を認められた医師が増加する契機を作ったのは他ならぬ内務省側だった。第5節で取り上げた一八八一（明治十四）年の内務卿山田顕義からの「医学校卒業生試験ヲ要セス医術開業免状下付ノ件」という伺いは、東京大学の別課生を引き合いに出して、条件を満たして文部省の認可を得た医学校の卒業生に医師試験なしで免状を交付することの検討を求めた。それ以降、文部省認定によって無試験での免状交付の特権を持つ教育機関はいろいろな形態を取りながらも増加し続け、ついには医師総数の八〇%近くが学校卒業によって免許取得するようになったのである。

注

（1）厚生省医務局編『医制百年史』記述編、ぎょうせい、一九七六年、一四頁。
（2）布告の題は『法令全書』慶応三年（内閣官報局、一八八七年）、三八四―三八五頁に従った。
（3）『医制百年史』記述編、六頁。引用では旧字体を新字体に改めた。以下も同じ。
（4）『医制百年史』資料編、二三二頁。
（5）『医制百年史』資料編、二三二頁。
（6）明治四年十一月十一日文部省達「東校中ニ種痘局ヲ設ケ規則ヲ定ム」『医制百年史』資料編、二三三―二三四頁。
（7）小関恒雄「「第一大学区東京医学校」なる校名」『日本医史学雑誌』第35巻第1号、一九八八年、八二―八四頁が指摘するように、『東京大学百年史』通史一（東京大学、一九八四年）では明治七年五月に改称に関する布達などは示されておらず、それ以前にも「第一大学区東京医学校」という名称が『文部省雑誌』などで使用されていた。
（8）『文部省第一年報』（一八七二年）、一六〇丁。
（9）『医制百年史』資料編、三五頁。『医制百年史』資料編では「内務省達」となっている。
（10）『布告類編』明治六年巻九（記録課、一八七四年）。
（11）『文部省第二年報』（一八七四年）、四六二―四六五頁。
（12）「東校中ニ各地医院統率局ヲ設ケント乞フ」『太政類典』第二編明治四年～明治十年第百三十四巻保民三衛生一。
（13）『医制百年史』資料編、三五頁。『公文録』明治七年第百六十八巻明治七年三月文部省伺（布達）も参照。

(14)「司薬局創立法及医制調査ニ条」『太政類典』第二編明治四年~明治十年第百三十五巻保民四衛生二。
(15)『医制百年史』資料編、三五頁。
(16)『医制百年史』資料編、三五―三六頁。
(17)『医制百年史』資料編、三六頁。
(18)『医制百年史』資料編、三六―四四頁。
(19)『文部省第一年報』(一八七二年)、一七九丁。
(20)『内務省第一回年報』、大日方純夫・勝田政治・我部政男編『内務省年報・報告書』第一巻上、三一書房、一九八二年、一八二―一八三頁。
(21)「医制第七条ニツキ東京府ニ達」「医制第六条第七条ニツキ京都大阪府ニ達」『医制百年史』資料編、四四頁。
(22)「医制第三十七ノ施行ニツキ三府ニ達」『医制百年史』資料編、四五頁。
(23)『医制百年史』資料編、四五―五〇頁。
(24)『内務省第一回年報』、大日方純夫・勝田政治・我部政男編『内務省年報・報告書』第一巻上、三一書房、一九八二年、一七五―二一四頁。
(25)『太政類典』第二編明治四年~明治十年第百三十四巻保民三衛生一。
(26)『医制百年史』資料編、五〇頁。
(27)『医制百年史』資料編、五二頁。
(28)『内務省第二回年報』、大日方純夫・勝田政治・我部政男編『内務省年報・報告書』第四巻下、三一書房、一九八二年、三三六―三三八頁。
(29)『衛生局第三次年報』(一八七八年)三一―三二頁。
(30)(『衛生局第九年次年報』(一八八四年)、一二頁。
(31)『東京大学百年史』通史一、三五三頁。
(32)『東京大学百年史』通史一、三六六頁。
(33)『東京大学百年史』通史一、三七四―三七五頁。
(34)『文部省第七年報』(一八七九年)、三五頁。
(35)『内務卿第四回年報』、大日方純夫・勝田政治・我部政男編『内務省年報・報告書』第七巻下、八〇頁。

(36)『衛生局第四次年報』(一八七九年)、五—六頁。
(37)『医制百年史』資料編、五四—五五頁。
(38)『衛生局第四次年報』(一八七九年)、六頁。
(39)『衛生局第八次年報』(一八八三年)、二頁
(40)深川晨堂『復刻版　漢洋医学闘争史　政治闘争篇』(医聖者、一九八一年)、七〇頁(一九三一年刊行の復刻版)。
(41)『衛生局第九年次年報』(一八八四年)、一二—一三頁。
(42)『公文録』明治十五年・第二十七巻・明治十五年二月・内務省一。
(43)『医制百年史』資料編、五五頁。
(44)『医制百年史』資料編、五五頁。
(45)『医制百年史』資料編、五五—五六頁。
(46)『医制百年史』資料編、五六—五七頁。
(47)『医制百年史』資料編、五七—五八頁。
(48)「第一回医術開業試験挙行ノ地方及其期日告示」『医制百年史』資料編、五八—五九頁。
(49)『医制百年史』資料編、五八頁。
(50)『文部省第十年報』附録(一八八二年)、一—三頁。
(51)『内務省明治二十一年次功程報告』、大日方純夫・勝田政治・我部政男編『内務省年報・報告書』第十三巻、四三七頁。
(52)「高等中学校生徒ノ定員ヲ定ム」『文部省第十五年報』、五頁。
(53)『学制百年史』資料編(文部省、一九七二年)、一二八頁。
(54)『官報』第一二七九号明治二十年十月一日(一八八七年)。
(55)『文部省第十六年報』(一八八八年)、五〇頁。
(56)『内務省明治二十一年次功程報告』、大日方純夫・勝田政治・我部政男編『内務省年報・報告書』第十三巻、四三九頁。
(57)『内務省明治二十一年次功程報告』、大日方純夫・勝田政治・我部政男編『内務省年報・報告書』第十三巻、四四〇頁。
(58)『官報』第六五〇三号明治三十八年三月八日(一九〇五年)。
(59)『衛生局年報』明治三十九年(一九〇六年)、五一—五五頁。
(60)『医制百年史』資料編、六七—七一頁。

(61)『官報』第三四四号大正二年九月十九日(一九一三年)。

(62)「医術開業試験ニ関スル建議ノ件」『公文雑纂・大正二年・第三十四巻・貴族院衆議院事務局・帝国議会一』。

(63)「高等諸学校ノ創設及拡張ニ関スル事務ニ従事セシムル為文部省ニ臨時職員設置ノ件」『公文類聚』第四十三編・大正八年・第五巻・官職三・官制三。

(64)「医制ニツキ内閣記録局より内務省衛生局へ照会」「内務省衛生局回答」『医制百年史』資料編、六三頁。

(65)後藤新平記念館蔵『後藤新平文書』四―三五頁。

第10章

臨床医学教育における医師と医学の原像と「執拗低音」

「ドイツ医学」と「アメリカ医学」の変容に関する一試論

逢見憲一

はじめに

明治維新から現在まで、日本は、劇的な政治的変化を経験した。わずか一五〇年の間に、わが国の医学教育のシステムは、何度となく根本的に変化した。しかし、今日の日本の医学教育の独自性を理解するためには、歴史的影響を理解することが鍵となると考える。

まずは、筆者自身の体験から論を始めることをご容赦願いたい。二〇一四（平成二十六）年四月に韓国で開催された東アジアの医学教育の歴史に関するシンポジウムにおいて発表する機会があり、その準備のため、シンポジウムの主催者リンカン・C・チェン氏と電子メールでやり取りした際のことである。筆者が、日本では第二次世界大戦前は「ドイツ医学」を、戦後は「アメリカ医学」をモデルにしていた、と説明したのに対して、チェン氏からはおおよそ、「第二次大戦前にドイツ医学をモデルとしていたならば、コッホ研究所のような細菌学の研究所について説明してほしい」、「第二次大戦後にアメリカ医学をモデルとしていたならば、ジョンズ・ホプキンズ大学のような大学を作っているはずなので説明してほしい」旨の希望があったのである。そのメールを受け取り、筆者は困惑した。わが国の第二次世界大戦前の代表的細菌学研究所である「伝染病研究所」は、北里柴三郎や福沢諭吉により在野で作られ、国への移管にあたって一大スキャンダルとなるほど、帝国大学を中心としたわが国の医学の主流とは折り合いが悪かったし（神谷 1984, 小高 1992）、第二次大戦後のいわゆる新設大学は単科大学が多く（橋本 2008）、ジョンズ・ホプキンズ大学をモデルにしているとは言い難かったからである。

そこで、筆者は改めて考えた。一般に、わが国の近代医学は明治維新後、西洋医学、特にドイツ医学を導入したことに始まる、とされている（吉良 2010, 2012）。後述するように戦前の「ドイツ医学」は、オランダやプロイセンの軍医学校のカリキュラムを基本にしたものではあるが、そこには何か日本的なものが紛れ込んでいるような違和感があった。戦後の医学教育についても、「アメリカ医学」とは言い切れないさまざまな要素が包含されている。その背景には、江戸時代の医師の類型があるのではないか、と思い至ったのである。そこで、韓国のシンポジウムでは、戦前の医学教育はドイツ流・学術志向として批判されているが、ドイツというよりはわが国江戸時代の儒医（学医）の類型が反映しているのではないか、またその反面として、戦後の極端な実利志向もやはりアメリカをモデルとした、というより江戸時代の町医者の類型が反映しているのではないか、また、戦後改革によって戦前の医術開業試験のように医学教育の予備校化が復活してしまったのではないか、という内容の発表をし、その原稿は後日そのシンポジウムをまとめた書籍に収載された（Ohmi 2017）。

本章では、その発表をもとに新たな研究結果を加えるとともに、政治学者丸山眞男の「執拗低音」の概念を用いて考察を行い、わが国の医学教育における、いわゆる「ドイツ医学」と「アメリカ医学」の原像と「執拗低音」について見取り図を描くことを試みる。もちろん、これはあくまで一つの試論であり、今後の研究を待たなければならない課題も多い。

以下では、江戸時代から現在までの医学教育の経過を概観し、その時期を大きく三分した。すなわち、(1) 開国からいわゆる「ドイツ医学」導入、(2) 第二次大戦前のわが国の医学教育システムの成立と第二次大戦前から戦後にかけてのいわゆる「ドイツ医学」から「アメリカ医学」への転換、(3) 第二次大戦後のいわゆる「アメリカ医学」の変容、である。従来は、第二次大戦前と大戦後が大きく分かれていることを自明としていたと思われる（橋本 2008）が、本章では戦前と戦後を一括していくつかの視点を提示する。また、第二次大戦後も、占領期の改革と一九九一（平成元）年に大学設置基準大綱化とのどちらが大きな変化をもたらしたのかを検討したい。さらに最後に、わが国の医学教育の直面している課題についても若干検討したい。

1　開国、いわゆる「ドイツ医学」の導入

いわゆる「ドイツ医学」とは——中川・神谷・石田テーゼ

医療と医学、医学史の分野の幅広い問題提起を行った中川米造は、いわゆる「ドイツ医学」のわが国での受け入れについて、「日本におけるドイツ医学の移植は神話である」と喝破した（中川 1982）。中川は、日本の大学、とくに医学部では選択の自由がはなはだ少ないが、このカリキュラムの硬直の謎は、軍医を教師として招きたいという明治政府の要請に注目し、ドイツ軍医教育に焦点をあてれば、ある程度解明できると思われるとし、ドイツの軍医養成機関ペピニエールのカリキュラムと東京医学校のそれとの対比を提案している。

また、わが国の医学教育制度の歴史について一連の著作を残した神谷昭典も、以下のように述べている。

また日本の医学教育が、解剖学、病理学など基礎医学部分に偏り、臨床医学の実地修練を軽視しているといわれ、あわせて思弁的、抽象的学理のみを重視すると非難されることも、そのひな型としてのペピニエールの

教育が、当時のヨーロッパにおける最新の実用主義的医学教育であったことを知るならば、日本の医学教育がその後一〇〇年の経過の中で、次第に硬直化し、ペピニエールの骨組みの上に継ぎ足し、継ぎ足ししてきた結果であることがよく理解せられる。

（神谷 1984：二九一頁）

ここで、プロイセン（プロシャ、プロシア）陸軍軍医学校について、神谷の著作からみてみよう。

プロシャ陸軍軍医学校は名称を「フリードリッヒ・ヴィルヘルム医学・外科学校（Medizinish-Chirurgischen Friedrich Wilhelms-Insitute）」、愛称をペピニエール（Pepiniere）といい、プロシャ王フリードリッヒ・ヴィルヘルム二世によって、一七九六年、ベルリンのシャリテ病院に設立された。向学心に富むが、身分がなく、学費に乏しい青年を対象に、全額給費、全寮制、鉄の規律の軍医学校である。この学校の出身者をヘルムホルツ、ウィルヒョウ、ベーリング、レフラー、ガフキーなどと数えあげれば、十九世紀後半から二十世紀はじめのドイツ医学の栄光に、この学校が果たした役割が理解されるであろう。

そうして、この Institute = Spezialschule = écoles speciales とは、ナポレオンによって〝金の卵を産むめんどり〟とまで評価された「専門学校」のことである。

とうぜん、その専門学校は、ヨーロッパの大学の最大の特徴である「教える自由と学ぶ自由」（Lehrfreiheit u. Lernfreiheit）を持たず、各学期に配当された全教科の必修と厳格な学科試験を要求するものであった。

（いずれも神谷 1984：三四―三五頁。欧文綴りは原文ママ）

そして、神谷は、ペピニエールすなわちプロイセン陸軍軍医学校のカリキュラムを提示して言う。

今、ペピニエールの一八七五年（明治八年）の教科が知られるので、担当者名とともに列挙する。〔…〕基礎・臨床を通じてドイツ医学の巨星たちがならび、これに外来での臨床実習（ポリクリ）を加えれば、ほぼ日本の医学教育の原型をここに見ることができよう。

特に軍医学校の性格を反映して、基礎医学とりわけ解剖学（人体解剖学、同実習、骨学、脳脊髄・感覚器解剖学、組織学、顕微鏡学実習、司法解剖学、比較解剖学）と病理解剖学（総論、各論、同演習）の圧倒的なウエイト、臨床医学における外科学、手術学、繃帯学、医用材料学〔…〕の重視など、一九五〇年代の医学生である私には日本医学教育の祖霊をここに見る思いがする。（神谷 1984：三六―四三頁）

さらに、江戸時代の蘭学について一連の著作を残した石田純郎も、幕末に長崎医学伝習所で教鞭をとったオランダ海軍軍医ポンペ（J. C. L. Pompe van Meerdervoort, 1829–1908）の教育カリキュラムについて、

ポンペは〔…〕最初彼は内科と外科だけを教授するように依頼されたが、拒否し、組織的医学教育の必要性を唱え、結局五年間みっちり教育することに成功した。〔…〕化学、物理学、解剖学、解剖実習、組織学、生理学、病理学総論、薬物学、薬学実習、中毒学、内科学、内科学各論、ポリクリニック、外科学、外科手術学、包帯実習、眼科学、産科学、法医学、医事法制、採鉱学の講義を行った。この科目名、教授方法はポンペの母校・ウトレヒト陸軍軍医学校のカリキュラムに酷似している。（石田 1988：三二五―三二六頁）

幕末維新期の日本が受容した近代的系統的医学教育、それは〔…〕オランダの軍医学校由来の特殊な医学教

育であった。〔…〕日本は西洋医学を受容する原点で特殊な医学であるこうしたオランダの外科医の医学を受容したのである。

〔…〕現代の日本の医学教育では、かつて内科医の医学の基幹部分であったが、外科医の医学には存在しなかった医学哲学・医学倫理・医学史などの医学の総論（日本の科目名では「医学概論」）が制度化されておらず、〔…〕大学で研究・教育がほとんどされていない。この点が欧米先進国と日本の医学教育のおおいに異なる点である。

（石田 2007：二一七頁）

そして、石田は次のように結論する。

その時に受け入れたカリキュラムは、すでに中川米造および神谷昭典が『日本近代医学の定立』で指摘しているように、プロシア陸軍軍医学校（ペピニエール）由来のものであった。従って明治に入り医学教育のモデルとなる国が、ドイツからオランダに変〔原文ママ〕ってても、軍医学校をモデルとした点は変わらなかったのである。

（石田 1988：三三一―三三二頁）

最後に明治初期に、医学教育のモデルを軍医学校にとったことが、一世紀を経た現在まで影響しているかどうか考察する。この期間一九四五年の敗戦と、アメリカ医学教育の受容という、大きな変化を経験している。しかし一度作り上げた制度は、なかなか改革しにくいもののようで、〔…〕その影響は現在まで残っているようだ。

（石田 1988：三三六―三三八頁）

これらの中川米造、神谷昭典、石田純郎の議論は、現在に続くわが国の医学教育制度の特徴をよく説明していると考えられる。ここで、これらの議論を**表1**のように定式化し、仮に「中川・神谷・石田テーゼ」と呼ぶこととする。

しかしながら、この「中川・神谷・石田テーゼ」は、しかし一方で、筆者の知見によれば、ドイツあるいはオランダの軍医学校の制度やカリキュラムを単純に「移植」（中川 1993）したものでもないと考えられるので、実際に次の節で明治期中期以前の東京大学・帝国大学医科大と同時期のプロイセン陸軍軍医学校の医学教育カリキュラムを比較して検討する。

表1　中川・神谷・石田テーゼ

1．現在の日本の医学教育システムは，プロイセン（オランダ）の軍医学校に起源をもつ。
2．その軍医学校由来の特徴とは，
 (1)「教える自由，学ぶ自由」の不在，全教科必修
 (2) カリキュラムの偏重（重視，軽視，不在）
 (3) 医学哲学，医学概論，医史学の軽視（不在）
 (4) 基礎医学，特に解剖学の重視
 (5) 外科の重視
 (6) 臨床実習の軽視
 である。
3．上記は，現在の日本の医学教育にも引き継がれている。

注）中川（1982, 1993），神谷（1984），石田（1988），石田（2007a）より筆者が作成

明治期中期以前の東京大学・帝国大学医科大の医学教育カリキュラム

筆者は、明治期中期以前の東京大学・帝国大学医科大学、および同時期のプロイセン陸軍軍医学校の医学教育カリキュラムから、①教養・基礎医学・臨床医学の時間配分、②内科と外科の位置づけ、③講義・臨床講義・外来臨床講義の時間配分、を比較検討した（逢見 2016）。資料としては、東京大学医学部（旧）については、小関恒雄による資料「明治六、七年度東京大学医学部学科表（資料）」（小関 1983）および『東京大学医学部第四～第七年報』を、帝国大学医科大学については、『帝国大学一覧　明治十九年』を、プロイセン陸軍軍医学校については、神谷（1984）の資料を用いた。

まず、①の教養・基礎医学・臨床医学の時間配分について**表2**に示す。一八七五（明治八）年のプロイセン陸軍軍医学校では全五八八〇時間中教養科目は七六〇時間、約一三％に過ぎなかったのに対し、東京大学医学部（旧）では、ドイツ語で授業を行う本科生では、一八七四（明治七）～一八

表２　本科生　教養・基礎・臨床別時間数

	教養	基礎	臨床	計
プロイセン陸軍軍医学校				
1875（明治８）	760	2,200	2,920	5,880
東京大学医学部（旧）本科生				
1874–75（明治７–８）	920	1,000	1,000	2,920
1883–84（明治16–17）	560	1,940	2,940	5,440
東京大学医学部（旧）通学生・別課生				
1876–77（明治９–10）	540	780	480	1,800
1883–84（明治16–17）	620	1,060	2,180	3,860
帝国大学医科大学				
1886–87（明治19–20）	–	1,658	2,744	4,402

注）小関（1983），『東京大学医学部第四年報』，『東京大学医学部一覧　自十六年至十七年』，『帝国大学一覧　明治十九年』，神谷（1984）より筆者が作成
注）「－」は，該当なしを示す

七五年の全二九二〇時間中九二〇時間、約三三％が教養科目であり、日本語で授業を行う通学生あるいは別課生においても、一八七六（明治九）～一八七七（明治十）年の全一八〇〇時間中五四〇時間、ちょうど三〇％が教養科目であった。一八八六（明治十九）～一八八七（明治二十）年帝国大学医科大学では、医科大学自体では教養教育を行わないものの、その入学前に三年間の高等学校教育、すなわち教養教育を求めるまでになっていた。一学年の教育時間を約一〇〇〇時間とすると、約三〇〇〇時間の教養教育となる。

また、プロイセン陸軍軍医学校では基礎医学の教育は二二〇〇時間、約三七％であったのに対し、東京大学医学部（旧）本科生では、一八七四～一八七五年の基礎医学教育時間は約二九％に過ぎず、一八八三（明治十六）～一八八四（明治十七）年においても約三六％と、プロイセン陸軍軍医学校とほぼ同程度であった。通学生・別課生においても、一八七六～一八七七年には全教育時間の約四三％が基礎医学であったものの、一八八三～一八八四年には約二七％と割合が低下していた。さらに、一八八六～一八八七年帝国大学医科大学においても、基礎医学教育時間は約三八％と、一八七五年のプロイセン陸軍軍医学校とほぼ同等であったが、上述のように教養教育を高等学校にゆだねていたことを考えれば、医学教育の時間配分の上で基礎医学を重視していたとは言い難い。

図1　解剖と基礎医学時間数内訳

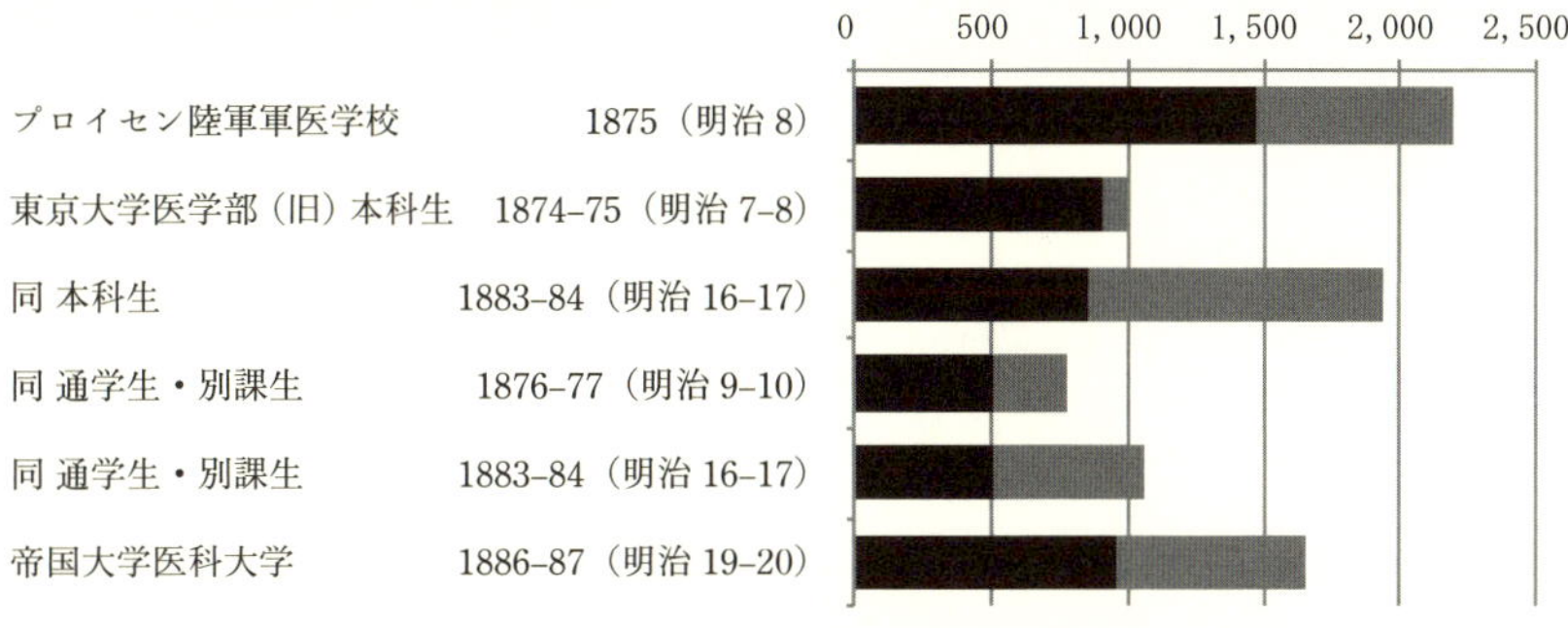

注）小関（1983），『東京大学医学部第四年報』，『東京大学医学部一覧　自十六年至十七年』，『帝国大学一覧　明治十九年』，神谷（1984）より筆者が作成

そこで、基礎医学教育時間に対する臨床医学時間の比をみると、プロイセン陸軍軍医学校では臨床医学教育時間は基礎医学教育時間の約一・三三倍であったのに対し、東京大学医学部（旧）本科生では、一八七四〜一八七五年の臨床医学は基礎医学の一・〇〇倍に過ぎなかったものが一八八三〜一八八四年では約一・五二倍と、プロイセン陸軍軍医学校を上回っていた。通学生・別課生においても、一八七六〜一八七七年には臨床医学は基礎医学の〇・六二倍に過ぎなかったものが一八八三〜一八八四年では約二・〇六倍にもなっていた。さらに、一八八六〜一八八七年帝国大学医科大学においても、臨床医学は基礎医学の一・六六倍でプロイセン陸軍軍医学校を上回っていた。すなわち、医学教育の時間配分の上では、東京大学医学部（旧）本科生、同通学生・別課生、帝国大学医科大学とも、基礎医学よりも臨床医学教育を重視していたと考えられる。

また、解剖学の時間数について、**図1**に示す。組織学等を含む広義の解剖学の教育時間は、一八七五（明治八）年のプロイセン陸軍軍医学校では、基礎医学教育の二二〇〇時間の約六七%、全教育時間の約二〇%を占めていた。一方で、東京大学医学部（旧）本科生では、一八七四〜一八七五年時点では、解剖学教育は、基礎医学教育の九〇%、全教育時間の約三一%を占めていたが、約一〇年後には解剖学は基礎医学の約四四%、全教育時間の約一六%に減少し、プロイセン陸軍軍医学校と比較

図２　臨床座学　内科・外科内訳

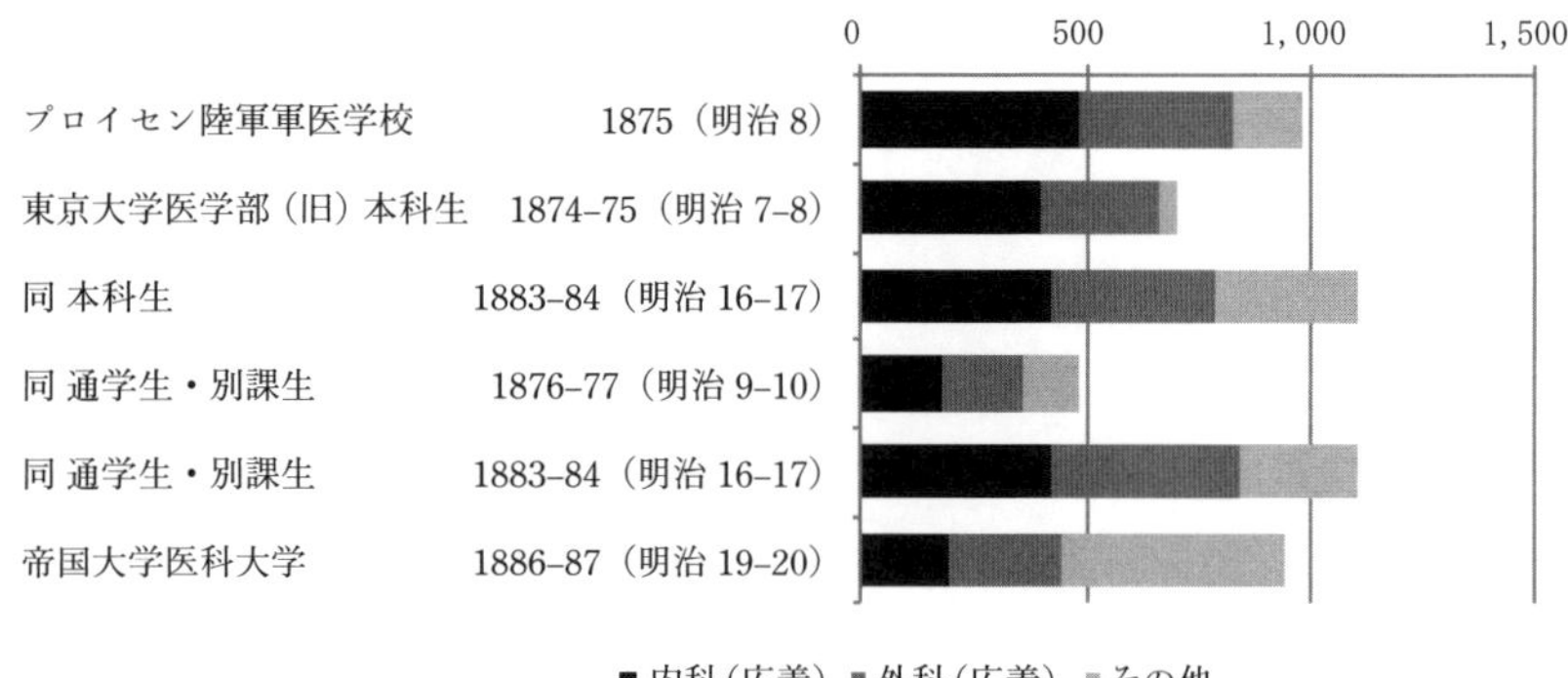

注）小関（1983），『東京大学医学部第四年報』，『東京大学医学部一覧　自十六年至十七年』，『帝国大学一覧　明治十九年』，神谷（1984）より筆者が作成

しても解剖の比重は低下していた。通学生・別課生においても、解剖学教育時間は五〇〇時間で不変であったが、一八八三～一八八四年には、基礎医学教育が増加していたため、解剖の占める割合は約四七％、全教育時間の約一三％に減少していた。さらに、帝国大学医科大学では、解剖学教育時間は九五二時間、基礎医学教育の五七％で、プロイセン陸軍軍医学校と比較しても減少しており、やはり高い比重を占めていたとは考え難かった。

次に、②臨床座学における内科と外科の位置づけについて**図２**に示す。診断学等を含む広義の内科学の教育時間は、一八七五（明治八）年のプロイセン陸軍軍医学校では四八〇時間で、臨床座学教育の九八〇時間の約四九％を占めており、繃帯学等を含む広義の外科学は三四〇時間で同約三五％なので、プロイセン陸軍軍医学校自体が、神谷（1984）の言う外科優位とは考え難かった。内科と外科以外の残余を「その他」と考えると、「その他」は一六〇時間で臨床座学の一六％であった。東京大学医学部（旧）本科生では、一八七四～一八七五年の内科教育時間臨床座の五七％を占めており、外科は約三七％、「その他」は約六％を占めるのみであった。これが、約一〇年後には、内科の比重は三八％に低下し、外科は約三二％で若干低下した一方、「その他」は臨床座学の約二九％を占めるようになっていた。通学生・別課生においても、一八七六～一八七七年の内科、外科ともに臨床座学の約三八％であり、一八八三～一

図3　臨床座学・臨床講義・外来臨床講義

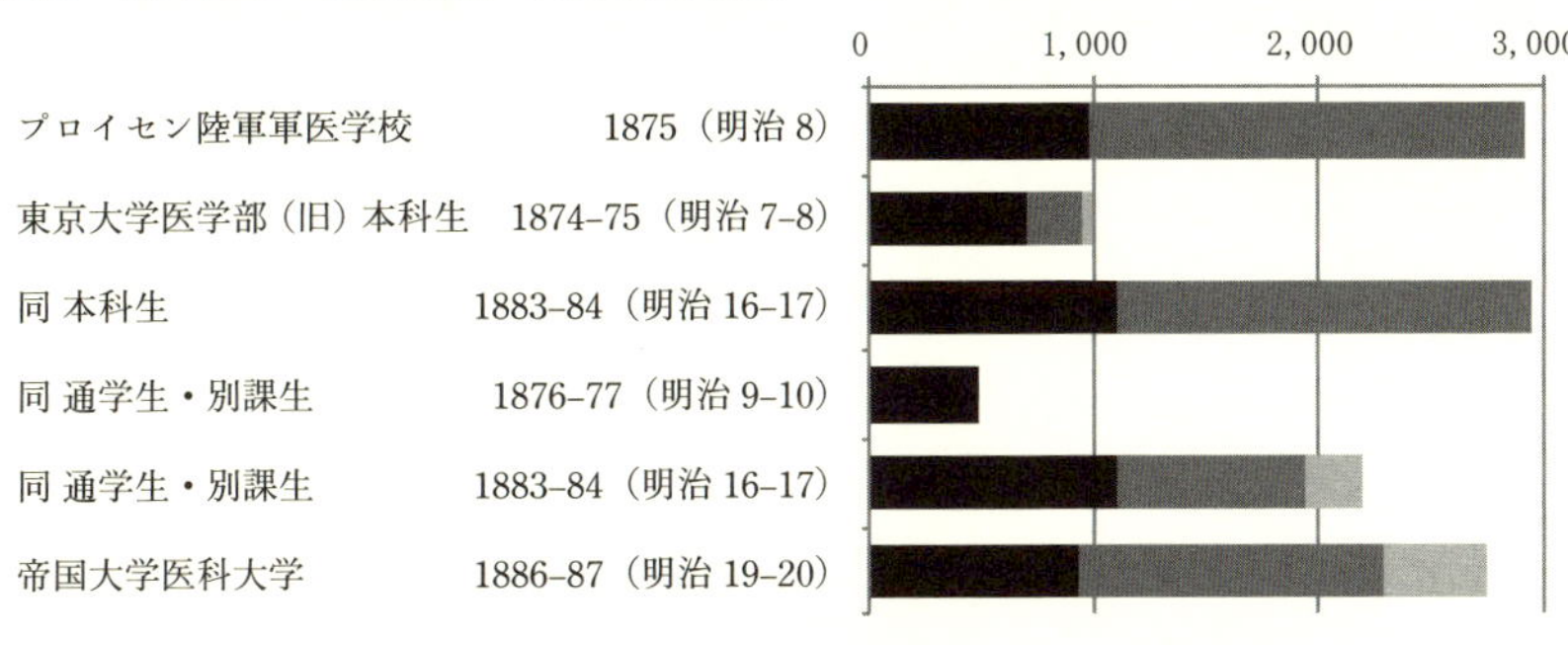

注）小関（1983），『東京大学医学部第四年報』，『東京大学医学部一覧　自十六年至十七年』，『帝国大学一覧　明治十九年』，神谷（1984）より筆者が作成

八八四年には内科、外科とも教育時間は大きく増加していたが、臨床座学に占める割合は三八％と同程度であった。一八八六～一八八七年の帝国大学医科大学では、内科の教育時間は臨床座学の約二一％であった一方、外科は同約二七％と、外科優位と考えられる状態となっていた一方で、「その他」が臨床座学の過半を占めるに至っていた。すなわち、神谷（1984）の指摘に反して、一八七五（明治八）年のプロイセン陸軍軍医学校、東京大学医学部（旧）本科生とも、カリキュラムで振り分けられた時間数でみる限り、内科優位といえる状態であり、東京大学医学部（旧）の通学生・別課生においては、内科と外科の比重は同等であった。その後、一八八六～一八八七年帝国大学医科大学において、初めて外科優位と考えられる状態となったが、内科と外科両者の占める比重は低下しており、残余の「その他」が臨床座学の過半を占める状態となっていた。これは、従来、内科あるいは外科に含まれていた科目が、時を経るとともに細分化され、残余の診療科となっていったこと、また、細分化が旧来の「内科」の方により大きく生じていたと考えれば説明が可能と考えられた。

さらに、③講義・臨床講義・外来臨床講義の時間配分について**図3**に示す。臨床講義・外来臨床講義を除いた臨床座学の教育時間は、一八七五（明治八）年のプロイセン陸軍軍医学校では、臨床医学の教育時間二九二〇時間中、講義は約三四％に過ぎず、残余の時間がすべて臨床講義

図４　臨床講義　内科・外科内訳

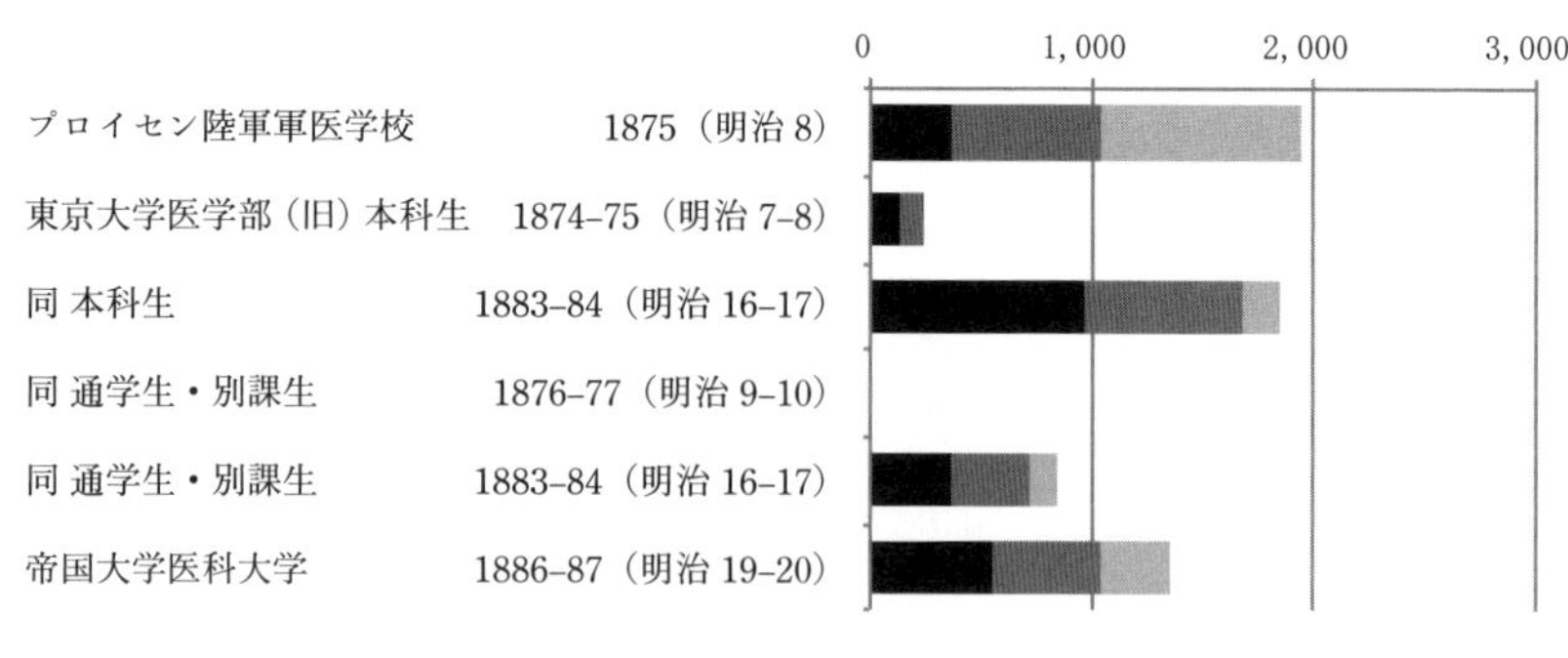

注）小関（1983），『東京大学医学部第四年報』，『東京大学医学部一覧　自十六年至十七年』，『帝国大学一覧　明治十九年』，神谷（1984）より筆者が作成

（Klinik）で一九四〇時間，約六六％を占めていた。東京大学医学部（旧）本科生では，一八七四～一八七五年の臨床座学教育時間は全臨床教育の七〇％を占めており，臨床講義は二四％，外来臨床講義（「外科病床講義」）は六％を占めるのみであった。これが，一八八三～一八八四年には，臨床座学時間は増加したものの，全臨床教育時間も顕著に増加したため約三七％に比重が低下し，残余は臨床講義で一八四〇時間，同六三％を占めるようになっていた。同様に，通学生・別課生では，一八七六～一八七七年の時点では，臨床教育はすべて座学であったが，一八八三～一八八四年には，臨床座学は全臨床教育の約五〇％に比重が低下し，臨床講義が約三九％，外来臨床講義が約一一％を占めるまでになっていた。これが，一八八六～一八八七年の帝国大学医科大学では，臨床座学は臨床教育の約三四％とさらに比重が低下し，臨床講義は約四九％と臨床教育の半分を占め，さらに外来臨床講義四六一時間，一七％が加わっていた。

なお，臨床講義の教育時間について内科・外科別に内訳を**図４**にみると，プロイセン陸軍軍医学校では，内科の臨床講義は約一九％，外科は約三五％におよび，外科優位と言えると考えられた一方で，内科と外科以外の残余の「その他」が約四六％を占めていた。一方で，東京大学医学部（旧）本科生では，一八七四～一八七五年の内科臨床講義は内科外科のみで，両者とも一二〇時間であったが，一八八三～一八八四年には，内科臨床講義は全臨床講義の約五二%、外科臨床講義は約三九%であり、内科優位とすら考えられた。同時期の通学生・別課生においても、内科、外科とも教育時間は三六〇時間で、外科優位とは考え難かった。一八八六〜一八八七年の帝国大学医科大学においても、内科臨床講義は全臨床講義の約四〇%を占めていた一方、外科臨床講義は約三七%であり、やはり外科優位とは考え難いどころか、内科優位とすら考えられた。すなわち、臨床講義の時間数からみると、一八七五（明治八）年のプロイセン陸軍軍医学校については外科優位とは言えたが、東京大学医学部（旧）本科生、同通学生・別課生、帝国大学医科大学とも、カリキュラムで振り分けられた時間数でみる限り、内科優位とすら言える状態であった。もっとも、プロイセン陸軍軍医学校においても、内科と外科両者の占める比重は低く、残余の「その他」が臨床座学の過半を占める状態であって、単純に外科優位とは言い難いと考えられた。

表3　東京医学校＊　臨床座学　内科内訳の推移

出典および時期	内科内訳
Müller（1888），ミュルレル（1975） 1872（明治5）（?）	病理学および治療の総論と各論
文部省第一年報 1872–73（明治5–6）	病理学
文部省第二年報 1873–74（明治6–7）	病理総論，病理各論及療法
文部省第三年報 1875（明治8）（?）	内科総論，病理各論
文部省第四年報 1875–76（明治8–9）	内治総論，診断法

注）Müller（1888），ミュルレル（1975），吉良（2010），『文部省第一〜第七年報』より筆者が作成。

＊1877（明治10）年以前は，東京大学医学部（旧）は，医学校病院，大学東校，第一大学区医学校，東京医学校と名称が変遷しているため，ここでは，吉良（2010）に倣い，一括して「東京医学校」と呼ぶ。

「ドイツ医学」という名のわが国独自の医学教育モデル

ここでさらに遡って、後の東京大学医学部（旧）となる機関（ここでは、吉良（2010）に倣い、一括して「東京医学校」と呼ぶ）の臨床座学における内科の内訳の推移について、**表3**に示す。プロイセン陸軍軍医学校から招かれて、日本の近代医学教育の基礎を築いたミュルレルの回想によれば、一八七二（明治五）年のものと思われるカリキュラムの内科に相当する部分は、「Pathologie und Therapie」（Müller 1888）であ

表4　本科生　臨床座学　内科内訳の推移

東京大学医学部（旧）	内科内訳
本科生	
1874–75（明治 7–8）	病理学（ウエルニヒ氏），診察法（ホフマン），呼吸器病理並治術（ホフマン），神経病論（ウエルニヒ氏），察病実験（ホフマン）
1876–77（明治 9–10）	病理総論（ベルツ氏），病理各論（ベルツ氏），診断法（ベルツ氏）
1877–78（明治 10–11）	病理総論（ベルツ氏），病理各論（ベルツ氏），内科各論（ベルツ氏），診断法（ベルツ氏）
1878–79（明治 11–12）	病理学（チーゲル氏），病理各論（ベルツ氏），診断法（ベルツ氏）
1879–80（明治 12–13）	病理学（チーゲル氏），病理各論（ベルツ氏），診断法（ベルツ氏）
1880–81（明治 13–14）	内科総論，内科総論及病理解剖，内科各論，病理各論
1881–82（明治 14–15）	内科総論，内科総論及病理解剖，内科各論，病理各論
1882–83（明治 15–16）	内科総論，内科各論，処方学，診断法
1883–84（明治 16–17）	内科学総論，内科学各論，処方学，診断法
帝国大学医科大学	
1886–87（明治 19–20）	診断学，内科各論
プロイセン陸軍軍医学校	
1875（明治 8）	治療学総論，症候学，聴打診法，病理学と治療学各論，病理学各論と治療学，軍陣治療学

注）小関（1983），『東京大学医学部第四年報』〜同『第七年報』，『東京大学医学部一覧　明治 13 〜 14 年』〜同『16 〜 17 年』，『帝国大学一覧　明治十九年』，神谷（1984）より筆者が作成。
注）「−」は，該当なしを示す。

り、後の翻訳でも「病理学および治療の総論と各論（内科総論と各論）」（ミュルレル 1975）と訳されている。その後も、東京医学校のカリキュラムにおいては、一八七二―七三（明治五―六）年は「病理学」（文部省第一年報）、一八七三―七四（明治七）年は「病理総論」「病理各論及療法」（文部省第二年報）、一八七五―七六（明治八―九）年は「内治総論」「診断法」（文部省第四年報）と記載されており、「内科」の語はない。一方で、文部省第三年報に記載されている、一八七五（明治八）年に相当すると思われる「東京医学校課程表」には、「内科総論」「病理各論」の語が記載されている。しかし、吉良によれば、当時の医学課程の実態はそのカリキュラムとはまったくかけ離れており、カリキュラムはあくまで今後実現していくことを予定した課程表であろう、と述べている（吉良 2010：六八頁）。

その後の東京大学医学部（旧）のカリキュラム（表4、表5）をみてみよう。ドイツ語

表5　通学生・別課生　臨床座学　内科内訳の推移

東京大学医学部（旧）	内科内訳
通学生・別課生	
1874–75（明治 7–8）	—
1876–77（明治 9–10）	内科通論（三宅），内科各論（三宅），診断法（三宅），処方及調剤学（草野）
1877–78（明治 10–11）	内科通論（三宅氏），内科各論（三宅氏），診断法（三宅氏），処方及調剤学（草野氏）
1878–79（明治 11–12）	内科通論（三宅氏），内科各論（三宅氏），診断法（三宅氏），処方及調剤学（草野氏）
1879–80（明治 12–13）	内科通論（三宅氏），内科各論（三宅氏），診断法（岡氏），処方及調剤学（草野氏）
1880–81（明治 13–14）	内科通論，内科各論，診断法，処方学
1881–82（明治 14–15）	内科通論，内科各論，診断法
1882–83（明治 15–16）	内科通論，内科各論，診断法
1883–84（明治 16–17）	内科学通論，内科学各論，（診断法）
本科生	（再掲）
1883–84（明治 16–17）	内科学総論，内科学各論，処方学，診断法
プロイセン陸軍軍医学校	（再掲）
1875（明治 8）	治療学総論，症候学，聴打診法，病理学と治療学各論，病理学各論と治療学，軍陣治療学

注）小関（1983），『東京大学医学部第四年報』～同『第七年報』，『東京大学医学部一覧　明治 13 ～ 14 年』，同『16 ～ 17 年』，『帝国大学一覧　明治十九年』，神谷（1984）より筆者が作成。
注）「－」は，該当なしを示す。

で授業を行う本科生では、一八七九―八〇（明治十二―十三）までは、内科に相当する部分は「病理学（チーゲル氏）」「病理各論（ベルッ氏）」「診断法（ベルッ氏）」と記載されていたが、一八八〇―八一（明治十三―十四）年以降は、「内科総論」「内科総論及病理解剖」「内科各論」「病理各論」と、「内科」の語が記載されていた。これが、一八八六～一八八七年の帝国大学医科大学においては、「診断学」「内科各論」と記載されていた。一方、日本語で授業を行う通学生あるいは別課生においては、一八七六～一八七七年の時点ですでに、「内科通論（三宅）」「内科各論（三宅）」「診断法（三宅）」「処方及調剤学（草野）」と記載され、以降一貫して、「内科通論」「内科各論」「診断法」と記載されていた。

ここから次のことが言えると考えられる。すなわち、いわゆる「ドイツ医学」導入の初期、特にドイツ語で授業を行う本科生においては、一八七九―八〇（明治十二―十三）までは、「内科」に相当する科目を「病理」とする西洋の習慣に従っていたが、「今後実現していくことを予定した課程表」（吉良2010：六八頁）あるいは日本語で授業を行う通学生あるいは別課生においては、一八七五年頃の早い段階で、「内科」の語と概念を用いる志向がわが国の医学教育にみられたと考えられる、ということである。

言いかえれば、わが国の明治期中期以前の一連の医学教育カリキュラムでは、教養教育を重視する傾向がみられた。また、基礎医学や外科を特に重視する傾向はみられず、プロイセン陸軍軍医学校と比較して、基礎医学よりは臨床医学を重視する傾向がみられた。さらに臨床医学についても、帝国大学医科大学設立の時期には、臨床講義と外来臨床講義の合計の比重が、臨床講義のみで構成されるプロイセン陸軍軍医学校の臨床実習に匹敵するまでになっていた。そして、プロイセン陸軍軍医学校では臨床実習は臨床講義（Klinik）のみで構成されていたが、東京大学医学部（旧）の通学生・別課生、帝国大学医科大学では、臨床講義に加えて外来臨床講義が発展していったと考えられる。加えて、十九世紀後半のドイツでは「内科」に相当する科目を「病理」としており、わが国でも当初は同様の科目構成であったが、わが国独自にカリキュラムを編成できる場面では「内科」としての構成を企図していたと考えられるのである。

以上を勘案すると、わが国の医学教育は比較的早い時期に、教養重視、（基礎医学と比較して）臨床教育の重視、内科と外科の等置、臨床講義に加えて外来臨床講義による臨床実習の重視という形で、わが国独自の医学教育モデルを発展させていた。また、医学教育カリキュラムの編成からも、当初「移植」していたプロイセン陸軍軍医学校のカリキュラムを、いわば「換骨奪胎」して、わが国独自の医学教育カリキュラムにするよう志向していたと考えられる（Ohmi 2017、逢見2016）。

このような医学教育モデルの「移植」について、中川は次のように述べている。

> 〔…〕日本の近代医学がドイツ医学を移植したものという考え方についてである。たしかにドイツのそれをモデルにしたと思える部分は少なくない。しかしながら、違っている部分もまた少なくないのである。〔…〕

受け入れたようにみえて、じつは部分的だし、それもしばしば変化させられている。〔…〕したがって、表向きドイツからと意識されているものには見直しが必要であるし、気づかないで受け入れているドイツ起源の考え方にも注意する必要がある。やたらと博士号にこだわったり、医学を自然科学と限定するのも、ドイツ・モデルの部分的な摂取と、日本化の過程で生まれてきたものであろう。

（中川 1993：一三―一四頁）

本節での筆者の知見は、「ドイツ・モデルの部分的な摂取と日本化」という中川の指摘に合致していると考えられよう。この問題は、後述する第二次大戦後のわが国のいわゆる「アメリカ医学」の受け入れと合わせて論じることとしたい。

今後の検討課題

(1) 臨床講義について

一方、中川は、臨床実習に代わる「臨床講義」を、他の諸国ではもはや見られなくなった日本独自の教育形態であるとし、次のように述べている。

〔…〕臨床体験を重視しなければならない医学教育において、講義で臨床を教えるという妙な慣習が日本で行われており、それをなかなか変えられない。これもドイツの模倣なのであるが、それも古いモデルであった。〔…〕

〔…〕ドイツの学者から、どうもそれはドイツの、それも一八七〇年代の影響が強いのではないかという指摘があった。その時期ドイツの大学は急激な学生数の増加があって、ベッド・サイドでの教育が困難になったので、臨床医学も大講堂での講義中心にやらざるを得なくなったというのである。

（中川 1993：一一一―一一二頁）

中川（1993）は、臨床講義について、他の諸国ではもはや見られなくなった日本独自の教育形態であるという前提で議論を進めているが、果たしてそうであろうか。**図5**と**図6**を参照されたい。どちらも米国の画家トマス・エイキンズ（Thomas Eakins）による臨床講義の風景を描いたものであり、**図5**の舞台は米国ペンシルベニア州フィラデルフィアにあるジェファーソン・メディカル・カレッジとされている。『グロス博士の臨床講義（"The Gross Clinic"）』は一八七五（明治八）年、すなわち、先に論じたプロイセン陸軍軍医学校および東京大学医学部（旧）の初期のカリキュラムの対象となった年であり、**図6**の『アグニュー・クリニック（"The Agnew Clinic"）』は、一八八九（明治二十二）年で、同様に帝国大学医科大学のカリキュラムの対象となった年の直後である。つまり、同時期の「アメリカ医学」においても、この形式の臨床講義はおそらくごくありふれた医学教育の形態であったものと考えられる。

すでにみたように、帝国大学医科大学では、一八八六～一八八七年の時点でも外来臨床講義、すなわちいわゆる「ポリクリ」と思われる実習の比重が増加してきていた。臨床講義が、中川（1993）の考えるように単純にドイツから「移植」されて、そのままわが国に根づいたものなのか、臨床講義が「アメリカ医学」ではどのように扱われていたのか、ドイツ、米国あるいはそれ以外の地域でどのように変遷していったのか、今後の研究課題としたい。また、筆者が予備的に観察したかぎり、一八八六～一八八七年以降の帝国大学医科大学では、外来臨床講義すなわち「ポリクリ」の時間数は増加し、学生を班に分けて行う形になり、その班の数も増加し、班も少人数化している。このような明治中期以降の東京帝国大学、東京以外の帝国大学、各医学専門学校や大正期以降の医科大学等の臨床講義、外来臨床講義を含むカリキュラムの分析も今後の研究課題である。

(2)「中川・神谷・石田テーゼ」の時代性

また、筆者の提示した「中川・神谷・石田テーゼ」についても若干論じたい。中川米造、神谷昭典、石田純郎は、彼ら以前には当然の前提とされていた、第二次大戦前のわが国の医学はドイツ医学でありそれはすなわちドイツの大学の医学であるという先入観を覆し、わが国の医学教育のさまざまな特徴を、プロイセン（オランダ）の軍医学校に起源をもつものと喝破した。彼らの功績は非常に大きいが、一方で中川、神谷、石田らの議論や著作の時代性も考えなければならないのではなかろうか。彼らの説は慧眼であったものの、しかし、それゆえにか、ドイツの大学医学という先入観を覆すのに急で、あたかも経路依存的に、軍医学校由来の医学教育が現代に持ち越されてしまったといわ

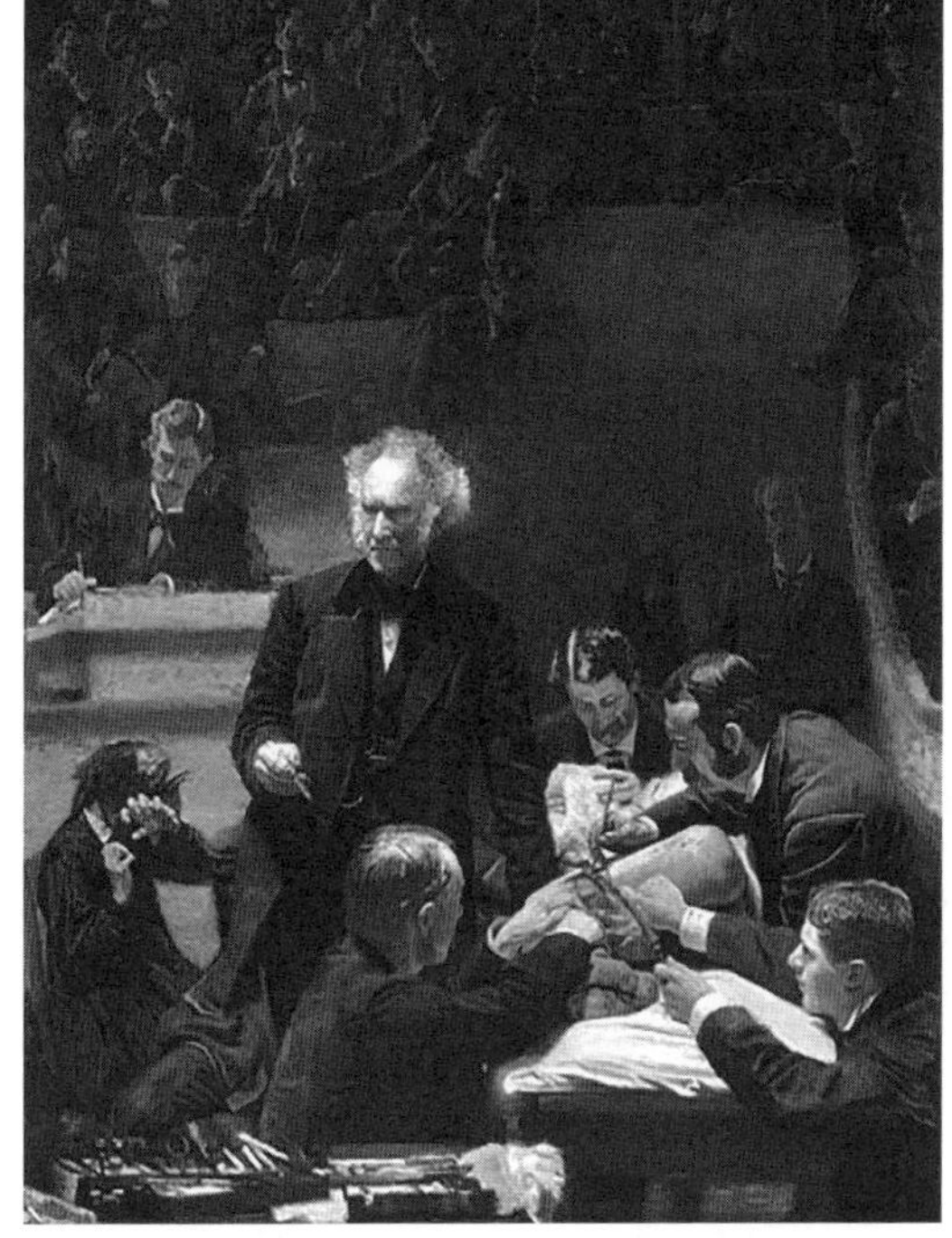

図5　トマス・エイキンズ『グロス博士の臨床講義』(1875年)

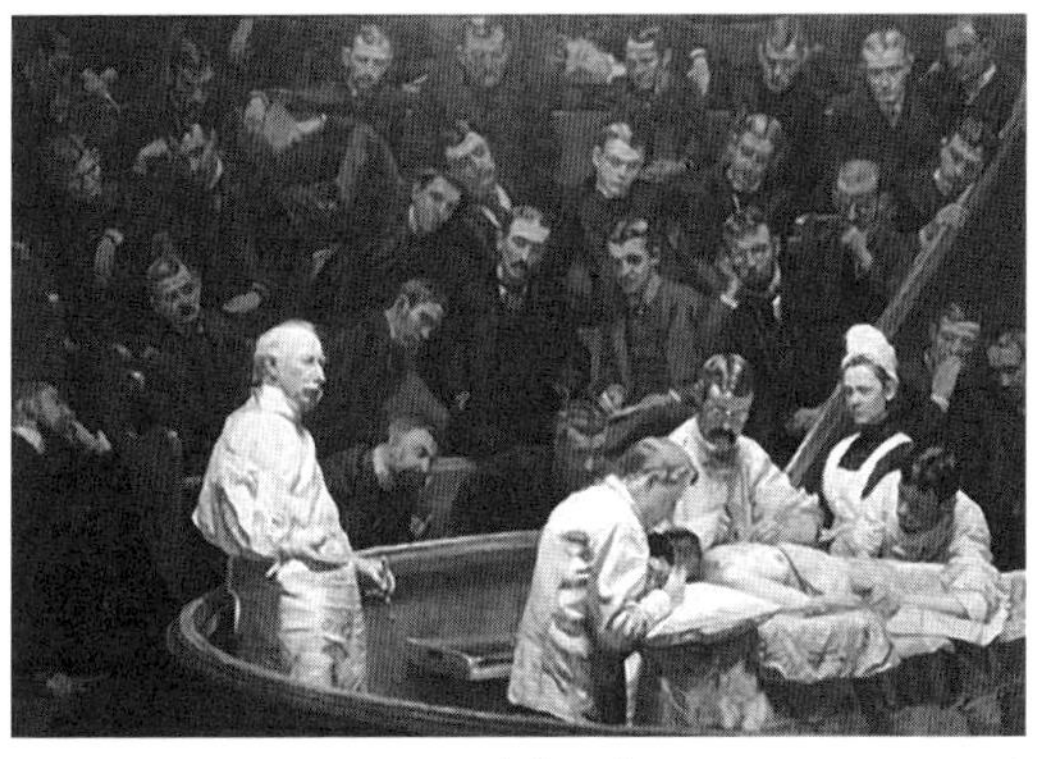

図6　トマス・エイキンズ『アグニュー・クリニック』(1889年)

んばかりの議論になってしまったのではないか、と筆者は愚考する。もちろん、中川は「ドイツ・モデルの部分的な摂取と日本化」（中川 1993）と指摘しており、筆者もその指摘を踏まえて、後段の「執拗低音」を交えた考察を行うつもりである。

なお、中川、神谷、石田がいずれも第二次大戦後に医学教育を終えた世代であることも指摘しておきたい。中川は一九四九（昭和二十四）年に京都大学医学部を（中川 1991）、神谷は一九五六（昭和三十一）年に名古屋大学医学部を（神谷 2006）、石田は一九七三（昭和四十八）年に岡山大学医学部を（石田 2007）卒業している。すなわち、石田はもちろん中川も神谷も、第二次大戦前の医学教育を実体験はしていない。そして、中川と神谷は第二次大戦後に臨床実習などの環境が整ってはいない状況で医学教育を体験し、その体験が意識的にせよ無意識にせよ、彼らが医学教育を考察する際に反映していることが想定される。筆者が、「東京帝国大学一覧」あるいは「東京大学一覧」等の資料を予備的にみたかぎりでは、戦前の東京帝国大学では臨床講義あるいは外来臨床講義という形での臨床教育あるいは臨床実習が充実していたが、戦後には臨床実習はいったん途切れるか、相当に縮小されている。このような第二次大戦をはさんだ医学教育のカリキュラムの変化も今後の研究課題である。

以下では、第二次大戦前後のわが国の医学教育について、若干の論点を提示したい。

2　第二次大戦前のわが国の医学教育システムの成立

わが国の医学教育の転換について

(1) 医師の重層構造と医師の類型

一八七四（明治七）年の医制制定後、紆余曲折を経て一八八三（明治十六）年に確立した「医術開業試験」は、時代が要求する大量の西洋医を創出する機能を果たした。正規の医学教育機関の卒業者が、医術開業試験合格者を上回

図7　免許取得資格種類別医師数推移 1884（明 17）〜1947（昭 22）（人口 10 万人あたり）

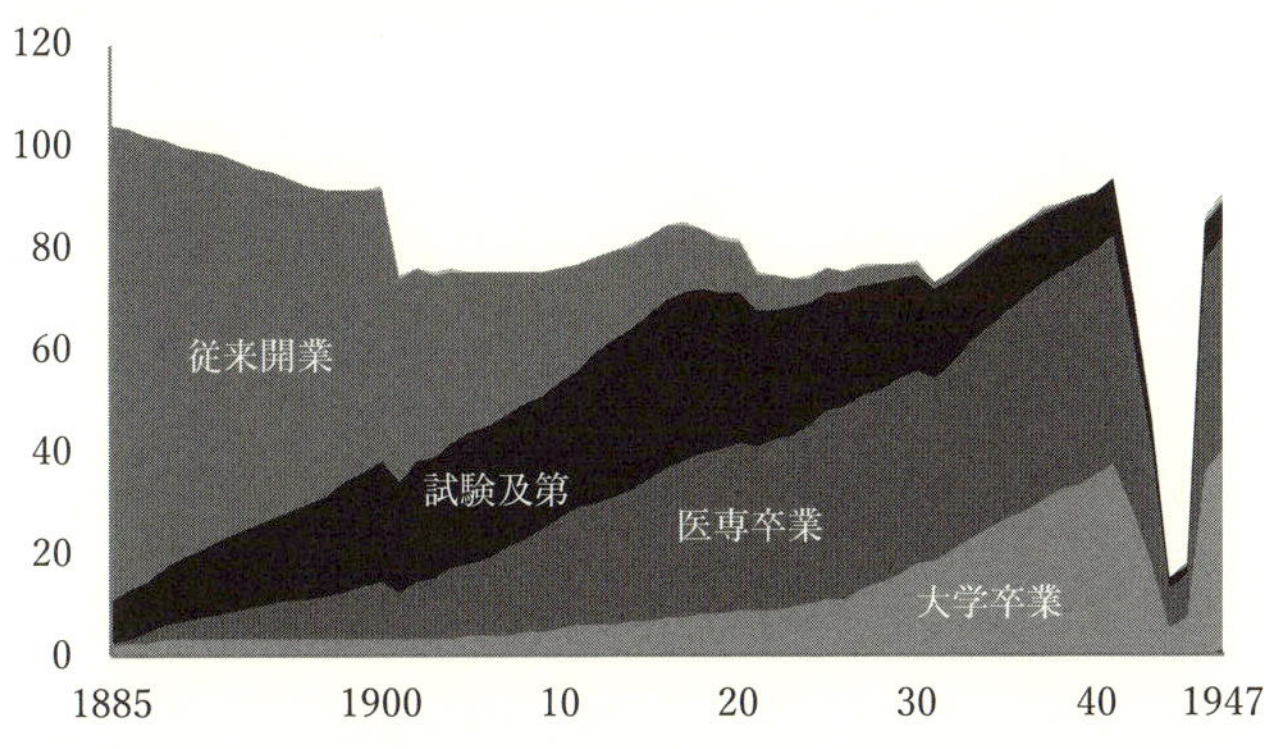

注）厚生省医務局（1976）より著者が作成

るようになるのは、明治末期の一九一〇（明治四十三）年以降のことであった。医術開業試験は、一九一六（大正五）年の廃止までに、総数二万人を超す医師を送り出した（橋本 2003）。また、当時、国内には漢方医に信頼を寄せる者も少なくなく、また実際問題として、当時の医師の多くを占めていた漢方医を一挙に全廃することは医師数確保の上からも不可能であったため、一九八二（明治十五）年、開業していた医師とその子弟に限り「従来開業」が容認された（橋本 2003）。

このような事情から、明治期の医師人材は、大きく分けて、⑴従来の開業医、⑵正規の教育機関の卒業生、⑶医術開業試験の合格者から構成されることとなった（**図7**、橋本 2003）。第二次世界大戦前に存在していた、このような医学教育システムの多層的な階層構造は、医学教育の水準を改善し、日本における現代医学の普及に貢献した。このシステムはまた、比較的短期間でより多くの学生に医学教育を提供した。しかし、こうした一連の経過のなかで、明治期の医学教育機関は、官立―公立―私立といった設立主体、また、帝国大学―医科大学―医学専門学校といった学校の種別が複雑に絡み合う多重的な構造へと序列化されていった。橋本によれば、その序列化は「帝国大学卒業生は「医学士」、医学専門学校卒業者は「医学得業士」と区別されるなど、学位名称の相違に顕著に表れ」る、露骨なものであったという（橋本 2003）。

橋本は、明治末期に医界の弊風を批判した長尾折三の著作を引きながら、

表6　第二次大戦前の医師集団内における身分格差

上流医	Ⅰ	医学博士
	Ⅱ	医学士
上と中の間		外国の学位を有する者
中流医	Ⅰ	元東大医学部別課生
	Ⅱ	医学専門学校出身者
	Ⅲ	同上程度の卒業生
中と下の間		元甲種医学校出身者
下流医	Ⅰ	内務・文部省試験及第者
	Ⅱ	奉職履歴
	Ⅲ	従来開業
	Ⅳ	開業医子弟
	Ⅴ	限地開業

注）長尾（1908），橋本（1992）より

当時誰の目にも医界内部の序列構造は明らかだった、としている（表6、橋本2003、長尾1908）。さらに橋本は、興味深い事実を指摘している。まず、明治末期の医師の出身階層をみると、学歴が上がるほどに士族層の比率も上昇し、特に学士・博士という帝国大学を卒業した医師は士族出身が多いこと。しかしながら、東京帝大における他学部の学生の族籍と比較してみると、医科大学は他の学部より士族層の比率がきわめて低く、また医学部教授もそのほとんどは医家の子弟であったこと、である（橋本2003）。

橋本はこの事実について、医師という職業が「儒教的な方技観からすれば、社会的転身を図らなければならない旧支配層が、あえて参入するだけの威信と魅力のある職業ではなかったことを意味している」としている（橋本2003）。これは、神谷の論考が「ドイツ医学」の採用にあたって「実技、経験を主とし、学理を従とする英米医学に対し、思弁的であり学理を重んずるドイツ医学が、もともと訓古の学である日本的、士族的教養にとって、より高尚、高遠なものと映じた」ことが大きな要因であったとしている（神谷1979）こととも通じる。そして、明治初期に「お雇い外国人」として招聘されるドイツ（プロイセン）の側も、「〔当時のドイツ代理大使〕フォン・ブラント氏は、ベルリンへ書面を送り、二人の軍医を派遣するように進言した。軍医に白羽の矢を立てたのは、軍医は士族階級と看做され、文句なしに比較的高い尊敬を払われ、貴族社会に迎え入れられ」るからであった、という（神谷1984）。

すなわち、帝国大学の「ドイツ学」とは、「虚学による競争試験」（中山1978）の性格をもつものであった。中山によれば、

図8　帝国大学卒業者中の士族出身者の割合　1890〜1900年

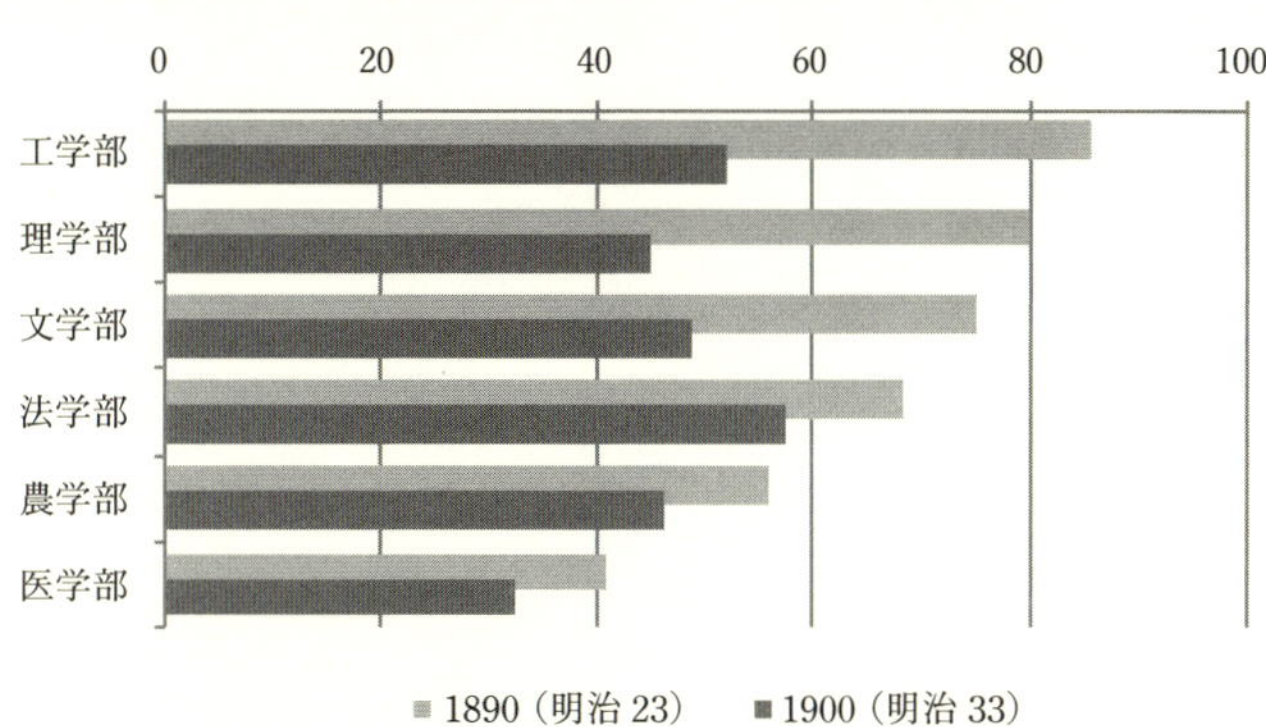

注）天野（1989）より著者が作成

人の上に立つには、実学よりもむしろ虚学のほうがよい〔…〕彼らが卒業して現場に出ても、大学出はすぐには現場上りの古参の非大学出には太刀打ちできない。大学出は、現場の叩き上げにはとうていまねできない外国語の強さを示せば、上に立つ者としての権威を保てる。

〔…〕絶対的であることを要請される官僚の権威は、現実との接触で鼎の軽重を問われる性格のものであってはならず、かえって現実から遊離した虚学に基礎付けられなければならない。それでこそしっかりした位階制が維持できるのである。ここに試験＝虚学による支配構造が生まれる理由がある。（中山 1978：一一七頁）

実際に、筆者が、天野の著作から作成した**図8**、**図9**を参照されたい（天野 1993：一一五頁）。**図8**には、一八九〇（明治二十三）年および一九〇〇（明治三十三）年の帝国大学卒業者中の士族出身者の割合を示しているが、いずれの時点でも医科大学は他の学部より士族の割合が低く、特に農学部よりも低い。もう一つ目を引く現象は、一八九〇（明治二十三）年の時点では士族割合が最も高かった学部は工学部であったのに対して、一九〇〇（明治三十三）年になると法学部の士族割合が工学部を抜いて最高となっていることである。**図9**には、同じ期間の帝国大学医科大学および各種医学専門学校の卒業者中の士族出身者の割合を示している。いずれの時

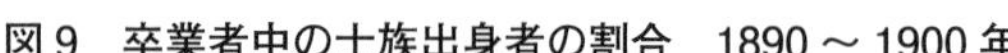

図9　卒業者中の士族出身者の割合　1890～1900年

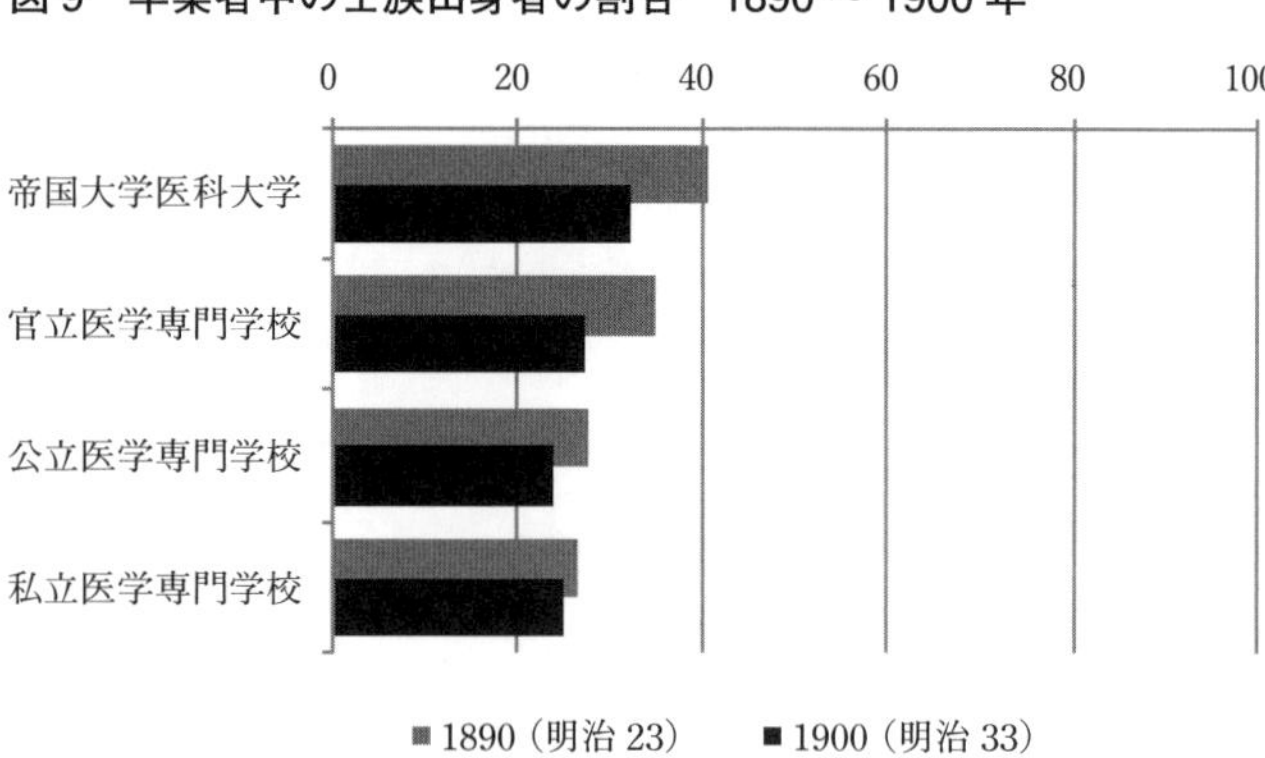

注）天野（1993）より著者が作成

点においても医科大学の士族割合が高く、官立医学専門学校がそれに次いでいる。

　このような重層構造から、わが国の第二次大戦前の医師の類型としての「学医」および「開業医」の類型を筆者なりにまとめたものを**表7**に示す。**表6**の「上流医」のように学位を有する医師は、士族と虚学を志向し、「下流医」である開業医と開業試験を軽視する。その反面としての、**表6**の「下流医」と目される「開業医」は、実質的には大学等における教育の機会には恵まれず、開業試験と開業を重視することとなった。この類型については、後に述べたい。

　文部省と帝国大学は、医育の一元的支配を志向していた。神谷によれば「高等の大学を帝国大学医科大学のみに限定し、大学の名称を他に許さず、医育を官公立専門学校に独占し、医術開業試験を廃止し、漸次私立医学校を廃校に追い込む方針であった」という（神谷1984）。文部省と帝国大学にとって、「医育一元化」とは帝国大学の拡張を意味した（神谷1984）。橋本（2008）にせよ、天野（2012）にせよ、第二次大戦前のわが国の医師養成について、その重層構造を非とし、「医育一元化」を是とする前提に立って、戦前の体制ではその一元化を実現できず、第二次大戦後のGHQ／SCAPによる改革を待って初めて戦前からの課題であった「医育一元化」が達成されたとしている。

　しかし、このような多元的・多層的な医師や医学教育のあり方は、非とすべきものばかりであろうか。また、そのような第二次大戦前の医学教育制度は、第二次大戦後のいわゆる「アメリカ医学」によって根本的に変革されたので

表7　第二次大戦前の医師の二類型

	教養教育	臨床座学	臨床実習	医学研究	実験医学	開業試験	開業医
学医	＋	＋	＋	＋	±	－	－
開業医	－	－	－	－	－	＋	＋

＋：重視　±：中立　－：軽視
注）筆者による類型化

あろうか。以下に事例を挙げて検討したい。

(2) 一つの事例──旧植民地における医学教育への日本の影響

二十世紀前半、日本政府は植民地時代の韓国と台湾で、日本本土と同様の医学教育体制を確立した。一九二四（大正十三）年には朝鮮に京城帝国大学が、一九二八（昭和三十）年には台湾に台北帝国大学が設立された（泉 2009、泉 2012）。日本の帝国大学の卒業生には、大学の学者となることを志望していた者も多く、優秀な卒業生は、韓国と台湾の新たに設立された帝国大学の教員になった。日本政府は、植民地にも帝国大学と医学専門学校の両方を建設したが、これも日本の医学教育体制を模したものであった。例えば、台北帝国大学医学部のカリキュラムは、台湾に地理的に最も近い日本の帝国大学である九州帝国大学のカリキュラムとまったく同一のものであった（台北帝国大学 1936、九州帝国大学 1936）。

日本植民地の医学生には、さまざまな地域や社会的背景をもつ日本人、韓国人、台湾人が含まれていた（泉 2009）。さらに、医学専門学校のなかには、地元住民や女性のために設立されたものもあった。例えば、私立セブランス聯合医学専門学校は、一八八六（明治十九）年にホレス・アレンが設立した病院、広恵院（カンフェウォン）（後に済衆院（チェチュウォン）と改称）が基になっており、朝鮮人のための朝鮮人による医学校であった（石田 2007b）。一九四五（昭和二十）年の終戦までに約千人の卒業を送り出し、そのすべてが朝鮮人であった（泉 2009）。また、私立京城女子医学専門学校は、女性のための医学専門学校であった（泉 2012、石田 2007b）。

表8は、一九四五年までの朝鮮の大学医学部および医学専門学校の卒業者の推定数を示している（石田 2007、佐藤 1955）。朝鮮の大学医学部および医学専門学校は、総数で約六五〇〇人の卒

表8　第二次大戦前の朝鮮における医学教育機関およびその後継機関

医学教育機関（設立年）	後継機関
京城帝国大学（1926）	ソウル大学校医科大学
京城医学専門学校（1916）	
平壌医学専門学校（1933）	平壌医学大学
大邱医学専門学校（1933）	慶北大学校医科大学
私立セブランス聯合医学専門学校（1909）	延世大学校医科大学
光州医学専門学校（1943）	全南大学校医科大学
咸鏡医学専門学校（1943）	咸鏡医科大学
私立京城女子医学専門学校（1938）	高麗大学校医科大学

注）泉（2009）および泉（2012）より筆者が作成

表9　第二次大戦前の朝鮮における医学教育機関の卒業生数の推計

医学教育機関	日本人	朝鮮人	合計
京城帝国大学	750	250	1,000
京城医学専門学校	1,200	1,100	2,300
私立セブランス聯合医学専門学校	—	1,000	1,000
私立京城女子医学専門学校	10	190	200
平壌医学専門学校	600	400	1,000
大邱医学専門学校	600	400	1,000
合計	3,160	3,340	6,500

注）石田 (2007) および佐藤 (1955) より筆者が作成

業生（日本人三一六〇人、朝鮮人三三四〇人）を輩出したものと推定される。京城帝国大学の日本人卒業者は、朝鮮人の三倍であった。京城、平城、大邱の医学専門学校の朝鮮人卒業生の数は、日本人卒業生とほぼ同等であった。植民地の大学医学部および医学専門学校の授業料は、無料か非常に定額であり、貧しい人々であっても医師になる機会を得ることができた（泉 2009、泉 2012）。

　第二次世界大戦後、朝鮮の大学医学部および医学専門学校は、大学として継続した（**表9**）。一九四二（昭和十七）年以前に入国した韓国と台湾の日本の医学部を卒業した日本人は医師となり、一九四三（昭和十八）年以降に入学した者は日本の医学部に入学した（泉 2012）。

　すなわち、植民地期の朝鮮において、帝国大学は日本人、医学専門学校には朝鮮人や女性、といった一種の「棲み分け」がなされていたものと考えられる。もちろんこれは差別的構造ではあるのだが、それによって朝鮮人や女性といった当時の社会全般におけるマイノリティに医師という専門職の門戸を開いていったという側面もあると考えられるのではないか。

ひるがえって、第二次大戦前のわが国において、いったんは進んだはずの「医育一元化」に逆行して医学専門学校設立が強く要望され、(臨時) 医学専門学校が増設されたことについても、開業医および軍部の思惑による圧力によって「医育一元化」が挫折した、とばかりは言えないのではなかろうか。大学と専門学校による二層的な医師養成には、差別と混乱ばかりではなく、一種の分業的な役割があったとみてよいのではなかろうか。

また、私立大学あるいは医学専門学校のなかに「アメリカ医学」を志向する者も多かったことも、第二次大戦後のＧＨＱ／ＳＣＡＰによる改革に応ずる人材と体制を用意するという役割もあったろう。このような多元的・多層的な医師や医学教育のあり方について、今後の研究課題としたい。

次に、「医育一元化」への逆行ともされた (臨時) 医学専門学校について考察する。

(3) 第二次大戦前、戦中、戦後、新設医大増設について

神谷 (1992) は、一九三九 (昭和十四) 年の「臨時付属医学専門部」設置に始まる医学専門学校の大量設置を、「総力戦体制下の医学医療」として、上からの統制と自主的保健運動のせめぎあいとして、また、今日のわれわれの医学医療の原点として研究する、としている (神谷 1992)。なお、神谷によれば、この時期の公立医専設置は、当時の日本医療団が進めていた公立病院統合計画によって、県立病院が日本医療団に接収されることになったため、それを逃れるために、(文部省と示し合わせ)、医育機関を設置したという (神谷 1992：三二一—三二二頁)。一方で、「この総力戦体制が生み出した医学専門学校の多くは戦後の新学制のなかで、新制大学の中核となり、日本医療団が生み落とした公的医療機関網と、官製から解放された日本医師会とならんで、高度成長期の日本医療を支えたことはまちがいあるまい」としている (神谷 1992：三四七頁)。

橋本 (1999, 2008) は、第二次大戦直前から戦中にかけての (臨時) 医学専門学校増設について、「医師養成という重要な課題を担ってきた文部、厚生の両省、および日医は、臨時医専設置に関しては極めて消極的だったわけだが、

総力戦体制下での保健国策の一環、大陸での戦局拡大に伴う軍医増産を錦の御旗とする軍部の独善的な圧力の前にはほとんどなすすべもなかったと言える」（橋本 2008：一二五頁）と述べ、軍部の非現実的で過大な要求が、「一九四二（昭和十七）年以降の医専のさらなる大量新設をひきおこ」（橋本 2008：一二五頁）したとする。「すなわち、この四年制の速成形態は、戦争末期のさらなる軍医増産の要求に応える好個のモデルとなり」、「大量の四年制医専の新設へとつながった」のである（同）。

そして、第二次大戦後の医学教育の改革について、「一九四九（昭和二十四）年の新制大学発足時には、GHQの抜本的な改革によって」、医育システムは、「計四五校に整理され、明治以来の跛行的形態はここにようやく終焉を迎え、六年制教育として医育一元化が達成された」と評価している（橋本 2008：一二六頁）。そして、「結局のところ、医学教育の統一（医育一元化）、国家試験の導入、日本医師会の改組など、明治以来わが国の医師養成が内包してきた難題が解決されるのは、戦後のGHQ／SCAPによるラディカルな改革を待たなくてはならなかった」（橋本 2008：一二八頁）。逆に言えば、この事実は、「占領軍の圧倒的な政治的圧力によってしか、旧来のレジームは変化しえなかったことを示唆している」（同）と結論づけている。

一方で、天野（2012）は、この時期の医専新設について、「その校名等を見れば、第二次大戦末期の医専の大量新増設が、戦後の医育と医師養成に残した遺産の大きさがわかる」とし、「私立医専の新設運動によって持続されることになった医育の二元的構造だが、それがたくまざる形で、戦後の新しい医育体制を用意する役割を果したとみるべきかもしれない」と述べている（天野 2012）。

ここで、**表10**に、設立の由来別にみた、第二次大戦前、戦中、戦後における医学教育機関の変化を示す。表中において取消線で消されているものが、第二次大戦後のGHQ／SCAPによる改革で廃止された機関である。第二次大戦前、帝国大学医学部として設立された、いわゆる旧七帝大、医学専門学校から医科大学となったいわゆる旧六医専、公立の京都府立医科大学、私立の慶応、慈恵会、日本医科大学が「医育一元化」の成果であり、これらが第二次大戦

表 10　第二次大戦前，戦中，戦後における医学教育機関の変化

設立の由来		第二次大戦前 1928 年	第二次大戦中 1942 年	第二次大戦後 1949 年
帝国大学医学部		東京，京都，**東北**，**九州**，北海道，**大阪**，**名古屋**	同左	同左
	官立	**新潟**，**岡山**，**千葉**，**金沢**，**長崎**，**熊本**	同左	同左
医科大学	公立	**京都府立**	同左	同左
	私立	慶応，慈恵会，日本医科	同左	同左
	官立	なし	同左	同左
医学専門学校	公立	なし	同左	同左
	私立	日大，東京女子，東京，帝国女子，大阪高専，九州高専，**岩手**，大阪女子，昭和	同左	同左
	官立	—	*東京，京都，東北，九州，北海道，大阪，名古屋（以上，帝国大学付属医専）* *新潟，岡山，千葉，金沢，長崎，熊本（以上，官立医科大学付属医専）* *前橋，青森，松本，東京医科歯科，徳島，米子*	~~東京~~，~~京都~~，~~東北~~，~~九州~~，~~北海道~~，~~大阪~~，~~名古屋~~，~~新潟~~，~~岡山~~，~~千葉~~，~~金沢~~，~~長崎~~，~~熊本~~ 前橋，青森，松本，東京医科歯科，~~徳島~~，米子
（臨時） 医学専門学校 （昭和 14 年以降）	公立	—	***鹿児島***，*徳島（県立）*，***岐阜***，***三重***，*名古屋女子*，*山口*，***兵庫***，***福島女子***，*横浜市，大阪市，山梨，山梨女子，高知女子，福岡医科歯科，京都府立付属女子，北海道女子，秋田女子，奈良，和歌山*，***広島***	**鹿児島**，~~徳島（県立）~~，**岐阜**，**三重**，名古屋女子，山口，**兵庫**，**福島女子**，横浜市，大阪市，~~山梨~~，~~山梨女子~~，~~高知女子~~，~~福岡医科歯科~~，~~京都府立付属女子~~，北海道女子，~~秋田女子~~，奈良，和歌山，**広島**
	私立	—	*順天，慶応付属，慈恵会付属，日本医科付属，日大付属*	順天，~~慶応付属~~，~~慈恵会付属~~，~~日本医科付属~~，~~日大付属~~

注）橋本（2008），神谷（1992），坂井（2012），酒井他（2011）より著者が作成

太字は 1986（明治 19）年以前に設立された公立医学校に由来する医学教育機関を示している（岐阜のみ乙種医学校，他は甲種医学校）。

新たに設置された医学教育機関は *斜字体* で，廃止された医学教育機関は ~~取消線~~ で示している。

「—」は，該当なしを示す。

後まで存続していることは当然ともいえる。しかしながら一方で、「医育一元化」からの逸脱とされた、比較新しい私立医学専門学校もまたすべて第二次大戦後まで存続している。その中には、九州高専（後の久留米大学）および岩手（後の岩手医科大学）など、現在でも地域の医学・医師養成の中核となっているものも含まれている。

さらに、神谷（1992）や橋本（2008）によって否定的に扱われていた、一九三九（昭和十四）年以降の（臨時）医学専門学校についてみてみると、帝国大学付属医専と医科大学付属医専が廃止（大学へ統合）されているのは当然であろうが、それ以外の前橋、青森、松本、東京医科歯科、徳島、米子のうち、戦後に廃止されたものは米子のみであった。すなわち、大学付属医専を除けば、戦後のGHQ／SCAPによる改革で廃止された医専は公立のものに集中している。しかし、その公立医専も多くは存続し、現在でも地域医療・医学教育の中核となっている。

ここで、「医育一元化」以降の比較新しい（臨時）医学専門学校の主要な役割をまとめると、⑴軍医増産の要望を量的に満たすための大学付属医専、⑵地域医療を担う役割をもった医専、⑶大都市部の医師育成のための医専、に大きく三分することができると考えられる。このうち、⑵はさらに、(2a)公立医専、(2b)私立医専、(2c)公立・私立を補う役割をもった官立医専に三分されるのではなかろうか。これら⑴～⑶のうち、第二次大戦後のGHQ／SCAPによる改革で廃止された医専についていえば、⑴の大学付属医専はすべて廃止（統合）されたものの、その他には(2a)公立(2c)官立の一部を淘汰したに過ぎなかった。一方で、⑵の多くと⑶のすべては廃止を免れ、現在まで存続している。橋本（2008）は、医専の廃止はGHQ／SCAPおよびCME（医療教育審議会）の想定よりも少なく、不徹底であった旨を記しているが、右のように考えれば、量的にばかりでなく、質的にもGHQ／SCAPの改革は限定されていたのではないかと筆者は考える。

ひるがえって、一九三九年以前と以後の（臨時）医学専門学校を比較してみると、(2b)と⑶にあたる私立医専は、ほとんどが一九三九年以前に設立されている。特に(2b)は一九三九年以後には設立されていない。反対に、(2a)(2c)の官立・公立医専は、すべて一九三九年以降の設立である。これを穿って考えるならば、(2b)私立医専は、一九三九年以前、地元の要望と支援がありながら「医育一元化」政策に阻まれて公立医専としては設立できず、私立医専設置運動の波に乗る形で私立医専として設立せざるをえなかったが、(2a)(2c)の官立・公立医専は、一九三九年以降、軍部の要望を錦旗として、地元の要望にも応える形で設置されていったのではなかろうか。そのように考えると、「医育一元化」以降の医専設立には、一九三九年以前も以後も一貫した流れがあるようにも考えられる。また、第二次大戦後の新設医大増設も、地方国立医大の設置および大都市部の私立医大の設置、という点で、やはり一九三九年前後の医専設立路線の延長線上にあると考えられるのではなかろうか。

経済学者の野口悠紀雄は、わが国の戦時体制が第二次大戦後も生き残り、高度経済成長を実現する上で本質的な役割を果たしたと述べ、この戦時体制を「一九四〇年体制」と名付けている（野口 2012）。すでにみたように、筆者も同様に「医育一元化」政策以降の、一九三九年前後の医専設立が第二次大戦後も生き残り、その延長上に新設医大増設があるのではないか、と考える。すなわち、医学教育機関の設立においても「一九四〇年体制」が成立しているのではなかろうか。さらに考えれば、地方における医学教育機関設立は、一九三九年以前に私立医専設立として萌芽し、一九三九年以降に公立および官立医専設立として開花して以降は、ＧＨＱ／ＳＣＡＰによる改革後の公立医大の国立化と一九七〇年代の地方国立医大設置にとどまっている。医専・医大新設の主体の幅広さという点では、むしろ、この「一九四〇年体制」が主であって、一九七〇年代の新設医大増設はその補完に過ぎなかったとさえ考えられるのではなかろうか。

ここでさらに、再び**表10**を参照いただきたい。太字で示している医学教育機関は、一八八六（明治十九）年以前に設立された公立医学校に由来する医学教育機関を示している（岐阜のみ乙種医学校、他は甲種医学校。坂井 2012）。官公立の帝国大学医学部および医科大学にかつての甲種医学校が多いことは当然といえようが、この「戦時期の」医学専門学校にも、かつての甲種医学校に起源をもつものが多いのである。しかもこの公立医学校起源の医専は、すべてＧＨＱ／ＳＣＡＰによる廃止を免れ、現在まで存続している。神谷（1992）の指摘するように、戦時期の医専が、各地の公立病院が日本医療団による接収を逃れるために医専として転換・設立されたという側面は無視できないであろう。しかし、明治初期以降、それぞれの地域において、公立医学校として設立されたものの医学校としては廃止の憂き目にあい公立病院として存続していたものが、戦時体制を千載一遇の機会として医専として復活した、という側面もまた見逃せないのではなかろうか。一八八七（明治二十）年九月に、地方財政の健全化を図るために公立医学校の費用を地方税から支弁することを禁じる勅令が出されたため、公立医学校の経営・運営上の負担が大きく、公立病院への転換等を余儀なくされたものが多かったのである。坂井（2012）は、明治初期の公立医学校の果たした役割について、西洋医学の普及、新たな医師の養成に加えて、「現在の多くの医科大学あるいは主要な医療機関の母体となったことである」と結んでいる。この公立医学校から戦時期医専、現在の医科大学へと連なる医学教育機関と地域社会との関連、また医学教育における「一九四〇年体制」についても今後の課題としたい。

さて、いわゆる「ドイツ医学」と「アメリカ医学」の転換について、天野は、「戦前期における医育一元化政策は、開業医たちの反乱と戦時期の医師不足によってあえなく挫折した。それが達成されるには、第二次大戦後の学制改革による「新制」大学制度の発足、すべての高等教育機関の新しい大学への再編統合による、専門学校と大学の二元構造の終焉、アメリカ型の高等教育システムへの転換を待たなければならなかった」（天野 2012：一八三―一八四頁）と述べている。しかし、「それは明治以来長く、ドイツ大学に範をとって設立された帝国大学医学部を中核的モデルに発展してきた医育の基本的な構造自体の変革、アメリカモデルへの転換を伴うものではなかったことを、指摘しておかなければならない。わが国の医学教育と医師養成は、その意味で、まだ明治以来の課題を解決できずにいるとみるべきかもしれない」（同）と結論づけている。

この「アメリカ医学」への転換について、次に筆者の分析を挙げ、考察したい。

3　第二次大戦後のわが国の医学教育システムの成立

日本の医学教育制度の現状

(1) 日本の医学教育における最近の変化

筆者はかつて、全国医学部長病院長会議の全国調査「医学教育カリキュラムの現状」から、一九七五（昭和五十）年版、一九九一（平成三）年版、二〇一一（平成二十三）年から、わが国の大学医学部・医科大学における医学教育カリキュラムの変化について検討した（Ohmi 2017）。その結果を**表11**に示す。

大学医学部・医科大学（八〇大学）において、医学教育に必要な全時間数の平均は、一九七五年には六三一二時間であったが、一九九一年には五八〇三時間と約五〇〇時間減少し、二〇一一年には五三三七時間と、約一〇〇〇時間減少していた。四〇年足らずの間に、教育時間数は徐々に減少していたことになる。

一方で、全教育時間を、一般教養と専門教育（基礎医学と臨床医学）に分け、さらに専門教育を専門教育（講義）および専門教育（実習）に分けて時間数の平均をみると、一般教養の時間数は、一九七五年の一七一六時間から一九九一年には一五一九時間と約二〇〇時間程度減少していたが、二〇一一年には七一四時間と八〇〇時間以上減少し、合計で一〇〇〇時間以上減少していた。同様に専門教育（講義）は、一九七五年の二七五七時間から一九九一年には約三五〇時間程度、さらに二〇一一年には五〇〇時間弱減少し、合計で八〇〇時間以上減少していた。一方で、専門教育（実習）の時間数は、一九七五年の一七七九時間から一九九一年には約七〇時間程度増加、さらに二〇一一年には九〇〇時間弱増加し、合計で一〇〇〇時間程度増加していた。すなわち、一九七五年から一九九一年の間には、主に一般教養と専門教育（講義）の減少により全教育時間数が減少していたが、一般教養よりも専門教育（講義）の減少が大きかった。一方で、一九九一年から二〇一一年の間には、さらに大きく一般教養と専門教育（講義）が減少し

表 11　第二次大戦後わが国の大学医学部・医科大学の医学教育カリキュラム比較

医学教育総時間数

	伝統		新設			
	国公立	私立	国公立	私立	（旧帝大）	合計
1975	6,150	6,712	6,137	6,380	5,903	6,312
1991	5,832	6,025	5,709	5,736	6,281	5,803
2011	5,200	5,313	5,611	5,236	5,333	5,337

教養教育時間数

	伝統		新設			
	国公立	私立	国公立	私立	（旧帝大）	合計
1975	1,608	1,945	1,761	1,767	1,616	1,716
1991	1,732	1,577	1,568	1,412	2,132	1,591
2011	762	723	687	677	1,066	714

専門教育の講義時間数

	伝統		新設			
	国公立	私立	国公立	私立	（旧帝大）	合計
1975	2,717	2,766	3,055	2,799	2,477	2,757
1991	2,402	2,402	2,254	2,574	2,342	2,404
2011	1,753	1,748	1,929	2,389	1,657	1,923

専門教育の実習時間数

	伝統		新設			
	国公立	私立	国公立	私立	（旧帝大）	合計
1975	1,794	1,899	1,208	1,721	1,724	1,779
1991	1,732	2,045	1,886	1,856	1,743	1,842
2011	2,733	2,823	2,973	2,228	2,759	2,727

最終学年の授業時間数

	伝統		新設			
	国公立	私立	国公立	私立	（旧帝大）	合計
1975	957	1,163	809	924	873	997
1991	828	836	688	691	831	768
2011	549	544	602	447	583	532

注）全国医学部長病院長会議（1975, 1991, 2011）より筆者が作成

ていたが、今度は一般教養の時間数の減少が大きかった。そして専門教育（講義）の減少は、専門教育（実習）の時間数増加によって十分補われ、合計の専門教育（基礎医学と臨床医学）の時間数は増加していたが、一般教養の減少がその増加よりもさらに大きく、全教育時間の減少をもたらしていた。

日本の大学医学部・医科大学は、一九五〇（昭和二十五）年以前に設立された伝統的な国公立の大学医学部・医科大学と、同じく古い歴史をもつ伝統的な私立の大学医学部・医科大学、一九七〇（昭和四十五）年から一九七八（昭和五十三）年に設立された新設の国公立大学医学部・医科大学、同じく新設の私立大学医学部・医科大学から構成されている（橋本 2008）。

そこで、これらの医学教育機関を伝統的・新設および国公立・私立に分けると、一般教養の時間数は、一九七五年には伝統的国公立校が一六〇八時間、伝統的私立校が一九四五時間、新設国公立校が一七六一時間、新設私立校が一七六七時間と、伝統的国公立校よりも私立校あるいは新設校の方が多い傾向にあったが、一九九一年にはこの傾向が逆転し、伝統的国公立校が一〇〇時間以上増加、反対に伝統的私立校が四〇〇時間近く減少、新設国公立校が約二〇〇時間減少、新設私立校も四〇〇時間近く減少していた。特に伝統的国公立校のなかでも旧帝国大学は五〇〇時間以上増加して、平均で二一〇〇時間以上が一般教養教育に費やされていた。これが二〇一一年になると、伝統的・新設、国公立・私立とを問わず、一般教養教育時間は激減し、伝統的国公立校が一〇〇〇時間以上減少、伝統的私立校も八〇〇時間以上減少、新設国公立校が約一〇〇〇時間減少、新設私立校も七〇〇時間以上減少した結果、伝統校よりも新設校の方が時間数が少なく、国公立校よりも私立校の方が時間数が少ない傾向へと変化していた。一方で旧帝国大学では、二〇一一年には、一般教養教育時間は大きく減少していたものの、一〇六六時間と全体の平均を三〇〇時間以上上回っていた。

ここで、全医学教育機関の最終学年の教育時間数（実習を含む）の平均をみると、一九七五年には九九七時間であったが、二〇一一年には五三二時間とほぼ半減していた。これを伝統・新設および国公立・私立に分けると、一九七

図10　第二次大戦後わが国の大学医学部・医科大学における最終学年の授業時間数の1-5年に対する比

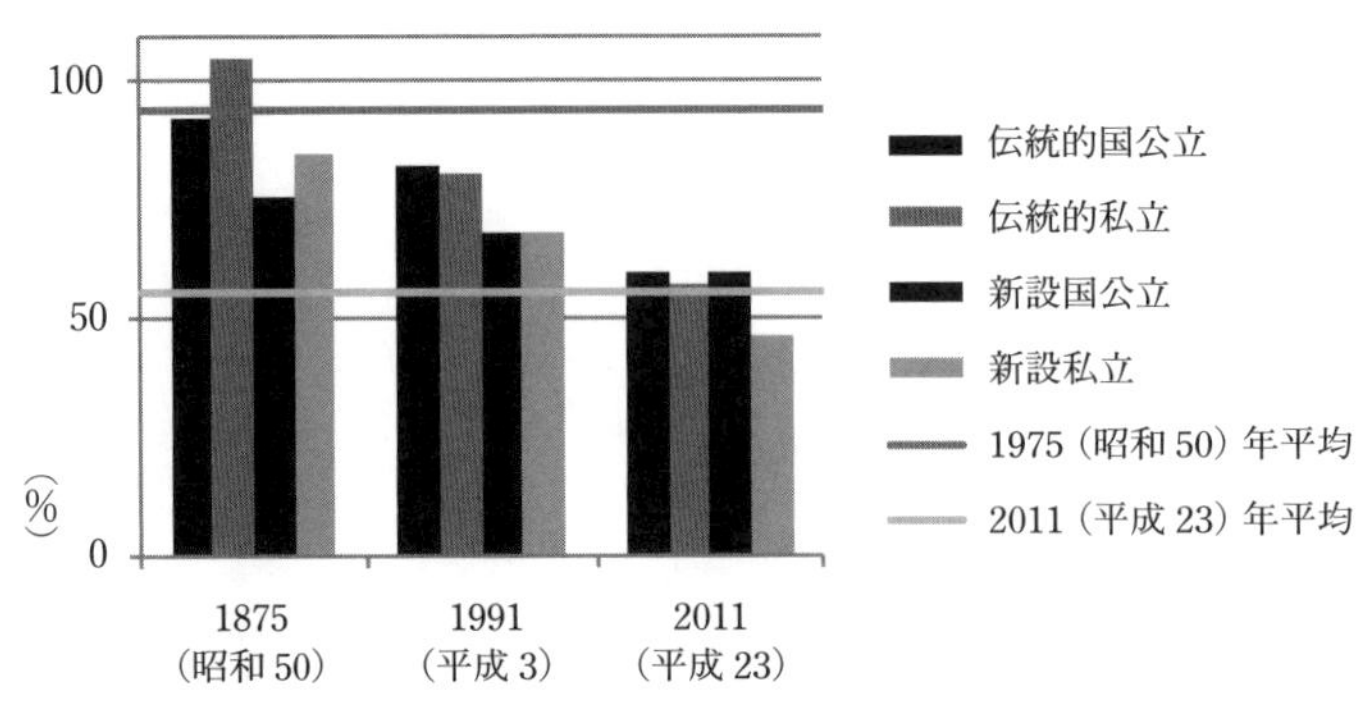

注）全国医学部長病院長会議（1975, 1991, 2011）より筆者が作成

五年には伝統的国公立校が九五七時間、伝統的私立校が一一六三時間、新設国公立校が八〇九時間、新設私立校が九二四時間と、新設校よりも伝統校の方が時間数が多く、国公立校よりも私立校が多い傾向にあったが、二〇一一年になると、伝統的国公立校が五四九時間、伝統的私立校が五四四時間、新設国公立校が六〇二時間、新設私立校が四〇七時間と、新設国公立校の時間数が多く、次いで伝統的私立校と伝統的国公立校、そして新設私立校の時間数がもっとも少ない傾向へと変化していた。

図10は、最終学年の教育時間数を、第一学年から第五学年の教育時間の平均で除した割合を示している。特に、一九七五年に一〇〇%を超えていた伝統的な私立大学医学部・医科大学は、病院での臨床訓練に重点を置いていたと考えられる。しかし、その割合は、全体で一九七五年の九四%から二〇一一年には五六%にほぼ半減していた。

⑵　第二次世界大戦後の医学教育改革と大学設置基準大綱化による影響

第二次世界大戦後、連合国軍最高司令官総司令部（GHQ／SCAP）のもとで、特にGHQ／SCAPの公衆衛生福祉局（PHW）の局長クロフォード・F・サムス（Crawford F. Sams, 1902–1994）の主導によって、米国のフレクスナーに範をとった医学教育の改革が行われた（福島 2012）。これによって、上述した医学専門学校の廃止と統合とともに、教育課程とカリキュラムの変更が行われ、大学と医学専門学校の教育は

図 11　第二次大戦後わが国の大学医学部・医科大学における教養の授業時間数の 1-2 年総時間に対する比

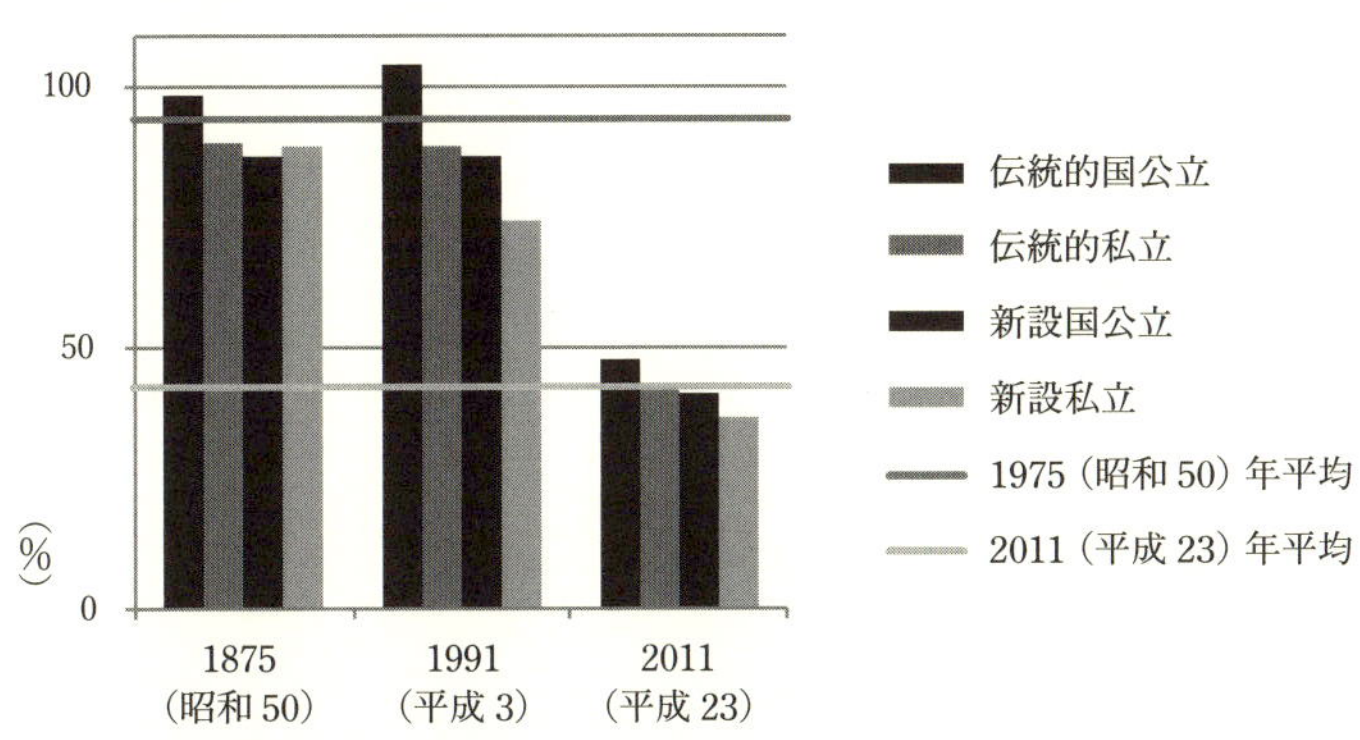

注）全国医学部長病院長会議（1975, 1991, 2011）より筆者が作成

統一された。一九四八（昭和二十三）年、日本大学基準協会（ＪＵＡＡ：Japan University Accreditation Association）の医学教育の統一基準すなわち「医学教育基準」が採択された。これは、きわめて厳格な授業科目授業時間設定の全国的統一的な医学教育カリキュラムであり、たとえば、解剖は一〇%、内科学は一九%、外科学は九%、といった具合であった。この比率で計算すると、基礎医学三四%、社会医学一〇%、臨床医学四七%となり、基礎医学と社会医学で二年間、臨床医学で二年間の二＋二カリキュラムとなっていた（福島 2012、杉山 1995）。この医学教育基準によると、医学教育（すなわち教養教育を除いた基礎医学（社会医学を含む）および臨床医学）の修業年限は四年以上、授業時間の合計は三九六〇時間以上となる（福島 2012）。しかし、一九九一（平成元）年に大学設置基準が大綱化されると、各大学医学部・医科大学がカリキュラムを自由に組むことができるようになった。

一九四八年の医学教育基準による授業時間を四年間で約四〇〇〇時間とすると、一年（一学年）あたり約一〇〇〇時間となる。一般教養と基礎医学（社会医学を含む）および臨床医学の二＋二＋二カリキュラムとし、一般教養（医学進学課程）も二年（二学年）であったとすると、一般教養の教育時間は約二〇〇〇時間で、上記の一九七五年の一七一六時間まで、大きくは変わらなかったものと思われる。**図11**は、一九七五年から二〇一一年教養教育の時間数を、第一学年と第二学年の教育時間数の合計で除した割合を示している。教養教育時間数は、一九七五年と一九九一（平成元）年には伝統的国公立大学医学部・医科大学で一〇〇％を超えており、これらが教養教育を重視していたことを示している。しかしその割合は、一九九一年に大学設置基準が大綱化され、各大学医学部・医科大学がカリキュラムを自由に組むことができるようになって以降半減した。大学医学部・医科大学全体でみても、教養教育の時間数の割合は、一九七五年の九四％から二〇一一年には四三％に半減していた。

すなわち、すでにみたように、一九七五年から二〇一一年にかけて、専門教育（基礎医学と臨床医学）の時間数は増加していたが、医学教育全時間数および最終学年の教育時間数は減少していた。その結果、最終学年の教育時間数の他の学年に対する割合は半減していた。言い換えるならば、二〇一一年には、日本の大学医学部・医科大学の教育年数は、六年から実質的に五・五年になったと言えるのではないか。ここで、最終学年の教育時間数には、講義と実習、いわゆるポリクリ等がすべて含まれている。二〇〇五（平成十七）年以降については、医師国家試験の受験日が三月から二月に繰り上がっているという状況も考慮できようが、それでもその寄与は約一カ月程度であり、最終学年教育時間数の短縮をすべて説明できるものではない。この研究からは、最終学年の残りの時間が何に費やされているかを明らかに知ることはできない。しかしながら、近年の医学教育において、最終学年のおよそ半分を講義も実習もせず無為に過ごすために空けておくとは、きわめて考えにくいのではなかろうか。巷間に言われているように、学生がより多くの時間を医師国家試験のための勉強に費やせるよう、教養教育のカリキュラムが縮小されているという可能性が排除できないのではなかろうか。かつて、一連の大学医学部に関する著作のあるノンフィクション作家の保阪正康は、一部の新設私立大学医学部・医科大学のみが国家試験のための詰め込み勉強の時間を確保するために、「クサビ型カリキュラム」と呼ばれる圧縮されたカリキュラムを用いるようになったと指摘した（保阪 1982：二三三―二三七頁）。保阪は、新設医学教育機関の問題として、このようなカリキュラムの問題を述べているが、上述の結果からは、一九九一（平成三）年以降、このようなカリキュラムの圧縮が、伝統と新設、国公立と私立を問わず、すべての大学医学部・医科大学で共通していたことを示唆している。そして、その減少は、一九九一年の大学設置基準大綱化以降、一般教養教育時間の大幅な減少によってもたらされていた。すなわち、この二〇年で、新設と伝統、国公立と私立とを問わず、カリキュラムの圧縮が行われている可能性があると考えられるのである。

近年のわが国の医学教育における教養軽視・カリキュラムの圧縮の傾向は、従来考えられていた「アメリカ医学」をモデルにしたものとは考えにくい。しかも、右の結果からは、一九四八年の医学教育基準以降一九九一年の大学設置基準大綱化までは、一般教養と基礎医学（社会医学を含む）および臨床医学の二十二十二カリキュラムがある程度維持されており、教養軽視・カリキュラムの圧縮の傾向は大学設置基準大綱化以降に加速していることが示唆される。

ここで、**表7**と同様に、わが国の第二次大戦後、特に一九九一年の大学設置基準大綱化以降の医師の類型としての「研究医」および「臨床医」の類型を筆者なりにまとめたものを**表12**に示す。「研究医」「臨床医」とも、教養教育や座学を軽視する一方、「研究医」は研究や実験を重視して実習や開業を軽視、「臨床医」は反対に実験を軽視して実習や開業を重視する。しかし、両者とも、医師国家試験は重視せざるをえない。

さらに、筆者はここで、江戸時代の町医者、明治から第二次大戦前の医術開業試験合格による開業医の類型が、第二次大戦後の医師の志向の背景にあるのではないかと考える。と同時に、先に述べた明治期のいわゆる「ドイツ医学」がわが国独自の医学教育モデルであったのではないかという仮説も含め、検討したい。そして、これが政治学者丸山真男のいう「執拗低音」という概念に当てはまるのではないかと考えるので、この「執拗低音」についても説明したい。

表12　第二次大戦後（大学設置基準大綱化以降）の医師の二類型

	教養教育	臨床座学	臨床実習	医学研究	実験医学	国家試験	開業医
研究医	−	−	−	＋	＋	＋	−
臨床医	−	−	＋	−	−	＋	＋

＋：重視　　−：軽視
注）筆者による類型化

表 13　わが国における医師の類型：第二次大戦前

		教養教育	臨床座学	臨床実習	医学研究	実験医学	開業試験	開業医
モデル	ドイツ医学	±	＋	＋	＋	＋	±	±
現実	学医	＋	＋	＋	＋	±	−	−
原型	儒医	＋	＋	−	−	−	−	−

＋：重視　　±：中立　　−：軽視
注）筆者による推定

表 14　わが国における医師の類型：第二次大戦後

		教養教育	臨床座学	臨床実習	医学研究	実験医学	開業試験	開業医
モデル	アメリカ医学	＋	＋	＋	＋	＋	＋	＋
現実	臨床医	−	−	＋	±	±	＋	＋
原型	町医者	−	−	＋	−	−	＋	＋

＋：重視　　±：中立　　−：軽視
注）筆者による推定

第二次大戦前と大戦後の日本の医師の志向

(1) モデル、現実、原型

すでに述べたように、多くの日本の医師は、江戸時代の「儒医」の伝統の中で、「学医」であることを志向していたと考えられる。そのような根強い志向は、「ドイツ医学」というよりは、日本の歴史文化に由来していると考えられる。例えば、「ドイツ医学」のモデルとされているプロイセン陸軍軍医学校では、実験医学や開業も重視されていたにもかかわらず、実際のわが国の明治期から第二次大戦前の「学医」は、開業医を見下す態度をとっていた。また、名目上は実験医学を重視しているようにみえても、脚気論争（板倉 1988）、伝染研移管事件（神谷 1984）が示すように、権力闘争の「お題目」に過ぎないことも多かったのである。また、ドイツの大学では、教養教育や医学研究が尊重されていた。日本の旧制高等学校で学びドイツに留学した日本の医学生は、ドイツでの実験医学や開業の重要性に気づかないまま、自分たちはドイツモデルに従っていると考えていたのではなかろうか。モデルとしてのこの「ドイツ医学」（プロイセン軍医学校）、わが国の現実の医師の理念としての「学医」（**表7**）、その原型としての「儒医」の類型を筆者なりにまとめたものを**表13**に示す。「学医」は、モデルとなった「ドイツ医学」よりも教養教育を重視する傾向が強く、また、医術開業試験や開業医を軽視していた。これ

図 12　免許取得資格種類別医師数推移 1947（昭和 22）～ 2012（平成 24）年

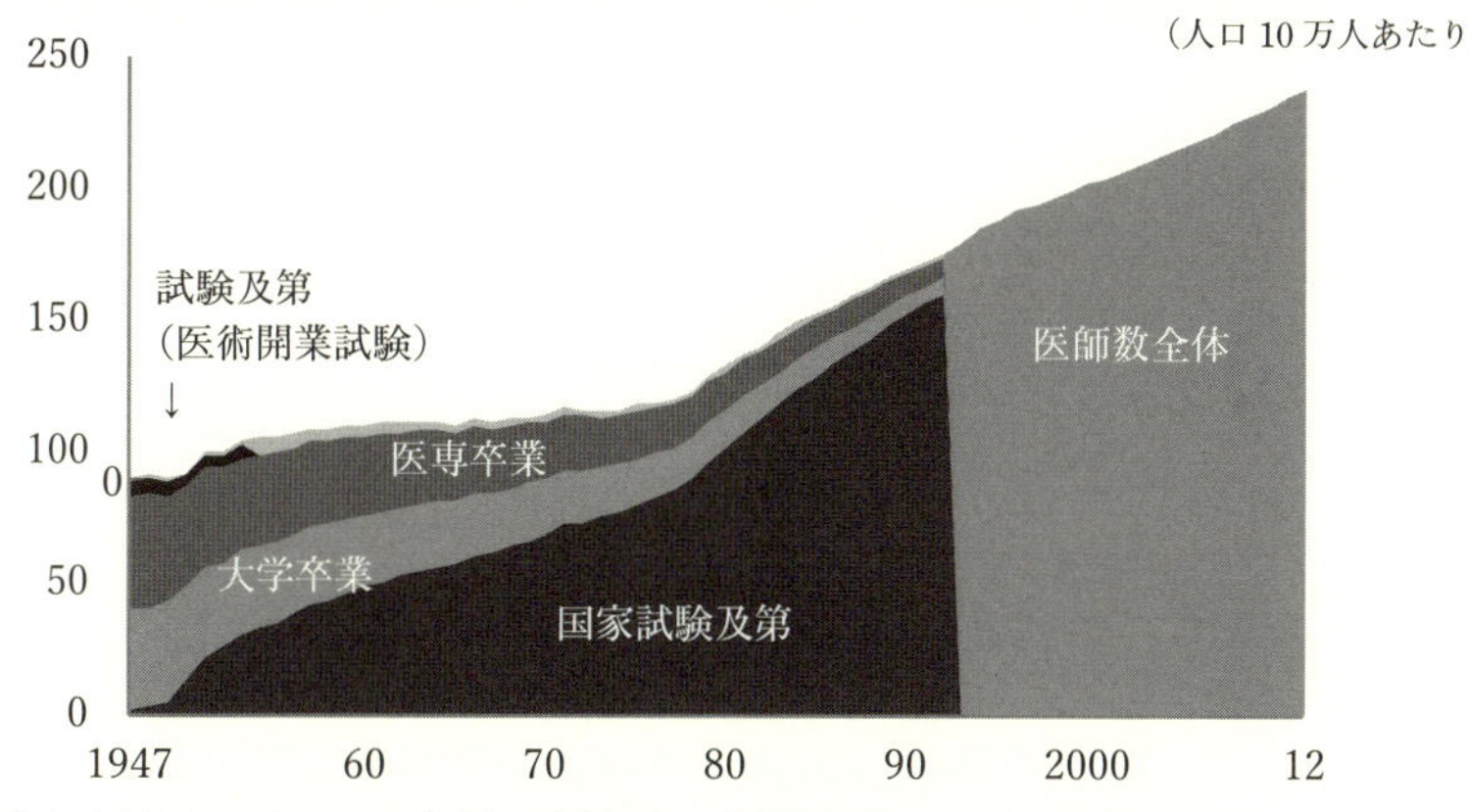

注）厚生省医務局（1976）および「医師・歯科医師・薬剤師調査」より著者が作成

らは、「ドイツ医学」というより、江戸時代の原型としての「儒医」に由来すると考えるのである。

しかし一方で、第二次大戦後、日本の医師は戦前の志向とは対照的に、教養教育や講義ではなく、臨床実習と開業を重視するようになった。特に医師国家試験制度により、医師間の階層構造が消滅したことも、開業に対する態度の改善に寄与していると考えられる。一九九〇年代までに、新しい医師国家試験による医師の割合は九〇%を超えた（**図12**）。しかし、医師国家試験合格への圧力により、教養教育や講義を犠牲にする傾向も生じたと考えられる。アメリカの「真の」フレクスナー改革に基づく医学教育では、臨床実習に加えて、教養教育、講義、医学研究、実験医学も志向している。しかし、これらの要素は、現在のわが国の大学医学部・医科大学で重要性が低下していると考えられる。このような、教養、講義、研究軽視の志向は、江戸時代の「町医者」に日本の文化的な先例があったと考える。そこで、モデルとしての「アメリカ医学」、現実の医師の理念としての「臨床医」（**表12**）、原型としての「町医者」の類型を筆者なりにまとめ、**表14**に示す。

(2) 原型・古層・執拗低音

ここで、上述の丸山真男のいう「執拗低音」について、彼の講演を基にした文章「原型・古層・執拗低音」から概観してみよう（丸山 1996）。

丸山は、日本思想を「外来文化の圧倒的な影響」と「いわゆる「日本的なもの」の執拗な残存としてとらえたい」とし（丸山 1996：一三八頁）、中国文明との物理的距離から日本の位置づけを考える。すなわち、日本は、朝鮮半島のように土俗的な文化が併呑されて同じ文化圏になってしまうほどには近くはなく、不断に刺激を受けながら、それに併呑されない、そういう地理的位置にあり、併呑もされず無縁にもならないで、これに「自主的」に対応し、改造措置を講じる余裕をもつことになる、という（丸山 1996：一三八―一四二頁）。

そのうえで丸山は、

> 日本の多少とも体系的な思想や教義は内容から言うと古来から外来思想である、けれども、それが日本に入って来ると一定の変容を受ける。それもかなり大幅な「修正」が行われる。先ほどの言葉をつかえば併呑型ではないわけです。そこで、完結的なイデオロギーとしての「日本的なもの」をとり出そうとすると必ず失敗するけれども、外来思想の「修正」のパターンを見たらどうか。そうすると、その変容のパターンにはおどろくほどある共通した特徴が見られる。そんなに「高級」な思想のレヴェルでなくて、一般的な精神態度としても、私たちはたえず外を向いてきょろきょろして新らしいものを外なる世界に求めながら、そういうきょろきょろしている自分自身は一向に変わらない。そういう「修正主義」がまさに一つのパターンとして執拗に繰り返されるということになるわけです。（丸山 1996：一四六頁）

と言う。

そして、丸山は、「原型」「古層」の語を経て、「バッソ・オスティナート（basso ostinato）」「執拗に繰り返される低音音型」すなわち「執拗低音」にたどり着いたと言う（丸山 1996：一五一頁）。これは「低音部に一定の旋律をもった楽句が執拗に登場して、上・中声部と一緒にひびくのです。一つの音型なのですけれども必ずしも主旋律ではないのです」「ただ、低音部にバッソ・オスティナートがあると、主旋律に和性がつくだけの場合とは、音楽全体の進行がちがって来る」（丸山 1996：一五二頁）とする。そして、

> かりにこの比喩をもちいて日本思想史を見ると、主旋律は圧倒的に大陸から来た、また明治以後はヨーロッパから来た外来思想です。けれどもそれがそのままひびかないで、低音部に執拗にくりかえされる一定の音型によってモディファイされ、それとまざりあって響く。そしてその低音音型はオスティナートといわれるように執拗に繰り返し登場する。ゲネラル・バス［一般低音］のようにただ持続して低声部の和音をひいているのではない。ある場合には国学の場合のように表面に隆起してメロディとしてはっきりときとれ、ある場合には異質の主旋律に押されて輪郭が定かではないほど「底に」もぐってしまう。このように執拗に繰り返される一つのパターン、ものの考え方、感じ方のパターン――としての「日本的なもの」をとらえるということにやっと落ちつきました。
>
> （丸山 1996：一五二―一五三頁）

さらに、

> 念のために申しあげますと、右のような考え方には、非連続にもかかわらず連続性がある――あるいは大いに変化するにもかかわらず、変化しないコンスタントな要素がある、というように両方の契機を対立ないし矛盾するものと前提して論じているのではないということです。
>
> （丸山 1996：一五四頁）

私がいいたいのは、変化する要素もあるが、他方恒常的要素もある、とか、断絶面もあるが、にもかかわら

ず連続面もある、というのではなく、まさに変化するその変化の仕方というか、変化のパターン自身に何度も繰り返される音型がある、といいたいのです。つまり日本思想史はいろいろと変るけれども、にもかかわらず一貫した云々——というのではなくて、逆にある種の思考・発想のパターンがあるゆえにめまぐるしく変る、という事です。あるいは、正統的な思想の支配にもかかわらず異端が出てくるのではなく、思想が本格的な「正統」の条件を充たさないからこそ、「異端好み」の傾向が不断に再生産されるというふうにもいえるでしょう。前に出した例でいえばよその世界の変化に対応する変り身の早さ自体が「伝統」化しているのです。

（丸山 1996：一五四頁）

この「執拗低音」の概念を敷衍するならば、先の**表11**、**表12**において、外来思想である「ドイツ医学」（プロイセン軍医学校）および「アメリカ医学」が主旋律、「原型」である「儒医」および「町医者」が「執拗低音」に該当することになろう。「ドイツ医学」がそのままでは響かずに士族的教養への憧憬や「町医者」である開業医への軽侮という形で修正され、主旋律が「アメリカ医学」になると執拗低音も「町医者」へ反転するけれども、「アメリカ医学」がそのまま響かずに、今度は教養を軽んじ、その反面として国試向けの詰め込み勉強を恥としない「修正」が施される、という変容のパターンをとっているのではなかろうか。

本章の「初めに」で述べた、わが国の「伝染病研究所」が医学の主流とは折り合いが悪かったことや、第二次大戦後のいわゆる新設大学はほとんどがジョンズ・ホプキンズ流とは言い難い単科大学が多いことなど、このように考えれば納得がいくのではなかろうか。

4　むすび――歴史から未来に向けて

最後に、上述の検討を踏まえた上での、わが国の医学教育の改善策について若干述べ、稿を終えたい。

現在のわが国においては、臨床実習の量を増やすなど、日本の医学教育の改革が進行している（日本医学教育学会 2014）。しかし、本章で述べたような教養教育の減少や医師国家試験対策などの問題にも取り組む必要があるのではなかろうか。これらの問題は、わが国の医学教育者が、現在の日本の医学教育制度が（実際の）アメリカ医学をモデルにしているものと思い込んでいることによって、根深く沈潜してしまっているのではなかろうか。

もちろん、第二次大戦前の医学教育制度には数多くの問題があったと考えられるが、第二次大戦後のわが国が、「ドイツ医学」から「アメリカ医学」へと移行することで問題を克服できたわけではないのではないか。むしろ、「執拗低音」において「儒医」から「町医者」へ転換しながら、丸山の言うように「自分自身は一向に変わらない」（丸山 1996：一四六頁）パターンが繰り返されたのではなかろうか。一方、日本の「学医」志向の伝統は、有能な教職員の育成に貢献してきたという一面もあった。例えば、帝国大学の卒業生が、植民地である朝鮮と台湾を含む新たに設立された帝国大学の教員になったことなどである。そして悪名高い講座制度でさえ、教授の鶴の一声で無医村に医師を派遣できるという利点があったと考えられる。

明治時代、ドイツからの有名なお雇い外国人であり医師であるアーウィン・フォン・ベルツ（Erwin von Belz, 1849–1913）は、東大での記念講演でこう語っている。「日本人は基礎の科学研究で知的格闘をせずに、誰かが実らせた果実だけを得ようとする。それも、手を伸ばせば届くところにある、大きくて熟した果実を」（塩谷 2014）。わが国の医学教育は、ベルツによって厳しく批判された皮相な実用主義を、いまだに繰り返しているのではなかろうか。

日本の現行制度を改善するためには、上述の「真の」アメリカ医学、いわゆる「アメリカ医学」、原型としての

「町医者モデル」についての背景を認識し理解することが第一歩となるのではないか。今こそ、日本の医学教育において、認識のズレを認識する「温故知新」が必要とされているのではなかろうか。

文献

天野郁夫（1993）『旧制専門学校論』玉川大学出版部
天野郁夫（2012）「大学令と大正昭和期の医師養成」、坂井建雄編『日本医学教育史』東北大学出版会、一四九—一八五頁
石田純郎（1988）『蘭学の背景』思文閣出版
石田純郎（2007a）『オランダにおける蘭学医書の形成』思文閣出版
石田純郎（2007b）「韓国近代医学教育史（1876–1953）——朝鮮の開国から朝鮮動乱まで、日韓併合時代を中心に」『人文科学論叢』第四・五巻合併号、一—四九頁
泉孝英（2009）『外地の医学校』メディカルレビュー社
泉孝英（2012）「戦時下における外地の医学校」、坂井建雄編『日本医学教育史』東北大学出版会、一八七—二一一頁
板倉聖宣（1988）『模倣の時代』上下、仮説社
逢見憲一（2016）「明治中期以前の東京（帝国）大学医学教育カリキュラムにみる〝ドイツ医学〟の変容」『日本医史学雑誌』第62巻第2号、一四三頁
Ohmi K.（2017）The roots of modern Japanese medical education. In: Chen L. C., Reich M. R., Ryan J. editors. *Medical education in east Asia: past and future*. Indiana: Indiana University Press, p. 130–157.
小高健（1992）『傳染病研究所　近代医学開拓の道のり』学会出版センター
神谷昭典（1979）『日本近代医学のあけぼの』医療図書出版社
神谷昭典（1984）『日本近代医学の定立』医療図書出版社
神谷昭典（1992）『日本近代医学の相剋　総力戦体制下の医学と医療』医療図書出版社
神谷昭典（2006）『日本近代医学の展望　医科系大学民主化の課題』新協出版社
吉良枝郎（2010）『明治期におけるドイツ医学の受容と普及——東京大学医学部外史』築地書館

吉良枝郎（2012）「明治期におけるドイツ医学の受容と普及――東京大学医学部外史・補遺」、坂井建雄編『日本医学教育史』東北大学出版、p. 35-60
厚生省医務局編（1976）『医制百年史　資料編』ぎょうせい
小関恒雄（1983）「明治六、七年度東京大学医学部学科表（資料）」『日本医史学雑誌』第29巻第4号、四六二―四七六頁
酒井シヅ・坂井建雄・鈴木一義・細谷芳三・田島潤子編（2011）『第二八回日本医学会総会　医学教育史展　歴史でみる・日本の医師のつくり方［図録］』株式会社創樹
坂井建雄（2012）「明治期初期の公立医学校」、坂井建雄編『日本医学教育史』東北大学出版会、六一―一一三頁
佐藤剛蔵（1955）「朝鮮医育史補遺」『朝鮮学報』7、一六一―一七二頁
塩谷喜雄（2014）「ＳＴＡＰ論文「なぜ」を問わずに組織防衛に走る「理研」（下）」、二〇一四年三月三十日（https://www.fsight.jp/25554）
全国医学部長病院長会議（1976）『医学教育カリキュラムの現状』昭和五〇年、全国医学部長病院長会議
全国医学部長病院長会議（1992）『医学教育カリキュラムの現状』平成三年、全国医学部長病院長会議
全国医学部長病院長会議（2012）『医学教育カリキュラムの現状』平成二十三年、全国医学部長病院長会議
長尾折三（1908）『噫　医弊』吐鳳堂
中川米造（1982）「いわゆる「ドイツ医学」について」『日本医史学雑誌』第28巻第2号、二七六頁
中川米造（1991）『学問の生命』佼成出版
中川米造（1993）『素顔の医者』講談社
中山茂（1978）『帝国大学の誕生　国際比較の中での東大』中央公論社
日本医学教育学会（2014）『医学教育白書２０１４年版』篠原出版新社
野口悠紀雄（2010）『１９４０年体制――さらば戦時経済（増補版）』東洋経済新報社
橋本鉱市（1999）『軍医増産の教育社会史　戦争と軍隊（近代日本文化論10）』岩波書店
橋本鉱市（2003）「医師の「量」と「質」をめぐる政治過程――近代日本における医師の専門職化」、望田幸男・田村栄子編『身体と医療の教育社会史』昭和堂、一一一―一三五頁
橋本鉱市（2008）『専門職養成の政策過程――戦後日本の医師数をめぐって』学術出版会
福島統（2012）「戦後における医学教育制度改革」、坂井建雄編『日本医学教育史』東北大学出版会、二一三―二四五頁

保阪正康（1982）『続大学医学部――医師の誕生・国家試験の実態報告』現代評論社
丸山真男（1996）「原型・古層・執拗低音」『丸山真男集』第一二巻、岩波書店、一〇七―一五六頁
Müller B. K. L.（1888）Tokio-Igaku. *Deutsche Rundshau* Bd. 57. 1888: S. 312-329, S. 441-459.
レオポルト・ミュルレル（1975）『東京－医学』ヘキストジャパン

第11章

臨床医学教育と疾病構造の変化

日本の結核史と結核教育史

渡部幹夫

はじめに

疾病・疾患・病気を対象とする臨床医学の理解において、人間がその原因を何に求めたかを考えてみよう。哲学的思索の長い歴史から、病因が科学的に説明できるもの、すなわち人間の共通の理解が可能な、眼に見える、または再現し説明可能なものとなったのはそれほど昔のことではない。古代ギリシャに始まる医学は、魔術から距離をとったヒポクラテスが四体液説、すなわち血液、粘液、黄胆汁、黒胆汁のつりあいの乱れとして説明したことで、調和に復する力をたすける臨床医学の長い歴史が紡がれてきた。中国医学の根本をなす陰陽五行思想についても、その学理を科学的に説明する作業は難解、難問である。

学問としての医学、医学教育は神学・法学に並んで古い大学教育史をもつが、現代の医学の始まりは西欧近代の化学、物理学などの基礎科学の発展をもとにして発展したと考えるのが順当である。

病気について古代から想定されていた三つの原因を、近代はいわゆる科学的に解釈できるとした。特にいわゆる疫病・流行病についてそれが行われてきた。

一つはヒポクラテスの時代のコス派によって唱えられてきた瘴気説（ミアスマ miasm）、すなわち悪い気によるとするものである。

二つはガレノスがすでに唱えていたといわれる伝染・接触感染説（コンタギオン contagion）で、これは十字軍時代のレプラの流行やその後の黒死病の流行から病者の隔離思想につながった。

三つ目に挙げられるのは、子が親に似るという事実で、これは古くから人類共通の生き物に対する認識であったが、病気が遺伝（heredity）遺伝学（genetics）と結びつけられて説明ができるようになったのは必ずしも古いものではない。

瘴気説は近代において衛生学・公衆衛生学として科学的な学問体系を得て、社会医学の基盤を作った。伝染説は衛生学から独立して細菌学の体系を作った。遺伝学は衛生学から独立して確立したが、優生学などの問題を含んだ。しかし、生物科学の重要な領域として、現在の学問のなかで最先端のものとなっている。それぞれの領域はコンピュータ科学の進歩と大きく相互にかかわりながら急速な進歩を遂げつつある。

細菌学・遺伝学のどちらもそのルーツに衛生学をもっている。このことを、川喜田愛郎の『近代医学の史的基盤』を参考に要約してみる(1)。

遺伝学すなわち、世代をまたがる話は、現象としては認識されても科学的に証明することは容易ではないことであったろう。一八五九年にダーウィンが長い逡巡ののちに『種の起源』を世に問うまで、進化論はキリスト教世界ではタブーであったと考えてよい。一八六五年にオーストリアの地方都市の僧院の教師であったメンデルが『雑種植物の研究』としてえんどう豆の種子の色の形質の受け継ぎを発表しているが、そのことの学術的な意味は看過された。メンデルはダーウィンの『種の起源』の精読者であったという。しかし「メンデルの法則」は一九〇〇年にド・フリース（蘭）、コレンス（独）、チェルマック（墺）の三学者がそれぞれの実験の中で再発見するまで学問としての体系化はされていないと科学史的には考えられる。

細菌学も医学的に病原細菌学が確立するのはコッホがその原則を満たすものとして結核菌の発見を発表した一八八二年とするのが適当であろう。その前史を少し述べる。

ヨーロッパの十二世紀・十三世紀は十字軍のもたらしたレプラの流行、十四世紀は黒死病の流行、十五世紀は梅毒の大流行があり、いずれもミアスマ説では説明できない流行性の疾病が猖獗を極めた時代であるが、接触伝染性物質の働きを考えても微生物の姿は見えない。顕微鏡が発明され十七世紀にレーウェンフック（蘭）が微生物を発見したが、彼は病気との関係には触れていないというし、病原微生物の考えを提示した学者はあったがそれが評価されることは少なかったとされている。コッホの師とされるヤーコブ・ヘンレが一八四〇年に「ミアスマとコンタギオンについて」にて、マラリアをミアスマ説に残し、典型的な病気の経過と突然の流行を見る伝染性の疾患として、天然痘、麻疹、猩紅熱、コレラ、ペストなどを挙げ、その原因を「生きた伝染源」とした。ただしその論証には、第一に物質を同化して増殖すること、第二に発酵のように増殖して特異な何かを起こすこと、第三にその病巣に定着性と普遍性をもち存在すること、が必要とされた。

ロベルト・コッホの結核菌発見による感染性疾患としての結核という認識は、世界の医学界では一八八二年三月二十四日ベルリン生理学会の例会発表にて固まった。細菌形態学者としてのコッホの「炭疽の病因」（一八七六年）、「創傷感染症」（一八七八年）、「病原微生物の検索法」（一八八一年）などの成果のうえに成し遂げられた仕事である。いわゆるコッホの四原則、1．病原菌が病巣から証明されること、2．病気のないところには病原菌がないこと、3．病原菌を培養できること、4．培養病原菌を接種して同じ病変を起こすことができること、が感染症の原則として確立した。この条件を満たすことが、感染症の病原菌の原則となり、その後の細菌学の基本となった。コッホが顕微鏡の卓越した使い手として固形培地、染色技術をもって、細菌学・結核学の新しい地平を開いたことは間違いない。しかし細菌学の興隆の時代には、すべての疾患の原因を細菌に帰するような誤った医学の趨勢の時代もあった。

臨床医学には手の届きにくい環境の問題が存在することも、多くの疾病について事実である。このように考えると、臨床医学教育史を述べるのは容易なことではない。

感染症としての制御が世界的にはまだ完結していない結核症について、日本の疾病構造の変化の中でどのように臨床医学教育が変わってきたのか、本章では内科学教科書の記述の変遷から見てみたい。結核症が遺伝や環境の点から述べられる疾患であることも、これを主題とした理由である。医学教育史も疾病構造の変化の歴史もそれぞれが医学史の大きな主題であり、研究が少ないとは言いがたい領域である。しかしその二つを主題として論ずることになると、問題は複雑となる。医学教育を受けた、または現在行っている多くの論者は、疾病構造の変化の中で成長し、疾病に倒れることなく加齢してくると、初学者として医学教育を受けたころの教育について、ある感慨をもつようになる。いわゆる基礎医学教育がいつまでも有用であることに比して、臨床医学教育の一部が、現在の臨床医学の現場からみるといかにも陳腐であったことを感じることも多い。結核は先進工業国では必ずその惨禍を経験してきたが過去の問題のようになっている。しかし一体化しつつある世界で、発展途上国の中ではいまだ大きな問題である。再興感染症としてＷＨＯや国際結核肺疾患予防連合 International Union Against Tuberculosis and Lung Disease（The Union）の大きな課題であることにはいまだ変わらない。したがって、日本の近代医学教育において学生に与えられた教科書に着目し、その記載の変化を見てみたいのである。臨床医学教育は教科書による学生教育に終わるものではないが、医学生が始めて触れる専門書の持つ意味は大きい。

青木正和は、コッホの結核菌発見以降も結核がひとつの病気と理解されるまでには病理学、細菌学、免疫学が進んだ一九二〇年代を待たねばならないとしている。[2] 西洋においても東洋においても「疲れ、消耗し、衰弱する」病気としての Phthsis, Consumption, Schwindsucht そして「肺労」「労咳」「労瘵」などの疾病概念がそのまま結核症に当たるかという医学史・文化史の議論はここでは避けて、結核菌発見後の日本における結核の臨床医学教育、特に内科学の教科書を中心に検討する。先進諸国が結核対策を行い、現在では国家の経済的負担から解放されてきた一方において、グローバリズムのなかで結核問題は発展途上国におけるだけでなく、先進諸国では再興感染症としての問題である。またＨＩＶ感染とＡＩＤＳの問題は結核の感染・発症に大きく関係するものであり、現在のＷＨＯの重点課題であることには変わりがないが、本章の主題は医学教育史であり、現在の結核問題を詳述することはしない。

1　医学教育――世界的視点から見た日本の臨床医学教育史

西洋医学受容の問題点

文化としての医は日本においては遣隋使・遣唐使がもたらしたと考えてよいと思われる。大宝律令にすでに医制があるというが、中国医学の影響の中で日本流の医学が発達していったと考える。中世に西洋のもたらした医学が金創医学を除いてあまり定着できなかった理由は、日本が国際政治上、西洋の基盤とするキリスト教を排したことが大きい。江戸時代のいわゆる鎖国の中で蘭学への希求が西洋の科学の一部としての医学にも大きな影響をもたらし、漢方医のルーツをもつ者にも西洋医学が浸透し、幕末の開国後は広く洋学として西洋各国の医学者との交流があった。[3] その後明治の日本はドイツ医学を範としてほぼドイツ医学一辺倒の医学教育を組み立ててきたといわれる。漢方医の疎外も行われ、第二次世界大戦の終結まで基本的にはその流れの中にある。[4] 敗戦後はＧＨＱの占領下に行われた教育制度の再構築の中で米国の医学が日本に根を下ろしたことになっているが、日本の医学教育は国際標準にあたらないとされる可能性があり、現在の大問題となっていることも、この分野にかかわる者にとって大きな問題である。

まず、ベルツの日本医学（教育）批判を紹介しよう。日本の近代医学の父とされるエルウィン・ベルツ（Erwin von Belz, 1849–1913）の『ベルツの日記』に収載されている、一九〇二（明治三十五）年四月二日第一回日本医学大会において、彼が名誉議長としておこなった演説である。(5) 少し長いが要約して引用する。

わたくしの日本医学との職務上の関係が数か月のうちに切れるから、わたくしが本日ここでお話いたしますことは、一種の遺言とでも申すべきものです。

日本の近代医学の歴史を回顧いたしますと、いたるところ喜ばしい進歩のあとがみられるのであります。〔…〕日本の医学の先駆者たちが困苦欠乏に苦しみ、しかもしばしば危険に身をさらしながら、遠隔の地長崎にあるオランダの小居留地出島で勉学にいそしまねばならなかった頃以来、時代の変遷は著しいものがあります。〔…〕今や科学の最新の要素をことごとく具備した医科大学が三つの多きを数え、ほかに優秀な医学専門学校が多数存在する有様です。〔…〕この種の会議で最も重要なことは〔…〕種々様々な意見の活発な交換、ことに各個人の経験〔…〕の活発な交換であります。〔…〕この理由からまた、会議をあまり多くの分科会に分散しないよう、くれぐれもご注意いたしたいと存じます。

わたくしがドイツから帰って参りまして、非常に驚いたことには、結核の注射療法を専門にやっている医師が多数あって、しかもその多くは彼らの薬剤を「秘密」にすらしていることを聞かされたのであります。どうかこれは、過去の時代の消えかけた記憶であってほしいものです。とにかくこれは、科学的な医師にはふさわしくないことです。もしこんなことがヨーロッパに知れ渡ると、おそらく日本の医師たるものの信望は地に落ちることでしょう。この種の方法は、ヨーロッパではすべて試験済みで、無効と認められています。〔…〕

さて医学教育の体制に関しましては、ご承知の通り私は日頃からその実際的な臨床の面を、日本にとって特に重要であり、必要であるとして強調するよう努めてまいりましたが、これは理論的・学問的の面に重きを置

く人々から、しばしば非難の的となったところであります。〔…〕

さて日本の大学における医学の授業一般に関しましては、それにとってある程度の危険を意味する一つの点に、なお言及したいと存じます――それは医学の授業の不統一性であります。〔…〕それぞれの分科大学が各自随意に万事をきめようとすることは、将来にとって非常な危険を伴うものです。要は全大学に共通の一体制でありまして、これを文部省で医科大学全三校の委員会により作り上げ、各大学はこの体制に服することであります。〔…〕

日本におけるその歴史にちょっと触れさせて戴きます。この医学教育の歴史においてこそ、日本人の特質の最も良い面がはっきりと見られるのであります――すなわち、新しい意図への激しい熱意、それを成就するためのたゆまぬ忍耐と献身、あらゆる困苦欠乏と危険を平然として意に介しない心構え等です。〔…〕

日本の医学が従来のように今後も引き続き栄えるためには、これに関与するすべての人々が力を合わせて共同の仕事を成しとげることが必要なのです。

このようにある。四半世紀を超える日本での医学教育を行ったドイツ人医師の日本医学・医学教育に対する批判的言説を記憶しておくべきであろう。

近代日本医学への問題意識

太平洋戦争開戦後の東京で一九四二（昭和十七）年三月二十六日から三十日まで五日間開催された第十一回日本医学会への参加者は、約六〇〇〇名を数えたという。その総会講演の演題は次の九つである。

山崎佐「日本医道と医学及外教（仏教、儒教、基教）との関係」、細谷省吾「病原細菌の菌体外毒素」、内村祐之「精神分裂病（早発性痴呆）の発生と病態」、下田光造「精神分裂病の病理解剖　附　治療成績」、伊吹月雄「今次事

変に於ける陸軍の戦病就中マラリアに就いて」、岡治道「結核症の病理と臨床との交渉（特にX線読影の基礎に就て）」、暉峻義等「産業と結核」、遠藤繁清「拓殖青少年の結核」、今村荒男「結核の疫学的観察及予防」。結核について四演題、精神分裂病について二演題であることが注目される。

この総会講演で山崎佐は、日本では医学の方技の進歩にかかわらず、医道は甚だしく廃頽して今日に至ったとして、新たに制定された国民医療法の実現に期待している。山崎の講演時の理想としているものは、仏教の影響を受けた古医道や儒教と結びついた新医道であり、近世以降の洋医術の導入においては、切支丹の宗教精神にふれることを恐れ、方技のみを学んだと批判的である。明治初期の政治において医制をうたいながら昨今の医道は頽廃してしまったとしている。国家が医師に何を期待しているか、少しも窺い知ることができないとして、明治・大正・昭和の医のあり方には肯定的な言説が見られない。(6)

現代の臨床医学教育の問題

つづいて、終戦後の日本社会の混乱からの復興とその後について医学教育史を取りまとめている福島統の「戦後における医学教育制度改革」から、現在につながる要点を引用して挙げてみる。(7)

- 終戦直前に医専の大量増設を行ったが、卒業生が出る前に終戦となり、その後わが国は医師過剰という問題を背負うことになる。
- サムスが行った医学教育制度改革は、医専の廃止とそれに伴う卒前医学教育の改善、医師国家試験の再開、インターン制度の導入である。サムスは明らかにフレクスナーの改革を戦後のわが国の医学教育改革に持ち込んだ。
- 日本でも卒後臨床教育を制度化する動きがあった。一九四三（昭和十七）年に制定された国民医療法およびその施行令に医師実施修練に関する記載があったが、この法律の施行前に敗戦となってしまったため、卒後臨床トレーニングが整備されなかった。

• サムス自身が述べているように、インターン制度には当初より大きな問題があった。インターン生の中に不満が募り、一九六八（昭和四十三）年の東大医学部紛争からインターン制度の廃止へと向かうことになる。

• インターン制度廃止後の卒後教育の混乱のなかで、厚生省は一九六九（昭和四十四）年臨床研修医制度を生み出したが、この制度が実効性をもつようになったのは、二〇〇四（平成十六）年に「新医師臨床研修制度」となり、これが努力義務から必修化されてからである。

• 卒前教育に戻ると、医師国家試験は、戦前期には有名無実化していた。一九四九～一九五二（昭和二十四～二十七）年から一九六一（昭和三十六）年の国民皆保険成立までの一〇年間、わが国は「医者あまり」の時代であったと考えられる。しかしこの医者あまりは逆に、一九六一（昭和三十六）年の国民皆保険の完成を促進する結果にもなった。国民皆保険が完成すると国民の受療行動が変化し、一変して医者不足となった。厚生省は次第に医師養成数の増加を主張するようになる。終戦前の医学部定員急増も、そして一県一医大もともに政治が、冷静な状況分析なしに積極策を講じていった結果である。

• 戦後のわが国の「医学教育基準」は一九四九（昭和二十四）年、大学基準協会総会で承認された、きわめて厳格な授業科目授業時間設定であり、国公私立を問わず、全国で統一的な医学教育カリキュラムが実施されていたと考えられる。その後カリキュラムの自由設計や大学運営の円滑化を可能としながら、一九九一（平成三）年大学設置基準の大綱化の法整備を迎えた。世界の潮流である医学教育改革をわが国でも行えるようにする準備であったと考えられる。

• 欧米の医学教育も一九八三（昭和五十八）年にアメリカ医科大学協会から発表されたGPEP（General Professional Education of the Physician）報告までは、伝統的なフレームで医学教育が行われていた。GPEP報告には、学生が生涯学習者になるために自己学習習慣と問題解決能力を身につけられるカリキュラムの開発、統合カリキュラムの有用性、実施に向けての教育環境整備などが書かれていた。一九八七（昭和六十二）年の段階では、わが国の医学教育は欧米に比べてさほど遅れていたとは思えない。しかしながら一九九一（平成三）年厚生省から発表された「臨床実習検討委員会最終報告」、一九九六（平成八）年に「21世紀医学・医療懇談会報告」と立て続けに答申が出されたが、わが国の医学教育はその後もほとんど変化しなかった。

・変化がようやく始まったのは、文部科学省が二〇〇一（平成十三）年に発表した「21世紀における医学・歯学教育の改善方策について」からで、モデル・コア・カリキュラムと共用試験の導入という外圧によってであった。

・臨床実習前に基本的知識と基本的技能を有しているかを判定するCBT（Computer-based Test）とOSCE（Objective Structured Clinical Examination）を導入することで、各医学部の教育改善に拍車がかかった。

・ところが、二〇一〇（平成二十二）年九月に、ECFMG（Educational Commission for Foreign Medical Graduates）は二〇二三年からアメリカ医科大学協会が決めた医学教育基準に認定されない外国医学部卒業生のUSMLE（United States Medical Licensing Examination）への受験を認めないと宣言した。わが国には分野別質保証としての医学教育基準の認証の制度はない。この状態では、わが国の医学部卒業生はアメリカでの医師免許取得の道が閉ざされることになる。わが国の医学教育が世界標準に達していないと世界に判断されることになるかもしれない。

・わが国の機関認証は学部教育プログラム評価という「分野別質保証」にはむかわず、大学という機関全体の「内部質保証」へとむかい、「分野別質保証」であるプログラム評価という機構がわが国では育っていない。

卒後早期教育は必須化され定着してみえるが、このように卒前教育の問題が今喫急の問題となっている。それに加えて、その後の専門医教育は今の日本では必ずしも充分な整備がされているとはいえない。二〇一九（平成三十一）年の現在、「分野別質保証」を伴う専門医制度は発足しているが、まだ始まったばかりである。

明治以降の日本の医学教育制度史

なお、明治以降の日本の医学教育制度をまとめたものとして、坂井らの分類が正確でわかりやすい。日本の近代以降の医学教育制度と医師資格付与制度の変遷を次の七期に分けている。(8)

第一期　明治初頭の激動期――一八七一（明治四）年の廃藩置県、一八七二（明治五）年の学制、一八七四（明治七）年の医制以後

第二期　帝国大学と官立五校、公立三校の安定期――一八八六（明治十九）年の帝国大学令と中学校令、一八八七（明治二十）年の高等中学校医学部設立以後

第三期　私立医学専門学校への庇護と統制――一九〇三（明治三十六）年の専門学校令、一九〇五（明治三十八）年の医師免許規則改正、一九〇六（明治三十九）年の医師法以後

第四期　私立医学専門学校への規制強化と大学昇格への道――一九一六（大正五）年の医術開業試験廃止、一九一八（大正七）年の大学令以後

第五期　戦時下の医師需要への対応――医学専門学校の大量増設

第六期　戦後の医学教育改革――一九四六（昭和二十一）年の医師国家試験開始、一九四七（昭和二十二）年の教育基本法と学校教育法以後

第七期　インターン制度の廃止と医科大学の新設――一九六八（昭和四十三）年の研修医制度導入、一九七〇（昭和四十五）年から一〇年間の医科大学新設

二〇一六（平成二十八）年、二〇一七（平成二十九）年に宮城県、千葉県にそれぞれ医学部が開設され日本の医学教育の構造は変わりつつある。

2　疾病構造の変化――世界と日本の結核について

疾病構造の変化に占める結核の位置と病因論の変化

「人間の歴史は病気が作ってきた」といわれることがある。病気（疾病・疾患）と戦い、制御できるようになって寿命が延びたのも人間の歴史である。地域、文化、人種などによって異なる疾病構造の変化を簡単に書くことはできない。いわゆる疫病・急性感染症の恐怖から慢性感染症の問題へと関心は移り、今日の大きな問題は加齢によると考えられるがんや神経疾患となっている。そのなかで、結核症の世界的な重要性は大きい。現在でも世界の人口の三分の一は結核菌感染を受けており、発病の危険にさらされている。WHOの推計では、二〇一三年全世界で九〇〇万人が発病、一五〇万人が死亡しているとされる、世界最大の感染症である。グローバル化する世界の感染症としての脅威は今も大きなものがある。

世界の文明は洋の東西にかかわらず、名称はそれぞれ異なるにしても、病気の原因について、伝染説・遺伝説・瘴気説に相当する概念を形成してきた。

ヒポクラテスは肺労の伝染に否定的であったというが、イソクラテスは患者からの伝染の可能性を考えていたという。中国の隋の時代、巣元方が『病源候論』の中に「虚労」の伝染性を「傳死労」として記述し、日本の丹波康頼の『醫心方』にも傳死労の記述があるという。しかし肺労・肺病・肺結核が親子相傳のように、兄弟姉妹に集属的に発症するために遺伝性の疾患と考えられてきたことは世界的に一般的なことであった。また近代の始まりに猖獗を極めるようになった結核に対して、いわゆる衛生思想、環境衛生の萌芽期から、悪気・瘴気による疾病として論ずる立場もでてきた。ヨーロッパ、特に南欧においては肺労が微小生物（animalcula または seminaria）によって起こり伝染すると信じられていたという。この考えはスペイン、イタリアから英国にも伝わったという。英国のバットは「肺労処女地では蔓延地域に比べて患者が重症で高い死亡率を示すこと」から、結核性物質中に含まれる病芽（germ）によるとの説を一八六七年に発表している。すでに一八四三年にドイツのクレンケが結核性疾患の動物実験を行い、一八六五年にはフランスのヴィルマンが兎、犬、猫などへの結核性物質の接種による発症を確認している。また、ドイツのクレブスが牛への接種にて追試確認している。(9)

聴診器の発明者であるフランスのラエンネックは肺労診断における聴診器の有用性を確立したし、瘰癧から肺結核まで「肺労一元説」を提唱したことで結核史的には重要であるが、結核の伝染説には反対の立場をとっていたという。(10)ドイツのフィルヒョーは結核二元説にこだわり、結核の刺激発病説をとり続けたという。

すなわち、肺結核の病因を伝染説・遺伝説・瘴気説のそれぞれの論客が譲らず主張した時代が、一八八二年のコッホの結核菌の発見とその病原性の確認まで続いたことになる。

産業革命と先進国の結核

歴史的には産業革命後の近代社会に大きな桎梏として存在した結核症が猖獗を極めた時代を、欧米先進国のいくつかの国は、結核菌の発見や抗生物質の出現以前に、栄養や生活環境、労働環境の改善によって乗り越え、制御しつつあった。(11)

結核史について二〇〇三年にマシュー・ガンディとアリムディン・ズムラが出版した *The return of the White Plague* では、英国の結核の歴史をわかりやすく四期に分類している。それによれば、次のような分類になる。

Phase 1（一八三〇年代から一八六〇年代）　年齢標準死亡率 Standardized notification rate が四〇〇近辺から二五〇

図１　日本と諸外国の結核死亡率の推移

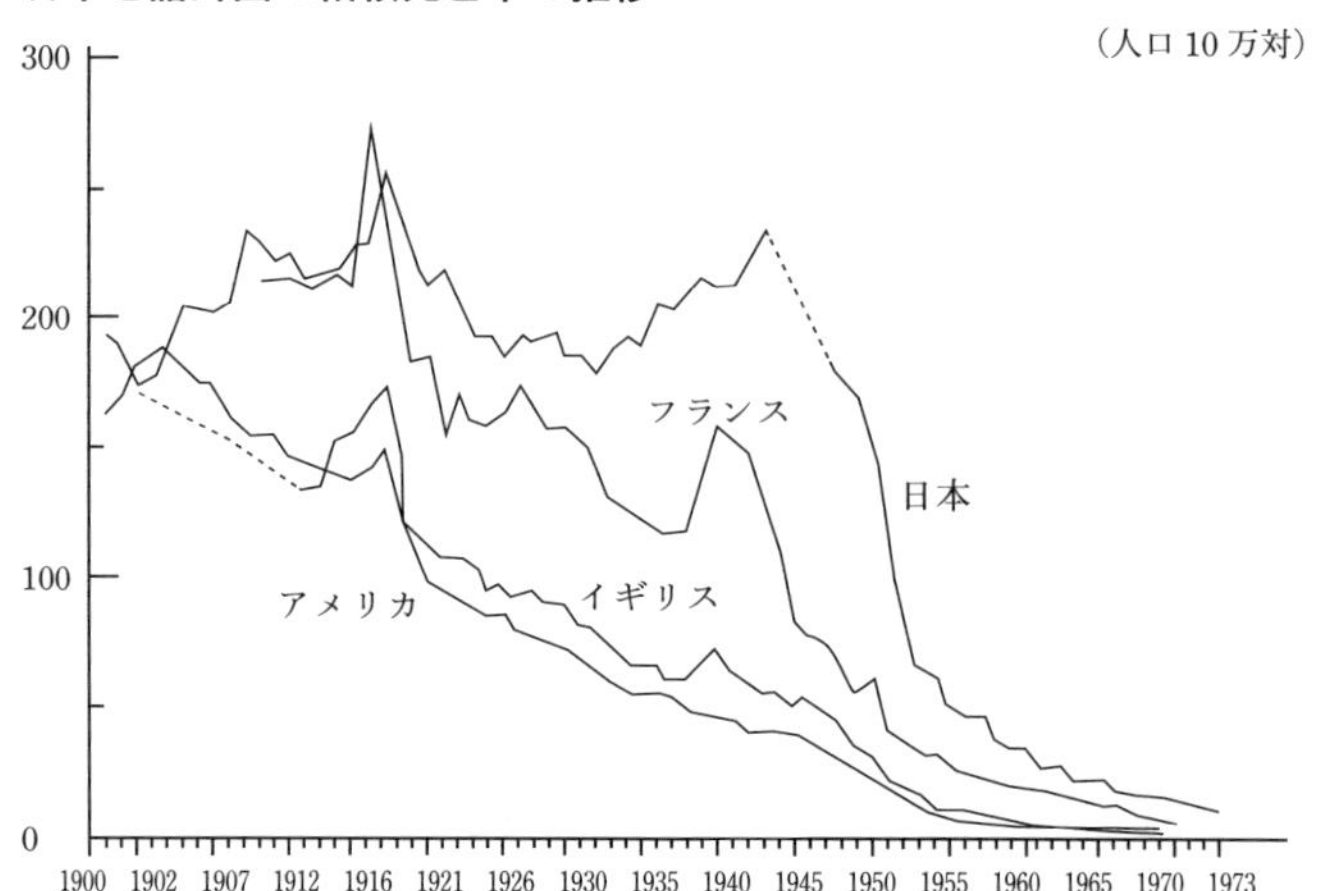

（資料）Demographic Yearbook

出典：『医制百年史』付録『衛生統計よりみた医制百年の歩み』より転載

に減少（対人口一〇万人。以下同じ）。貧困な肺労患者を救貧院へ隔離収容したことによる初期効果 Initial effect of segregation of poor consumptives in workhouses の時期。

Phase 2（一八六〇年代から一九一〇年代末、第一次世界大戦の終了まで）　年齢標準死亡率が二五〇近辺から一〇〇に減少。救貧院が拡張され療養所となっていった時期 Segregation of poor consumptives in enlarged and improved workhouse infirmaries としてよい。この時期に、コッホの結核菌の発見（一八八二年）がなされている。

Phase 3（一九二〇年代から一九四五年）　年齢標準死亡率が一〇〇近辺から五〇に減少。肺結核患者は富めるものも貧しいものも病院またはサナトリウムに入所入院 Systematic segregation of consumptives, rich and poor, in hospitals and sanatoria させた時期。

Phase 4（一九四五年から一九六〇年）　年齢標準死亡率が五〇近辺から一〇に減少。抗生物質の時代 Antibiotic era が結核の時代をほぼ終わらせた。

この説明は、近現代の工業化国家の結核をめぐる歴史学的には明瞭な時代区分であろう。ただし、この曲線がすべての近代国家にあてはまるわけではない。

日本の近代を医療から記録した厚生省医務局による一九七六（昭

図2　日本の死亡率と結核医死亡率の推移

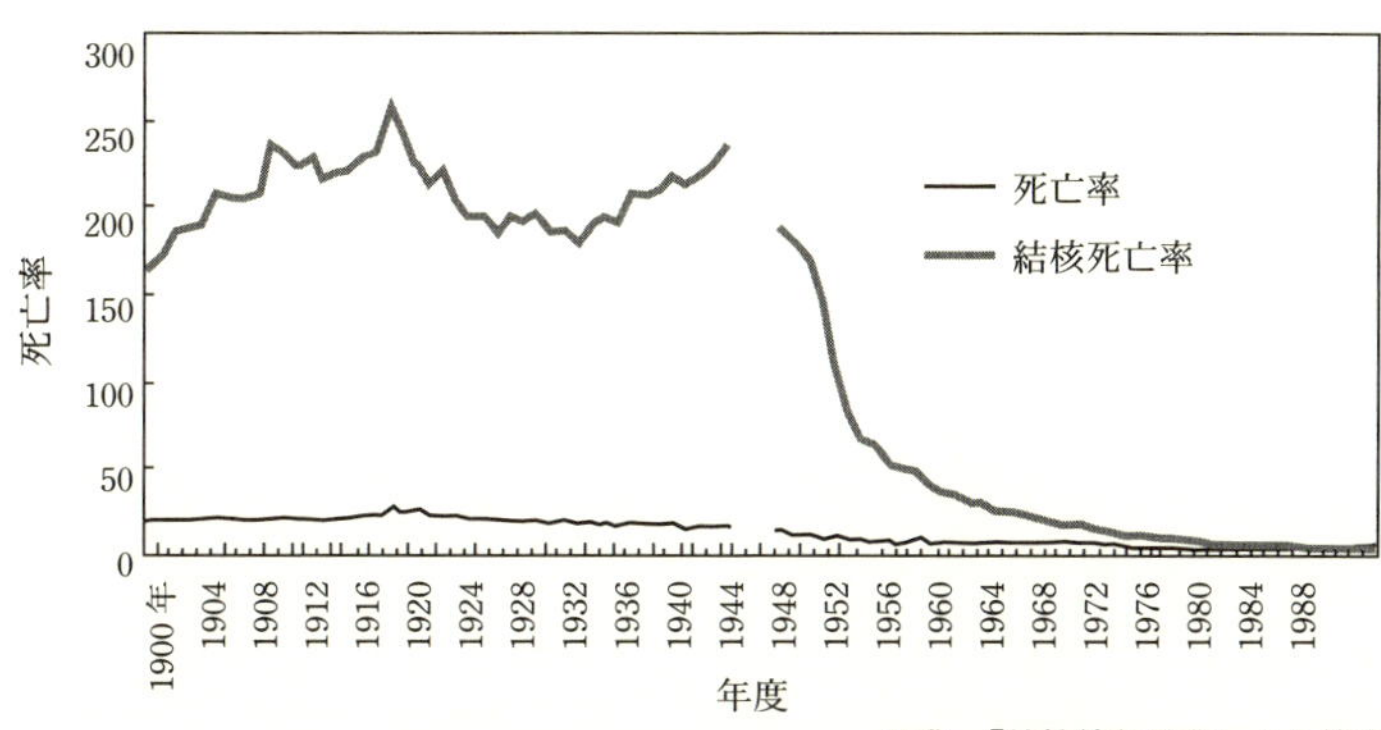

出典：『結核統計総覧』より筆者作図

和五十一）年発刊『医制百年史』の付録である『衛生統計からみた医制百年の歩み』は資料としてよく取りまとめられているので図を引用する。先進諸国の十九・二十世紀の結核死亡の変化からそれぞれの国家のたどってきた近代国家としての結核史がよくわかるものとなっている[12]（**図1**）。

日本の結核と平均寿命

『衛生統計からみた医制百年の歩み』は「亡国病結核」として、「明治以来結核に罹患した繊維女工をはじめとする工場労働者の帰郷により結核は全国的にその蔓延を拡大していったのである」としている。昭和十年には明治三十三年以来つねに死因別死亡率の首位を占め続けてきた肺炎・気管支炎に代わって、肺結核が死因順位の第一位を占めるに至ったとしている。一九〇〇（明治三十三）年から残る結核統計で見ると、若年女子の結核の時代が、その後には青年男子の結核の時代に変わっていることは明確であるが、このことには触れていない。この変化は戦間期から十五年戦争への時代がもたらしたものと考える。ただし、この資料がこの問題には触れていないことは特記しておきたい。筆者が結核統計総覧より作成した図を提示する[13]（**図2**、**3**、**4**）。

日本の平均寿命の延びが見られなかった時代の大きな理由の一つは、結核症であったと考えることは間違いではなかろう。

図3　日本の男性の結核医死亡率の推移

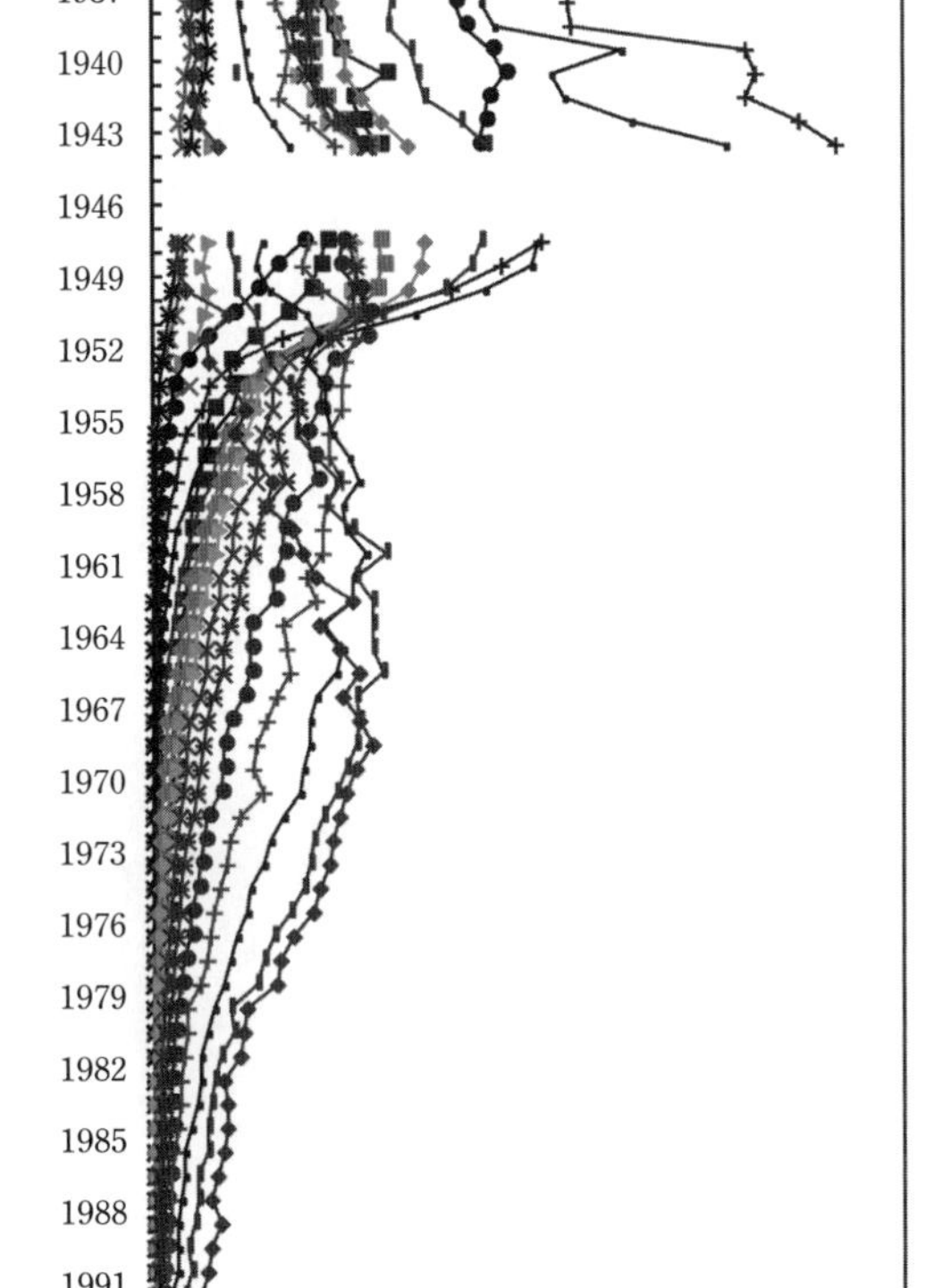

『結核統計総覧』より筆者作図

図 4　日本の女性の結核医死亡率の推移

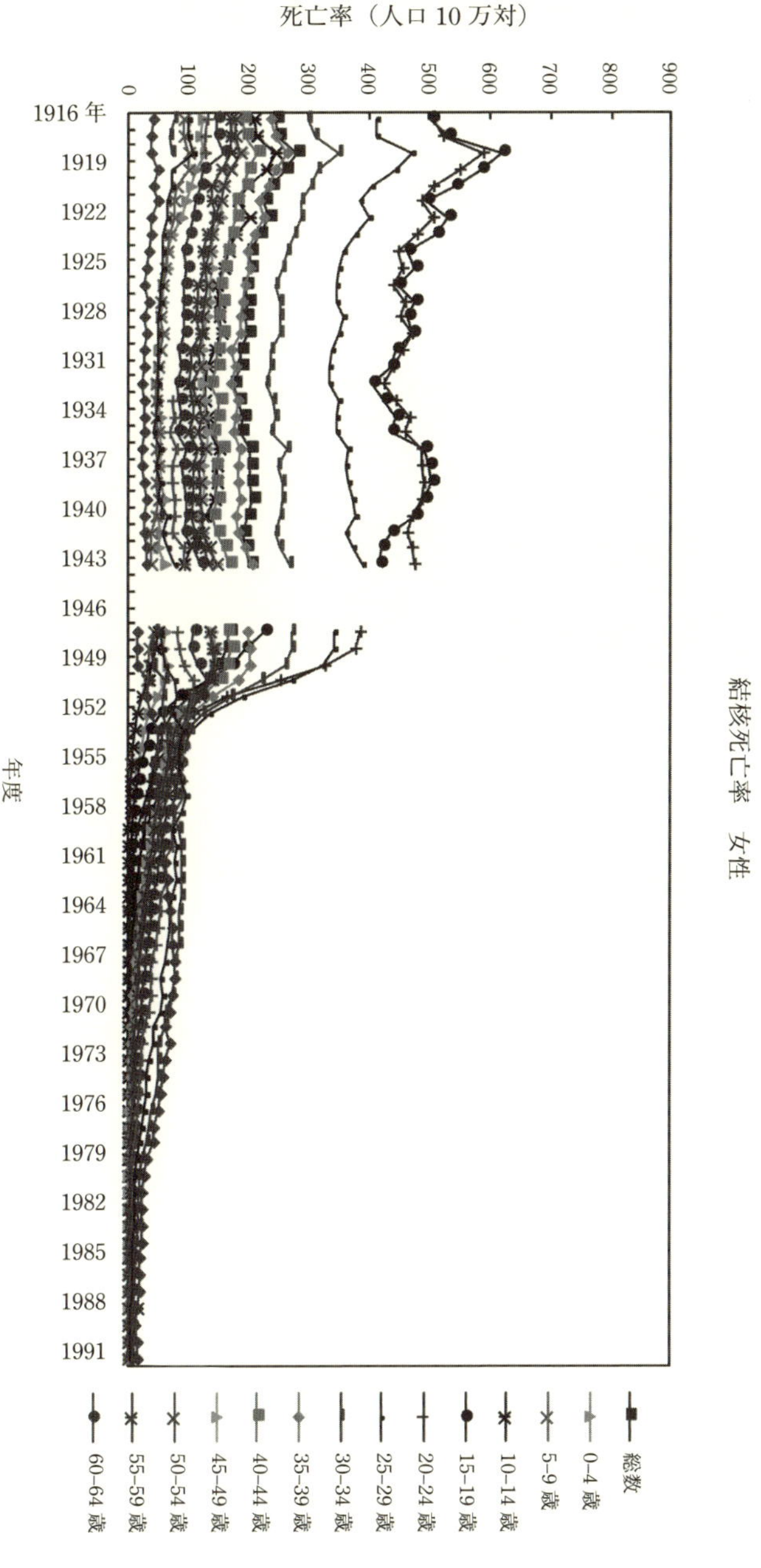

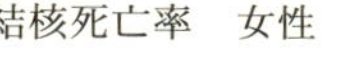

『結核統計総覧』より筆者作図

同文献は、日本について「明治以来の国民の傷病の状況を直接的にとらえた統計はないがその大筋は死因の動きにより知ることができる」として、次のように要約している。

「明治以来戦前に至るまでのわが国は急性伝染病、結核等の感染性疾患の全盛時代であったということができる。欧米諸国では二十世紀に入ってからは徐々に感染性疾患の後退とこれに代るいわゆる成人病の相対的増加が始まっていたといわれるが、わが国においては戦前にはこのような動きは、未だみられなかった」。

日本の平均寿命で見ると、明治二十四年から明治三十一年の第一回生命表では男子四二・八年、女子四四・三年、昭和十年前後の第六回生命表でも男子四六・九二年、女子四九・六三年とあまり伸びていない。昭和初期の欧米諸国では、すでにほぼ六十歳を越えていた。

3　日本の結核史

結核研究所の研究者の時代区分

日本結核予防会結核研究所に所属した医学研究者である、青木正和、島尾忠男、兼松（戸井田）一郎、森亨の四氏が、日本の結核史をそれぞれの視点から次のように分けている。時代区分の異なるところは、それぞれの研究の重点が異なることからくるものであろうが、興味深い分け方といえる。

青木正和は次のように区分している。(14)

一期　明治から一九一三（大正二）年「結核対策萌芽期」
二期　一九四五（昭和二十）年まで「結核対策生育期」
三期　一九六〇（昭和三十五）年まで「結核対策確立期」
四期　一九七三（昭和四十八）年まで「結核対策最盛期」

五期　二〇〇一（平成十三）年まで「結核対策転換期」
六期　その後現在まで「新結核対策実施期」

島尾忠男は次のように分けている。(15)

一期　一八八九（明治二十二）年から一九一八（大正七）年「主な被害者は若い女性」
二期　一九三〇（昭和五）年まで「インフルエンザの大流行の影響で結核死亡率減少」
三期　一九四三（昭和十八）年まで「結核は第二次工業化、戦時状態とともに再度増加」
四期　一九七五（昭和五十）年まで「第二次世界大戦の影響と結核対策の成果」
五期　それ以降現在まで「結核減少の停滞、再増加」

兼松（戸井田）一郎の分類は次のようになる。(16)

一期　明治から一九三五（昭和十）年まで「結核対策の移り変わり」
二期　一九四五（昭和二十）年まで「戦争の拡大と国家意思としての結核対策」
三期　一九五一（昭和二十六）年まで「敗戦と占領下の結核対策」
四期　一九七五（昭和五十）年まで「経済回復と（新・結核予防法）の成立――結核の急速な減少」
五期　それ以降現在まで「結核減少速度の鈍化、「再興」と結核対策の見直し」

森享は「日本結核病学会九〇年を振り返る」のなかで、日本結核病学会設立の一九二三（大正十二）年をはさんだ一〇〇年を次のように学会史として分けている。(17)

一期　一九一一（明治四十四）年から一九五三（昭和二十八）年「手探りの研究・対策努力期」

二期　一九五三（昭和二十八）年から一九八〇（昭和五十五）年　「近代的な対策の導入とともに基礎・臨床・疫学の開花期」

三期　一九八〇（昭和五十五）年から現在　「結核対策活動の限界を受けての今後の展望期」

森の分類は学会の活動に焦点を当てた時期区分であろうが、一期には第一次世界大戦・戦間期・十五年戦争・第二次世界大戦・戦後がすべて含まれている。これをひとくくりにすることは難しいように思われる。

社会学的な時代区分と現在

一方社会学者として『結核の社会史』を上梓している青木純一は、結核療養所の歴史から、時期区分として第二次世界大戦終戦を大きな区切りとしている[18]。

戦前における時期区分を、療養所設置に対する反対運動の見られなくなる一九三〇（昭和五）年頃で区切り、また戦後における時期区分は、化学療法が登場して、人々が快復を願って療養所に殺到した一九五〇（昭和二十五）年頃で分けるという判断である。医療を受ける立場にある生活者の結核に対する時代の感覚はこの分類に最も近いのではないかと考える。

前述した『衛生統計からみた医制百年の歩み』での「四．国民の傷病の動向」では、⑴概観、⑵急性伝染病、⑶結核、⑷成人病となっている。その⑶結核を要約してみる。

・今日のわが国では、結核は社会的恐怖の対象となる疾患ではなくなったといわれる。しかしながらつい先頃までは、死亡順位も第一位で、国民病とまで呼ばれていた。

・明治時代の結核

明治初期の結核蔓延の状況についてはわかっていないが、明治後期には相当の速度で増加していった。わが国は日清戦争の前後から産業革命期に突入し、繊維産業を中心とする機械生産の工場労働が大々的に開始されて、多数の年少労働者が都市に集中することになった。とりわけ多くの農村女性が吸収されていった繊維産業の過酷な労働条件と、都市の不健康な生活環境が、結核の蔓延にかっこうの場を提供することとなった。

・亡国病結核

明治以来、結核に罹患した繊維女工をはじめとする工場労働者の帰郷によって、結核は全国的にその蔓延の範囲を拡大していった。昭和十年には、明治三十三年以来つねに死因死亡率の首位を占め続けてきた肺炎・気管支炎に代わって、死因順位の第一位を占めるに至った。

・結核の激減

戦後わが国の結核は、抗結核薬の開発、結核対策の推進、国民生活水準の向上などにより急激な減少を見ることとなった。この急激な低下は、主として青年層における結核死亡率の急激な低下によって達成された。死亡率のピークは青年層から高年齢層に移行しており、いまや結核は老人病の観を呈するに至っている。

・国際比較

わが国の結核死亡率と欧米先進国のそれを比較すると、わが国の結核死亡率はまだかなり高く、欧米諸国との間に相当の格差がみられる。今後は結核の根絶という次の目標に向かって対策の充実を図る必要があろう。

二〇〇三（平成十五）年に発刊された『結核の歴史』(19)において、青木正和は日本の結核史を総説している。社会史としてまた医学史として日本の結核史を網羅している本書は、長らく結核の中程度の蔓延国としての評価にとどまっていた日本の結核史を正確に取りまとめている。しかしこの書においても、医学教育史としての結核についての記載は少ない。死因統計の中で一九三五（昭和十）年から一九五一（昭和二十六）年までその首位を記録していた結核の教育がどのようにされていたのかを、以下の主題とする理由でもある。

4　内科学教科書の結核記述の変遷

明治初期の教科書記載

明治維新後の医学教育制度史についての研究の蓄積は多い。しかし、疾病構造の変化が起こっていた日本の近現代社会において、臨床医学教育がどのように行われていたか、その内容についての研究は多くない。

日本語の内科学教科書の肺労・結核についての記載は、次のように変わってきた。要略をして記す。

一八七六（明治九）年桑田衡平訳述の『華氏内科摘要』には、「肺労ハ通例遺傳ノ病ニシテ」とある。その初篇巻二には「肺労トハ肺ノ結核病ヲ謂ウモノナリ是病ヲ区別スレハ曰急性曰慢性曰未発症是ナリ。〔…〕肺労ハ通例遺傳ノ病ニシテ自然ニ病ヲ独発スルコト罕ナリ而シテ其発スルヤ十八歳ヨリ三十五歳ニ至ノ間ニ於イテ最モ多シ」とある。この書はペンシルバニア大学の衛生学教授の Henry Hartshorne の一八六九年の原本を、桑田衡平が訳述したものである。[20]

桑田衡平は一八三六（天保七）年埼玉県日高生まれ、川越の横田良平、江戸の坪井信道、杉田玄端に学び、桑田立斎の婿養子となった翻訳者・医家である。蘭学から始まる人であるが、英語の医書の翻訳が多く残る。一八六九（明治二）年開成学校、一八七一（明治四）年大学東校での教師を経て、一八七九（明治十二）年『医戒』出版、一九〇五（明治三十八）年に没している。一八七四（明治七）年に公布、翌々年より三府からはじまり全国に及んだ「医制」により行われた医術開業試験制度の試験官に任ぜられた桑田の訳出した『華氏内科摘要』は、受験者にとっては読んでおくべき本であったと考えられる。

一八八一（明治十四）年長谷川泰纂略『内科要略』では、「結核ハ遺伝ニ起コリ或ル血族ニ於イテハ結核ノ為メニ全ク死亡スルコトマデアリ」としている。[21]

長谷川泰は一八四二（天保十三）年越後長岡の漢方医家に生まれる。一八六二（文久二）年佐倉順天堂に入塾、一八六六（慶応二）年には薩摩藩英学塾、一八六七（慶応三）年西洋医学所に学び、戊辰戦争は長岡藩に軍医として従軍、一八六九年大学東校少教授から医育に携わり、一八七五（明治八）年済生学舎を開校、一九〇三（明治三十六）年の廃校まで私学としての医育を行っている。一九一二（大正元）年に亡くなっているが、済生学舎の運営とともに、本人は東京府病院長や癲狂院院長、避病院院長を兼ねるなど衛生行政にも深くかかわり、一八八三（明治十六）年の「大日本私立衛生会」結成にもかかわった。一八九〇（明治二十三）年、第一回衆議院選挙当選、その後衛生局長をつとめるなど明治の医学教育、医政、衛生行政のすべてにわたり大きな存在であったことはよく知られている。[22]

『内科要略』の例言で長谷川泰は、「此書ハ専ラドイツ国刊行第十版ニーマイルザイツ氏病理各論ニ基キ傍ラ英米諸家ノ書ヲ訳篇スル者ナリ固予カ家塾生徒教授ノ備忘録ニ充ツルモノナレハ匆卒編纂ノ際或ハ疎漏ヲ免レサル」としている。五年をかけて全九巻を翻訳刊行している。国会図書館デジタルコレクションで公開されているものは一八八四（明治十七）年のものとされているが、その巻二「呼吸器病」に「第四篇肺質之疾病　第八肺結核　甲　急性粟粒結核　乙　慢性肺労」とある。

肺結核の総論を病理学的変化から記述しはじめ、乾酪変成・結核胞細（ママ）・脂肪変成等の翻訳語がある。病因および病理には、一定の体質血液混合いわゆる結核悪液質あり、としている。人病巣物質の動物への接種実験の紹介もあるが、遺伝に起こり、ある血族においては結核のために全く死亡することありとの記述が続く。

急性粟粒結核は急性伝染病の症候をもって経過し（…）窒扶斯（チフス）に類似し之と誤診す可き（…）とある。療法としては治癒の目途なき者とす、としている。慢性肺労については慢性肺炎的変換にて結核之に継発して（…）萎黄病と誤診す可きことあり、として症候が述べられており、肺労は治癒し難し（…）とある。翻訳書の範疇を出るものではない。

『内科要略』は済生学舎を中心とした医育の場において多くの医学生に読まれたものと思われるが、原本はドイツ語であり、翻訳の過程で内容の改変が行われた可能性は少なく、結核に対するこの記載がそのまま長く受け入れられていた可能性が高い。

これらは蘭学に続いて洋学として西洋医学を学んだ江戸末期から明治の初期の医育の教科書と考えてよい。蘭学の後、西洋医学を範とした日本の初期の教科書・和訳教科書として、その使用範囲は広かったと考えられる。

ベルツの教科書の記載

一方、日本の臨床医学教育は明治維新後に国家として西洋医学専一とされ、特にドイツ医学を導入し、大学東校に招いたドイツ人教師がその後の官学としての医学教育の中心となった。その遺産が、第二次世界大戦後にアメリカ医学が導入されるまでに日本の医学教育に残したものは非常に大きいと考えられる。内科学の教科書について、ベルツの『内科病論』を嚆矢としてその変化を要約してみよう[23]。

ベルツの『内科病論』は、一八八三（明治十六）年（来日七年後）にベルツ著、樫村清徳校閲、伊勢錠五郎譯補として上、中、下巻が版行された。伊勢錠五郎は、初版の例言で「ベルツ氏ノ本科学生ニ講述スルノ際與フルトコロノメモランドム　ヲ補譯シ各病ノ要点ニ就テ頗ル簡約ニ論述セル」と述べている。

肺労、急性粟粒結核は中巻の「呼吸器病」の中に記載されている。初版では「此病ハ乾酪変性及ビ化膿ニ陥ルノ質ヲ具フル炎症ノ為メニ肺質漸次頽敗ニ傾ク者ヲ謂ウ其病機多クハ特異ニシテ粟粒結核ニ同シ　但シ真ノ急性粟粒結核ハ全ク別種ノ病タリ〔原因〕肺労ハ固ト遺伝ニ属スル者ニシテ血族盡ク此病ニ由リテ於滅スルニ至ルコトアリ　男女ニ就イテハ大差ナシ素ト此肺労ハ一定度ノ觸接傳染性ヲ有スルモノナリ心臓病、癌腫、肺気腫等ノ症ニオイテハ此病ヲ発スルコト太タマレナリ〔治則〕予防及一般ノ保健法ヲ努メ其素因アルモノニハ幼児ヨリ適良ノ生育ヲ要ス」「急性粟粒結核　是レ急性熱性病ニシテ其確徴ハ乾酪様物ヲ吸収シテ諸器官ニ無数ノ粟粒結核ヲ沈着スルモノナリ」としている。

一八八九（明治二十二）年第五版の緒言では、「内科学進歩ノ成績ハ成ルヘク充分ニ之ヲ網羅シテ各当該ノ篇章ヲ改刷シ」としている。

コッホによる結核菌の発見により、結核症の感染症としての研究が始まったのは、一八八二年（明治十五）年である。第五版では「夫レ肺労ナル者ハ洋ノ東西ヲ問ワス最モ多ク見ル所ノ病（人民殆ント七分ノ一ハ結核ニ由テ死亡ス）ニシテ近時ノ検索ニ拠レハ触接傳染性傳染毒ニ基因ス〔原因〕肺労ノ病毒ハコッフ氏ノ結核バチル、スニシテ〔…〕従前ハ此病ヲ以テ遺傳性ノ疾患ト為セリ〔治則〕予防ニハソノ伝染性甚タ危険ナラズト雖モ宜シク漫ニ患者ニ近接スルヲ戒慎セシムヘシ」「急性粟粒結核是レ急性熱性病ニシテ其確徴ハ結核バチル、スヲ含有スル乾酪様（結核性）物ヲ吸収シテ諸器官殊ニ肺臓ニ無数ノ粟粒結核ヲ沈着スルモノナリ」とある。

ドイツより招聘されたベルツの口述を訳述したこれらの教科書が、当時最新の臨床医学を教育するための教科書としてつくられた意図がよくわかる。結核が結核菌による感染性の疾患であることが一八八二（明治十五）年コッホの結核菌発見により、世界的に認められた。この本が版を重ねてゆくなかで、第五版では肺労の記載を初版の遺伝性疾患から結核菌による疾患と改めており、この教科書にもとづく教育機関では、結核を感染性疾患として教育していたと考えられる。

『内科病論』の後続教科書と考えられる『鼈氏内科学』はベルツ原著、馬島永徳・本堂恒次郎・土岐文二郎共譯として、一八九三（明治二十六）年初版が出されている。[24] 一九〇三（明治三十六）年の第六版では、「肺労・肺結核」として「定義　本症ハ漸々発生シ炎症産出物ノ化膿性分解ニヨリ多クハ年餘ニ持積スル肺組織ノ壊潰ニシテ其起炎原因ハ所謂結核桿菌ナリ而シテ多臓器ニモ亦屢々同一ノ病症ヲ発スルモノトス」「結核桿菌ハ體外ヨリ體内ニ襲来シ此蘆ニ傳染ヲ呈スルモノナルハ明白ナリト雖モイカニシテ体内ニ侵入セルヤハ未ダ不明ニ属ス」としている。

しかし島尾忠男が『結核の今昔』で述べているが、一九〇〇（明治三十三）年に肺病統計をとりはじめた日本において、結核が重要な感染症として教育の対象になっていたか否かは明確でない。[25] むしろ静かに進行する感染症としての結核に対する対策は、伝染病予防法対象の疾患に比すると、その公衆衛生的視野からの対策を含めて臨床医学教育としては貧弱であった可能性が否定できない。

このころの内科学関係書として、山崎文庫に残る、一八九〇（明治二十二）年刊の寺尾国平編『内科類症鑑別』では、「固有徴ヲ呈シ遺傳体質等ヲ有シ加ヱ痰中ニ結核バチルレン及肺弾力繊維等ヲ検出スルトキハ其診断容易ニ且ツ確実ナリ」としているのである。[26]

『内科書』戦前期の記載について

この時代を経て、ドイツ医学から学んだ日本の医学教育が、日本人によって書かれた本格的な教科書を手にしたのは一九三〇年（昭和五）年、呉建・坂本恒雄共著の『内科書』からと考えられる。[27]

南山堂が出版した『内科書』は初版上巻昭和六年三月三日、中巻昭和七年五月五日、下巻昭和八年十月十五日、となっている。

『内科書』（片仮名表記本であるが本章では平仮名表記で要約した）は「著者等識　序」として、「わが国の学生及び医家の読むに適した内科書を書いてみたいと思った。わが国に多い病気については少しく詳しく、わが国にまれな病気については成るべく筆を約いた。新学説も確かだと思うものは取り入れた心算である。多少でも此書が学生及医家諸君の便益ともなれば幸いである」としている。

上巻は「循環器疾患・神経疾患」、中巻は「伝染病・血液疾患・脾臓疾患・泌尿器疾患・膀胱疾患・内分泌疾患・新陳代謝疾患」、下巻は「消化器疾患・寄生虫疾患・ヴィタミン欠乏症及類似疾患・体質異常及特異素質・物理的原因疾患・呼吸器疾患・運動器疾患・臨床上緊要なる中毒・医療処置汎論」よりなる。各巻のそれぞれが八〇〇頁を超える大冊である。そのなかで、呼吸器疾患は二七七頁を占め、うち肺結核八二頁、全身性粟粒結核が七頁を占める。

肺結核については「原因」「病理解剖」「症候」「診断」「予後」「療法」を分け記述している。興味深い記載として「本病はすべての死亡数の約七分の一を占むと称される。しかも他の疾患にて死亡した患者も之を解剖の際詳細に検すればその全数の九〇％以上においては、多少にかかわらず、かって罹患しすでに治癒したる陳旧結核竈を証明するという点より考えれば、いかに本病が高き罹病率を有するかは、おのずから想像するに難しからず」とある。日本の結核が他の先進諸国と異なる展開であるところの記載はない。要約して示す。

「原因」

結核は純然たる伝染性疾患なり。此の事実に関しては一八六八年ヴィレミン氏はじめて結核性物質を動物に接種して、結核の伝播せらるることを証明せし以後、一八八二年に至りローベルト・コッホ氏ついに結核菌を発見し、これが本病の原因たることを確定せり。

人類にて結核感染と結核罹病との関係を研究するに、両者の間に大差あることを発見すべし、人体の結核に対する体質的抵抗力は、免疫生物学的にも、また形態学的にも証明し得ざる要素によるものなり。従来結核に対しては遺伝・体質・素因等を頗る重視したるも、結核が伝染病たること明らかなるにおよびて、純粋なる遺伝病にあらざること確証せられたり。

「病理解剖」

内科書として病理解剖の記載は四頁とやや少ない。

「症候」

肺結核はおおくは漸進的匍行性にきわめて寛恕に始まり、患者の多くはその正確なる発病を知らざるを常とする。発病当時患者のもっとも多く訴える症状は、咳嗽及び喀痰・胸痛・呼吸困難などの胸部症状なり。患者は感冒あるいは「インフルエンザ」等と思惟しおるも、特に「インフルエンザ」は一年に数回も罹患することはむしろまれなるをもって、しかる場合には直ちに肺結核の初期をかんがふべきなり。

体内何れにも他覚的所見なくして、原因不明なる発熱を見れば常に結核性疾患を疑うべし。

「診断」

肺結核の診断は特にその初期において、困難あることおおし。喀痰中に結核菌を証明しえれば通常容易に本症を診断しうるも、しからざるときは咳嗽・皮膚蒼白・羸痩・嗄声・盗汗・遺伝的関係等に注意し、とくに軽微なる体温上昇が毎夕刻に認められるがごとき場合には、第一に本病の初期を疑うべし。

レントゲン線検査は本病に対してきわめて重要なる意義を有するも、一面すでに理学的検査によりて著明なる肺結核（とくに肺尖カタル）像を証明し得るにもかかわらず、レントゲン線像にて何らの異常を認めえざる場合も比較的多きことを忘るるべからず。

「予後」

予後を的確にさだむることは一般に困難あり。肺結核はその病巣範囲あまり広範に渡らざる間は、治癒しえる疾患なり。とくに最近喀痰における結核菌証明ならびにレントゲン線検査等によりて、本病の初期診断にいっそうの進歩を期せるを持って、現今にては以前のよりも本病の予後に関しては、はるかに良好なる結果を示すに至れり。本病巣は石灰化するも、そのうちの結核菌はなお数年間生存しうるをもって、解剖的治癒を診定することは不可能なり。従って一般に治癒と証するは臨床的治癒なるも、これもきわめて不確実なることにして、自覚的ならびに他覚的症状消失するも、病変はなお活動性なることもありうることにして、したがって再発無きを期し難し。

「療法」

一　予防法として

（イ）　伝染の機会を少なくすること

少々極端なるも理想的には、らい病患者における と同じく、本病患者もまた一定の処に隔離すべきも、今日尚未だ実行せれられるにいたらず。結核患者の結婚に関しては男女ともに開放性結核を有するものはこれを避くべし。

（ロ）結核伝染に対し抵抗力を増進すること

「ツベルクリン」の塗抹による予防等は今日顧みられず。然るに最近に至りB.C.G.をもって予防注射を行い、その効きわめて顕著成りという。

二　療法

（イ）薬物療法　本病に対しては、今日尚特効薬と認むべきものなし。古くより試みられたるものは、石炭酸・安息香酸ナトリウム・ヨードホルム等消毒薬の吸入療法・砒素製剤（内服あるいは皮下注射）等枚挙にいとまあらざれどもどれも本病に特効あるものにあらず。

（ロ）特殊療法

⑴　ツベルクリン療法

⑵　血清療法

⑶　類脂肪体療法

（ハ）化学的療法

その効果未だ一般には認められず。

（ニ）一般療法

その原則とするところは衛生学的・食事療法にして、これによりて本病における自然治癒を可及的促進するにあり。此の目的を達するに必要なる条件としては⑴栄養、⑵安静、⑶新鮮なる空気及び日光の三者なりとす。とくに療養所は適当なる気候の場所にあるをもって一層佳なり。

(ホ) 気候療法
(ヘ) 光線療法
(ト) 水治療法
(チ) 対症療法
(1) 咳嗽
(2) 胸痛
(3) 喀血
(4) 発熱
(5) 盗汗
(6) 消化器障訴
(7) 全身状態及び貧血
(リ) 外科的療法
(1) 人工気胸療法
(2) 胸腔内焼灼法
(3) 横隔膜神経摘出法

『内科書』が版を重ねている間の一九三四(昭和九)年、入沢達吉の小誌『内科読本』では「本病は人類の全死亡数の約七分ノ一を占める。他の疾病で死亡した患者でも解剖の際検すると九〇%以上は嘗て罹患しすでに治癒せし陳舊結核竈を證明せしむるから之を持たない者の方は變な人間であるといいたい」「従来結核は遺傳するものと考えたのは、家族傳染による」としており、医学界で認識が共有されるようになっているのがうかがえる。[28]

『内科書』戦後期の記載について

『内科書』は一九四八（昭和二十三）年の第一三版より、沖中重雄による改訂が行われ毎年のように改訂を重ねたが、一九七八（昭和五十三）年の第四四版を最終改版として、二〇〇九（平成二十一）年には絶版となった[29]。第二次世界大戦後の日本の内科医学教育において代表的な教科書と考えられる。この沖中の改訂版の序は、次のようにその変遷を述べている（改訂版序が版を改めても残され掲載されていることで、編者の時代に対する感覚や学会の動向を追うことができる）。

昭和二十六年改訂第一六版序には、「本書がはじめて世に出たのは昭和六年であって、呉・坂本両先生の下で出来上がった。絶えず筆が加えられ、まれに見るほどその声価を維持してきた。引きつづいて起こった大戦の影響も加わって充分なる改訂ができず、そうこうするうちに終戦となってしまった。その後世界医学、殊に米国の目覚しい進歩した医学が洪水のごとく日本に殺到し、われわれはこれらを消化するのに寧日なき有様となった。われわれがようやく落ち着きをとりもどし、本内科書をつくづく眺めてみると、その内容に著しく不備な所が多いのにいまさら驚いたのである。本書の付図の中に新しく米国の医書から引用したものが多数あるが、米国の医学者に厚く感謝の意を表する次第である」とある。

昭和三十一年改訂二四版序では、「戦後の医学の進展は、おどろく可きものがあるが、内科学領域についても戦前を振り返ってみると、うたた今昔の感に耐えない。たとえば肺結核の治療の面において、人工気胸によって多くの患者が処置されていた時代から、形成術・肺切除殊に肺区域切除等を殆ど危険なく遂行せしめた化学療法の進歩を考えると、昭和十年前後の時代には殆ど内科医が想像もし得なかった所であろう。日本人はこの二〇年くらいの間に平均寿命は約二〇年延長し、人類はいまや医学の恩恵を最大に受けうる幸福なる時代にあるかのごとくである。いまや医学は外界から侵入する疾患の克服からさらに内面よりの疾患の対策に全力を尽くさなければならない時代に到達しつつあるとも言いうるのである」としている。

一九六一（昭和三十六）年改訂三一版序では、「本書は従来から少し古いと思われる医学的事項から、近代的な斬新なことまであまりに盛りすぎているのではないか。学説等にしても古典的なものをどうも捨てきらないようなところがあることを自ら認めているのであるが、これはひとつにはこの書の長い歴史からみてやむを得ないところと思われる。なお、最終的に解決されない限り古典的なこととのつながりを知っておくことは、事実を理解していくうえにも便利であり、また大切なことではないかと思うためである」としている。

一九六五（昭和四十）年改訂第三六版の序では、「この書の特徴のひとつは、なんと言っても私が改訂を始めて以来、執筆者があまりかわらないで、お互いの連絡がよく取れたかたちで一貫してここまできたことであると思う。しかし一面ややもすると、マンネリズムに陥りやすいことも、よくよく反省してみることが大切であると思っている」と書いている。

沖中による改訂の比較的早期の改訂第一七版、一九五二（昭和二十七）年版は、下巻の「呼吸器疾患　第四章　肺臓疾患　X　肺結核（肺労）」が九三頁、「XI　急性全身性粟粒性結核」が九頁を占めている。

「欧米の文明諸国においては第一次世界大戦時およびその直後には結核死亡率は一時増加したが、近年には著しく減少し、第二次世界大戦中およびその後も漸減の道をたどりつつある。これに反して本邦における結核死亡は少しく減少の傾向を示してはいるが、なおこれに数倍している。これには社会施設、衛生思想その他あらゆる問題が関係していると思われる」とある。

「従来本邦の結核死亡の特徴とせられてきた高い青少年死亡率は近年激減し、壮年期より老年期にかけて上昇する欧米の結核死亡の状態に接近しつつある。都会と農村とを比較すれば、結核死亡は都会が遥かに高かったが、近時都会と農村との交流が盛んになるにつれて両者の結核死亡の差異は漸次減少しつつある状態である。昭和二十二年の結核死亡は前述するごとく一四六、二四一人たるを以って、本邦には現在一四〇万人以上の結核患者が存在する割合となる。そのいかに広く国民の間に蔓延せるや、じつに寒心に堪えざるものがある」としている。

予後については、「肺結核の予後を的確に定めることは、一般に困難である。肺結核はその病巣範囲があまりに広範に渉らない間は、治癒しうる疾患である。自覚的並びに他覚的症状が消失しても、病変は尚活動性なることも有り得るをもって、再発無きを期し難い」としている。治療については、一般療法・対症療法・特殊療法・化学療法・虚脱療法その他の外科療法に大別されるとしている。結核が猖獗をきわめた戦後期の教科書の記載として、これらの項の中身を示しておこう。

Ⅰ．一般療法
(1)栄養療法
(2)安静及び大気療法
(3)気候療法
(4)理学療法
(a)日光療法
(b)レントゲン線療法
(c)水治療法
(5)作業療法
(6)精神療法
Ⅱ．対症療法
Ⅲ．特殊療法
(1)ツベルクリン療法

⑵血清療法
⑶類脂肪体療法

Ⅳ．化学療法

一九四〇年のフェルドマンとヒンショウによるプロミンの研究を挙げ、一九四三年のワックスマンによるストレプトマイシンの発見のおかげで、優秀な治療効果を挙げうることが確認されたと記している。ストレプトマイシンの適用が、結核の急性型に対して顕著な抑制効果を与え、喀痰中の結核菌も減少し、さらに消失するものもある、としている。ただし空洞に対しては適当な時期に虚脱療法その他の外科的療法を施行する必要があるとしている。ＰＡＳ（パラアミノサリチル酸）の効果も述べられている。

Ⅴ．外科療法

外科的療法には虚脱療法と直達療法とがあるが、最も広く行われているのは虚脱療法である。

⑴人工気胸療法
⑵胸腔内焼灼術
⑶横隔膜神経麻痺術
⑷人工気腹療法
⑸胸郭成形術
⑹胸膜外肺剥離術
⑺空洞吸引療法
⑻肺切除術　適応としては胸郭成形術その他の療法が不成功と思われるものを選ぶべきである。一時死亡

率が高く、二七・五％に達したが、最近はストレプトマイシンの使用によって良好な成績を得ている。

筆者は沖中『内科書』第三九版（昭和四十五年版）を所蔵している。上巻八六八頁、中巻八一八頁、下巻九三〇頁よりなる。(30)

肺結核は中巻の「呼吸器疾患各論　第五章3．肺結核」が九六頁、「4．全身性粟粒結核」が五頁の教科書となっている。その内容の特に興味深いところを要約する。

3．肺結核

I．疫学的考察

結核菌の感染はきわめて広範であるが、そのすべてが結核に罹患するものではなく、死亡もそれほど高いものではない。感染率・罹患率・死亡率はそれぞれ別個に考察されねばならない。結核死亡はいずれの国においても年とともに漸減の道をたどり、第一次大戦時およびその後一時増加したが近年著しく減少し、第二次大戦中またその後も減少しつつある。これに反しわが国の結核死亡は第二次大戦まではあまり減少が見られなかったが、その後はまれに見る減少を示した。国民死亡の順位も結核死亡が常に第一位を占めてきたが昭和二十六年に初めて脳卒中を主とする中枢神経系の血管損傷についで第二位となり、昭和三十四年には第七位になった。特にわが国で青少年の死亡率が高かったことの改善は、青年層における健康管理と適正な結核治療の普及などが挙げられる。

II．細菌学的考察

III．素因

従来遺伝・体質・素因などが重視され、一時期は遺伝性疾患とさえいわれたこともあるが、結核菌の発見により感染症であることが明らかにされ、免疫生物学の進歩に伴いこの問題は閑却されるにいたったが、結核の発病進展には個体の感受性、換言すれば抵抗性にも関係する。従って結核を論ずるにこの素因の問題を全く無視することはできない。

Ⅳ．結核の発病および進展

Ⅴ．病理解剖

Ⅵ．肺結核の症候

Ⅶ．肺結核の診断

Ⅷ．肺結核の治療

a．一般療法

i．安静療法

ii．大気療法

iii．栄養療法

b．化学療法

古くからの多くの試みには臨床的な治療的効果は認められず、一九四三年ワックスマンによって抗生物質ストレプトマイシンが発見され、結核化学療法はその第一歩を踏み出した。

c．虚脱療法

現在における肺結核の治療体系としては、まず化学療法を一定期間行い、なお残存する病巣殊に空洞または被包乾酪巣に対しては切除法を行うのが一般の趨勢である。胸郭形成術・人工気胸・人工気腹などの虚脱療法は、肺切除の適応以外の病変に対して行われる補助的療法になった。

d．直達療法

e. 理学療法
f. 特殊療法
g. 対症療法
Ⅸ. 結核の予後
予後を的確に定めることは一般に困難であるが、化学療法と外科療法の進歩は肺結核の予後を著しく良好ならしめるに至った。
Ⅹ. 結核の予防
1 感染の機会を少なくすること
2 患者の早期発見と早期治療
3 結核感染に対して抵抗力を増進させること
4 免疫を与えること
BCGについての詳論
5 化学予防
4. 全身性粟粒結核

『内科書』は先述の通り絶版となっているが、一九七七（昭和五十二）年に上田英雄・武内重五郎編集による『内科学』が出版されており、二〇一七（平成二十九）年には第一一版が矢崎義雄総編集として刊行された。そこでの肺結核の占める記載は、Ⅰ巻の「感染症」の中の「抗酸菌症」に三頁、第Ⅱ巻の「呼吸器系の疾患」の「肺結核症」に六頁が割かれている。『内科学』Ⅰ、Ⅱ、Ⅲ、Ⅳ、Ⅴ巻総頁数二三八五頁の大冊であるが、その中に占める結核症の部分は非常に少ないものとなっている。

図5 死因別死亡率の年次推移（昭和22年〜昭和48年）

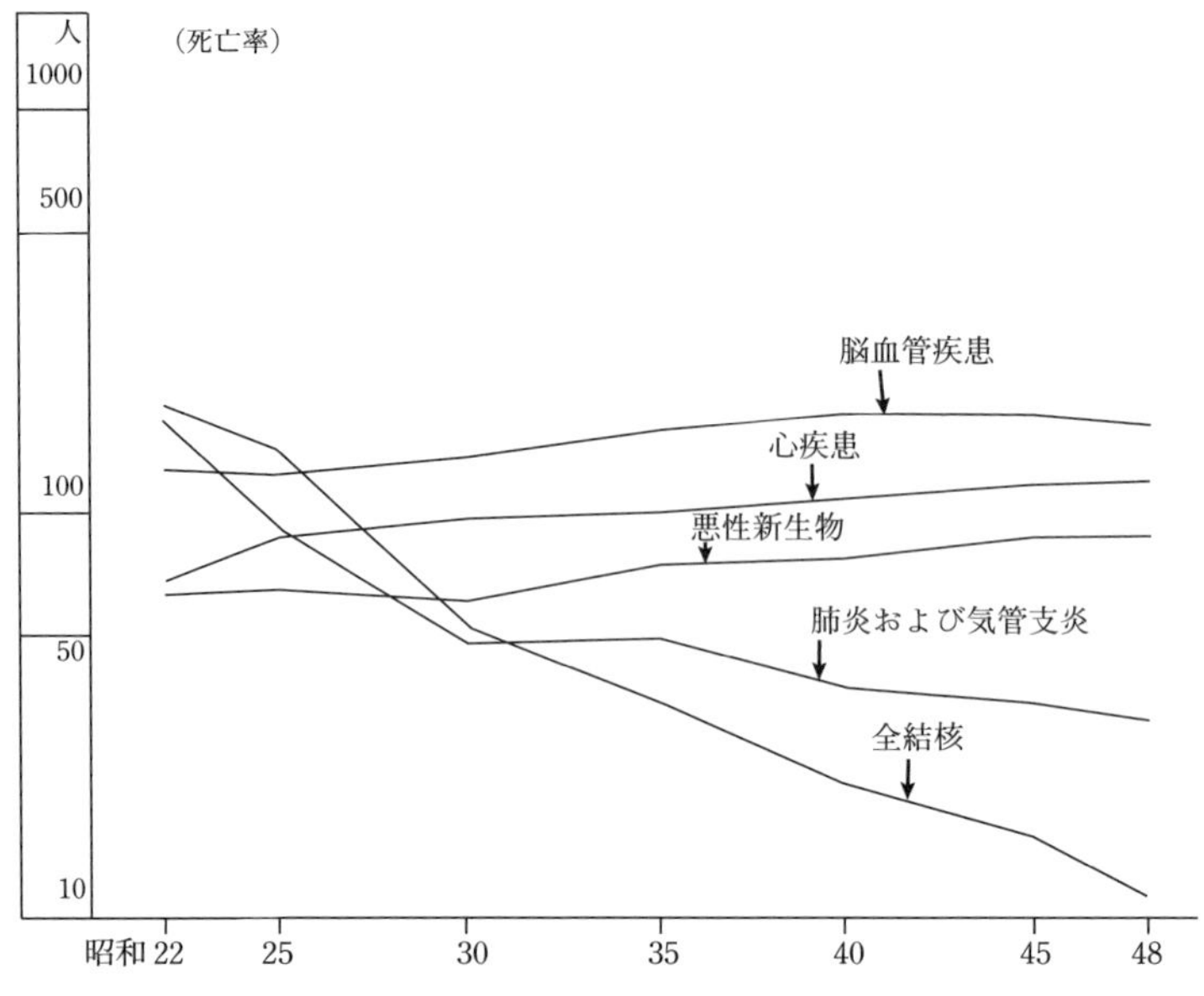

（資料）厚生省「人口動態調査」

出典：『医制百年史』付録『衛生統計よりみた医制百年の歩み』より転載

疾病構造の変化——その歴史的事実

坂井建雄が『日本医学教育史』の「あとがき」にて述べているように、日本の医学教育史を真正面から取り扱った書は決して多くない。特に臨床医学教育を歴史的に扱うことは難題である[31]。

疾病構造は、現代のようにグローバル化した時代においても地球上では相当に異なるものがあるし、過去・現在・未来が重層的に地域を変えてあらわれることは、世の東西を問わずみられることである。非常に短い期間の統計資料であるが、前出の『衛生統計からみた医制百年の歩み』に、日本の一九四七（昭和二十二）年から一九七三（昭和四十八）年の死因別死亡率の年次推移の図がある。約二五年で、全結核が主要死因ではなくなっている（**図5**）。

また同書には一九五三（昭和二十八）年から一九七三（昭和四十八）年の特定疾病別受療率の年

次推移が厚生省の「患者調査」を基に提示されている。この期間において、患者数の首位は結核から不慮の事故・中毒および暴力に代わっている（図6）。

一方『衛生統計からみた医制百年の歩み』は総死亡率に占める成人病死亡の割合は細菌感染性疾患の後退に伴って

図6　特定疾病別受療率の年次推移（昭和28年〜昭和48年）

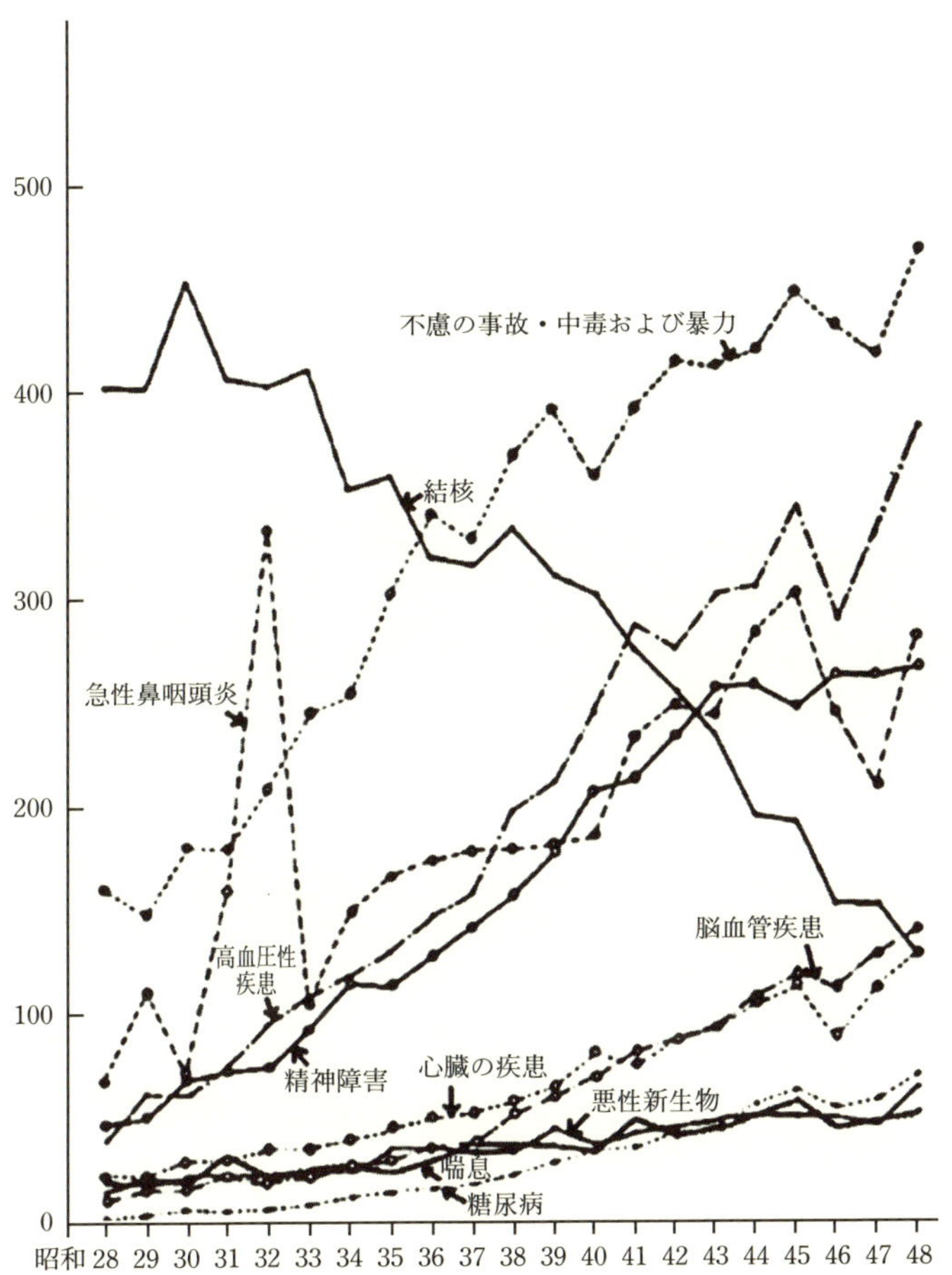

（資料）厚生省「患者調査」

出典：『医制百年史』付録『衛生統計よりみた医制百年の歩み』より転載

相対的に増大し、一九三五（昭和十）年の約二五％から急速にその割合を高め、一九七三（昭和四十八）年には六五・四％を占めることとなったとしている。成人病という概念は、政治・政策的な理由により、生活習慣病と呼ばれるようになって年数がたち一般化しているが、どちらも医学用語としてはおかしなものである。[32]

二〇一七（平成二十九）年の死亡統計ではいわゆる成人病とされてきた、脳血管疾患・心臓病・悪性新生物の死因割合は五一・四％であり、そのなかで悪性新生物死亡が全体の二七・九％となっている。このように、約五〇年の間に臨床医学の対象疾患は大きく変化したことがわかる。その間に平均寿命は一九六五（昭和四十）年の男子六七・七三歳、女子七二・九五歳から二〇一七（平成二十九）年には男子八一・〇九歳、女子八七・二六歳となっている。この間、日本が戦争という生物学的に大きな統計値の変化をきたす惨禍に巻き込まれることなくきたことが大きく寄与したと考える。

明治維新後の日本が多産多死の時代から、戦役のつづいた近代を経て、第二次世界大戦後の現在の少産少死へと人口転換したことの人口学的議論は興味深いことが多い。世界的な人口論の中でも、インフルエンザの流行などを含めて研究の課題は多いが、このことも本章の範囲を超えると思われるので別の機会に譲りたい。[33]

日本の結核に対する疾病観

日本の結核の歴史は先進工業国に遅れをとった近代化の歴史とともに特異性をもつ。明治維新後の日本において結核の医療史は際立った特徴をもつ。いわゆる「振り袖火事」で有名な江戸時代の癆は日本漢方の中では系統的にはまとめられていない。周辺疾患や現在では精神疾患とされる障害をも癆を含む疾病概念に含まれていた。また、その時代には遺伝性の疾患概念としては癆が明確には語られていないように思う。[34] 富士川游著・小川鼎三校注の『日本医学史綱要』の中では、肺結核について橘南谿の『雑病紀聞』を次のように紹介している。「労瘵に遺伝と伝染とあることを説き、身体の衰弱、産褥、風邪、房事過度等が該病を発するの動機をなすことを言う」。また本間玄調『内科秘録』からは、「この病は一種の伝染毒にして、或いは血脈を引きて伝染し、或いは親近するものに伝染するの二途あり」と紹介している。[35]

一方、医学書とも療養書とも言われる『病家須知』巻之一（平野重誠、天保三年（一八三二年））では、「世間無量の病は、悉皆内と外と相応じて発する故に　傷寒・時疫・瘧・痢・痘・麻・黴毒・肥前瘡、および脚気・黄疸・癆瘵・癇疾などいう病のあるとあらゆるものまでも、伝染ざるは一切なきものぞと知べし」としている。[36]

そして江戸の末期から西洋医学の優勢をみるようになるわけであるが、蘭学の流れをくむ洋学者桑田衡平がヘンリー・ハルツホールン著の英文から譯述した『華氏内科摘要』（一八七六（明治八）年）のなかで「結核ハ通例遺傳ノ病ニシテ」としていることは前述した。また長谷川泰とエルウィン・ベルツの教科書についても既述の通りである。

結核の遺伝病説に大きく踏み込んだ新聞論文として一八八二（明治十五）年三月から福沢諭吉により発刊が始まった『時事新報』（慶應義塾出版社）がその第二一号（明治十五年三月二十五日号）中の『遺傳之能力　第一』で、「肺病癩病梅毒癲狂等ノ諸病ハ、親子相傳ヘ兄弟姉妹其質ヲ共ニシテコレヲ免カル、コト難シ。之ヲ遺傳ノ病ト云ウ或ハ遺伝ノ家ニ生ル、モ攝生ノ宜シキヲ以テ無難ニ生涯ヲ終ワル物モ亦甚ダ多シト雖モ、何カ他ノ病気ニ罹リテ身體ニ故障ヲ生ズルトキハ必ズ遺傳病ヲ合併スルヲ常トス」という論説がある。この記事は必ずしも結核を扱った記事ではなく、明治初期の身分制度や教育に言及した記事であるが、この時代の進歩的日本の論説がこのように述べていることは現在では驚くべきことである。江戸から明治への日本の文化の変化は歴史学的に見た場合、奇妙なことも多い。この日付は、ベルリンにてコッホが結核菌の発見を発表した翌日である。コッホが結核菌を発見すべく顕微鏡検査を重ねるには、そのことに価値を見出すだけの歴史がヨーロッパの医学界にはあったからであるが、日本の論説界も医学界もまだこの時代、そこからは遠かったと言わざるをえない。

臨床医学教育課題の本質

コッホの結核菌発見に始まる結核研究史、そして細菌学の歴史のなかで日本の医学者が果たした膨大なそして世界的な業績は大きい。しかし、日本の社会が結核からうけた損失も膨大なものがあったといわざるをえない。結核菌の発見後も、その根本的治療の試みは多くが失敗していた。実臨床医学としては対症療法を上手におこなうことのできる臨床家が対応していた。このことにより感染性の疾患として社会では忌避されながらも、ロマンチックな患者像が存在した。[37] 根本治療の手段をもたなかった時代に予防、療養、社会復帰にかかわる療養書が、特に「通俗療養書」として多数出され、版を重ねたことにも大きな意味があったであろう。[38] また日本の医学研究が得意とした予防接種としてのBCG研究を世界的にみても早く、より精力的に手がけたことも特筆できよう。[39] 一方、いわゆるサナトリウム的な療養所の整備は一部のところをのぞいて、先進諸国より遅れた。一九四三年にストレプトマイシンが発見されたが日本でそれが使用できるようになるのは、終戦後の被占領下一九四九（昭和二十四）年である。[40] 戦争の戦禍とともに猖獗を極めた肺結核の沈静化は、日本においてはストレプトマイシンの使用というよりも、戦費の負担、戦争に伴う疲弊がなくなったことにより実現したように思われる。結核予防法が改正され、国民皆保険の達成以前に結核療養所が激増し、結核死亡率半減記念式典を一九五二（昭和二十七）年に挙行し祝賀している。しかし死亡率が激減しても結核の罹患率は高く、一九五三（昭和二十八）年から行われた結核実態調査の成績は、一九六一（昭和三十六）年の結核予防法の再改正により国の財政的負担が有効になるまでは改善傾向になかったことも記憶しておくべきことである。

臨床医学教育において、特に卒前教育において何を教育するのかは、基礎医学の教育とはまた別な問題がある。今回結核史とその教育史を取り上げたが、臨床医学の教育は卒後教育に負う部分が大きい。ただ教科書として学生時代に手にしたものの重さは、個人の医療者にとっては一生涯忘れられないものである。そのような意味から、日本の言語で大冊の内科学教科書を編んだ先人の労には感謝の念を禁じ得ない。しかし実際の医療の現場は教科書の記載するものと異なることも避け得ない現実である。

今日、疾病構造は大きく、めまぐるしく変わっている。そのようなかで世界の医学教育の根本理念が「生涯学習者になるために、自己学習習慣と問題解決能力を身につけられる」カリキュラム、とされてきたことは大きな意味をもつ。

日本の医学教育に世界的な要求水準が求められている現在、国内的にも医学の卒前・卒後教育は日本の高齢化や経済的な問題を含み大きな課題をもつ。そのなかで、日本の医学教育がどのようにそれに対処してゆくのかは未だ不透明であるが、国際的な方向性に向かってゆかざるをえないことは自明なことに思われる。

おわりに

ここまで疾病構造の変化を結核症の問題とその臨床医学教育を中心として述べてきた。

人間の疾病に対する考え方や、社会における疾病に対する対応は複雑であり、簡単に説明できるものではないであろう。ただし、疾病に対する職業者は臨床医であることが近代社会では一般的なものであり、そのような人を育てる臨床医学教育の仕組みは近代社会では必ず整備されてきた。ここで取り上げた結核は近代社会の宿痾として文化的にも影響のあった疾病であり、その治療はストレプトマイシンの出現後に大きく進歩した。しかし、国際保健的な意味での制御は今後も時間のかかる問題と考えられる。内科学の教科書を中心にその変化を見てきたが教科書の記載が臨床現場においてどのくらいの有効期限をもつのか、医の歴史においてはつねに念頭に置いておいた方がよいように思われる。

結核については衛生学的側面も大きいが、日本の衛生学教育史をまとめた瀧澤利行の「衛生思想と医学教育」からは、結核対策が衛生学の主題とはあまりなってこなかったように読める。[41] また一九一三（大正二）年に国家医学会により発行された、明治の織物産業における女工の結核問題を正面から取り上げた石原修の「衛生学上ヨリ見タル女工之現況」も、同時代的には医学教育の場に降りてきてはいないように思われる。[42] 終戦後の沖中『内科書』でようやく、充分な記載がなされている。結核問題は、むしろ社会的運動としての結核予防協会の創設（一九一三（大正二）年）や、その後に発展的に解散し、一九三九（昭和十四）年に設立となった財団法人結核予防会組織が教育と研究を担った。戦前の日本学術会議や陸海軍に付属する研究・診療機関において研究課題として取り組まれた歴史も大きかったと考えるが、そのことについてはここでは主題としなかった。[43]

結核予防会の顧問である島尾忠男の『結核と歩んで五〇年』という、自身が結核患者であった結核医として現在も活躍している著者の、二〇〇三（平成十五）年の出版がある。[44]

太平洋戦争開戦後の一九四二年に旧制高等学校入学、柔道部の大将を担った壮健な高校生が勤労動員の高校生活から、一九四四年繰上げ卒業により東京帝国大学医学部入学、一年間の基礎医学の速成教育を終えたところで終戦、三年間の臨床医学教育後、一九四八年九月に大学卒業、インターン終了後、結核予防会の医師として勤務を始めたとある。学生時代は結核研究会に入り、その頃から結核医療に強い興味をもっていたと思われるが、同期の入学者一二二名中二五名が結核になったと記しているし、喉頭結核をわずらう教師が薬瓶を教卓におきながらしわがれ声で悲壮な講義をしていた時代と記している。本人は旧制高等学校在学中に胸部間接X線検査で要精密とされ、精検にて異常なしであったというが、一九四七年地方での実習後右胸の痛みが出現、X線透視で浸潤影があり、週に一回の人工気胸をはじめたという。学業を続けながら二年間人工気胸療法が行われたようである。卒業後は結核予防会第一健康相談所でのレントゲン透視を含む診療に従事していたとのことであるが、一九五〇年、父親の死と自己の放射線診療の過度から来る疲労から、血痰をともなう結核発症が明らかとなり、結核予防会結核研究所附属療養所に入院したという。治療の主流は大気、安静、栄養療法が主体となる自然療法であり胸部の外科療法が盛んに行われつつある時代であった。島尾はガフキー六号の排菌があり、一九五一年に二度分割して、右肋骨八本を切除する胸郭形成術をうけた。化学療法は始まっていたようであるが排菌の陰性化が見られず、一九五二年に肺切除術を受け、排菌の陰性化後一九五三年に復職した。療養所での療養生活や手術を受けた患者の実経験が医師である本人により詳細に書かれた著作である。島尾は一九五五年にスウェーデン留学を果たし、結核疫学の専門家として結核研究所の所長、結核予防会の理事長、会長、WHO執行理事、エイズ予防財団理事長も務め、現在も結核予防会の顧問として第一線にて活躍している。本人の大戦直後の学生時代に用いた内科教科書の記載を、研究者になってから読み直すことはあまりなかったようで、それは実学としての医学教育における教科書の一面かもしれない。

また一九二七（昭和二）年生まれの詩人・作家として現在も著作を送り出している小沢信男も終戦後の結核療養を長きにわたり体験した作家である。その作品には、結核の療養者の真実を書いたものが多い。近刊された文庫本『ぼくの東京全集』の中にある『わが忘れなば』の初出は『新日本文学』一九六五（昭和四十）年一月号とのことであるが、この文庫に含まれる他篇を含めて、島尾の書と合わせて読むと、結核医療の現場と結核を乗り越えた患者の実感がよくわかる。[45]そして歴史と社会における医学の位置もよくわかる。

上記の二人は筆者の知己であり、通常の会話の中でなされた内容を含む著作があるので、ここに紹介した。日本の現代において結核史を過去のものとはできないと考える。

日本の医学教育史を東西の比較で取りまとめることは困難と考え、日本の内科学の教科書の結核記述を中心に書いた。

結核は膨大な医学的蓄積と、社会、文化や国際政治的な問題も含めると、歴史学の宝庫である。結核という疾病構造の変化を検証できる疾患について、日本の臨床医学教育がどのように変化したのかを述べることにより、本書の一章とした。[46]

注

(1) 川喜田善郎『近代医学の史的基盤』下、岩波書店、一九七七年。
(2) 青木正和『結核の歴史』講談社、二〇〇三年。
(3) 小川鼎三『医学の歴史』中公新書、一九六四年。
(4) 酒井シヅ『日本の医療史』東京書籍、一八八二年。
新村拓『日本医療史』吉川弘文館、二〇〇六年。
川上武『医学と社会』勁草書房、一九六八年。
(5) トク・ベルツ編『ベルツの日記』上、菅沼竜太郎訳、岩波文庫、一九七九年、二四九—二五九頁。
(6) 山崎佐「日本医道と医学及外教〔仏教、儒教、基教〕との関係」『第十一回　日本医学会会誌　其の一』日本医学会、一九四四年。
(7) 福島統「第七章　戦後における医学教育制度改革」、坂井建雄編『日本医学教育史』東北大学出版会、二〇一二年。
(8) 坂井建雄・澤井直・滝澤利行・福島統・島田和幸「我が国の医学教育・医師資格付与制度の歴史的変遷と医学校の発展過程」『医学教育』41（5）、二〇一〇年、三三七—三四六頁。
(9) S. Lyle Cummins, *Tuberculosis in History*, Bailliere, Tindall and Cox, London, 1949.
(10) 大森弘喜『フランス公衆衛生史——十九世紀パリの疫病と住環境』学術出版会、二〇一四年。
(11) Matthew Gandy and Alimuddin Zumla, *The Return of the White Plague*, Verso, London; New York, 2003.
(12) 厚生省医務局『医制百年史』附録『衛生統計から見た医制百年の歩み』ぎょうせい、一九七六年。
(13) 結核予防会『結核統計総覧（一九〇〇〜一九九二年）』結核予防会、一九九三年。
(14) 青木正和『結核対策史』結核予防会、二〇〇八年。
(15) 島尾忠男「結核　温故知新」『結核』80（6）、二〇〇五年、四八一—四八九頁。
(16) 兼松（戸井田）一郎『日本におけるBCGの歴史』日本におけるBCGの歴史出版委員会（非売品）、新企画出版、二〇〇九年。
(17) 森亨「日本結核病学会九〇年をふり返る——奇跡と周礼への展望」『結核』90（9）、二〇一五年、六四一—六五二頁。
(18) 青木純一『結核の社会史』御茶の水書房、二〇〇四年。
青木純一「日本における結核療養所の歴史と時期区分に関する考察」『専修大学社会科学研究所社会科学年報』50、二〇一六年、三―二二頁。

(19) 前掲、青木正和『結核の歴史』講談社、二〇〇三年。以下に本書の目次をあげておく。

第一章　理解しにくい病気　結核概説

今結核について論じる理由／結核とはどういう病気か／結核医学の歩み／結核菌の起源

第二章　潜入、沈潜、蠢動　弥生から江戸

人類最初の結核患者／結核菌、日本列島へと渡る／結核の蠢動――江戸時代の結核

第三章　爆発的蔓延　明治から昭和初期

富国強兵策と女工の結核／結核の爆発的増加／ロマンチックに美化された理由／結核菌の発見と予防策の萌芽／結核予防運動の興隆――大正から昭和初期／戦争と結核／驚くべき発展を見せたわが国の結核病学

第四章　死病、そして沈静へ

敗戦からの再出発／結核予防法の大改正――昭和二十年代／確立された近代的対策――昭和三十年代／世界で最も速い患者数の減少／結核医療の発展を振り返る／結核減少の鈍化／わが国の結核の現状／わが国の結核の将来

(20) 桑田衡平譯述『華氏　内科摘要』二版、山城屋佐平、一八七五年。

(21) 長谷川泰纂訳『内科要略』、瑞穂屋卯三郎、一八八一年。

(22) 唐沢信安『済生学舎と長谷川泰』日本医事新報社、一九九六年。

(23) ドクトル・ベルツ、伊勢錠五郎、譯補兼出版人、刀圭書院出版、一八八三年。

(24) エ・ベルツ、馬島永徳・本堂恒次郎・土岐文二郎共譯『鼈氏内科学』第六版、金原醫籍店、一八九三年。

(25) 島尾忠男『結核の今昔』克誠堂出版、二〇〇八年。

(26) 寺尾国平編『増訂　内科類症鑑別』三版、南江堂、一八九二年。

(27) 呉建・坂本恒雄『内科書』南山堂、一九三〇年。

(28) 入沢達吉『内科読本』日本評論社、一九三四年。

(29) 呉建・坂本恒雄原著、沖中重雄改訂『内科書　第一七版　上中下巻』南山堂、一九五二年。

(30) 呉建・坂本恒雄原著、沖中重雄改訂『内科書　第三九版　上中下巻』南山堂、一九七〇年。

(31) 坂井建雄『日本医学教育史』東北大学出版会、二〇一二年。

(32) 二木立「厚生労働省の「生活習慣病」の説明はどのように変わってきたか?」『日本医事新報』4867号8・5、二〇一

七年、二〇一一頁。
(33) 速水融『日本を襲ったスペイン・インフルエンザ』藤原書店、二〇〇六年。
(34) 鈴木則子『江戸の「労瘵」——医学・感染症・ジェンダー』「歴史における周縁と共生——疫病・触穢思想・女人結界・除災儀礼——研究成果論集」奈良女子大学、鈴木則子、二〇一二年。
(35) 富士川游著、小川鼎三校注『日本医史綱要2』東洋文庫、平凡社、一九七四年。
(36) 平野重誠原著、小曽戸洋監修、中村篤彦監訳、看護史研究会翻刻・訳注『病家須知』農山漁村文化協会、二〇〇六年。
(37) 福田眞人『結核の文化史』名古屋大学出版会、一九九五年。
(38) 遠藤繁清『療養新道』実業之日本社、一九二八年。
(39) 遠藤繁清『結核の完全治療』実業之日本社、一九五四年。
(40) 渡部幹夫「我が国の予防接種制度についての歴史的一考察」『民族衛生』73(6)、二〇〇七年、二四三—二五二頁。
(41) 渡部幹夫「昭和二十四年の岩ヶ崎接種結核事件について——GHQ文書と日本の資料」『日本医史学雑誌』第49巻第3号、二〇〇三年、四七九—四九二頁。
(42) 滝澤利行「第八章　衛生思想と医学教育」、坂井建雄編『日本医学教育史』東北大学出版会、二〇一二年。
(43) 石原修『女工と結核』付録「衛生学上ヨリ見タル女工之現況」国家医学会、一九一三年。
(44) 渡部幹夫「日本の結核史における第二次世界大戦とBCG研究について」『日本医史学雑誌』第56巻第2号、二〇一〇年、一七六頁。
(45) 島尾忠男『結核と歩んで五十年』結核予防会、二〇〇三年。
(46) 小沢信男「わが忘れなば」『ぼくの東京全集』ちくま文庫、筑摩書房、二〇一七年。

本章における引用では、著者により仮名つかいや語法の変換・省略を行ったところがあるが、読者の便を図ったものであり、原著者の意図と異なる変更は行っていない。

資料は主に、順天堂大学山崎文庫、静岡県立中央図書館葵文庫、国立国会図書館、東京都立多摩図書館によった。記して感謝する。

第12章 昭和期における医療倫理教育

「医」の思想から「医学の哲学」へ

勝井恵子

はじめに

生命倫理学や医療倫理学が対象とする問題群は、今でこそＥＬＳＩ（Ethical, Legal, Social Issues：倫理的・法的・社会的課題）などと称されることがあるものの、それらの問題自体は、学問が成立したとされる一九六〇年代頃に突如として立ち現れてきたものでないことは論を俟たない。長い医学史のなかで、医療者の職業倫理や医療者・科学者のあるべき姿、医療や科学のあり方や医療実践をめぐる諸課題については、その当時の医療者や科学者がそれぞれ問題意識をもつことで、自分たちなりの議論を積み重ねてきた。実際、わが国において生命倫理学・医療倫理学が学問として出発する前段階には、「医学概論」や「医学哲学」、「生物哲学」といった名称の学問分野が存在し、同様の問題群についても考察を深めていたことはよく知られている。このようななか、近代医学の成立以降、つまり、制度化された医学教育を通じて医療者が育成される時代になって以来、医療者や科学者のあるべき姿や、医療や科学のあり方は、どのようなしかたで医学教育を通じて学生たちに伝えられようとしてきたのか——本章の前提となる大きな問題意識は、ここにある。

わが国の医療倫理教育の黎明期を俯瞰すると、⑴江戸時代から明治・大正（貝原益軒、緒方洪庵、富士川游など）、⑵昭和初期から中期（澤瀉久敬や中川米造など）、⑶昭和中期から後期（武見太郎など）の三つに分けることができて、「医政論」や「医道論」が盛んに叫ばれた明治期を経て、大正期になると大学医学部の生理学系の教授が教養として「生命哲学」を論じるようになり、戦中・戦後はほとんどの大学で哲学者が「医学哲学」を担当するようになったという[1]。しかし、大正期を含む昭和前期における大学医学部の生理学系教授による「生命哲学」とその教育については、管見の限り、これまであまり取り上げられてこなかった。

そこで本章では、昭和前期における大学医学部の生理学系教授による「生命哲学」とその教育の一例として、生理学者・橋田邦彦（1882–1945）の「医」の思想と、橋田が試みた医学教育について論じる。今では「葬られた思想家」[2]とも称されることのある橋田の著作に残された「医」の思想についてとりまとめたうえで、橋田が目指した教育を、高弟たちが語る「学びの記憶」を頼りに描出したい。また、大正期・昭和前期における生理学系教授による「生命哲学」の後に続くとされる、戦中・戦後における哲学者による「医学哲学」とその教育の一例として、澤瀉久敬（一九〇四—一九九五）の「医学概論」についても言及することとする。両者の間に直接的なつながりこそ現時点では確認できないものの、その後継の取り組みの一例も示すことで、本章の主題となる橋田の「医」の思想とその教育に対するより深い理解が可能となるだろう。本章全体を通じて、昭和前期における医療倫理教育の一事例を垣間見ることにしたい。

1　橋田邦彦とは——「葬られた思想家」の生涯

ある人物への解釈を試みるにあたり、必ずしもその者の生涯に言及する必要はないかもしれない。しかし、橋田が学術研究の対象としてこれまで十分に取り上げられたことはごくわずかであり、今日ではその名を知る者すらほとんどいない。また、明治・大正・昭和の時代の荒波に翻弄されながら生きた自身の体験が色濃く刻まれる橋田の思想を語るのであれば、その形成過程をも議論の俎上に載せるべきであるという指摘が数少ない先行研究においてもなされていることに鑑みれば[3]、本章の主題となる「橋田邦彦」という人物の生涯について振り返ることこそが、橋田の「医」の思想を理解するための第一歩となるだろう。

一八八二（明治十五）年三月十五日、鳥取県倉吉町に、藤田謙造（1845–1903）の二男として藤田邦彦（後の橋田邦彦）は誕生した。浅田宗伯門下の漢方医であった父・謙造については、『温知堂雑著』、『道徳論及五性七情ノ関係』、『経験方論』、『得益録』などが著作として死後にとりまとめられ、今日伝わっている。謙造は温知堂鳥取分社を設立するなど漢方存続運動にも深く関与した人物だが、邦彦が生まれたちょうどその年の十月、医術開業試験規則及医師免許規則が布告され、漢方医学は衰退の一途をたどることとなる。

邦彦には五歳年上の実兄・藤田敏彦（1877–1965）がいるが、敏彦もまた邦彦と同様、東京帝国大学医科大学を経て生理学者となり、東北大学医学部教授や岩手医科大学学長などを歴任、感覚生理学の権威として活躍した人物である。後に生理学者となるこの兄弟は幼少期より、漢方医である父親による厳しい家庭教育によって漢学や陽明学を学んでいる。このことから、邦彦は自身の思想の原点であり核ともいえる東洋思想の素養を身につけるとともに、父親より教えられ王陽明『伝習録』と張仲景『傷寒論』を生涯にわたり読み続けることとなる。その後、小学校を経て中学へと進学するも、経済的理由から二男である邦彦の学業は中学までと謙造は考えていた。だが、邦彦が進学を熱望した結果、一八九九年に当時鳥取県東佐郡で医業を営み、跡取りを探していた橋田浦蔵の養子となったことで、「橋田邦彦」が誕生する。

一九〇一年に上京し、第一高等学校三部を経て一九〇四年に東京帝国大学医科大学へ入学、一九〇八年に卒業を迎えた橋田は、養家の跡取りとして臨床医になるはずであった。しかし、「医術を以ては病気を治癒し得る保証は出来ないのであるから、究明し難い診療の業に従う事は自分の本懐でなく、医道の根源である生理学の研究を志すのである」[4]との考えから、橋田は大沢謙二（1851-1927）に師事し、一九〇九年に東大助手となり生理学者としての道を歩み始めることとなる。

一九一四年、刺激生理学の研究に従事すべくシュトラスブルク大学へ渡ったものの、直後に第一次世界大戦が勃発、橋田はエスリンゲンの収容所にて約七〇日間の捕虜生活を余儀なくされる。研究論文の没収といった災難に見舞われながらも、解放後はチューリッヒ大学のツァンゲル（Zangger）教授のもとへと移り、「電位の測定を5万回繰り返したほどの熱心な男」と評されるほどに蛙皮の電気生理学研究に没頭し、一九一八年に帰国の途に就いている[5]。

その後、東京帝国大学に戻り助教授に就任、生理学第二講座を担当することとなったが、これと同時に、医学教育に携わることとなった橋田はある問題意識を抱えるようになる。

> 初めの頃は生理学をやるといふので専門的な研究に従事して居ったのでありましたが、その内に生理学の講義を始めなければならないことになって来ましたので、さて講義を始めやうとしますと、生理学といふものは何であるかといふことを一応考へてみなければならなくなりました。〔…〕結局吾々が生きて居るといふことは抑々何かと云ふことが問題になって来たのであります。〔…〕教壇に立って学生に生命に関係のある問題を講釈する者が生命といふことは何かと云ふことを質問されたときに答が出来ないのでは、是は講釈するに値しない者であると云はれなければならぬといふ考が起って来まして、どうしても「生きて居る」ことは何かといふことが切実な問題になって参ったのであります[6]。

「生きて居る」ことは何か——この大きな問いの答えを探すべく、橋田はこの頃より自身の生理学研究に加え、道元の『正法眼蔵』研究にも着手するようになる。

一九二一年に「蛙皮電動性に関する研究」で医学博士号を取得、翌年には生理学第二講座の教授となった橋田は、東京帝国大学にて開催された第一回大日本生理学会（一九二二年）の運営や、私費での英文雑誌『生物物理学 *The Journal of Biophysics*』創刊（一九二三年）など、生理学者としての活動をさらに展開させようとした。しかしその矢先、一九二三年九月に発生した関東大震災によって研究室は壊滅、多くの研究データが灰と化す事態となる。震災の痛手を乗り越え、八年後の一九三一年に新研究棟が完成すると、「日本の生理学を確立する捨石」となるべく、冷陰極オシログラフによる皮膚などの分極実験や、電磁オシログラフを用いての日本人の母音解析といった研究に従事するようになる。これと同時に、「大震災などあってもそれでも少しも変わらないもの」[7]として道元研究にもより一層注力するようになり、学生や教室員に向けての課外講義や学外活動にも積極的に参画し始める。とりわけ一九三〇年代に入るとその活動が活発化し、東京帝国大学仏教青年会健康相談部と医道会（ともに一九三〇年成立）や、月曜会（一九三一年結成、後の碧潭会）、生機学談話会や発生法研究会（ともに一九三三年結成）などといった会合において、橋田は指導的役割を果たしていく。そして、それらの活動の集大成として、橋田の主著として今日知られる『碧潭集』（一九三四年）と『空月集』（一九三六年）の二冊が上梓されると、各方面での反響を呼び、寄稿や講演の依頼が頻繁に舞い込むようになる。その後も、昭医会や日本医学研究会（ともに一九三五年結成）といった会合の中心的役割を果たす一方、文部省思想視学委員に就任（一九三五年）するなど、教育行政に少しずつ関与していくこととなる。

一九三七年、当時の思想局長であった伊東延吉の懇請を受け、橋田にとって大きな転機である反面、多くの弟子が後に「悲劇の始まり」と振り返る第一高等学校校長就任が決定する。[8]一高では、校長である橋田自ら文科・理科二学年合同の倫理の講義を担当し、学問と思想の問題や生と死の問題などを一年間繰り返し説いていたという。一九三八年には「医育刷新委員会」が結成され、医学教育の改革にも乗り出す。

そして一九四〇年、安井英二の推薦で第二次近衛内閣の文部大臣に就任し、ついに東大教授を辞職することとなる。史上初の医学博士の文部大臣として注目を集めた橋田は、科学の振興こそが日本文化の最も重要な課題であるとの考えを示すとともに、「科学する心」というスローガンを掲げ、科学課を科学局へと拡充したり、知育・徳育・体育が三位一体となった教育が重要であることから体育局を創設したりするなど、戦時下のさまざまな教育政策を指揮し、意思決定していくこととなる。

生理学者から教育行政家へと見事な転身を遂げた橋田の仕事ぶりを、当時の教育史家である藤原喜代蔵が『明治大正昭和教育思想学説人物史　第4巻』（一九四四年）において、次のように評している。

森有礼も彼には三舎を避くるであろう。〔…〕彼は今、彼の人物、功績に就いて、未だ十分世に認められて居ない。〔…〕今後戦争が終結し十年二十年の歳月が遷れば、必ずや、彼の功績を讃え、彼の人物を賞揚し、三代を通じて、第一頭の名文相と断定する時が来るに相違ない。[9]

一九四一年十月、内閣が近衛から東條へと移る際、橋田は自身の進退を迷ったものの、留任を決意する。橋田の高弟のひとりであり、当時秘書を務めていた内山孝一によれば、時局は外交によって解決すること、そして文部行政の一切を橋田に任せるとの条件で留任したという。[10]だが、自身の意向に反し、大学教育の年限短縮案や学徒動員などといった政策が次々と決定されていく現実に耐え切れず、一九四三年四月に文部大臣を辞任する。橋田が去った後、文部大臣の席に着いたのは東條英機であり、学徒出陣の閲兵式が華々しく挙行され、戦地に送り込まれる橋田の研究室員たちの壮行会にて人知れず涙する橋田の姿が目撃されている。[11]

一九四四年になると教学錬成所所長に就任し終戦を迎えるが、その直後の九月十二日にはA級戦犯に指名される。そして一九四五（昭和二十）年九月十四日、弟子たちによる必死の説得もむなしく、警察署長が召喚のため自宅を訪れた際に青酸カリで服毒自決を図り、この世を去った。自決の翌日、鞄の中から遺書や辞世の句が見つかっている。

大君の　御楯ならねど　国の為め
死にゆく今日は　よき日なりけり
いくそたび　生れ生れて　日の本の
学びの道を　護り立てなむ

戦時下の文部大臣を務めたことで終戦直後にA級戦犯に指名され、青酸カリ自決を遂げるという橋田の最期は、「橋田邦彦」という人物を「私たちの歴史認識が意識的に避けて通る空白地帯」[12]へと追いやった。橋田の高弟たち、例えば東竜太郎や内山孝一、本川弘一や時実利彦などといった戦後を代表する優秀な医学者たちでさえ、公然と恩師について語ることはなく、声を潜めざるをえなかったという。[13]そして今日では「葬られた思想家」とまで称される。

しかし、前述のとおり、橋田に関する学術的な先行研究はいくつか確認できる。教育史学関連の先行研究によれば、橋田は「超国家主義体制下の教育改革運動を上から指導した日本文政史上初の学者文相」[14]であり、「『日本精神主義』や、分科主義の主張はもとより、多くの教育学者、科学者の教学論、科学論をその傘下におさめる力量」[15]を持ち合わせた人物であると評されている。また、教育学者の清水康幸によれば、「橋田の教育史的意義は、経歴から想像される教育行政家としての役割りよりは、思想家としての役割りにこそあったというべきであり、この点が橋田に、日本近代教育史上の独特の位置を与えている」という。[16]このほか、橋田の科学論や『正法眼蔵』解釈を主題とした先行研究も数点存在する。

ここまで、橋田の生涯を概観してきた。一生理学者、一医学部教員でしかなかった橋田が、日本的科学論の代表的論客あるいは道元研究者として一世を風靡し、戦時下における教育行政の主導者へと登りつめたという史実を顧みる者は、今日ほとんどいない。しかしこのことは、その者の思想が、ある時代において一世を風靡するだけの力量をもち、私たちの歴史認識が意識的に避けて通らざるをえないほどのものだったということの証左とも言い得るのではないだろうか。もしそうであれば、私たちが等閑視してきてしまった議論がそこに潜んでいないだろうか。

2　橋田邦彦における「医」の三要素——「医学」・「医術」・「医道」

従来、「医学」（医学理論）・「医術」（医療技術）・「医道」（医療者の姿勢や態度、倫理）といったものらが三位一体になることで「医」が成り立つと考えられてきた。この発想については、「西欧でもこの三要素は「Head, Hand, Heart」の3Hで表現される」[17]という指摘からもわかるように、洋の東西を問わず重要なものとして知られる。「偶々私の生ひ立ちました家が医者の家であり又養家も医者の家であり、「医」といふことに就いては子供の頃から何かしら頭に浸み込んで居ります」[18]という橋田もまた、「医」の三要素を「医学」・「医術」・「医道」とし、著作のなかで「医」に関する論述を数多く残している。

なぜ「医」というものを論じるのか。医学部教員として歩み始めた際、橋田は次のように述べている。

> 総てが科学的にのみ観られ又考へられて行く世の中に生ひ立つて居りながら、しかも其科学と云ふものの中に没頭して見ると云ふと、如何にも科学と云ふものは、それ丈では物事を正しく観て行くのに物足りないことを感じます。これは何も生理学丈の問題ではなくて、医学一般乃至は科学一般と云ふものが、さう云ふ気持ちを持たせるものであるといふ事を、日々痛切に感ずるのでありまして、其立場から自分の職責として、「医」を学ばんとする人の教養に携はると云ふことを許されて居る関係上、勢ひ先ず現代医学の欠点を指摘せざるを得

ないと云ふことになって来るのであります。[19]

自らが専門とする医学は科学偏重なのではという問題意識が出発点となり、医学・医療に関する諸問題を「医弊」として指摘するとともに、「医」に関する自身の思想を繰り返し論じるようになる。

橋田の「医」の思想の主軸が、「医学」・「医術」・「医道」という一般的な三要素で構成される点については前にも述べたが、そこには幼少期に父親の家庭教育によって東洋思想や漢方医学の素養、道元研究に基づく「生」に関する知見が色濃く織り込まれている点で、橋田独自の「医」の思想を展開しているといえる。その思想を詳らかにするための予備的考察として、まずは橋田の「疾病」や「違和」に関する概念整理を行うこととしたい。

「疾病」と「違和」と治療の対象

橋田は、「医と云ふ事は、病を治するといふことを目的として出来上ったものであります。其取扱ふものは病人であります、病める人であります」[20]といい、「病」はその人の「生」の一部として起こるものであるとする。

例えば、疾病Xの患者が三名（A・B・C）いたとする。この三名は、疾病Xの患者として一般的には扱われるだろう。しかし、橋田の考えに基づけば、患者A・患者B・患者Cそれぞれの「生」の一部として疾病Xが起こっているため、三種類の疾病Xが存在することとなるという。このことを、「病む人はその個性に従って病む」と橋田が表現することからもわかるように、それぞれの患者の「人」としてのあらゆる要素が織り込まれた「生」の一部として起こるものが「疾病」であり、それはきわめて個別的で具体的なものであるという。

そして、「疾病」だけでなく、橋田は医学的あるいは統計学的な判断より導き出される「異常（標準）」あるいは「異常（標準外）」といった安易な区別についても疑問を呈している。そもそも両者の区分があいまいである点、「異常」だからと「正常」に引き戻す必要があるか否かは医学的知識のみでは判断できない点で問題となるという。この

図１　「疾病」・「違和」の関係性と治療（医療）の対象区別

一般的な考え方　※橋田の認識

<table>
<tr><th></th><th>医学的に正常（標準）</th><th>医学的に異常（標準外）</th></tr>
<tr><td>疾病Xの患者A</td><td rowspan="3">医療の対象外</td><td rowspan="3">医療の対象</td></tr>
<tr><td>疾病Xの患者B</td></tr>
<tr><td>疾病Xの患者C</td></tr>
</table>

橋田の「医」における考え方

<table>
<tr><th colspan="2"></th><th>医学的に
正常（標準）</th><th>医学的に
異常（標準外）</th></tr>
<tr><td rowspan="2">患者Aの「生」の一部
として起こる疾病X</td><td>患者Aにとって問題あり</td><td>「違和」あり
＝医療の対象</td><td>「違和」あり
＝医療の対象</td></tr>
<tr><td>患者Aにとって問題なし</td><td>「違和」なし
＝医療の対象外</td><td>患者Aにとっての「未病」</td></tr>
<tr><td rowspan="2">患者Bの「生」の一部
として起こる疾病X</td><td>患者Bにとって問題あり</td><td>「違和」あり
＝医療の対象</td><td>「違和」あり
＝医療の対象</td></tr>
<tr><td>患者Bにとって問題なし</td><td>「違和」なし
＝医療の対象外</td><td>患者Bにとっての「未病」</td></tr>
<tr><td rowspan="2">患者Cの「生」の一部
として起こる疾病X</td><td>患者cにとって問題あり</td><td>「違和」あり
＝医療の対象</td><td>「違和」あり
＝医療の対象</td></tr>
<tr><td>患者cにとって問題なし</td><td>「違和」なし
＝医療の対象外</td><td>患者Cにとっての「未病」</td></tr>
</table>

ことを克服すべく、医学的知見に基づく客観的な「異常」と患者自身が問題と感じる主観的な「異常」が相まって形成する「異常」として、「違和」という概念を橋田は示している。そしてこの「違和」という概念を用いて、目の前の患者が治療（医療）の対象であるか否かを判断する必要があると主張している（**図1**）。

以上のことを踏まえ、まずは橋田の「医」の思想の核となる、「医学」・「医術」・「医道」について、それぞれの内容を把握することとしたい。

「医学」

橋田の「医」の思想の主軸である「医学」とは「医」の「学」であり、「現代的意味の医学と云ふのは、欧米の医的科学（mediz. Wissenschaft）の訳語乃至は其の当て字である」とともに、それは「「医」という立場において綜合される科学」であるという[21]。

橋田にとっての「自然科学」とは、個別的で具体的な経験的事実から出発するものであるにもかかわらず、常に「自然法則」といった抽象的で概念的な科学的事実の体系へと帰結するといった特性をもつものである。このことを踏まえ橋田は、「医的科学」としての「医学」とは、「「医」という立場において綜合された、抽象的で概念的な科学的事実の体系」であるという。抽象的で概念的な科学的事実の体系としての「医学」は、「違和」における客観的な「異常」を導き出す重要な知識であり、患者自身は問題を感じていないものの、医学的には「異常」となった場合、「違和」こそ成立しないかわりにその患者にとっての「未病」を見いだすことができる点で、「医学」は予防医学的な役割を果たしうるという。

しかし橋田は、「自然科学」の帰結としての「自然法則」は経験的事実そのものではなく、科学的事実と経験的事実の混同に注意を払うべきとする。[22] なぜなら、抽象的で概念的な科学的事実の体系でしかない「医学」というものは、患者という「人」やその「生」、あるいはその「生」の一部として生じる「疾病」といった個別的で具体的な経験的事実に対して直接的にアプローチすることができないためである。橋田によれば、科学的事実によって経験的事実を直接的に操作しようとすることは認められないという。加えて、橋田の考えに基づけば、「医学」が示す科学的事実の数々は、どれも自然科学的な条件のついた事実であるという。

では、科学的事実の体系としての「医学」は、いかにして目の前の患者やその者の「生」の一部として起こる疾病にアプローチをかけるのか。橋田は、科学的事実を経験的事実へと還元する手段として、「術」を持ち出すのである。

「医術」

橋田にとって「医術」とは、一般的にいわれる「医学」に関する技術・技巧のことを意味するものではない。「医術」とは、患者やその者の「生」といった個別的で具体的な経験的事実に対するアプローチを可能にすべく、抽象的で概念的な科学的事実の体系としての「医学」を経験的事実へと還元する役割を持つ、「「医」という立場において綜合される術」であるという。

抽象を具体化する所に人の「人」としての力がある。医学に此の力あらしめるものが術である。「病む人」が医の対象である限り、医学は「人」の立場で具体化されなければならない。云ひ換へれば、「人」の立場に於てするのでなければ医術は実現されない。[23]

ここから、「医学」が「医術」によって科学的事実から経験的事実へと還元される際、それを担う者の「人」としてのあり方が問われるということがわかる。このことから、「医術」と関連し、橋田はしばしば「医は仁術」という言葉をめぐる論述も行っている。

ある時の研究会で、学生が次のように不満を述べたという。

医は仁術だなんて、たゞで働くのが医者のすべき事である様に言ふ。実にけしからん。医は仁術などと言って報酬を自分から貰はふとしないで、黙って呉れるのを待つべきだと云ふが、之は結局呉れるものの所へ医者を引き寄せる策で、医者をして資本主義の売物たらしめんが為の言葉だ。[24]

これらの意見に対し、橋田は「井底の蛙見にすら値しない偏見」とし、「仁術」という言葉が、主に薬科や診療代といった観点でのみ用いられることに懸念を示している。

仁とは物をめぐむことではない、又貰ふ可きものを貰はぬことでもない。〔…〕自他を包容する、これが仁なのであります。面と対って居る人が自分と同じ人間だ、ということの会得、それから出て来るものが仁なのであります。そこで人二つと書いて仁と読むのであります。[25]

「医」に関する抽象的で概念的な科学的事実の体系としての「医学」、そしてその科学的事実を患者やその者の「生」、その「生」の一部として生じる「病」といった個別的で具体的な経験的事実へと還元するいとなみとしての「医術」、この両者のはたらきを実際に担うのは、紛れもなく「人」である。医療者と患者の二者がいること、目の前にいる人が自分と同じ人間であるということを会得すること——ここから橋田は、「医は仁術なり」という言葉の意味を、「医は仁者の行う術なり」であるという解釈とともに、そもそも「医」は仁者でなければ行うことのできないものであるとの結論を導き出す。そして、「医学」というものを自家薬籠中のものとして適宜、自由自在に使いこなすことこそが「医術」であるという。

では、「医術」はどのように体得できるのか。ただ経験を積むのではなく、「医道」に従うことによって習得することができるという。

「医道」

橋田にとって「医道」とは、医療者が「「人」としての立場」をふまえて随順すべき道、「「医」たる者の道」であるという。[26]「人二つ」と書く「仁」に、橋田は自他を包容すること、面と向かっている人が自分と同じ人間であるということが会得できていることといった見解を示していたこと、そして「医は仁術なり」とは、「医」とは仁者によって達せられるもの、あるいは仁者でなければ行うことができないことといった解釈についても、前述のとおりである。

しかし、ここで特筆すべきは、これが医療者にのみ求められていることではなく、患者もその対象になっていることである。つまり、「自他を包容する」のは、医療者が患者を包容するだけでなく、患者も医療者を包容すること、そして患者も自分と面と向かっている医療者が自分と同じ人間であるということを会得するよう求めている。このことから橋田は、医療者が仁者として「医学」や「医術」を自由自在に運用するために、患者その人自身もまた仁者として存在することを要求するのである。したがって、橋田の「「医」たる者」とは、医療者のみならず、患者も含まれるのである。

橋田は、医学・医療にまつわる諸課題を「医弊」としてたびたび論じるが、そのうちのひとつとして、世間一般の人々が「人」の道を目指していないために「医」というものが乱れているという独自の見解まで示す(27)。橋田にとって「医道」とは、医療者と患者が「人」の道にて合流し、疾病の克服に向けてともに歩むことを要求するものなのである。

近現代の医療については洋の東西を問わず「病気ばかり診て病人を診ない」などといった言葉をもって、批判が繰り返されてきたことは周知のとおりである。橋田も自身の著作のなかで同様の指摘をたびたび行っている。

> 現代の医学は、病気を取扱ふことを目的として居ります。処が病気と云ふものは世の中には無いのであります。在るものは病人、病める人のみであります(28)。

> 治療と云へば普通疾病を治すと云ふことのみを意味する様に考へるけれども、「医」の目的とする所から考へれば、単に疾病を対象としての問題ではなく、「病める人」を対象とし乃至は人の病むことなからしむることを目標とする所に「治療」の真義がある(29)。

患者に「病理学的にみれば……」などといった言葉を投げかけるのは、医療者の「診る」という行為が病理学的観点のみであると同時に、「人」としての患者の「あるがまま」の相を観ることができていないことの証左であるという。患者の「あるがまま」の相を把握せずに、患者の主観的な「異常」を医療者が察知することはできず、治療の対象となるか否かの判断に必要な「違和」を浮き彫りにすることが不可能となる。だからこそ橋田は、自身の「医」の思想において「医道」を重視するとともに、天地万物がことごとく「医」のなかに入ることで「医道」が出現するとまで強調するのである。

ここまで、橋田の「医」の思想の核となる「医学」・「医術」・「医道」について考察してきたが、これら三要素を、橋田は次のような言葉でまとめている。

医は道なり。医に学あり術あり。学と術とを統べ医をして現成せしむるものは道なり。医道現成するとき医を仁術と云ふ。同技同巧必ずしも仁術にはあらず。故に曰く医は意なりと。意の存する所を主とするなり。医をして仁術たらしむるものは医人なり。須く人事を尽して以て天命を俟つ可し。天命を俟つ故に医道は無為也。人事を尽すは唯自然に従ふある而已。人事を尽して天命を俟つはたゞ医のみの問題でない。凡ての人の問題であり、又科学に携はるものの忘れてはならない所である。(30)

3 「医行」・「格医」・「医人」――「医」の思想の実践と教育

橋田の「医」の思想は、「医学」・「医術」・「医道」という三要素を主軸に、東洋思想や漢方医学の素養、道元研究の成果が織り込まれている点で独特であると前節にて指摘した。これに加えて、その思想を理論に留めるのではなく、実践することを重視した点もまた、橋田の「医」の思想の独自性として挙げられる。つまり、「医」の思想を体得した「医人」が、「行」としてその思想を（「医行」）、「格医」という機能とともに実践することを求めたのである。

「医行」

橋田は一九四〇年に「医行」という論考を残している。その論考によれば、「医に携わる者は、自己反省の第一着手として、「医」に就て深く考察しなければなら」ず、「常に吾々の「行」は何であるかをよく心得て」、「「医」の本義に徹し、「医」の行の何たるかをよく明らかにしつゝ進まなければならない」という。(31) そして橋田は、「医」は概念的理解に終わってはならないものであり、進んでその思想を実践すること、すなわち「医行」が求められるという。「医行」とは何か。橋田はそれを、「「医」を通じて、医に依て、医に於て人の働きが現成すること」と定義づけている。(32) むろん、「医学」というものが単に実用的なものとして技術技巧に転じているだけでは、それが優れた医療行為であったとしても「医行」ではない。

橋田の「行」の思想をより精察するには、彼自身が熱心に取り組んでいた道元研究の考察が必要不可欠であるが、紙幅の都合上ここでは控える。代わりに、彼の主著のひとつに数えられる「行としての科学」（一九三七年）について言及することにしたい。本書によれば、自然科学者は自然科学というものを自分自身の「行」としていなければならず、「自然科学を「行ずる」といふ立場に於いて把握しないものは本当の自然科学者ではな」く、「自然科学者の根本の問題は、自己の行を自然科学たらしめるといふことであります。これが自然科学者の本当の立場である」という。(33) そして、「「行」とは東洋思想の方面から申しますと、道に随ふといふこと」であると橋田は位置づけるのである。(34) また、「行」というものには「正すこと」や「究めること」といった意味も含まれることから、「行ずる」ということは「学すること」でもあると橋田は述べている。そして、「行」と「学」の一体化により、人が「人らしさ」を体得し、「生」をして「生」たらしめるといったことが可能になるとしている。

その人として生きて居るといふこと、即ち人間が人間として生きていく、〔…〕人として生きて居るといふことを知る為には、「学問」といふことが必要なのであります。学問といふ言葉の本当の意味は、人間が人間らしくなる筋道を知る事であります。[35]

さらに、橋田の「行」についての論述には、「知行合一」「知行不可分」という言葉がともない、「行」というものを自覚することができているか否かということが「行」にまつわる根本問題となるという。

学は行なり。学の究竟は道程を定め、道程は究竟を決す。故に方法は即ち体系にして、学の成果は方法を離れず。究むることそれ自身学なり。行を説くことは行なりと雖も、説かるゝ行は行にあらず。行の果のみを云為するものは、毫釐有差天地懸隔なるを知らず。行を離れて果なきを知らず。従自然は行なり、自己を忘るゝなり。順乎理は観なり、自己を知るなり。然も観ずるは従自然なり、行ずるは順乎理なり。これを知行合一と云ふ。故に知行合一にあらざるは学にあらず。[36]

著作のなかでは、「知」を主軸として、あるいは「行」というものを主題として考えてみることが学問をするうえで不可欠なことであると繰り返されている。加えて橋田は、「私自身の立場、自覺された立前に於て「行」といふものが行ぜられて居るならば、私は本当に人間として働いて居るといふことになる」[37]と強調し、「科学をやるにしても自覚して動かない者をもってやって居るかゐないかといふことに依って、外から見てやって居ることは同じであっても、本当に知行合一の立前の「行」といふことが実現して居るといる訳には必ずしもいかないといふことを考えなければならない」[38]と述べている。

「医」の目的である「病」の治療の実現は、生業としての「医業」のいとなみであっても容易に達せられるものだろう。しかし、自己反省として常に「医」の省察を各々に求める橋田が重視するのは、そのいとなみが常に「医」ということを正したり究めたりする境地に達しているか、換言すれば、「医」という理念を常に「学」しているか否かという点なのである。つまり、橋田の「医」思想における「医行」とは、生業としての「医業」といういとなみを超え、「医」に携わる者の「人」としてのはたらき、あるいは「人生活動」そのもののいとなみとして実現されるものなのである。

そして橋田は、「先人の残した跡を基礎として、一歩か百歩かは其の人の能力によることではあるが、一歩でも二歩でも先へ進むこと」が「行」であり、「先人未完成の業が、一歩でも完全に近づく」ために、「医業」ではなく「医行」の実践を「医人」に要請するのである。[39] そして、「「天地万物医ならざるなし」といふ、その「医」の目的とする所は、天地万物が悉く「医行」といふことに、包容される姿になつて動くことを望む[40]」と橋田は主張するのである。

「格医」

一九二七年、東京帝国大学医学部における物理化学の講義のなかで、橋田は学生に対し、次のような問いを投げかけている――「医者がこの頃悪くなった悪くなったと言われている、実際に悪くなったかどうかはともかくとして、そう言われるようになったことをお互いによく考えてみなければならないのではないか」。「医者が悪くなった」という声が高まると、すぐさま「医療制度の改正」「医師法の改正」などといった議論が繰り広げられる世の風潮に対し、橋田は真っ向から反発する。そして講義時間のみならず、課外活動や著作・講演等のなかで同様の問いを投げかけては、自らの考えを展開する。

橋田の論点は、「医者が悪くなった」という風評が真実か否かという点にあるのではない。医療者の言動の良し悪しを法律によって操作し、その問題を解決しようとする動きを橋田は問題視していた。そのような、「医師の一部に不都合なものがあるからとて医師を皆、不徳ものとみるがごとき一部の官僚の考え方」に基づいて生み出される法的な解決法は、医療者それぞれのはたらきを度外視したものであり、それは何よりも「人のはたらき」を重視する橋田の「医」の理念に反するものである。たとえ医療者の不徳や不届き、すなわち「医道」の衰退が認められたとしても、それを法律によって正そうとするのではなく、「医」の理念そのものを医療者の各自が改めて問いただし、是正することで解決を図るよう橋田は訴えるのである。これが橋田のいう「格医」であり、「「格医」といふことは「医」が「行」になること」[41]として、「医行」のうちのひとつと捉えている。

橋田にとって、「医」というものは本来正す必要のないものであり、つねに「理念」として存在することが望まれるものである。しかし、「医」を運用するのが「人」である以上、その理念が揺るぎないものであると言い切ることは不可能である。「正す・到る・究める」という意味をもつ「格」、「医学・医術・医道」の三要素からなる「医」、この二文字からなる「格医」とは、「医」という理念のなかに生じた不正を取り除いたり、転向させたりすることで、その理念を正しいものだけにするといういとなみであると橋田は論じている。

では、「医」を「正す・到る・究める」ということは、一体どのようなことなのか。橋田は陽明学における「正也」という、「形を変えないもの、あらねばならない姿、あらしめられている姿」という意味合いをもつ言葉に着目し、「医」の「あるがままの姿」を捉えることこそ「医」を「正す・到る・究める」ことの目標となるという。

だが、「医」の正／不正を判断すること、その「あるがままの姿」を把握することは、容易に達成されるものではない。橋田は、言葉以外の、言葉に表れていないものを言葉のなかに見出すことを意味する「眼光紙背に徹す」という言葉と、概念として表現されている以上の隠れた概念内容を見出すことを意味する道元の「言外の義」という言葉を取り上げ、言葉や概念の裏にある、根源的なものの把握（すなわち「体験」）に努めるよう要請するのである。つまり、「格医」とは、「医」に携わる者の「体験」がいかに深化されるかということに帰着するものなのである。[42]

橋田のこうした「医」の思想が、現実社会における医療者のあいだで着実に実践されるようになるのはきわめて困難であるということは論を俟たないだろう。橋田自身もこの点は認識しており、「学者は絶えず社会と何等かの意味に於て交渉を持たなければならず」[43]、「医」の思想は社会や経済と切り離して考えることができないという考えから、

「医」と経済についても言及している。

例えば橋田は、「医者が悪くなった」といわれるひとつである診察代や医薬品代の問題について、「医は仁術なり」という言葉をめぐって医療者と病人のあいだで混乱が生じていることを取りあげる。もし「医」というものが「医」として成立しているとした場合、医者は病人に向かって費用を請求しないうえ、病人も費用は尋ねなくても御礼を持参するという。しかし、この治療にはこれだけの費用を支払えといい、支払わなければ治療はしないという考えは、橋田にとっては「人の道」を外れた行為なのである。そして、この「人の道」を外れた行為について法律によって正そうとするのは、「医道」の衰退を意味し、「医」ではなくなると橋田は危惧し、「格医」というみによってそれらの行為の修正を図るべきであるとする。(44)

「格医」は、「医」が理念的な姿へ、本来の正しい姿へと到達したとき、はじめて不必要となるはたらきであるとも考えられるかもしれない。だが、「格医」によって「医」を理念的な姿へと到達させることに注力することよりも、むしろその理念的な姿へと一歩一歩近づこうとする努力や心がけに橋田は価値を見いだし、それによって「医」がよりよい理念として姿をあらわすと考えていた。このことは、「格医」というものは「「医」を興す」ということへとつながると橋田が主張していることとも関連する。(45) たとえ「医」とは何かを体得していない医学生であっても、「医」というものに携わろうとする立場である限り、「医」という概念がいかなるものであるのかということを日常的に思考しなければならないのである。

「医人」

一九二八年、橋田は医学部の新入生に対し、次のような言葉を投げかけている。

現代を通観するに医学者、医術者乃至は医業者は多数にある。けれども医人と云はれる人がどれだけあらうか。(46)

「医人」とは「医」の思想を体得した者のことである。橋田によれば、「医人」の不在という状況を生みだしているのは、日本における医学とその教育における科学偏重だという。つまり、「医学」の「学」というものが「科学」として存在するようになって以来、「医学者」と「医人」とが混同され、科学的事実としての「医学」に関する専門的知識を頭に詰め込んだ者こそが「医」における全体知の所有者であるかのようにみなされ、「医学」を学ぶことだけで「医」という理念の条件が満たされると誤解されるようになったと橋田は指摘する。橋田は、「科学的に偏して教養されたものの通弊は科学を過信する所にある」と述べ、そうした者たちは、「科学に捉へられて、自己が科学を運用してゐることに少しも気付かずに居る」という。[47] つまり、抽象的で概念的な科学的事実が「医」のすべてであるように捉えられ、その科学的事実を運用して具体的事実へと還元させ、患者へ向かおうとしてしまっていることにすら医療者は気がつかないでいることに橋田は警鐘を鳴らす。

実際非医者と云はれる者の中には、真に「非医」なるものもあることは明かであるが、非医者の中には「非現代医」と云ふ意味もある。後者は併し必ずしも「非医」とは云へない。医行政の上から見てのことならばいざ知らず、真に「医」に志すものからは、「非医者」と云ふことは単に法律的にのみ解釈すべきでない。たとへば大学医学部を卒業すれば即時に医師免許状が得られるが、これ等の医師は果たして「医」なりや「非医」なりや。道人の如き者が開業するとしたら、世人は何と云ふであらうか。法律的解釈は兎に角として、吾々は問題を「医」の根本義から観なければならない。昔の名医と云はれた人、例へば吉益東洞先生の如き、近くは浅田宗伯先生の如き人が出て来て、今日治療に従事したならば、これを何と云ふべきであらう。「非医者」と云ふべきか「医者」と云ふべきか、「非非医者」といふべきか。[48]

橋田は、「医学者」、「医術者」、「医業者」、「医療者」などといった存在と、「医人」という存在を明確にわけている。橋田は「医」の真の担い手であるこの「医人」が圧倒的に足りず、「現代医学は非常に進歩したけれども、医が進歩したとは云はれない」[49]と嘆くのである。

橋田の「医人」の基準が、大学医学部を卒業しているか否か、医師免許状の有無という点ではないこと、ただ医学的知識をもって治療にあたっているか否かという点でもないことは、引用からもわかるだろう。橋田にとって社会で「医師」と呼ばれる者たちは、ただ医師免許状を取得し、医籍登録されているだけの者のことであり、橋田が構想する「医人」には当てはまらない。医師免許の有無によって医師・非医師を判断することは、大学医学部を卒業したばかりの非医師に近いような存在と、吉益東洞や浅田宗伯といった歴代の名医とを比較するようなものであり、二者の違いは「医」に関する単純な行政上の区分にすぎないと橋田は論じている。非医師とされる者の治療であっても、医師の診察を受けることができない病人の苦痛を除く場合が往々にしてあり、治療を通じての病人の快方を医療の目的とし、非医師がなす療法のほうが優れているのであれば、それを採用すべしとまで橋田は主張する。

> 「生」の完成は生命の保証を前提として居る。この点に於て医は重大な使命を持って居る。即ち医其物は生命の保険、疾病の治療を目的として居るとしても、其の結果は甚だ深い意味を持って居る。此の重大な医の使命を充分自覚して、医道によって医術を行ふものは医人である。若し無自覚に「生」への交渉なく行動する医術者は、真医人なりとはいへない。[50]

「人」の「道」としての「医道」を、仁者である医療者と、仁者である患者が、ともに歩んで治療に取り組むことが目指されるなかで、医療者すべてが「医人」であるよう橋田は要請するのである。「仁術」とは「人」と「人」との交渉であり、「医」に携わる者も、病人も「仁」を把握せねばならない。そして「医」に携わる者は、常に「人」と

図2　橋田の「医」の思想の構造

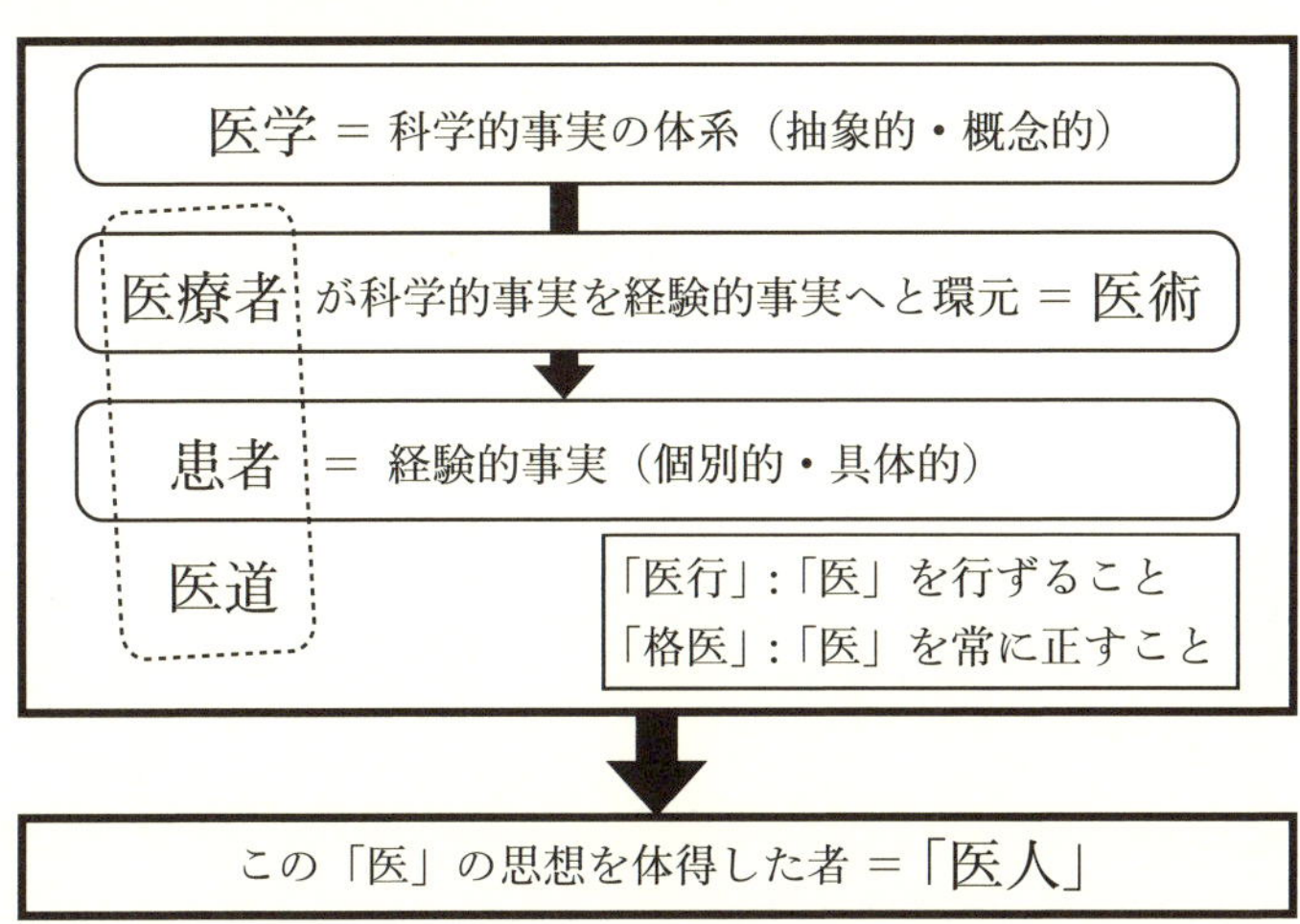

して存在することを怠らないために自ら修行を積んで己を治さなければならないといい、これらのことが達成されてはじめて「医人」となるという。

橋田における「医人」とは、無為にして仁術をおこなうことができる者となってはじめてなれる存在なのである。むろん、「医学者」、「医術者」、「医業者」、「医療者」と呼ばれる人たちが必ずしも仁者であるとは限らない。「医学」と「医術」においてどんなに優れた医療者がいたとしても、自己を知らず、「医道」に従い無為にして仁術を行うことができない者は、橋田の「医」の思想における「医人」には該当しないのである。

「医人」と呼べる人がどれだけいるのか——数々の「医弊」を克服し、「医」の思想を維持すべく、「医人」の養成に着手することとなる（**図2**）。

「医人」の養成を目指して——「東京帝国大学仏教青年会健康相談部」と「医道会」

橋田の研究室からは戦後を代表する第一線の医学者が数多く輩出されたものの、その多くは公然と恩師について語ることを避けてきたことは前述のとおりである。しかし、東京大学医学部生理学同窓会によって編集された『追憶の橋田邦彦』（一九七六年）には、橋田の高弟をはじめ、橋田と親交があった医学者や人文科学者たちによる橋田に関する思い出がいくつも記録されている。どれも断片的であるものの、それらの証言からは、生理学教室の代表者として、あるいは医学部教員として自らの務めを果たそうとする姿のみならず、先に挙げたような課外講義や学内外での活動において熱心に自身の「医」の思想を論じ、学生や教室員へと伝えようとする、「医」の思想の教育者としての橋田の姿を垣間見ることができる。

では、「医」の思想の教育者としての橋田の姿はどのようなものだったのか。その一例として、前掲の「東京帝国大学仏教青年会健康相談部」と「医道会」という、それぞれ一九三〇年に成立し、橋田が文部大臣就任により東大教授を辞職するまでの約一〇年間継続された会合について注目することにしたい。

東京帝国大学仏教青年会健康相談部が設立された背景には、東京帝国大学仏教青年会法律相談部の活動がある。法律相談部では当時、東京帝国大学法学部の学生有志が、法曹としての資質を磨くために市民の法律相談に無料で応じていたが、このことに倣い、医学部の学生有志が橋田に協力を仰ぎ、健康相談部を立ち上げたとされる。実際、本郷三丁目にある東京帝国大学仏教青年会の下にささやかな診療所をつくり、毎週水曜日の午後一時から三時まで、医学部生有志が無料で健康相談に応じていたという(51)。もちろん、学生の身分であるため問診が中心で、投薬が必要であれば有志の東大病院医局員の指導の下で処方箋が認められ、患者を本郷薬局に行かせたという。この健康相談部には多くの市民が訪れ、医学生にとっては医療者としての資質を高める貴重な実習の場となっていたとの証言がいくつか残っている。

一見すると、健康相談部の活動のみで、橋田は医学生に「医」に携わる者としての素質を、すなわち「医人」としての研鑽を積ませようとしたように映るかもしれない。しかし、橋田の「医」の思想に従えば、「医人」とは常に自己反省と「医」に対する深い考察を「医行」そして「格医」として行う必要があり、それは医療者としての経験をただ積み重ねていくだけでは不十分であることは前述のとおりである。そこで、参加した学生の自己反省を促すべく、東京帝国大学仏教青年会健康相談部の活動を通じて経験したことを省察する場として設けられたのが、医道会という場である。医道会は、健康相談部の部員や他の医学部生、教室員のみならず、他教室や市中の病院からの参加が毎回三〇~四〇名程度あり、夕方六時から約三時間にわたり開かれていた。そこでは主に治療上の倫理的問題、例えば回復の見込みがない病気に対してどこまで治療をすべきなのかといったことや、安楽死に関連するような問題について議論が重ねられたという[52]。

このように橋田は、東京帝国大学仏教青年会健康相談部と医道会という、表裏一体となった二つの会合を設けることにより、自らの「医」の思想を教育活動として展開し、「医人」の育成を目指そうとした。健康相談部で得られた「実践知」を医道会において「理論知」として鍛え上げ、そこで得られた「理論知」を、次の健康相談部の活動で「実践知」として展開する。こうして「実践知」と「理論知」を循環させながら、橋田は「医」というものを学生や教室員に伝えようとしていたと考えられよう(**図3**)。

図3 「医人」の養成(一例)

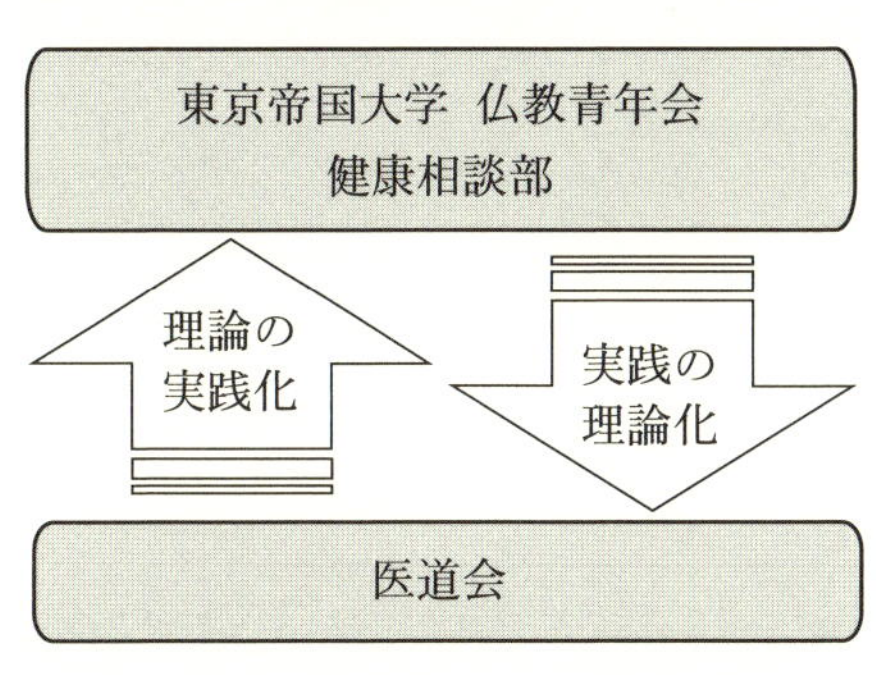

しかし、この二つの会合は、その中心的人物であった橋田が文部大臣就任により東大教授を辞職したことで、自然に解散してしまったと伝えられている[53]。健康相談部も医道会も、その中心的存在であった橋田が姿を消すことで、教育装置としての機能を失ってしまったのである。ここに大学の正規のカリキュラムではない、有志による課外での活動の隘路を見ることができる。

しかし、橋田の「医」の思想とその教育を受けた者たちが、橋田の意思を受け継ぎ、いくつかの仕事を残していることを、ここに記しておきたい。例えば新潟大学教授を務めた松田勝一は橋田の依頼を受けて、細菌学者であるH・ムフ(一八八〇―一九三二)の *Die Philosophie der Medizin: Das Wesen der Heilkunst* を翻訳し、一九六〇年に『医哲学――医治の本質』(医歯薬出版)として出版している。また、橋田の高弟のひとりである馬場和光は、F・クラウスの『「人」の病理学』

を基礎文献としつつ、橋田の「医」の思想を一部反映した『「人」の医学概論』（南江堂書店）を、橋田校閲のもと一九三二年に出版している。また馬場は『医学概論』（英玄社）といった書籍も一九七五年に上梓している。しかし、どれも医療倫理教育として実践されたとの記録は、管見の限り見当たらない。

4 「医」の思想から「医学哲学」へ――澤瀉久敬の「医学概論」

本節では、一九四一年四月にわが国ではじめて開講された大阪帝国大学医学部における「医学概論」について注目し、その初代講義担当であり、「医学概論」という講義を一から作り上げた澤瀉久敬（1904–1995）の「医学の哲学」に目を向けたい。

京都帝国大学文学部の講師としてフランス哲学に本腰を入れようとしていた澤瀉が「医学概論」という医学部の新設講義を担当することになったのは、フランス留学時に知り合った生理学者で大阪帝国大学医学部教授の久保秀雄（1902–1985）からの依頼があったためである。澤瀉は、自身が新設講義である医学概論の講義担当になったことについては「全く意外」で、「フランス哲学史の研究を志し、今もなお、それを念じている私には、正直のところ、それは至極迷惑」であったといい、「大阪帝大がその講義（医学概論）を開設するに当って、私的に愚見を述べたことも事実」であったとも振り返っている。[54] しかし澤瀉による講義「医学概論」はその後、わが国における医療倫理教育の先駆的事例として今日語り継がれるほどのものへと発展を遂げることとなる。

では、澤瀉は自身のどのような「医学の哲学」に基づき、「医学概論」という新設の講義を築いていったのか。澤瀉の思想における「医学」・「医術」・「医道」といった要素に着目しながら議論を進めたい。

講義「医学概論」について

「骨の名前や、臓器の動きや、病気の種類や、治療の方法のみを教えて、一番肝心な医学とは何か、を教えずに学生を社会に送り出すのでは、医学教育を社会から託されている医科大学や医学部としては、その責任を十分に果たしていないと非難されても仕方ない」——澤瀉は、医学概論の講義を担当することとなった際、専門領域によって分野が細分化されている現代医学においては「医学」というものの全体像を把握できずにいるという問題を抱えたという(55)。この問題を出発点とした澤瀉は、自身が任された講義「医学概論」を、「「医学とはなんであるか」を明らかにしようとする」、「医学内部のどの分科にも属せしめることのできない独得(ママ)の問題」を扱うものと位置づけるとともに、「方法論的にも対象的にも、正しく医学の哲学に他ならない」と位置づけた(56)。そして澤瀉は、「医学概論」という講義における究極の目的を「より立派な医学の建設」とし、「医学概論という学科を正しく育て上げることは、学問としての医学を正しく進歩させるために必要なだけではなく、良い医師を作り、更に国民全体の生活に一層の幸福を齎らすためには欠くことのできないもの」という気概を示し、自身の講義を展開していくこととなる(57)。

「医学」というものの全体像を把握し、その本質を明らかにすべく、澤瀉は「医学概論」という講義に三つの教育的課題を設けている。一つ目は、自然科学に対する反省である。澤瀉は、医学生はまず、自然科学の本質や価値、そしてその限界などを学ぶ必要があると指摘している。二つ目は生命の問題であり、医学生それぞれが生命とは何かという有史以来の問いに対して常に考究していく必要があるという。そして三つ目は、医学の反省である。澤瀉は、「現今多少とも恣意的に分科しているかと思われる医学の諸分科の統一を考え、医学一般の本質を反省すると共に、進んで医学と人間存在との関係を明らかに」すべきと主張している(58)。これら三つの教育的課題に対応すべく、澤瀉は講義「医学概論」を科学論(第一部)、生命論(第二部)、医学論(第三部)の三部構成とし、「医学の自己反省」、換言すれば「医学をする人が自己反省をするということ」を講義のねらいとして定めた(59)。

この「医学概論」の講義が成立するにあたり、澤瀉の本来の専門であるフランス哲学がどのように影響し、講義内容に有機的に結びついているのかといった哲学的考察は、すでにいくつもの論考が示されているため、ここであらためて詳述することは避ける。その代わり本章では、大阪帝国大学医学部の必修科目として一九四一年に開始された「医学概論」という講義において、彼の「医学の哲学」としての医学論がどのように展開されてきたのかという点について論述を試みたい。そのために、ここからは澤瀉の主著として知られる『医学概論』の三部作の一つ『医学概論第三部　医学について』（初出一九五九年）と、医学に直接関係のない一般の読者に向けて自身の医学論を著したとする『医学の哲学』（一九六四年）の二冊の文献を重点的に考察することとしたい。[60]

澤瀉の医学論における「医学」・「医術」・「医道」

橋田が「医学」・「医術」・「医道」の三要素からなる「医」の思想を主張したように、澤瀉もまた、「正しい医学は、学、術、道のいずれをも含まねばならぬ。そのいずれを欠いても医学は完全な医学とはなり得ない」としている。[61] では、それぞれの要素に関する澤瀉の議論をこれよりまとめていきたい。

「医学」

澤瀉によれば、従来「医学」という言葉は、二つの意味、すなわち、実地の医術（medicine）という意味と、医術の基礎をなす理論（medical science）という意味をもつという。[62]

『医学概論』の第一部が医学論でも生命論でもなく科学論である理由は、「十九世紀以来目覚ましい発展を遂げている西洋医学は科学である〔…〕医学の本質を知るためには、科学とはなんであるかを知らねばならぬ」と澤瀉が考えていたためであり、科学的知識を抜きにして生命の正しい理解は不可能であるという立場をとる。[63] このことから、科学論、生命論、そして医学論という流れで講義「医学概論」を構成しているのだが、澤瀉は medical science としての「医学」は、実地の医術（medicine）の土台に過ぎないとしている。実際、澤瀉は「医学の存在理由は病気を治すということにあるのであって実際に病気を治し得ぬのでは、それは医学とは言い得」ず、「医学は単に理論だけでは不十分であり、その理論の実践をまって完全となる」と論じている。[64] このことから、澤瀉にとっての医学論とは、medical science としてよりもむしろ、medicine としてのあり方に焦点化していると考えることができる。

medicine としての「医学」をめぐる議論において着目すべきは、澤瀉が、第一の医学を「治療医学」（過去の医学）、第二の医学を「予防医学」（現在の医学）、そして第三の医学を「健康（増進）の医学」（将来の医学）と捉えている点である。澤瀉は、過去の医学は病気中心の消極的なものであるのに対し、疾病を予防し、人々の健康を積極的に建設することこそが将来の医学の使命であるとしている。[65] この点に加えて、「健康」や「治療」というものを考える際には、身体の立場からのみではなく、社会の立場、精神の立場からも論じるべきだという澤瀉は、「医学」は単なる自然科学の枠を超え、同時に精神の役割も含む社会科学でもなければならないとも述べている。[66]

「医術」

澤瀉によれば、そもそも「医学」とは本来「医術」であるべきであるという。そして、「医学」は「医術」の進歩のために必要となってくるということから、本来の「医学」とは、medical science としての「医学」と「医術」の双方を含むべきであると述べている。[67] このことは、「医学は医療の実践をまってはじめて真に医学と言えるのであり〔…〕医学は医術でなければならない」という澤瀉の言葉にも表れている。[68] そして、medical science としての「医学」という理論と医療や医術といった実践が融合して一つになっている「医学」においては、実地に技術を学ぶことが大切であり、「臨床医学においては、理論と実践は不可分なのであって、その本質は、むしろ医療技術の実際的習得にある」と澤瀉は述べる。[69]

さらに澤瀉によれば、「医術」には二つの術、すなわち人間が自然にはたらきかける術としての「技術」と、人間が人間に対してはたらきかける術としての「仁術」が含まれるという。そして、一般的な自然科学における技術とは異なり、人間を対象とする技術としての医術は、「道徳的な人類愛と、宗教的な慈愛或いは救いの観念なくしては正しく成立しない」点で、仁術の独自性があるという。[70] このことと関連し、澤瀉の次のような言葉を残している。

医術は技術であるとともに仁術である。仁術とは人格と人格との関係である。〔…〕元来医学の使命は病気を治すことではなく病人を治すことである。否、単に病人のみが彼らの対象ではない。釈尊をして人生の四苦と言わしめた、生、老、病、死に悩む人間の伴侶たることこそ、医者たるものの使命である矜である。医者は単なる科学者であってはならない。仁者でなければならない。そこにいわゆる医道なるものも必要となろう。[71]

一般的な自然科学における技術は、自然を自分の生活の道具とするなど、人間が自然を征服するためのものであるという。これに対し、人が人に対してはたらきかけることとしての「医術」においては、人間同士であるという点で、すなわち人格と人格の交渉であるという点で、特別な注意を要すると澤瀉は主張している。そして、「人間はみな平等というヒューマニズムこそ医学を成り立たせる根本思想で」あり、「医学」は「本質的に道徳的なものであるべき」であるという点においても「医術」は「仁術」としてあるべきだとする澤瀉は、「医術において道徳がやかましく言われるのは当然」と指摘している。[72]

「医道」と「医師・患者」

「医学」・「医術」・「医道」の三つの要素によって「医学」というものが成立するという澤瀉は、「医学とか医術とかがあり、それにあとから医道が付け加わるのではなく、医道は本質的に医学に属するものである。医道を伴わぬ医学を我々は正しい医学とは認め得ない」と述べている。[73] 澤瀉も橋田と同様、三要素のなかでもとりわけ「医道」というものを重視しているが、その理由として、本来道徳的なものであるべき「医学」というものが、不道徳行為の可能性をその本質として秘めていると澤瀉が捉えていたことが挙げられる。澤瀉によれば、患者の人格を忘れて動物同様に扱ったり、患者を生活の道具としてきわめて不道徳なしかたで用いたりする医者が一部実際に存在し、そのことは対人関係を本質とする医療の世界において深刻な問題であるという。また、医者と患者は対等な関係でなく、患者の生死を手中に納める医者は患者に対して絶対的な力をもっているという点においても、「医学」のもとで人が人に対して道徳的に行動すべきということは、一般における人間関係のあり方と比べて一層重大となると強調している。

澤瀉は、医療の出発点とは弱い者としての患者への同情であり、すべての患者を自分の親族であるかのように労わる心が必要であるとしている。また、すべての医療行為が医療者による肉体労働によって支えられているという点から、医療の実践とは「患者に対する医師の献身」でもあるという[74]。このことから、医療とは医療者がわが身を投げ打って献身的に行う実践行為である以上、その行為の道徳性を担保する「医道」は観念的な理想論に留まってはならず、どこまでも学問的、理論的に研究の対象とならねばならないと論じている[75]。

加えて、医療者として学術的にも技術的にも優れていることは、患者の病気を治すという点で欠かすことのできないことであることから、「医道」とは「単に患者に対する医師の態度の問題ではなく、それ以上に、医師自身の研究と修養の問題である」とも述べている。換言すれば、病気の治療のために自身の医学的知識や経験を積んでいくことはもちろんのこと、「人生論的にも現実世界にも、精神的にも社会的にも悩める人間の伴侶となりうるためには自ら人生そのものへの理解を深め、修養を高め」ることを澤瀉は医療者に「医道」として求めているのである[76]。

ところで澤瀉は、医師患者関係について、下記のように問題点を指摘し、改善を求めている。

いままでの医学は病人にとって受動的な面が少し強すぎたのではないだろうか。無論、その責任の半ば患者自身にある。病気は医師に治してもらうものとする受動的、依存的態度が患者にも強すぎたのである。その点、患者も考えなおさねばならない。病気に対してもっと積極的にならねばならぬ。〔…〕病床にあって絶対安静を守るということも非常な積極的努力である。要は、どこまでも医師の指示にしたがいながら、病気を快癒させるために自ら積極的に努力しなければならぬということ。このように、病人自身の能動的態度が必要であるとともに、医師自身にも病人の能動性を高めるという方法を可能な限り強化しなければならない。〔…〕医学のあり方として受動医学に対して能動医学の必要を言いたい。[77]

患者自身にも医療に対する能動的態度をもつことを求める澤瀉は、橋田と同様、「医道」というものを患者側に求めていることも、ここで指摘しておかねばならない。

患者には何ら特殊な道徳は要求されておらないのであろうか。そうではない。〔…〕何らかの道徳的態度が患者にも要求されている。即ち、医師の患者に対する献身に対して、患者には医師への絶対的信頼が必要なのである。[78]

医療者が患者に対してわが身を投げ打って献身的に医療を提供するのであるから、患者もその医療者への絶対的信頼をもつことが必要であると主張する澤瀉は、医療者に対して自らの家庭事情や社会的情況、自身の過去や心情など一切を告白することも患者の務めであるとしている。このことは、例え医療者自身が患者という立場になった場合も同じであり、医療を受ける側になったのであれば担当医師に絶対的信頼を寄せ、指示に従うことが求められるという。澤瀉は、「患者は医師に絶対に服従しながら、しかも病気の治療という点においては、ただ医師にのみ頼らず、自ら進んで病気を治そうとする積極的態度をとらねばならぬということ」が患者の「医道」として最も大切であると強調している。[79]

「医道」をめぐる澤瀉の議論においては、医師の「医道」、患者の「医道」の他に、看護人の「医道」についても別立てで論じている点についても言及する必要がある。[80] 澤瀉によれば、断続的にしか患者に接しない医師とは異なり、常に患者の近くで看病にあたる看護人には、「単にその患者の病気の情況だけではなく、悩める人間としてのその人を知ること」が求められるとともに、「患者の人間としての不安や心配を理解し、同情しなければならぬ」という。また、つねに患者のそばにいる看護人、とりわけ職業的看護人としての看護人は、医師のそばにいる者でもあるという点で、医師の優れた助手として、自身の所属する分科の専門的知識も含め、自ら医学を勉強しなければならないとしたうえで、看護人の良識とは、「家族的看護人の具体的ではあるが本能的な感覚と、医師の理性的ではあるが抽象的な判断を結ぶもの」であると澤瀉は述べている。つまり、看護人とはつねに患者に寄り添う医療従事者であり、患者に対する愛情などといった患者家族の具体的で本能的な感覚と、医師による理性的で抽象的な医学的判断をつなぐ役割を担っていると、澤瀉はその職務の重要性を指摘している。[81] そして、澤瀉は、患者と医師と看護人それぞれの「医道」が三位一体となることで、はじめて医療が完全になると主張している。

この他、澤瀉は「医道」について、「単に医師の道徳論ではなく、医療そのものの道徳的考察でなければならぬ」と述べている。[82] ここから、医療従事者の生活を守るということもまた「医道」の役割の一つであり、「医師—看護人—患者という私のいわゆる医療の第一環を取り囲む医療の第二環としての社会自体が医療の責任を負うということこそ、真の医道である」と澤瀉が訴えることは、澤瀉の「医道」および「医学の哲学」の特性の一つとして特筆に値するだろう。[83] 澤瀉は、「医道とはもはや個人医師の個人道徳の問題ではなく、医療制度の社会化こそ、現代の医道でなければならぬ」とし、「献身的自己犠牲的職業」としての医師という職業を社会が支えていくべきとしている。[84]

おわりに

これまで、昭和前期における医療倫理教育の一事例を描出すべく、橋田邦彦の「医」の思想とその教育についてとりまとめるとともに、澤瀉久敬の「医学の哲学」としての医学論と講義「医学概論」についても言及してきた。橋田も澤瀉も、「医学」・「医術」・「医道」というものを中心に据え、それぞれの「医」の思想や「医学の哲学」を論じており、それらは医療者の既存の医学や医療への自己反省を求めるものであった。また、両者に共通する点として、医療者だけでなく患者にも「医道」を求めていたことは特筆に値するだろう。さらに、「医」あるいは「医学」が目指すところは疾病の克服であるものの、「生」というものが複雑極まる生命現象である以上、その把握には全体的・総合的な視座が欠かせないとする見解も概ね一致していた。これらのことは、大正期を含む昭和初期における生理学系教授による「生命哲学」と、戦中・戦後における哲学者による「医学哲学」の、両方における思想的な共通点として挙げることができるかもしれない。

ところで澤瀉は、自身の医学概論の講義を開講する際、繰り返し読み込んだ文献の一つとして、橋田が校閲を行った馬場和光の『「人」の医学概論』（一九三二年）を挙げており、加えて、外部から浦本政三郎や佐々貫之といった面々が声援を送ってくれたと述懐している。浦本も佐々も、それぞれ橋田と深い付き合いのあった人物である。[85] これらのことを手がかりに、橋田と澤瀉それぞれが取り組んだ医学教育の共通点・相違点をより詳らかにすることも別稿の課題となろう。そして、大阪帝国大学（大阪大学）医学部での澤瀉による医学概論の取り組みが嚆矢となり、他大学の医学部でも徐々に医学概論や医学原論が開講されるようになったが、東京大学医学部では、医学概論を独立した講義として設けなかったものの、内容的に類似する講義がだいぶ前から行われていたと澤瀉は証言している。[86] わが国の医療倫理教育の黎明期の様子をさらに精察するために、澤瀉が大阪帝国大学で医学概論を講じている間、東京大学ではどのような講義が展開されていたのかということも今後明らかにする必要があるだろう。

宮坂道夫によれば、医療者の「よさ」や、医療者としてのあるべき姿は、講義で学ぶものではなく、先輩医師を通じて学び取るべきものだという認識が旧来の医学教育の一般的なあり方であったという。つまり、医学生が医師社会に飛び込んで諸先輩の背中を見て学んでいくことで、その社会に共有されている倫理規範を自然に身につけていく社会化のプロセスがそこにあったのである。[87] 橋田は、自身の「医」の思想において、「医」というものを「行」として実践することを要請し、そのことを主に課外での教育活動や学外活動を通じて、自らがそれらの活動を推し進めていくことで、医学生や教室員に伝えようと試みた。他方、澤瀉は、大学が公式に新設した医学教育のカリキュラムの一つとして講義「医学論」を展開した。両者の取り組みは、従来のしかた、すなわち先輩医師を通じて社会規範・倫理規範を自然のうちに身につけていく「学び（まねび）」から、医療に関わる者の道徳性を説く「医道」を医学教育という「学び（まなび）」を通じて医学生に習得させることを試みた一事例とも言い得るのではないだろうか。

謝辞

本研究の一部は、公益財団法人武田科学振興財団杏雨書屋二〇一七年度研究奨励（勝井恵子「日本における医療倫理教育の史的研究——明治期〜昭和初期を中心に」）による助成によって行われた。

本研究の遂行にあたり、順天堂大学大学院医学系研究科教授の坂井建雄先生、東京薬科大学特命教授・北里大学客員教授の小曽戸洋先生より丁寧なご指導を賜った。また、東京大学大学院医学系研究科医療安全管理学講座・附属病院呼吸器外科特任准教授の安樂真樹先生には、本研究遂行に必要な研究環境を与えていただくなど、多大なご支援を賜った。ここに感謝の意を表したい。

注

（1）藤野昭宏「医療倫理教育の歴史的意義と課題——その源流、展開、現在」、伴信太郎・藤野昭宏編『医療倫理教育　シリーズ生命倫理学　第一九巻』丸善出版、二〇一二年、一八頁。

(2) 下坂幸三著、中村伸一・黒川章史編『フロイト再読』金剛出版、二〇〇七年。
(3) 清水康幸「橋田邦彦における科学と教育の思想——戦時下教育思想研究への一視角」『日本の教育史学』第二五集、一九八二年。
(4) 吉村欣二著、橋田邦彦先生遺徳顕彰会編「追憶」『橋田邦彦先生のおもかげ』非売品、一九六一年、二四頁。
(5) 前掲『フロイト再読』、二四四頁。
(6) 橋田邦彦『正法眼蔵釋意　第二巻』山喜房佛書林、一九四〇年、三四二—三四三頁。
(7) 東京大学医学部生理学同窓会編『追憶の橋田邦彦』鷹書房、一九七六年、二七—三一頁。
(8) 同前、一九七六年。
(9) 藤原喜代蔵『明治大正昭和教育思想学説人物史　第4巻』日本経国社、一九四四年、五一五—五一六頁。
(10) 東京大学医学部生理学同窓会『追憶の橋田邦彦』。
(11) 同前、二〇七頁。
(12) 金森修「橋田邦彦の生動と隘路」『自然主義の臨界』勁草書房、二〇〇四年、三五頁。
(13) 吉仲正和『科学者の発想』玉川大学出版部、一九八四年、八頁。
(14) 中内敏夫「現代日本教育における東洋化と近代化——昭和期の「成蹊」教育と橋田邦彦「国民学校令」の場合」『成蹊学園教育研究所所報』第四号、一九六一年。
(15) 志摩陽伍「国民学校の教育」『岩波講座現代教育学5　日本近代教育史』岩波書店、一九六二年。
(16) 清水康幸「橋田邦彦における科学と教育の思想——戦時下教育思想研究への一視角」『日本の教育史学』第二五集、一九八二年、三二—三三頁。
(17) 関根透『医療倫理の系譜——患者を思いやる先人の知恵』北樹出版、二〇〇七年、一五頁。
(18) 橋田邦彦「医道（一）」『医事公論』第一三六四号、一九三八年、二二三頁。
(19) 橋田邦彦著、山極一三編『空月集』岩波書店、一九三六年、三八〇頁。
(20) 同前、三八四頁。
(21) 橋田邦彦著、山極一三編『碧潭集』岩波書店、一九三四年、三七、一四六、五〇一頁。
(22) 同前、三八—三九頁。
(23) 同前、四〇頁。

(24) 同前、一六六―一六七頁。
(25) 同前、一六七頁。
(26) 前掲『空月集』、三三九頁。
(27) 橋田邦彦「医道(三)」『医事公論』第一三六六号、一九三八年、二五六―二五七頁。
(28) 前掲『空月集』、三七四頁。
(29) 前掲『碧潭集』、五〇二頁。
(30) 同前、五〇―五一頁。
(31) 橋田邦彦「医行」『日本医学』第三巻九号、一九四〇年、一―二頁。
(32) 同前、二頁。
(33) 橋田邦彦『行としての科学』日本文化協会出版部、一九三七年、二四頁。
(34) 同前、二六頁。
(35) 橋田邦彦『科学の日本的把握』興亜教学研究会、一九三九年、四頁。
(36) 前掲『碧潭集』、二二二頁。
(37) 前掲『科学の日本的把握』、一五頁。
(38) 同前、一七頁。
(39) 前掲『碧潭集』、一七頁。
(40) 橋田邦彦「格医」『医事公論』一四八四号、一九四一年、一〇頁。
(41) 同前、九頁。
(42) 同前、八頁。
(43) 前掲『碧潭集』、三五頁。
(44) 前掲「格医」、八―一一頁。
(45) 同前、一一頁。
(46) 前掲『碧潭集』、五〇八―五〇九頁。
(47) 同前、四四頁。
(48) 同前、四二―四三頁。

(49) 同前、一五一―一五二頁。
(50) 同前、四四七頁。
(51) 前掲『追憶の橋田邦彦』、一五二頁。
(52) 同前、三六―三七頁、一八二―一八三頁。
(53) 同前、一二七頁、一七九頁。
(54) 澤瀉久敬『医学概論　第一部　科学について』創元社、一九六〇年、vii頁。
(55) 澤瀉久敬「医学概論とは」、北里大学病院医の哲学と倫理を考える部会編『医の心（一）――医の哲学と倫理を考える』創元社、一九八四年、一五頁。
(56) 前掲『医学概論　第一部　科学について』、五―七頁。
(57) 同前、iv頁、一〇頁。
(58) 同前、一一頁。
(59) 前掲「医学概論とは」、二〇頁。
(60) 三部作の初出は、『医学概論　第一部　科学に就いて』（一九四五年）、『医学概論　第二部　生命に就いて』（一九四九年）、『医学概論　第三部　医学について』（一九五九年）である。しかし、澤瀉は第一部と第二部について、それぞれの決定版を『医学概論　第一部　科学について』、『医学概論　第二部　生命について』（ともに創元社、一九六〇年）としている。したがって、本章において澤瀉の『医学概論』を使用・参照する場合は、第一部と第二部については一九六〇年のもの、第三部についてはそれらと同時期に出された一九五九年初出分とした。
(61) 澤瀉久敬『医学概論　第三部　医学について』創元社、一九五九年、六頁。
(62) 同前、四頁。
(63) 澤瀉久敬『医学の哲学』誠信書房、一九六四年、一三―一九頁。
(64) 同前、三四―三五頁。
(65) 前掲『医学概論　第三部　医学について』、八―一一頁。
(66) 同前、一四頁。
(67) 同前、四―五頁。
(68) 前掲「医学概論とは」、一七頁。

(69) 前掲『医学の哲学』、三四―三五頁。
(70) 前掲『医学概論　第三部　医学について』、五頁、二八七頁。
(71) 前掲『医学概論　第一部　科学について』、一五頁。
(72) 前掲『医学の哲学』、六二頁。
(73) 前掲『医学概論　第三部　医学について』、二八七―二八八頁。
(74) 同前、二九一頁。
(75) 前掲『医学の哲学』、六五頁。
(76) 前掲『医学概論　第三部　医学について』、二九二頁。
(77) 前掲『医学の哲学』、五七頁。
(78) 前掲『医学概論　第三部　医学について』、二九五頁。
(79) 前掲『医学の哲学』、七四頁。
(80) 澤瀉の著作では、「看護婦」と表記される部分もあるが、本章では引用部分以外、著作に多く見られる「看護人」という表現に統一した。
(81) 前掲『医学の哲学』、七六―七九頁。
(82) 前掲『医学概論　第三部　医学について』、二九九頁。
(83) 前掲『医学の哲学』、八四―八五頁。
(84) 前掲『医学概論　第三部　医学について』、三〇二―三〇三頁。
(85) 前掲『追憶の橋田邦彦』、四頁、六四―七一頁、一六七―一六八頁。
(86) 前掲『医学の哲学』、一三二―一三三頁。
(87) 宮坂道夫「医療倫理教育のさまざまなアプローチ」、伴信太郎・藤野昭宏編『医療倫理教育　シリーズ生命倫理学　第一九巻』丸善出版、二〇一二年、四五頁。

あとがき

私の本業は解剖学であり、そのため医史学の研究も解剖学史から始まった。十六世紀のヴェサリウスの伝記から始まり、古代ローマのガレノスによる解剖学書のギリシャ語原典の解読・翻訳を行い、原典史料に基づく解剖学の歴史『人体観の歴史』（二〇〇八）を上梓した。その前後から医学教育の歴史をテーマとして取り上げるようになったので、一〇年間ほどの私自身の研究と、日本医史学会で知り合った方たちとの協力によって本書ができあがった。

医学教育史を研究テーマに選んだのには、当初からある種の目論みがあった。私自身が長年にわたり大学で基礎医学の教育を担当していること、また医学教育は医学を教えることなので、医学教育の歴史を通して医学そのものの歴史を明らかにできるという漠然としたものである。二〇〇八年の日本医史学会総会の準備に佐倉に出かけた帰りに、酒井シヅ先生も医学教育史に取り組んでおられるという話を伺った。二〇一一年春に日本医学会総会の医学教育史展が国立科学博物館で開催され、その企画を酒井先生が担当され、私も委員として企画に協力させていただいた。この展示会は、順天堂大学の日本医学教育歴史館として二〇一四年から保存・公開されている。また二〇一一年の日本医史学会総会を私が会長としてお引き受けして、医学教育史をテーマとして特別講演とシンポジウムなどを企画した。その講演者に執筆をお願いして刊行したのが、『日本医学教育史』（東北大学出版会、二〇一二）であり、日本の医学教育史についての初めての学術書である。

ヨーロッパにおける医学・医学教育が、十九世紀初頭を境に大きく変貌したことはよく知られているが、十八世紀以前の医学・医学教育については実情がよく分からなかった。二〇一〇年頃から、ヨーロッパの医学教育において重要な人物の伝記と業績、医学教科書の変遷について研究を行い論文として発表していった。その成果を踏まえて執筆したのが、本書に収録された西洋の医学教育史についての二編の論考、そして近刊の医学史書『図説 医学の歴史』（医学書院、二〇一九）である。

日本医史学会では二〇〇六年から編集委員長を、二〇一六年から理事長を務めている。この間に日本医史学会総会や編集委員会を通して、数多くの医史学研究者を知ることとなった。その中で医学教育の歴史に深い関心と適切なテーマをお持ちの方たちに、本書での執筆をお願いした。二〇一五年十二月のことである。その後に原稿ができあがるまで、またいただいた原稿から本書が生み出されるまで、多くの時間をかけることになってしまった。それだけ、時間とエネルギーをかけて力作といえる論考をお寄せいただいた著者の方たちに感謝申し上げたい。そして自己主張の強い数々の論考を集めて落ち着かせ、一つの書籍としてまとめあげていただいたのは、法政大学出版局の郷間雅俊さんの技量とご努力によるところである。編者としてもまた著者の一人としても深く感謝したい。

二〇一九年一月三十一日

八王子にて

坂井建雄

人名索引 ①

（西洋人名）

ア 行

アヴィケンナ　8–10, 12–13, 15, 17, 33, 37–38, 48, 50, 55, 59, 82, 86–88, 94, 113–14, 116–17, 123, 134
アショフ　110
アッカークネヒト　5, 150
アッカーマン　132
アリー・イブン・アッバース・マジュースィー〔ハリー・アッバス〕　7, 14
アリストテレス　9–10, 20, 42, 50, 59, 89–90, 95, 112, 134–35
アルキマタエウス　7
アルデロッティ　9, 50
アルナルドゥス・ドゥ・ヴィラノヴァ　9
アルピーニ　39
アルビヌス（子）　31, 44, 46–47
アルビヌス（父）　44–47
アルベルティ　40–41
アレン　459
アングイッララ　39
アンダーソン　142, 156
アンドラル　104, 108, 121
アンリ・ド・モンドヴィル　9, 122
イェセン　40–41, 50
イスホルヂンク　330
イソクラテス　494
イペイ　330, 333, 377
インデルマウル　323
ヴァーゲンマン　60
ヴァルツ　95
ウィザリング　95
ウィリアム四世　61
ウィリコム　328
ウィリス（ウィリアム）　141–42, 156, 163–64, 293
ウィリス（トマス）　30
ヴィルヘルム二世　438
ヴィルマン　495
ウィンスロー　31, 85, 124
ウーレ　340, 342
ウェーベル　324, 326–27, 342
ヴェサリウス　17, 28–30, 39, 51–52, 61, 84, 123, 126, 146
ヴェルトハイム　124
ウルスタディウス　112
ウルバヌス六世　57
ウンデルリヒ　340, 342
エイキンズ　452–53
エトミュラー　119
エプキンス　344
エユウスタキュース　324
エラストゥス　61
エルドマン　334–35, 343, 379
エルプ　77
エルメレンス　340, 347
オーベルカンプ（父）　58, 65–66, 123
オーベルカンプ（子）　66–67
オズー　327, 345
オッコ　33
オッペンハイマー　70
オボイル　49
オマリー　iii

カ 行

カール・フリードリヒ大公　67
カール二世　65
ガイ　147
カウパー　145
ガウビウス　100, 102

ガウプ　44, 47
カステレイン　333
ガダルディヌス　28
ガフキー　438
カポディヴァッカ　38
ガリオポントゥス　7, 14, 21–22, 116, 118
ガリレオ　20, 51
ガレノス　6, 8–12, 14–20, 25, 28, 30, 37, 39, 42, 48, 50–51, 59, 61, 82–83, 86, 91, 95, 97, 112–13, 116, 125–26, 129, 134–37, 146, 484
(偽)ガレノス　90
カレン　121
ガンディ　495
ギュンター　28, 39
ギラルディン　334–35
クーパー　152–53
クスマウル　70, 121
クナウフ　70, 115
グメリン　113, 136
クラウス　555
クリオ　60–61
グリソン　30
クリュヴェイエ　108
クルムス　32, 85, 324
グルントラー　61
クレール　77
グレゴリウス十一世　57
クレブス　495
クレペリン　77
クレンケ　495
クロッケー　324
クンツェ　122
ゲーゲンバウル　76, 85
ケーラー　76
ケクレ　336
ケリウス　69, 124
ケリカー　85, 328, 342
ゲルラッハ　327–38
コクス　41–42
コステル　332, 342, 373
コッセル　77
コッホ　115–16, 129, 157–59, 435, 485–86, 495–96, 507, 509, 523–24
コルチ　38
ゴルテル　122
コルドゥス　33
コンスタンティヌス・アフリカヌス　7
コンスブルック　325, 337
コンラディ　103–05, 120, 337

サ 行

ザックス　70
ザビエル　213
サムス　470, 490–91
サントーリオ　38
シーボルト　233, 257, 280–81, 286, 321, 323, 334, 346
シェリング　93
ジェンナー　149, 282
シクストゥス四世　60
シデナム　49, 146–47, 149
シモン　155, 157
シャト　40–41
シャハト　4, 46–47
シャラー　41–42
シャルル　49, 50
シャムベルゲル　270
シュヴァルベ　70
シュヴァン　85, 108, 327–28
シュピナ　63
シュプレンゲル　102–03
シュミーデベルク　96
シュライデン　85, 108, 328
シュルツェ　328
シュレーダー　70, 96
ショー　120
ショーリアク　9, 122–23
シライシ　50
シルヴィウス（フランシスクス）　119, 125
シルヴィウス（ヤコブス）　39
ステックハルト　334
スハールシュミット　324
スホウテ　345
スマルレンビュルク　333
ズムラ　495

スメティウス　63
スロイス　344
セバスチャン　330
ゼレ　121
ゼンガー　124
ゼンネルト　19, 21, 23–24, 40–42, 49–51, 91, 95, 100, 101, 112–14, 118
ソヴァージュ　25, 27, 49, 51, 118

タ 行

ダーウィン　85, 484–85
ダンカン　120
タンドラー　41–42
チーゲル　448–49
チェセルデン　32, 85, 145, 147–48, 156
チェルニー　77
チューリンフ　321, 346
ヂュフロス　334
ツァンゲル　534
ツィップ　67
ヅーフ　346
デ・ウィッテ　327
ティーデマン　132
ディーメルブリュック　30–31
ディオスコリデス　33, 94, 136
ディオニス　29, 31, 123
テオフィロス・プロトスパタリオス　8
デカルト　20, 51
デッカース　43–45
デュ・ボア＝レーモン　330
デュヴェルネ　123–24
デュッセウ　325
デュリュー　50
トィリクト　224
トゥキュディデス　115
ドゥシュ　70
ドゥチェク　70
ドドエンス　33
ドリエルスマ　328
ドリュル　57
トリンカヴェリウス　38
ドレリンクルティウス　43–44
トロムスドルフ　333
ドンデルス　320, 328, 330, 332, 343–44, 371–72

ナ 行

ナイティンゲール　154–55
ナポレオン　191, 438
ニーマイエル　328, 347
ニコロ・ダ・レッジョ　28
ニュースホーム　157, 168–69, 173
ニュートン　20, 51, 128, 134–35
ニュンマン　40–42
ヌック　43–44
ネーゲレ　69
ネーベル（ダニエル）　65, 95, 113, 118
ネーベル（ヴィルヘルム・ベルンハルト）　65
ネーベル（ダニエル・ヴィルヘルム）　67

ハ 行

ハーヴィー　30, 146–47, 149
パークス　164
ハーツホールン〔ハルツホールン〕　122, 504, 523
バードン＝サンダーソン　158
ハイスター　29
ハウツ　57
パストゥール　157–58
ハッセルト　337
バット　495
パテルノ　38
バトラー　122
ハラー　92–93, 100
パラケルスス　61, 95, 112, 125
ハラタマ　321, 336–37, 343–44
バラミオ　28
ハルステッド　124
ハルティング　328, 343
ハルトマン　337
バルトリン　30–31
バルトロマエウス　7
バルバロッサ　8
パルフィン　324
パレ　28–29, 271

ハンター（ウィリアム） 148, 151
ハンター（ジョン） 148, 151
ハンデンブルグ 342
ヒーマンス 333
ピエトロ・ダバーノ 10, 50
ビシャ 325
ピトケルン 43–45
ビドロー 43–46
ピネル 121
ヒポクラテス 6–12, 14–18, 37, 48, 59, 82, 86, 116, 136, 146, 483–84, 494
ヒルトル 328–29
ビルロート 77, 124
ヒンショウ 516
ファーベル 40–41
ファウシウス 95
ファブリキウス 39, 146
ファロピオ 39
ファン・デン・ブルック 334, 341–43, 374
ファン・マンスフェルト 340, 344, 347
フィラルトゥス 8
フィルヒョー 110, 157, 325, 340, 342, 438, 495
フーコー 5, 150
ブートケ 331, 338, 340
フーフェラント 293, 337
ブールハーフェ 20, 23, 25–26, 43–47, 49, 51, 65, 91–93, 95, 100, 112–13, 118, 120, 149, 162
フェアハイエン 31
フェルドマン 516
フェルネル 17–18, 61, 86, 88, 91, 98–99, 118
フェレステル 325
フォーゲル 120
フォルトルス 28
プチャーチン 250
フックス 18–19, 33, 98–99, 118
プッシュマン iii, 49
フッテ 325
ブッフハイム 96
フナイン・イブン・イスハーク〔ヨハニティウス〕 7–8, 14
プヒェルト 136
フェニング 328, 334, 343
フェルストナー 76
フライシャー 121
プラテアリウス 7
プラトン 11, 86, 89
ブランカールト 31, 105, 324
ブラント 456
プリスキアヌス 60
ブリストウ 155–56
ブルーメンバッハ 93, 329
ブルッセー 107, 137
フルピウス 76
ブルンネル（父） 63
ブルンネル（子） 65
フレクスナー 170, 470, 475, 490
フレス 325, 342
フレセニウス 334
プレニンガー 60
プレンキ 324, 333
フロイス 213, 259
フローリック 325
ベイリー 105, 107
ヘウルニウス 18–20, 98, 100
ヘーガー 120
ヘーゲル（J. P.） 67
ヘーゲル（G. W. F.） 93
ベーリング 438
ヘールツ 336–37, 343–44
ベクラル 325
ベケット 143
ペッテンコーフェル 115, 129
ヘッテンバッハ 40–42
ベットマン 76
ペリー 210, 258, 333, 341
ベル 151, 332, 374
ペルシーレ 340
ペルスホーファー 41–42
ベルゼリウス 326, 333, 336
ベルツ 448–49, 479, 488, 506–07, 523
ベルナール 157, 325
ベルナール・ド・ゴルドン 9
ヘルマヌス 43–45

ヘルマン（ヘクスターの） 59
ヘルマン（L.） 332
ヘルムホルツ 76, 330, 332, 438
ヘルモント 125
ベルント 121
ベンサム 150
ヘンリー 333
ヘンレ 69, 85, 132, 325, 327–28, 345, 485
ボヴェアード 122
ボードイン 277, 292, 295, 321, 330–32, 337, 340, 342, 344, 346–47, 371–73
ホール 332
ホールデン 170
ホーンメス 334
ボック 324–27, 342, 348, 359
ボッシュ 345
ポッセルト 67, 113
ホットン 43–45
ホッペ＝ザイラー 113
ボナフェデ 39
ボネー 104
ホフマン（テオドール） 448
ホフマン（フリードリヒ） 120
ポルピュリオス 59
ポンペ v, xi, 287–89, 296, 301, 306, 319–31, 334–46, 354, 359–60, 362, 371–72, 386, 391, 439

マ 行

マーチソン 155–56
マーツ 95, 112
マイ（父） 66–67
マイ（子） 66–67, 96
マイヤーホフ 77
マジャンディー 94–95
マタイセン 345
マッサリア 38
マッセ 324
マンヂ 325
ミチェルリヒ 333
ミュラー（ヨハネス） 69, 94, 327
ミュルデル 329–31, 333, 336, 341, 343, 380
ミュルレル（レオポルト） 447–48
ミュンニッヒ 327
ムース 76
ムフ 555
メッケル三世 105
メルクリアーレ 38
メンデル 484–85
モーニッケ 282, 319, 321–22, 333, 341, 346, 348, 354–57, 369, 370, 375–77, 390
モルガーニ 105–06
モルト 43–46, 95, 112
モンタヌス 38
モンディーノ・デ・ルッツィ 28, 39, 84
モンロー 162
モンロー三世 105

ヤ 行

ユング 76
ヨドクス 60

ラ 行

ラ・ファエ 329
ライマン 120
ラウ 44, 46
ラヴォアジエ 333
ラウベンハイマー 70, 116
ラエンネック 108, 332, 345, 495
ラシュドール 50
ラングリッシュ 120
ランゲンブッフ 124
リービヒ 115, 330, 333, 336, 343
リーブライヒ 344
リスター 158
リセランド 330, 369
リッテル 336
リュバック 331–32, 371
リンネ 51, 149
ルートヴィヒ 94, 330
ルートヴィヒ五世 60
ルター 40
ルプレヒト一世 57
レーウェンフック 485
レーマン 326, 329, 334–35, 343
レフラー 438

レメリン　324
ローエン　4, 47
ローゼ　329, 334
ローセル　325
ロートシュー　5
ロキタンスキー　109, 325, 342, 345
ロティキウス　61
ロプシュタイン　105, 107
ロンドレ　22–23

ワ 行

ワグネル　334–35, 340, 342
ワックスマン　516, 518
ワルトン　30

人名索引 ②

（日本人名ほか）

あ 行

饗庭東庵　214
青木周弼　337
青木純一　502
青木正和　486, 500, 503, 529
赤木湲　195, 199–200, 216
赤木朴斎　195
秋本宗寿　264
浅井周伯　215
安積艮斎　249–50
浅田宗伯　533, 551–52
浅見絅斎　188
味岡三伯　214–15
足利尊氏　201
足利義輝　193
東竜太郎　537
吾妻寿庵　256
阿部正弘　210
天野郁夫　457–58, 462, 466
有壁重知　218–19
有壁昌休　219
有壁養真　248–50, 252
有壁富昌（道穏）　228, 231, 234, 240, 243, 245–50, 252–53, 257
淡路守勝定　237–38, 256
委庵乗順　192
飯田忠林　227, 229, 239
飯田有益　232
猪飼敬所　204, 208
五十川周圭　210
池田瑞仙　202, 204
伊澤榛軒　211
伊澤柏軒　211
伊澤蘭軒　211
石井範治　286
石神良策　141
石黒忠悳　342
石田純郎　439–41, 453–54, 459
石原修　525
伊勢錠五郎　506
礒野敬甫　201
伊東延吉　535
伊東玄朴（執行勘造・滝野玄朴）　195, 257, 277, 279–82, 284, 286, 296
伊東昇廸　235, 246, 257–58
伊藤仁斎　187–88, 210
伊藤東涯　188–89
伊藤梅宇　210
伊東利三郎　269
医徳堂守三　184
井上金峨　190
井上仲民　276–77, 287, 289
井上友庵　275–77
猪俣源三郎　280
猪俣松寿　232
猪俣伝次右衛門　279
井原道閲　215
伊吹月雄　489
今村荒男　490
今村源右衛門　272–73
入沢達吉　312, 512
岩佐純　141, 321
植木顕行　200
上杉勝義　237–39
上杉斉憲　248, 257
上杉憲実　180
上杉治憲（鷹山）　218, 222–24, 226–28, 234, 236–37, 239, 253, 255, 257
上田英雄　519

植田正善　201
上野彦馬　334, 341, 380, 383–86
上村春庵　268–69, 271, 273, 280–81, 286, 298
鵜飼石斎　185, 214
宇田川玄随　122, 279
宇田川榛斎　207–08, 332, 337
宇田川榕庵　329, 332, 346, 367–68, 369, 375–77
内田正　326
内村直則　223
内村祐之　489
内村良英　232, 242
内山孝一　536–37
宇津木昆台　274
海上随鷗　208, 274
海瀬秀営　240, 256
浦本政三郎　564
江上友益　269
江口元沢　242, 256
江村北海　187–88, 205
遠藤繁清　490
尾池薫陵　193–201, 212, 216
尾池義雄　194
尾池義辰　193
尾池義永　193–94, 201
尾池立誠　193, 195, 197, 199, 201, 212
王陽明　533
大石良英　280–82, 284–85, 287
大内義弘　201
大澤岳太郎　311
大沢謙二　534
大田錦城　190–91, 215
大槻玄沢　223, 225, 255, 324, 356
大月景秀　180
大槻俊斎　282
大槻磐渓　249–50, 294
大友義鎮　201
大庭雪斎　279, 281, 283–84, 286–87, 293, 375
岡研介　329
緒方洪庵　277, 279, 281–84, 287, 289, 293, 305, 329, 337, 368–69, 377, 389–90, 532
緒方惟勝（順節）　205–06, 321, 332, 339, 373
尾形春園　288
緒方富雄　322, 340, 352
岡治道　490
岡本一抱　215
小川玄碩　263
小川朔庵　215
小川鼎三　iii, 326, 522
沖中重雄　513–14, 517, 526
荻野元凱　202–03, 209, 273
荻生徂徠　187–89
奥道逸　285
奥村良筑　198
奥山立庵　264
奥劣斎　206, 274
小澤健志　279, 353
小沢信男　527
小瀬甫庵　184
澤瀉久敬　532, 556–65, 568–69

か 行

貝原益軒　532
海保漁村　190
賀川玄悦　274
香川修庵　186–87, 196–99, 212
樫村元龍　222
樫村三省　232, 240, 255, 257
樫村清徳　506
片倉鶴陵　274
片山北海　189
桂川甫周　191
加藤仲学　272
兼松（戸井田）一郎　500–01
上條秀介　311
神谷昭典　436–49, 453–54, 456, 458, 461, 463–65, 474
亀田鵬斎　190
蒲生君平　215
狩谷棭斎　211
川喜田愛郎　484
河口良庵　270
河口良閑　270
川崎道民　294
川路聖謨　282
川副牛庵　268, 298

川本幸民　334, 336, 341, 368, 369, 379, 381, 385, 388
神田孝平　280
菅茶山　194, 210
北里柴三郎　436
北島泰道（泰順）　275
北島常美　275
北條元一　224, 227–28, 232
木畑貞朴　202
清原宣賢　180
草刈道庵　229, 232, 240, 256
草場佩川　276
楠本イネ　327
久保三桂　269
久保秀雄　556
呉秀三　204
黒川道祐　214
桑嶋貞白　232
桑田衡平　504, 523
桑田立斎　282, 504
月舟寿桂　180
月性　258
五井持軒　188
小石元俊　207, 209
小石元瑞　207
洪浩然　262
合田求吾　199, 201
合田大介　201
河野意仙　202
河野禎造　334, 381
河野林平　203
古賀謹堂　250
古賀穀堂　258, 277–78
古賀精里　189, 222, 269
古賀朝陽　284, 287
古賀侗庵　258
小金井良精　306
呉建　508
小関三英　337, 389
小関恒雄　441
小関亮造　207
後藤艮山　187, 193–94, 196–98, 200, 202, 212, 267
後藤新平　429
後藤椿庵　196
後藤一　196–97
後藤慕庵　196
小早川隆景　192
小林良敬　205
小林義直　210
駒井専郷　247
呉有性　211

さ 行

崔嘉言　182
斎藤拙堂　195
斎藤方策　207, 356
坂上朴安　210
坂本恒雄　508
坂本徳之助　283–84
相良知安（弘庵）　141, 287, 292–96, 321, 428
相良柳碩　271
策彦周良　215
佐多愛彦　311, 428
佐々貫之　564
佐藤尚中（舜海）　323, 326–29, 338, 345, 347, 361, 372
佐藤泰然　292, 305
佐藤中陵（平三郎）　222, 227, 231, 233–34, 236
佐藤方朔　336, 340
里村紹巴　182
佐野回庵　266
佐野壽仙（孺仙）　268, 271, 285–86, 294, 298
佐野春庵　265
佐野常民　268, 277, 281, 286, 330
志筑忠雄　215, 346
篠崎小竹　194, 279
芝哲夫　323, 335, 386
柴野栗山　189, 216
司馬凌海　335, 349
渋谷良耳　283–84, 289, 294
島尾忠男　500–01, 507, 526–27
島田東洋　281, 287, 289
島田南嶺　285, 287, 294
島村鼎甫　329, 331, 371

島本良順　278–81
清水郁太郎　210
清水大学　205
清水康幸　537
下田光造　489
如庵宗乾　184
城島淡海　287
新宮涼庭　177, 305, 329, 357, 367, 375
菅原章長　180
杉田玄端　504
杉田玄白　32, 215, 223, 225, 278, 324, 348, 356
杉谷雍助　280–81
杉田立卿　257, 356
角倉了以　184
成無己　186
巣元方　494
宗田一　336
十河監二　203
外尾文庵　282, 285

た 行

高木兼寛　141–43, 145, 156–57, 163, 167–69, 251, 310
高島秋帆　320
高野長英　257, 329, 337, 367–68, 390
高橋景保　280
高橋玄益　231–32, 356
高橋玄勝　223–24, 229–30, 234, 256, 258
高峰譲吉　337
多紀元悳　214, 216
多紀元堅　191, 215
多紀元簡　190–91, 211
田口和美　306
武内重五郎　519
竹内玄同　286
武田斐三郎　280
武富順蔵　269
竹中通庵　214–15
武見太郎　532
玉木吉保　182
丹波康頼　494
張介賓　185
張仲景　203, 206, 533
津江栢寿　227
塚田真郷　247
津田真道　280
土橋友直　188
常安久右衛門　273
坪井信道　280, 337, 354, 504
鶴田元逸　198, 203, 268, 298
鄭竹塢　263–64
寺尾国平　508
寺島宗則（松木弘安）　280
寺地強平　210
暉峻義等　490
道元　535, 538–39, 545–46, 549
東條英機　536
時実利彦　537
土岐文二郎　507
徳川秀忠　260
徳川吉宗　189
戸塚静海　257, 280, 286
冨沢玄育　230–31
冨沢道伯　232
富永逸哉　268, 298

な 行

中井甃庵　189
中井竹山　194, 200, 215
中井履軒　200
長尾折三　455
中川米造　437, 440–41, 450–54, 532
永積洋子　322, 333, 342, 355, 357–62, 364–67, 369–72, 374, 376–86, 390–91
長沢道寿　214
中島玄古　201
中島宗仙　201–04, 206–09
中島友玄　204–09
中島友三　201
中條春策　232
中環（天游）　279, 281, 356
中西深斎　206, 268
中野道伴　185
永松玄洋　282, 284–85, 287, 295
永松東海　292, 294–95

中村中書　208
長与専斎　293, 428
鍋島勝茂　260–63
鍋島忠茂　263
鍋島直茂　260–63
鍋島直純　263
鍋島直正　277, 280–82, 287
鍋島治茂　268–69, 273
鍋島宗建　282
鍋島元茂　260–62, 297
楢林栄久　271
楢林栄哲（高茂）　271
楢林栄哲（高連）　268, 271
楢林重右衛門　271, 273
楢林宗建　282
楢林蒼寿　287
楢林鎮山　271
楢林量右衛門　271
南豊亭栄助　215
西岡春益　269, 286
西山拙斎　195, 210
新田隆斎　247
額田豊　311
納富春友　268, 298
野口悠紀雄　465
野田笛浦　249–50

は 行

梅寿　184–85
馬蒔　185
橋田浦蔵　533
橋田邦彦　532–56, 558, 560, 562, 564–69
橋本鉱市　436–37, 455–56, 458, 461–64, 469
橋本宗吉　279, 356
長谷川泰　310, 429, 505, 523
服部升庵　238, 245, 247
華岡青洲　202, 204, 206, 275–77, 286, 305
華岡鹿城　204
馬場和光　555, 564
土生玄碩　257, 285
林市兵衛　273
林栄久　262–64
林子平　215
林梅馥　262, 268, 285, 287, 298
林鳳岡　187
林羅山　263
林利兵衛　262, 297
原口養虎　286
原口養碩　285–86
原田一道　195
原田玄龍　290–91
尾藤二洲　189, 194
平田道宣　222, 229
平野重誠　523
広瀬淡窓　195, 258, 266
広瀬元恭　277, 286, 330, 368–69
深川玄哲　284
福井楓亭　200, 216
福沢諭吉　168, 436, 523
福島統　470–71, 490
藤井高久　195
富士川游　522, 532
藤田謙造　533
藤田敏彦　533
藤林普山　207–10
藤森弘庵　250
藤原喜代蔵　536
藤原惺窩　214
古川意仙　263–64
古川古松軒　201
古沢左市　247
保阪正康　472
細井平洲　222
細谷省吾　489
堀杏庵　214
堀景山　214
堀元厚　215
堀内忠意　225–26
堀内忠迪　250
堀内忠明　223
堀内忠龍（素堂）　230, 232–34, 238, 257, 356, 368
本堂恒次郎　507
本間玄調　522

ま 行

前野良沢　32, 324
前山雲洞　288–89
牧春堂　262, 278, 282, 285, 287
馬島永徳　507
松岡栄安　257
松岡玄達　215
松尾徳明　291
松隈意仙　261
松隈亨安　262
松隈玄湖　261
松隈元南　286, 293–94
松隈甫安（甫庵）　261–62, 286, 293–94
松崎慊堂　211
松平定信　188, 215
松平信謹　258
松平正之　224
松田勝一　555
松田清　322, 334, 353–54, 379–80
松永久秀　183
松原一閑斎　197–99, 212
松本良順　284, 288, 301, 323, 325–27, 335, 338–39, 348–50, 354
松山棟庵　168
曲直瀬玄朔　180, 184, 186, 188, 214, 218, 220, 259–60
曲直瀬道三　179–84, 186, 192, 211, 213–15, 259–60, 262
丸川松隠　200, 216
丸山眞男　436
馬渡耕雲　282
馬渡元民　266
三島中洲　195
水野元丈　232, 246–47
水野光霽　240, 245
水野秀親　236–37, 245
水野秀文　236–37, 239, 256
水野松林軒　192
水野忠邦　210
水原三折　274–75
三緒白圭　232, 240, 246–47, 256
水町昌庵　262, 278, 282, 285
三段崎安指　180
三田道筑　291
皆川淇園　194
湊長安　233, 255
峯静軒　290–91
宮城玄仲　200
三宅春楼　193
三宅石庵　188, 193
宮坂道夫　565
宮崎久悦　265
宮崎元益　280–81
宮崎元長　223
宮崎元立　281
宮崎道忠　257
宮武正蔵　199, 216
宮田魯斎　281, 283–84, 287, 289, 294
三輪執斎　188
牟田玄益　271
牟田素友　265
村岡静処　194
村岡松湾　194
村岡済美　194
室鳩巣　189
毛利元就　192
望月三英　199
本居宣長　214
本川弘一　537
森有礼　309, 536
森享　500–01
森永見有　290–91
森約之　211
森立之　211
森林太郎（鷗外）　157, 159

や 行

矢尾板玄長　229, 232
矢尾板梅雪　232, 238–40, 246–47
矢尾板伯章　222
安井英二　536
梁川星巌　258
谷野一柏　180
矢部直　272
山口謙順　290–91

山口彭寿　227, 240, 256
山口立俊　257
山崎貞元　232
山崎佐　218, 338, 489–90
山田方谷　195, 200
山村（金武）良哲　279–82, 287, 367–68, 378, 390
山室如斎　210
山本卯之吉　290–91
山脇東海　206
山脇東圃　206
山脇東門　206
山脇東洋　188, 197–99, 202, 204, 212, 215, 267–68
熊宗立　180, 185
横尾元丈　272
横尾文助　272
横田良平　504
吉雄献作　223
吉雄耕牛　199, 223, 272
吉田杏俊　250
吉田元碩　240, 256
吉田篁墩　190–91
吉田松陰　330
吉田宗恂　184, 214
吉弘玄仍　214
吉益東洞　187–88, 197–200, 203, 205, 212, 268, 275, 551, 552
吉益南涯　195, 202–06, 275
吉益北洲　205–06
吉益羸斎　203

ら 行

頼山陽　194, 210
頼三樹三郎　258
李杲　182
李参平　262
劉奎　211

わ 行

和田東郭　202
渡邊昌郷　247
藁科梅庵　229–30
藁科立沢　222
藁科立迪　227, 230–31, 233–34, 240, 256

医学教育の歴史
古今と東西

2019 年 3 月 20 日　初版第 1 刷発行

編　者　坂井建雄

発行所　一般財団法人 法政大学出版局

〒102-0071 東京都千代田区富士見 2-17-1
電話 03（5214）5540　振替 00160-6-95814
組版：HUP　印刷：平文社　製本：誠製本

ISBN978-4-588-37127-1

ハルメン・ボイケルス（Harmen Beukers）

1945年生，ライデン大学医学部教授，同大学図書館 Scaliger 研究所教授を経て，長崎大学多文化社会学部教授（オランダ特別コース）。専門は医史学，蘭学。著書：*Red-hair Medicine: Dutch-Japanese Medical Relations*（Rodopi）. *The Mission of Hippocrates in Japan: the contribution of Philipp Franz von Siebold*（Foundation for Four Centuries of Netherlands-Japan Relations）.

澤井　直（さわい ただし）

1975年生。京都大学大学院文学研究科博士課程学修退学。日本女子大学非常勤講師を経て，順天堂大学医学部医史学研究室助教。専門は医史学，解剖学史。訳書：『ガレノス――西洋医学を支配したローマ帝国の医師』（白水社），共訳書：ガレノス『解剖学論集』（京都大学学術出版会），『プロメテウス 解剖学コアアトラス』（医学書院）ほか。

逢見憲一（おおみ けんいち）

1965年生。京都大学医学部卒。厚生省を経て，国立保健医療科学院生涯健康研究部主任研究官。専門は保健統計，公衆衛生史，医療史。共著：*Medical Education in East Asia: Past and Future*（第6章 The Roots of Modern Japanese Medical Education. Indiana U.P.），『新体系 看護学全書 公衆衛生学』（メヂカルフレンド社）ほか。

渡部幹夫（わたなべ みきお）

1949年生。順天堂大学医学部卒。順天堂大学医学部胸部外科学講師を経て，東京都文京区・千代田区・港区にて保健所予防課長。順天堂医療短期大学教授，順天堂大学医学部総合診療科研究室客員教授。順天堂大学医療看護学部・医療看護学研究科教授を経て定年退職，同大学非常勤講師。専門は循環器病学，医史学，保健学。

勝井恵子（かつい けいこ）

1984年生。東京大学大学院教育学研究科博士課程単位取得満期退学。博士（医学）。東京大学大学院医学系研究科医療倫理学分野特任研究員を経て，国立研究開発法人日本医療研究開発機構（AMED）基盤研究事業部主幹。専門は生命・医療倫理学，日本医学史，教育学。共著：『権利の哲学入門』（社会評論社）ほか。

執筆者紹介

編 者

坂井建雄（さかい たつお）

1953 年生。東京大学医学部卒。同学部助教授を経て，順天堂大学医学部教授（解剖学・生体構造科学）。専門は解剖学，医史学。著書：『人体観の歴史』（岩波書店），『からだの自然誌』（東京大学出版会），『日本医学教育史』（編著，東北大学出版会），『標準解剖学』（医学書院），『カラー図解 人体の正常構造と機能』（総監修，日本医事新報社），監訳書：『プロメテウス 解剖学アトラス』（医学書院）ほか。

著 者（章順）

永島 剛（ながしま たけし）

1968 年生。慶應義塾大学経済学部卒。英国サセックス大学大学院博士課程修了（D. Phil.）。専修大学経済学部教授。専門は保健政策史，社会経済史。編著：『衛生と近代――ペスト流行にみる東アジアの統治・医療・社会』（法政大学出版局），論文：「19 世紀末イギリスにおける保健行政」（『社会経済史学』）ほか。

町泉寿郎（まち せんじゅろう）

1969 年生。二松学舎大学文学研究科博士課程修了，博士（文学）。北里研究所東洋医学総合研究所研究員を経て，二松学舎大学文学部教授。専門は日本医学史，日本漢学。編著：『テーマで読み解く中国の文化』（共著，ミネルヴァ書房），『曲直瀬道三と近世日本医療社会』（主編，武田科学振興財団杏雨書屋），共著：『小野蘭山』（八坂書房）ほか。

海原 亮（うみはら りょう）

1972 年生。東京大学大学院人文社会系研究科博士課程満期退学，博士（文学）。住友史料館主席研究員。専門は日本近世史，文化史，医療社会史。著書：『近世医療の社会史』（吉川弘文館），『江戸時代の医師修業』（吉川弘文館）。論文：「近代医制の成立と漢方医」「江戸の眼病療治」（ともに東京大学日本史学研究室紀要）ほか。

青木歳幸（あおき としゆき）

1948 年生。信州大学人文学部卒。長野県下高校教員，信州大学・筑波大学非常勤講師等を経て，佐賀大学地域学歴史文化研究センター教授。同センター長を経て，現在は佐賀大学特命教授。専門は日本近世史，医学史，洋学史。著書：『在村蘭学の研究』（思文閣出版），『江戸時代の医学』（吉川弘文館），『伊東玄朴』（佐賀城本丸歴史館）ほか。

相川忠臣（あいかわ ただおみ）

1943 年生。長崎大学医学部卒，大阪大学大学院修了。長崎大学医学部教授，活水女子大学教授を歴任。専門は生理学，医史学（日本近代医学）。著書：『出島の医学』（長崎文献社），編著：『長崎医科大学原爆記録集』（長崎大学医学部原爆復興五十周年医学同窓記念事業会），『出島の科学』（九州大学出版会）ほか。